정신이상 혹은 조광증(躁狂症)의
의학철학 논고

Traité médico-philosophique sur l'aliénation mentale
by Philippe Pinel

Published by Acanet, Korea, 2022

한국연구재단총서
Academic Library of NRF
학술명저번역
632

정신이상[1] 혹은 조광증(躁狂症)[2]의 의학철학[3] 논고

Traité médico-philosophique sur l'aliénation mentale

필립 피넬 지음 | **이충훈** 옮김

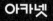
아카넷

∴

1) 아카데미 프랑세즈 사전(1762)은 일차적인 의미로 양도를 뜻하는 aliénation의 동사형 aliéner를 "토지 소유권이나 토지에 상당하는 것을 타인에게 이전하는 것"이라고 정의한다. 이 단어는 비유적으로 "애정, 마음, 정신의 상실"의 의미로 쓰이기도 하는데, 특히 정신의 상실(aliéner l'esprit)을 의미하는 경우는 '미치다(rendre fou)'의 뜻이라고 설명한다. 이 단어는 이미 17세기 말에 정신이상을 가리키는 의미로 쓰였다. 허경은 이 단어를 "헤겔이 사용한 독일어 Entfremdung"의 번역어로 보았는데(허경, 『미셸 푸코의 『광기의 역사』 읽기』, 세창미디어, 2018, p. 136), 역자는 이런 해석을 받아들이지 않는다. 본 번역에서는 aliénation을 '정신이상'으로 통일하여 옮기도록 한다.

2) 디드로와 달랑베르가 편집한 『백과사전』의 조광증(manie) 항목을 쓴 메뉘레 드 샹보(Ménuret de Chambaud)는 이 단어가 그리스어 μαίνομαι에서 나온 μανίη(나는 분노에 사로잡힌다.)에서 왔음을 밝힌다. 그는 "발열이 없는 일반적인 착란"으로 "광포하고, 대담하고, 분노에 사로잡히는 경우를 조광증으로, 차분하고, 유순하고, 그저 우스꽝스러운 경우를 광기, 저능으로 불러야 한다."라고 썼다.(메뉘레 드 샹보, 『백과사전』, X: 31)

3) 아카데미 프랑세즈 사전(1835)은 일부 저작에서 '철학적(philosophique)'이라는 표현이 명확하고 체계적인 의도와 방식을 가졌음을 강조하기 위해 합성어로 사용되곤 한다고 지적하면서 피넬의 주저 『철학적 질병 기술학 Nosographie philosophique』(1818)을 예로 들고 있다. 본저의 제목 '의학철학(médico-philosophique)' 역시 같은 의도를 강조한 것이며, 이 시대에 과학 저작 제목에 '철학적'이라는 수식어를 붙이는 것이 유행이었다. 피넬의 저작 외에도 라마르크의 『동물철학 Philosophie Zoologique』(1809), 장 바티스트 라퐁(Jean Baptiste Lafon)의 『의학철학 혹은 인간의 건강을 유지하고 회복하는 기술과 과학의 근본적인 원칙들 Philosophie médicale, ou Principes fondamentaux de la Science et de l'art de maintenir et de rétablir la santé de l'homme』(1796) 및 에티엔 조프루아 생틸레르의 『해부학의 철학 Philosophie anatomique』(1818) 등이 대표적이다.

차례

1부
주기적이거나 간헐적인 조광증 ¦ 89

2부
정신이상자들의 정신적 치료법 | 117

4부
뚜렷이 구분되는 정신이상의 분류 | 181

첫 번째 종류의 정신이상
멜랑콜리 혹은 외곬의 착란

두 번째 종류의 정신이상
착란이 동반되지 않는 조광증

세 번째 종류의 정신이상
착란이 동반된 조광증

네 번째 종류의 정신이상
치매 혹은 사유의 부재

다섯 번째 종류의 정신이상
백치 상태 혹은 지성적이고 감정적인 능력의 부재

6부
정신이상자들의 의학 치료의 원칙 | 247

부록
2판의 추가 사항

1부
정신이상 여부를 결정하는 데 적합한 이유들 | 299

2부
정신이상의 신체적이고 정신적인 특징 | 331

7부

선천적 기형이나 다른 원인들 때문에
치료 불가능한 정신이상의 경우 | 529

옮긴이 해제

일러두기

저자 주는 *로 표시한다.

초판 서론

정신이상의 성격과 치료법에 대한 점진적인 지식의 진보는 민족들이 다
다른 문명의 정도에 따라 차이는 있겠으나 다른 질병의 지식의 진보 과정
과 밀접한 관련이 있다. 경험에 의존했던 의술[1]은 초기부터 체질에 따른 맞
춤 요법을 채택했는데 그 한계는 불 보듯 뻔했다. 효능은 과장되기 일쑤였
고, 확실히 치료하겠다는 목적으로 치료법의 숫자는 한도 없이 늘어만 갔
다. 그때 썼던 약재(藥材)는 출처부터 의심스러운 경우가 많았고, 복용 시 지
켜야 한다는 규정들은 상세하기가 이루 말할 수 없었지만 진지한 것이라고

1) '경험론(empyrisme 혹은 empirisme)'이라는 단어의 명사형은 1762년 이전의 사전에 등재
되지 않았지만, 형용사형 empirique는 1694년에 초판이 발행된 아카데미 프랑세즈 사전에
이미 등재되어 있다. 이 말은 "의학에서 통상 사용되는 방법보다 어떤 특별한 경험을 따르
는 것"을 뜻하는데, 1762년판 아카데미 프랑세즈 사전에는 이 형용사가 간혹 실사로 사용
되어 '경험을 우선시히는 지'를 기리기는 말로 쓰이기도 힌다고 지직힌다. 1835년판 아카데
미 프랑세즈 사전에는 앞의 설명을 가져온 뒤 "의학 지식이 전무하면서 소위 비법이라는 것
으로 질병을 치료하는 사람"이라는 표현이 추가되었다.

는 볼 수 없었고, 우연에 기댄 암중모색이었지만 놀라운 관찰력을 가진 사람들에게는 틀림없이 자극이 되지 않았을까? 이렇게 해서 학문의 실질적인 기초가 놓였다. 조광증 연구와 기술(記述)의 밑그림이 그려진 것이다. 환자들에게 투약하기에 앞서 그런 지식이 필요했다. 그 시대에 정신이상자들을 치료하기 위한 정신 요법과 신체 요법[2]의 강력한 영향력을 보지 못할 수 있었을까? 그렇지만 바로 그 후에 무지와 야만의 시대를 거치면서 이들 견고한 원칙이 사라져 버렸다가, 유럽에서 문예와 학문이 부흥했던 시대[3]에 와서야 미약하게나마 다시 나타났다. 많은 번역이 이루어진 시대였다. 아울러 조광증에 대해 정확히 판단했던 그리스와 라틴 시대 저자들의 저작에 주석을 붙였다. 그렇기는 했으나 결국 맹목적으로 저자들의 권위를 따르는 데 그쳤을 뿐, 그들을 모델로 삼아 진전을 보았던 것은 아니었다. 그래서 가설을 세우고 관찰을 하는 바른 길에서 다시금 멀어져 버렸고, 다른 학문들을 의학에 엉성하게 적용[4]하고 말았다. 과거의 모범과 오류를 참조하고, 잘못 들어선 길을 벗어나고, 자연사의 모든 분과가 수행했던 엄격하고 체계적인 방식을 따름으로써 이제 오래전부터 방치되었던 조광증에 대한 관찰의 끈을 다시 잇지 않을 수 없게 되었다. 인간 정신의 일반사와 의학에서 새로운

2) (정신과 신체의) 요법(régime)이라는 말은 "건강과 관련하여 생활 방식에 적용하여 따라야 하는 규칙과 질서"를 가리킨다.(아카데미 프랑세즈 사전, 1798년판)

3) '무지와 야만'의 시대는 중세를, '문예와 학문이 부흥'한 시대는 르네상스를 가리킨다. 이 시대에 두 시대를 극적으로 구분하기 위해 사용했던 상투적인 표현이다.

4) 의학을 기계론이나 화학에 적용했던 전통을 가리킨다. 데카르트는 기계론을 바탕으로 물질 일반의 운동을 설명하고 인간과 동물의 신체 역시 '기계'의 운동의 원리와 법칙을 따른다고 주장했다. 데카르트의 기계론을 의학에 적용한 의학 원리를 의기계론(iatromécanisme)이라고 부른다. 반면 파라켈수스와 그의 제자였던 반 헬몬트는 유기체의 운동 원리와 방식은 기계론과는 무관하다고 생각하며 물질의 운동과 '영혼'의 운동을 구분했고, 이를 화학(연금술 alchimie)의 원리로 설명하고자 했다. 이들이 주장했던 의학 원리를 의화학론(iatrochimiste)이라고 한다. 이들의 논쟁은 18세기 중반까지 계속되다가 생기론(le vitalisme)으로 발전되었다. 의기계론자였던 부르하버는 프랑스 유물론자 라 메트리의 스승이었고, 의화학자였던 게오르크 에른스트 슈탈은 근대 화학의 기초를 놓았다.

진보가 이루어지기 위해 바로 이러한 관점이 필요하며 이에 따라 본 저작을 내놓게 되었다.

원산초[5])를 복용케 하여 조광증이나 다른 만성 질환을 치료했던 것이야 말로 고대 그리스에서 인간의 통찰력이 성취한 최고의 업적이며, 더 정확히 말하자면 고생고생 끝에 조합된 경험 의술의 최고봉이라고 하겠다. 그리스 사람들은 원산초를 선별하고, 조제하고, 그것의 용도를 정해놓았다. 물론 이들 원칙 중 몇몇은 지혜로운 것이었지만, 다른 원칙들은 민간에 돌아다니는 편견이나 미신적인 생각에서 온 것이었으니 쓸데없이 세세하기만 할 뿐 진지하지 못했다. 오이타산(山) 원산초,[6]) 갈라티아 원산초, 시칠리아 원산초 중에 무엇이 더 좋은가? 복용 전날에는 무슨 음식을 먹어야 하는지, 공복에 복용해야 하는지, 식후에 복용해야 하는지, 구토 작용을 촉진하는 약액제(藥液劑)는 무엇인지에 대한 주제 역시 진지하게 논의되었다. 환자들

5) 디드로와 달랑베르가 편집한 『백과사전』의 화학 관련 항목을 집필했던 브넬은 '원산초' 항목에서 이 약초는 "고대인들이 대단히 자주 사용했던 것으로 흰원산초와 흑원산초가 구분된다."고 썼다. 브넬은 같은 항목에서 "히포크라테스는 흰원산초와 흑원산초를 모두 사용했는데, 갈레노스는 히포크라테스가 흰원산초인지 흑원산초인지 밝히지 않을 때마다 그것을 흰원산초로 봐야 한다고 지적했다."고 말한다. 흰원산초는 구토제와 하제로 사용되었는데 대단히 조심을 기했다. 플리니우스는 이 약이 노인에게만 처방되었으며 아이들과 기력이 약한 사람들은 물론 여위고 민감한 사람들에게는 금지되었다고 전한다. 남자들보다 여자들에게 처방되는 일은 없다시피 했고, 피를 토하거나 병약한 사람에게도 마찬가지로 처방되지 않았다.
"원산초를 제조하는 방식은 여러 가지가 있어서 그것으로 원산초의 대단히 강한 효과를 중화하게 된다. [⋯] 꿀물이나 발효 전의 포도즙에 섞어 우려서 먹기도 한다.
고대인들이 원산초를 처방했던 주된 질병은 간질, 현기증, 멜랑콜리, 나병, 통풍, 수종(水腫)이었다. 하지만 무엇보다 원산초는 광인들을 진정시키기 위해 처방되었다. '안티쿠라에 간다.(navigare Anticyras)'는 속담이 있는데 이 말은 광기에 듣는 약을 찾아 나선다는 뜻이다. 안티쿠라섬에서 질 좋은 원산초가 나기 때문이다."(XII: 134a)
6) 『백과사전』에 도방통이 실은 항목을 보면 "투른포르 씨는 히포크라테스와 고대인들이 말했던 진짜 흑원산초가 그곳에 난다고 생각했다. 그것이 오이타섬을 마주보고 있는 안티쿠라 제도(諸島)에 많기 때문이었다 [⋯]"는 언급이 있다.

이 길길이 날뛰며 말을 듣지 않아서 통제가 힘들기도 하고, 순진한 꾀를 내고 요령을 부려 약을 숨겨버리거나, 음식물과 섞어버리기도 하니, 이런 상황이야말로 참으로 난처한 것이다. 원산초는 약효가 지나치게 강하므로 유독성을 조절하거나 완화하는 데 기술[*7]이 필요하고, 환자의 개별적인 성향이나 질병의 시기에 따라 주의 사항을 지켜야 하는데, 이런 일은 보통 섬세하지 않으면 안 되므로 명의(名醫)나 되어야 감당할 수 있었다. 그렇지만 확실한 약효를 기대할 수 있는 몇몇 방법을 찾아냈던 것은 그 시대의 통찰력이 뛰어났던 의사들이 거둔 대단한 승리라고 하겠다. 입(口)을 반복적으로 세정[8]하거나, 강한 향을 맡게 하거나,[9] 몸 자세를 여러 방식으로 바꿔보거나, 신체 말단 부분을 마사지[10]하는 방법들이 그것이다. 호흡 곤란, 인후 경련 수축, 격렬한 딸꾹질, 혼수상태, 정신착란이 갑자기 일어났을 때 원산초의 진가가 나타난다. 아울러 높이 매어 단 침대를 흔들어 진정시키는 요법,[11]

∴

*7) 나는 관련된 세부 사항을 『체계적 백과사전 Encyclopédie méthodique』의 '원산초' 및 '원산초 치유법' 항목에 실었으니 참조하기 바란다.

8) 세정(洗淨 lotion). 브넬이 쓴 『백과사전』의 항목을 보면 "머리, 손, 발처럼 신체의 여러 부위를 씻는 것. 일종의 목욕 요법"이라고 정의되었다. 브넬에 따르면 그중 "족욕(足浴)이 가장 자주 이용되는데 효과가 가장 탁월하다고 알려져 있다. […] 주기적으로 머리, 발, 손을 찬물로 씻는 것은 여러 민족에 알려진 방식이지만 특히 북방 국가의 주민들이 사용한다. 이 방식은 고대는 물론 현대의 의사들이 추천하고 있으며, 존 로크 역시 아이들의 교육을 다룬 논고에서 이를 추천했다."(IX: 695)

9) "이 방식은 뇌출혈에도 쓰지만 술에 취했을 때도 사용할 수 있다. 다양한 종류의 자극제, 관장(灌腸), 하제, 재채기 유발제, 강한 향기, 마사지 등도 사용된다."(메뉘레 드 샹보, 「대취(Yvresse)」, XVII: 683)

10) "인간 신체의 일부 부위를 문지르는 행위. 건강을 유지하는 데 마사지가 꼭 필요하다. […] 고대인들은 마사지를 대단히 중요하게 생각했으나 현대인들에게는 무시되었다. 특별한 경우에 걷지도, 달리지도, 말에 오르지도, 폼 게임을 할 수도 없게 된 사람들, 다시 말하면 건강을 유지하는 데 필요한 운동을 할 수 없는 사람들에게 마사지를 해주면 좋다."(『마사지』, VII: 306)

11) "아스클레피아데스는 침대를 공중에 매달게 해서 흔들면 고통을 경감할 수 있게 되거나 광란에 빠진 사람들을 잠재울 수 있다고 했다."(Pline. L. XXVI)(『제정 의학 아카데미 논문집 Mémoires de l'Académie impériale de Médecine』, t. XX, Paris, J.-B. Baillière, 1856)

찜질, 관장, 재채기 유발 요법, 위장에 자극을 주어 증상을 멈추게 하는 방편들도 다수 있었다.

히포크라테스의 등장이야말로 그때까지 경험에 근거해서 약을 처방했던 관습과 진정한 의학을 영원히 구분하게 된 사건이라고 하겠다. 질병의 성격과 경과에 대한 연구가 심화되었다는 뜻이다. 히포크라테스의 연구의 폭은 대단히 넓었지만 그는 조광증만은 특별히 주의를 기울이지 않았다. 그렇기는 해도 히포크라테스는 누구도 따라올 수 없는 엄격한 기술적(記述的) 방법[12]의 일반적인 모범을 제시했다. 그가 취한 이 방법을 높이 평가했던

∴∴

12) "히포크라테스야말로 질병을 기술(記述)하는 방법에 적합한 언어를 고안하고, 모호하거나 체계적인 추론을 엄격하게 제거하고, 관찰된 사실들을 충실하고 간략하게 서술하는 것으로 그치면서 급성 질환이 어떤 변화를 통해서, 더 격렬할 수도 덜 격렬할 수도 있는 노력을 통해서, 득이 되거나 해가 되는 어떤 경향에 따라서 멈추게 되는지 보여주었던 것이다."(Pinel, *Nosographie philosophique ou la méthode de l'analyse appliquée à la médecine*, t. I, Paris, 1818, p. xlvj) 피넬은 같은 책의 한 주석에서 자신의 경험을 이렇게 요약한다. "발열에 대한 새로운 지식을 얻고, 이를 체계적으로 완벽하게 분류하고자 함에 따라, 발열을 연속적이고, 간헐적이고, 기복을 갖는 다양한 유형에 따라 배치하는 일이 불가능하다는 것을 더욱 절감하게 되었다. 그러나 또한 기술적인 방법에 더 큰 정확성을 부여하는 것이 얼마나 중요한지도 알게 되었다. 그래야 질환들 사이에 뚜렷한 차이를 세울 수 있는 것이다. 그러므로 이를 위해서는 환자들의 침상을 떠나서는 안 된다. [...] 최근 어떤 해에 살페트리에르 구제원에 환자 병력(兵力)들이 밀려 들어왔을 때 내가 경험한 것이 바로 그것이었다. 나는 경계심을 갖고 아메리카 황열병과 페스트를 치료해야 했는데 나 혼자서는 한 번도 관찰한 적이 없어서 추이를 두고 진단을 해야 했다. 그렇지만 가장 훌륭한 자료들을 찾았고 특히 훔볼트 씨가 『멕시코의 역사』에서 황열병에 대해 놀라운 통찰력으로 언급했던 것을 되새겨 보았다. 아마 오랜 시간이 필요할지도 모르겠다. 이들 질병의 역사를 올바른 방식으로 서술해보고 이 질병의 근본적인 특징과 다양하게 나타나는 부수적인 특징을 구분해보려면 더욱 유리한 다른 상황이 필요할 수도 있다. 다른 모든 자연학도 마찬가지이지만 관찰 의학은 시간과 경험의 산물이며, 영감을 통한 것처럼 오류에 결코 빠지지 않고 진리를 받아들이는 다행스러운 재능을 가진 사람들이라면 박수를 받아 마땅한 것이다."(*Ibid.*, pp. 7-8, 피넬의 주석) 그러므로 피넬은 질병의 객관적인 기술을 통해 "단순하고 일관된 질병의 명명법"을 세우는 일이 필요했음을 역설한다. "내가 의사의 길을 계속 걸어가고 학교 강의와 병원 방문을 늘려나갈수록 발열이 일어나는 질병을 구분하는 일을 점점 어렵게 만들고, 끝도 없는 수많은 논쟁을 일으켰던 것은 결국 일반적으로 받아들여지는 적절한 기술(記述)의 방법에 결함이 있었기 때문임을 알게 되었다. 더없이

사람들이 그것을 모델로 삼아 정신이상의 역사와 치료법의 최초의 밑그림을 그리게 되었다. 그리고 카파도키아의 아레타이오스[13]가 이 신경질환의 변별적인 특징은 무엇이며, 어떻게 재발되며, 이 질환이 신체와 정신을 어느 정도까지 자극하는지에 대해 우리에게 남긴 내용은 너무도 정확한 것이었다. 물론 그는 이 신경질환의 영향력을 지나치게 과장했기 때문에 그가 생각한 만큼 이를 학문과 문예의 지식으로 보기는 어려울 것 같다. 켈수스[14]가 제시한 개념들은 정신이상자들을 치료할 때 즉각적으로 유용하다는 점과 환자들의 정상을 벗어난 행동들을 끈기 있게 지켜보도록 한다는 점에서 특징적이다. 어떤 경우에는 이런 규칙들을 적용함으로써 환자들의 그릇된 관념들을 지도하거나 바로잡을 수 있었다. 그리고 이러한 지침에 따라 환자들을 억누르는 방법을 써야 할지, 호의와 당근책을 써야 할지가 결정된다. 뒤의 방법은 환자들의 공격성을 무력화하는 데 효과적일 때가 많다. 또한 특별한 규정을 적용하여 꾸준한 신체 단련과 고단한 노동을 부과할 수 있다. 이상이 켈수스가 제시한 관점이며, 어느 시대에나 이를 실행할 때 분명히 대단한 치료 효과가 있었던 것이 사실이다. 그는 간혹 엄격한 처치와 가혹 행위가 조광증 치료에 반드시 필요하다고 생각했지만, 그렇다고 이

:·

훌륭한 저자들이 발열을 기술해놓은 것을 그저 슬쩍 비교만 해보아도 얼마나 차이가 있는지 알 수 있다. 그들이 사용한 수많은 명칭들 때문에 얼마나 모호해지고 얼마나 불확실해졌는가! 내가 수행한 질병 기술법을 통해 적용된 단순하고 일관된 명칭들의 총체와 저 혼란스럽기 짝이 없는 명칭들은 얼마나 뚜렷이 구분되는가!"(*Ibid.*, p. 16)

13) 카파도키아의 아레타이오스(Arétée de Cappadoce)는 1-2세기에 활약한 고대 로마의 의사이다. 그의 저작으로『급성 질환과 만성 질환의 징후, 원인, 치료에 대한 논고 *Traité des signes, des causes et cures des maladies aiguës et chroniques*』가 남아 있다. 그는 조광증을 발열을 동반하지 않는 착란(délire)이라고 하여 발열을 동반하는 착란인 뇌염과 구분했으며, 조광증과 멜랑콜리가 교대로 나타날 수 있다고 보았다.

14) 아울루스 코르넬리우스 켈수스(Aulus Cornelius Celsus 기원전 29-기원후 37)는 고대 로마의 의사이다. 저작으로『의술에 관하여 *De Arte medica*』가 남아 있다. 피넬은 라틴어로 된 저작을 직접 읽었던 것 같다.

런 치료법이 그의 이름으로 정당화될 수 있는 것은 아니다. 캘리우스 아우렐리아누스[15]는 언어의 순수함과 우아함의 면에서 켈수스보다 한참 뒤지는 것이 사실이다. 그렇지만 캘리우스 아우렐리아누스가 조광증에 대해 쓴 글을 읽어보면 그가 켈수스와는 다른 영광을 얻고자 했던 것은 아닌가 싶다. 그는 자기 저작의 조광증을 다룬 부분에서 이 질병의 기회 원인들[16]은 무엇이며, 전조 증상들과 변별적인 징후들은 어떤 것인지 세밀하게 기록했다. 그는 정신이상자들이 감각 기관에 지나치게 강한 자극을 받도록 해서는 안 된다고 당부한다. 정신이상자들이 저지르곤 하는 잘못된 행동을 교정할 수 있는 감시 조치에 관한 부분으로 넘어가 보자면 그는 이들을 감독하는 사람들이 반드시 피해야 할 두 가지 장애물로 제한 없는 관대함과 환자들에게 반감을 일으키는 가혹함을 지적한다. 그는 이 두 극단 사이에서 중도를 지키고, 상황에 따라 근엄한 모습을 취해 정신이상자들에게 위압감을 주거나, 꾸밈없는 어조로써 진실한 감성이 드러나도록 하고, 열린 마음으로 솔직하게 처신하여 환자들의 존경과 존중을 얻는 한편, 환자들에게 끊임없이 사랑받고 경외심을 갖게끔 하는 훌륭한 재능을 가져야 한다는 점을 암시하고 있다. 이런 것은 몇몇 현대 의사들에게 공을 돌려볼 수완이며, 나는 여기서 그 기원을 적어보는 것이다.

유용하게 적용할 수 있는 명석하고 풍부한 원칙들이 그렇게 오랜 시간이 흘렀어도 전혀 발전을 보지 못했던 것은 놀라운 일이다. 특히 정신질환이 그토록 빈발하고 정말 다양한 형태로 반복되었던 그리스와 이탈리아의

..

15) 캘리우스 아우렐리아누스(Caelius Aurelianus)는 5세기 로마 지배를 받고 있던 현 아프리카 튀니지 케프 출신의 의사이다. 편두통과 좌골신경통과 같은 여러 질병과 그에 대한 치료법을 합리적으로 정리했으므로 그의 이론이 중세를 넘어 후대까지 전해졌다.

16) 기회 원인(cause occasionnelle)은 외부의 운동이 능동적으로 내상에 작용을 가하게 되는 원인이 아니라 대상과 필연적인 인과관계는 없으나 다른 능동적인 원인이 작용할 때 우연히 원인의 역할을 맡게 되는 부수적인 원인을 말한다.

풍토에서라면 말이다. 그러나 이 문제는 쉽게 해결될 수 있다. 인간 정신이 일반적으로 어떻게 진전해왔는지 간단히 생각만 해도 해답을 찾을 수 있다. 관찰의 재능이란 자기 자신에 몰두하는 것으로, 자신을 내세우는 기술이나 계교(計巧)와는 전혀 무관하다. 그래서 안목이 좋은 사람들은 그런 관찰의 재능을 열심히 갖고자 하며, 그런 재능은 어느 시대든, 어느 곳에서든 개화된 사람들의 숭배와 존경을 얻게 마련이다. 누구에게나 할 것 없이 느껴지는 충격이며 의젓한 명성을 가져다주는 것은 새로운 체계들이 갖는 화려한 특징과 적절히 이목을 끄는 드문 수완이다. 갈레노스[17]는 내가 앞에서 언급한 관찰자들보다 이런 점에서 우월했다. 그리고 여기에 정신이상[*18]을 다루는 의학 분과가 맞닥뜨렸던 가장 큰 장애물 하나가 있음이 분명하다.

∵

17) 클라우디오스 갈레노스(Κλαύδιος Γαληνός)는 기원후 2세기 로마 제국 당시의 그리스 의학자이자 철학자이다. 로마에서 마르쿠스 아울렐리우스를 비롯한 여러 황제들의 시의로 이름을 날렸으며, 히포크라테스와 더불어 고대 의학을 정초한 인물이다. 그리스 의학의 성과를 집대성하여 해부학, 생리학, 병리학에 걸친 방대한 의학 체계를 만들어냈고 이후 1500여 년 동안 근대 유럽 의학에 막대한 영향을 미쳤다.

*18) 아래의 이야기를 읽어본다면 갈레노스가 정신이상 연구에 특별히 관심을 갖지 않았다는 사실이 아쉬울 수밖에 없다. 이 이야기에는 발현되지 않고 잠재해 있는 정신질환을 발견하는 데 흔치 않은 통찰력이 드러나 있기 때문이다.
갈레노스가 한 부인의 진료를 보러 갔는데 그 부인은 매일 밤 불면증을 앓고 있었고 끊임없이 안절부절 상태였다. 갈레노스는 병의 원인을 어디에서 찾을 수 있을지 살필 목적으로 여러 질문을 던졌다. 그렇지만 부인은 질문에 답을 하기는커녕 등을 돌리고 잠이라도 잘 듯 얼굴에 베일을 뒤집어썼다. 그래서 갈레노스는 물러 나와 부인을 쇠약하게 한 원인이 멜랑콜리거나 사람들이 비밀로 해둔 어떤 슬픔 때문일 것이라고 가정했다. 그는 이튿날 다시 검진을 하러 갔다. 그런데 두 번째 방문 때 부인의 시중을 들던 노예가 부인이 안 계시다고 해서 또 물러 나왔다. 그리고 다시 세 번째 방문 때 그 노예가 앞으로 부인을 고생시키지 말라며 그를 또 돌려보냈다. 두 번째 방문 때 부인이 일어나서 씻고서는 식사를 조금 했다는 것이다. 갈레노스는 고집 부리지 않았지만 이튿날 부인을 다시 찾아왔다. 그는 그 노예와 개인적으로 대화를 하면서 부인의 병이 깊은 슬픔에서 온 것이라는 점을 알게 되었다. 그가 부인을 관찰하는 동안 어떤 사람이 연극을 보고 돌아와서 익살광대 필라드라스라는 이름을 대자 부인의 안색과 표정이 바뀌고, 맥박이 심하게 뛰었다. 그때나 다른 때에나 다른 무용수의 이름을 들었을 때는 그런 변화가 없었다. 그러므로 부인의 정념의 대상이 분명해진 것이다. (Galien, *De praecognitione*, 6)

갈레노스는 교의만을 고집스럽게 주장하는 분파든, 방법을 중시하는 분파든, 경험에만 의존하는 분파든, 절충주의 분파든 서로 다른 여러 분파에 맞서 끊임없이 투쟁했다. 그는 히포크라테스와 어깨를 나란히 하고 수많은 학파 가운데 군계일학이 되고자 하는 야심이 있었다. 그는 질병의 경과를 예측하는 귀신같은 재능은 물론 해부학적 지식까지 갖췄으니, 어떤 특별한 교의에 목을 맬 시간도 의사(意思)도 없었다. 갈레노스가 이후 사람들에게 얼마나 대단한 영향력을 행사했던지 그를 맹목적으로 숭배했던 모든 이들, 즉 16세기 이상 유럽, 아시아, 아프리카에서 의학 공부를 했던 거의 대부분의 사람들과 오히려 멀찍한 거리가 생겼다.

갈레노스주의와 적절치 못하게 의학에 화학을 결부했던 입장 사이에 갈등의 골이 깊어졌고, 결국 인간 정신은 더욱 현명하고 더욱 확실한 길을 걷기는커녕 양자 사이에 가시 돋친 대립만이 불거졌다. 스콜라학파에서 쓰던 비생산적인 언어와 의미 없는 용어들로 가득한 일반 의학 체계에서 정신이상의 주제에 관해서는 튼튼하지 못한 데다 쓸 데도 없는 편집물만 양산되었을 뿐이었다. 제네르트, 리비에르, 플라테르, 회르니우스, 호르스티우스[19] 등은 두뇌의 불순(不順), 진단, 예후, 적응 이행 등 관행적으로 인정된 용어들을 다투어 제 것인 양 말하면서 각자 빠짐없이 말하고 철저히 연구했다고 믿었다. 그리고 다른 점들에서도 마찬가지였지만 정신이상의 문제에서도 역시

••

19) 다니엘 제네르트(Daniel Sennert 1572-1637)는 독일의 의사로 비텐베르크 의과대학 교수였다. 피에르 리비에르(Pierre Rivière ?-1542)는 프랑스의 의사이자 약제사로 세바스티안 브란트의 『바보 배 Nef des fous』의 프랑스어 번역자(1497)로 알려져 있다. 펠릭스 플라테르(Félix Platter 1536-1614)는 스위스의 의사, 해부학자, 식물학자로 몽펠리에 의과대학에서 수학했다. 1602-1604년 사이에 출판한 『의학 실습 Praxis medica』에서 질병과 증상의 관계를 규정하고, 정신질환의 원인을 마법이나 악귀들림이 아니라 자연적 원인에서 찾고자 했던 최초의 의사들 중 한 명이다. 회르니우스 혹은 요한 판 호이른(Johan Van Heurne 1543-1601)은 네덜란드의 의사이자 자연철학자로 라이덴, 파리, 파도바 의학 대학에서 차례로 수학했다. 호르스티우스(Gisbert Horstius)도 네덜란드의 의사로 이탈리아에서 수학한 뒤 그곳에 정착했다.

자기들이 내세우는 교의를 선전하는 데 교수직에 있었던 자신의 지위를 이용했고, 그들을 모셨던 수많은 문하생들은 열과 성을 다해 선생들을 추켜세우고 그들과 영광을 함께하고 존경의 마음을 보냈다. 그들이 제시한 뛰어나고 박식한 설명에 따르면 정신이상을 치료하는 것 이상 쉬운 일은 없어 보였다. 정신이상의 원인은 '정기(精氣)가 뜨거워져 유해해질 때 생기는 불쾌감'이나 체액에 있다. 미리 조제된 약을 복용하게 되면 그런 원인을 추적하여 몰아낼 수 있다는 것이다. 다른 이들에 따르면 정신이상은 두뇌와 심장에서 유도되었음이 분명한 병원성 물질을 원인으로 하는데, 이 물질은 금세 확실한 변질을 겪게 되어 과도하게 많아지거나 해로운 것이 되므로 곧바로 제거해야 하는 것이었다. 이런 박식한 치료를 위해 자연 전체가 동원되어야 하는 것 같았다. 자연은 수많은 약을 만들어 수중에 두었으니 혹 담즙의 농도를 묽게 하는 차가운 습윤제(濕潤劑)가 하나였고, 그다음에 사용하게끔 마련된 약효의 차이가 나는 하제(下劑)가 다른 하나였다. 그러니 치료를 위해 원산초도 사용했다고 당연히 판단해볼 수 있다. 심장과 두뇌를 강화하도록 마련된 어떤 물질을 내복하도록 하고, 마취제 분말을 뿌리거나 머리, 심장, 간 부위에 습포제(濕布劑)를 붙이는 등 보조제를 쓰기도 했다. 회르니우스는 이 습포제가 '이 장기(臟器)를 재생해주는 역할'을 한다고 말한다. 그렇지만 나는 여기서 특별히 불가사의한 것들은 언급하지 않고 넘어가고자 한다. 그런 것은 맹목적으로 순진하게 믿는 사람들이나 인정하는 것이고 아랍 의학의 복잡하기만 한 공식 옆에 실어놓으면 좋을 만한 것이다.

인간 정신이 처음으로 갈레노스주의의 굴레를 벗어나 자기 자신에 깊이 몰두하면서 새로운 발걸음을 떼었다. 관찰의 방법을 통해서 정신이상 이론에 새로운 관념을 더한 사람이 있었으니, 이런 장점을 갖춘 사람이 바로 반 헬몬트였다. 그는 초오두(草烏頭) 뿌리[20]를 한 번 시식해본 적이 있는데 그

20) 드 조쿠르가 쓴 『백과사전』의 '초오두' 항목을 보면 "일종의 바곳"으로 "그것의 뿌리는 작은

즉시 자신의 정신에 엄청난 충격이 일었음을 경험했고, 이 경험이 그에게 놀라움과 경탄을 일으켰다. 반 헬몬트는 지성이 머무는 자리가 심장 앞부분에 있지 않은가 할 정도의 기이한 환상을 두 시간 동안 체험한 뒤 그 원인의 기원을 찾아보고자 했다.[21] 그는 조광증에서 나타나는 현상들로 이런 사실을 적절히 설명할 수 있을 것 같다고 생각했다. 완쾌된 여러 정신이상자들이 발병 시 구름으로 가득한 증기 같은 것이 늑골 하부에서 머리 위로 올라오고 머리에 강렬한 생각이 압도적으로 펼쳐지는 것 같다고 했던 말이 머릿속에 떠올랐다. 반 헬몬트는 그런 강렬한 생각이 우리 존재를 구성하는 성분들 안으로 침투하는데, 치료를 위해서는 그 생각을 무너뜨리거나 훨씬 더 강한 생각으로 상쇄해야 한다고 생각했다. 흔히 공수병을 치료할 때 환자를 물속에 계속 잡아두는 것으로 사용되던 처치법이 그에게 떠올랐다. 한 조광증 환자가 우연히 사고로 깊은 연못에 빠졌다가 거의 죽다 살아났는데, 그 일이 있은 후에 다시 이성을 자유롭게 사용할 수 있게 되었다.[22]

∴

무 크기로 겉은 검은색이지만 안은 흰색이다 [...] 이 초분은 알프스산맥, 실레지아의 포레 누아, 고산지대에서 자란다고 생각된다. 정원에서 재배하기도 하는데 오뉴월에 꽃이 핀다 [...] 정원에서 초오두만큼 위험한 독성을 가진 식물을 뽑아버리는 것이 신중한 일일 터이다[...]"라는 언급이 있다. 아울러 "식물학자이면서 의사들이었던 사람들은 초오두와 그것의 모든 부분이 식물계에서 가장 강한 독성을 가졌다는 데 의견의 일치를 본다 [...] 이 풀을 샐러드로 먹은 사람은 즉각적으로 혀와 입천장에 따끔따끔한 느낌을 받으며 열이 동반되는 것을 느낀다. 더욱이 안면에 자극이 생겨 몸 중심까지 퍼져간다[...]"고 보고했다.(드 조쿠르, 『백과사전』, '초오두' 항목, XI: 16)

21) 반 헬몬트의 이 보고는 18세기 중반 몽펠리에 출신의 의사 르 카뮈가 언급한 것이다. "영혼이 위치한 자리를 분문(噴門), 즉 위 상부에 위치한 관에서 찾는 반 헬몬트의 생각을 어떻게 봐야 할까? 반 헬몬트가 말하기를 식물의 뿌리가 생명의 원리인 것과 마찬가지로 그곳이 영혼의 중심이라고 한다. 불사의 영혼은 감각적인 영혼과 내적으로 결합되어 동일한 자리를 차지하고 있다. 그는 경험을 통해 이 의견을 확증할 수 있을 것 같다고 말한다. 그에 따르면 초오두 뿌리를 맛본 후 지성과 이해력의 작용이 보통 때처럼 더는 머릿속에서 이루어지는 것이 아니라 끊임없이 내장 쪽에서 이루어졌으며 위 상부의 관 쪽으로 올라간다는 것을 깨달았다고 한다."(Antoine le Camus, *Médecine de l'esprit, ou l'on traite des dispositions et des causes physiques*, t. I, 1753, 79–80)

반 헬몬트는 이 사례를 통해 가장 고질적인 조광증도 치료가 불가능한 것은 아니라는 결론을 내렸다. 이상이 그가 조광증에 해당하는 사례들을 종합하여 확증한 사실이다. 그는 환자를 물에 아주 짧은 시간 동안만 잡아두어야만 성공적인 치유가 가능하다고 확신했다. 특히 현대에 보고된 물에 휩쓸린 사람들의 사례에 따르면 그가 제시한 방식이 정말 대담하지 않았나 생각해볼 수도 있겠지만 그의 글에 진정한 재능이 빛나는 총기와 마땅히 깊이 생각해보아야 할 관점들이 있음을 무시할 수는 없다. 해결책이 전혀 보이지 않는 경우라면 더욱 그렇지 않겠는가. 그런데도 왜 사람들은 반 헬몬트의 저작에서 악마의 존재에 대한 민간의 편견들, 성 위베르의 가사(袈裟)가 가져오는 설명이 불가능한 효력으로 공수병을 치료할 수 있다는 것처럼 근거 없는 숱한 발언, 설명이 불가능한 별난 내용들이나 찾아내는 것일까?

　18세기 초반에 거의 모든 학문에 충격이 전해졌고, 슈탈과 부르하버[23]처

:·

22) "메뉘레에 따르면 17세기 중엽에 창안되었을 목욕 요법은 우연의 다행스러운 결과였을 터인데, 한 정신착란자를 단단히 포박하여 마차로 이송하는 중에, 그가 쇠사슬을 풀고 빠져나가 호수로 뛰어들고는 허우적거리다가 물속으로 가라앉았으며, 그를 끄집어냈을 때는 누구나 그가 이미 죽었다고 생각했지만, 정작 그는 착란 이전의 맑은 정신을 되찾았고, 물에 빠진 바람에 정신의 자연스러운 질서로 되돌아왔으며 "오랫동안 광기의 발작을 전혀 일으키지 않고 살았다." 이 일화는 반 헬몬트에게 한 줄기 빛이었을 것이고, 실제로 그는 정신이상자들을 무차별적으로 바닷물이나 민물에 빠뜨리기 시작했다."(미셸 푸코, 『광기의 역사』, 505쪽)

23) 게오르크 에른스트 슈탈(Georg Ernst Stahl 1659-1734)은 독일의 의사이자 화학자로 반 헬몬트의 생각을 발전시켜 신체에서 영혼의 작용을 강조하는 물활론(物活論)을 주장했고, 근대 화학과 의학에서의 생기론(le vitalisme)의 선구자로 평가받는다. 헤르만 부르하버(Herman Boerhaave 1668-1738)는 네덜란드 라이덴 출생의 식물학자, 의사, 화학자로 슈탈과는 달리 기계론적 의학의 틀을 닦았다. 부르하버는 히포크라테스와 "영국의 히포크라테스"라는 이름으로 불리던 시드넘의 이론을 광범위하게 참조했기 때문에 "신히포크라테스주의자"로 불리기도 한다. 이는 그가 의학과 치료법에서 관찰과 기술의 가치를 높이 평가하고 이를 적극적으로 시도했던 이유이기도 하다. 기본적으로는 슈탈과 대립하는 기계론적 의학자로 분류되지만 그의 이론은 오히려 기계론적 의학의 전통과 화학적 의학의

럼 탁월한 재능을 가진 사람들이 의학과 화학에 새로운 형식을 마련해주었
다. 이들은 의학과 화학 교육의 대중화에 선구적으로 기여했던 사람들로,
특히 의학 분야에 관찰의 정신이 따라야 할 엄격한 방식을 심어주고, 고대
저자들의 저작을 깊은 식견으로 예찬하고, 그때까지 알려지지 않은 방법을
더했다. 하지만 슈탈과 부르하버는 각자 교의를 경쟁했던 이들로, 대단한
야심을 갖고 방대한 작업을 수행함으로써 의학 지식의 전 분야에서 균등한
진전이 이루어지도록 하고 그들의 명성으로 유럽 지식계를 장악하고자 했
다. 그랬으니 그들이 어떤 개별적인 질병까지 깊은 연구를 할 수 없었던 것
도 사실이다. 이 시대에도 정신이상자들은 계속 구제원에 갇혀 있거나 격리
된 곳에 감금된 채였다. 사혈, 목욕 요법, 샤워 요법과 같은 판에 박힌 일상
적인 방법을 넘어서지 못했던 것이다. 정신이상에 대한 교의는 예전처럼 의
학의 보편 체계에 여전히 둘러싸여 있거나, 더 정확히 말하자면 과거 저작
을 단순히 짜깁기하는 데 그쳤다. 논집, 아카데미 총서, 잡지 등에 기록된
조광증의 개별적인 내력이 전부였다. 어쩌다 두뇌 기관에 발생한 상해(傷害)
를 다룬 연구 결과들이 수록된 적도 있지만, 이는 의학의 한 분과로서의 본
분야의 진보에 기여하기 위한 것이라기보다는 자극적인 사실을 내세워 독
자의 흥미를 끌고자 하는 목적에서였다. 18세기 후반부에 영국에서나[24]
독일에서[25] 정신이상을 다룬 전문 서적들이 출판되었을 때, 이들 서적이

∵

전통을 결합하고자 하는 절충주의적 입장을 띤다.

[24] 윌리엄 배티(William Battie), 『광기에 대한 논고 *Treatise on Madnesse*』, 런던, 1758; 토
머스 아널드(Thomas Arnold), 『정신이상, 정신병, 광기의 본성, 종류, 원인, 예방에 대한
논고 *Observations on the nature, kinds, causes, and prevention of insanity, lunacy,
or madness*』, 라이체스터, 1785; 윌리엄 퍼펙트(William Perfect), 『다양한 정신이상의 종
류에 대한 사례 연구 *Select Cases in the Different Species of Insanity*』, 로체스터, 1787;
앤드류 하퍼(Andrew Harpor), 『정신이상의 실제 원인에 대한 논고 *Treatise on the real
cause of insanity*』, 런던, 1789; 프레디 파제터(Fredi Pargeter), 『조광증 이상에 대한 논고
Observations on Maniacal Disorder』, 런던, 1792; 존 페리어(John Ferriar), 『의학사와
성찰 *Medical Histories and Reflections*』, 1792.

내세웠던 장점이란 그저 여기저기 흩어진 주제들을 모으고, 이를 스콜라적 형식을 통해 확장하고, 간혹 어떤 명민한 가설을 제시하기도 했다는 것 외에는 없다시피 하다. 그렇지만 나는 알렉산더 크라이턴(『정신이상의 기원과 본성에 대한 연구 *An inquiry into the nature and origin of mental derangement, etc.*』, London, 1798)의 연구만은 예외로 한다. 이 심오한 저작은 현대 생리학의 원리들에 따라 제시된 새로운 관찰 결과를 풍부하게 담고 있다. 그러나 이 저작은 정신질환의 역사와 치료법의 깊이 있는 연구라기보다는 이 질환에 대한 예비지식을 다룬 것이다. 나는 여기서 인간의 정념이 동물 구조(économie animale)에 끼치는 영향의 기원, 전개, 결과에 대한 생각을 크라이턴이 제시한 그대로, 알려져야 하는 그대로 정확히 제시해볼 필요가 있다고 생각한다. 그것이야말로 인간 정신 능력이 무너지는 가장 흔한 원인이니 말이다.

크라이턴은 형이상학자와 모럴리스트로서는 결코 이를 수 없는 높은 지점까지 올랐던 것 같다. 그는 인간의 정념을 도덕이나 부도덕의 생각과는 전혀 무관한 동물 구조에 발생하는 단순 현상으로 바라보았다. 그 현상들과 우리 인간 존재를 구성하는 기본 요소들과의 단순 관계로 말이다. 이들 원칙에 따라 정념은 해롭거나 유익한 효과들을 만들어낸다. 그런데 어떤 욕망의 성취를 가로막는 장애물이 존재한다는 생각이 없다면, 달리 말해서 우리가 피하고 싶은 불쾌한 감각이나 자신에게 마련하고자 하는 쾌락을 전제하지 않는다면 그 어떤 정념도 품을 수 없다. 이런 자연적인 성향들은 우리 행동의 가장 강력한 동기지만 자기 존재의 보존, 생식, 어린 나이의 개체

..

*25) 벤자민 파우세트(Benjamin Fawcett), 『멜랑콜리에 관하여 *Über Mélancholie*』, 라이프치히, 1785; 레오폴트 아우엔브루거(Leopold Auenbrugger), 『평온에 대하여 *Von der stillen*』, 1785; 그레딩(Greding), 『착란 *Vermischte*』, 1781; 요한 게오르크 치머만(Johann Georg Zimmermann), 『경험론 *Von der Erfahrung*』, 1765; 요한 바이카르트(Johann Weickard), 『의학철학 *Philosophiarzt*』, 라이프치히, 1775.

에 필요한 혈통의 보호라는 삼중 목적의 수행이라고 할 종(種)의 영속과는 관련이 없어 보인다. 가장 기본적인 목적을 수행하라고 우리에게 알리는 고통스러운 감각 중 하나로 허기를 들 수 있다. 문명화된 인간이든 야만의 상태에서 살아가는 인간이든 행동을 수행하게끔 하는 가장 강력한 동기가 그것이다. 또 호흡 작용 중에 공기가 새로운 공기로 교체되지 못했을 때 상이한 강도로 발생하는 불안감, 위생적인 의복과 주거를 필요로 하는 지나친 더위나 추위의 자극, 거부되어야 하는 물질이 그대로 남아 있어서 느끼게 되는 불편한 감각, 몸을 움직일 수 없는 갇힌 상태에서 비롯되는 불편, 휴식을 찾아 나서게끔 하는 피곤과 피로의 감정, 내적이거나 외적인 질병이 가져오는 고통의 상태가 있다. 그렇게 고통을 느낄 때 의학에 도움을 청할 수밖에 없다. 더욱이 자연이 우리 존재의 보존을 위해 즐거움의 목소리로 다음과 같은 것들을 요청하기도 한다. 미각을 만족시키는 다양한 음식, 맑은 공기나 온화한 날씨를 즐길 때 얻는 만족감, 없어져야 하는 물질에서 벗어났을 때 느끼는 기분 좋은 감각, 그리 격렬하지 않은 운동을 끝낸 후 누구나 느끼게 되는 편한 상태, 극도로 피로했다가 휴식을 취할 때 얻게 되는 시원한 쾌락, 고통의 상태나 심각한 질병이 사라진 후에 얻는 말로 표현할 수 없는 존재의 달콤함 말이다. 인간은 즐거움의 목소리에 이끌리게 마련이지만 반대로 고통의 목소리에 이끌리는 경우도 있다. 자기 존재의 번식에 참여하는 경우와 욕망을 격화시키지 않은 채 자연의 충동만을 따르는 경우가 특히 그러하다. 이 사항에 특별히 부가 설명을 할 필요는 없을 것 같다. 부모가 자식들에게 쏟는 다정한 애정, 아이들이 고통스러워하는 모습을 볼 때 느끼게 되는 불안, 아이들이 결국 고통과 위험을 벗어나는 것을 볼 때 얻는 형언할 수 없는 만족감보다 더 강한 감정이 있기나 한가?

　고통이나 쾌락의 감각 작용을 자극하는 동인은 내부에서 온 것일 수도, 외부에서 온 것일 수도 있는데 이를 통해 인간은 자기 보존, 종의 번식, 어린아이의 보호에 힘써야 한다는 것을 알게 된다. 그런 감각 작용이 인간에게 욕망을 심어놓아 어떤 감각 작용은 피하게끔, 다른 감각 작용은 누리게 끔 한다. 크라이턴이 여기에 더해 사회생활과 뜨거운 상상력이 존재하기 위해 충족해야 하는 욕구의 범위를 무한에 가깝게 넓히며, 이 두 가지가 사회에 사람들의 평판, 영예, 위엄, 부, 명성을 가져오고, 이러한 인위적인 욕망들은 언제나 자극은 되지만 충족되는 일은 없다시피 하므로 구제원 등록부 내용을 정확히 조사해서, 그런 욕망들 때문에 이성이 크나큰 충격을 받는 일이 흔하다는 점을 추가했으면 좋았을 것이다. 사랑의 대상에 천상의 선물처럼 값진 장식을 주어 치장하고, 그 대상에서 더없이 아름답고, 우아하고, 고귀한 특징을 보게 하고, 더없이 강력한 욕망을 일으키고, 사랑이 방해받을 때 격노와 절망을 일으키는 마법도 이와 같다. 정신의 감수성이 지나치게 과도해지면 조금이라도 즐거움을 뺏기는 것조차 견딜 수 없으며, 그래서 정념이 장애물과 부딪힐 때 욕망은 극단적으로 격렬[*26]해지고 정념은 그 이상 강렬할 수 없게 된다. 인간 행동을 분석할 때 동정심에서 비롯한 결과들을 결부해서는 안 될 일이다. 동정심[27]이란 타인들이 겪는 고통을

∙∙

*26) 크라이턴은 우리가 갖는 최초의 욕망이나 혐오감이 장애물에 맞닥뜨리거나 충족되지 않을 때 고통스럽거나 유쾌한 감정이 동반된 새로운 욕망이나 새로운 혐오감이 생기는데, 이런 새로운 욕망은 최초의 욕망을 일으켰던 것과는 완전히 다른 것이라고 말했다. 두 번째 욕망은 심장 앞 부위에서 느껴지는데 그것이 간혹 엄청난 힘을 발휘해 냉정한 이성의 작용을 송두리째 무너뜨려 인간을 더없이 격렬하거나 혼란스러운 단계에 이르게 할 때도 있다. 이렇게 새로 생겨나는 욕망은 심장 앞 부위에 유쾌하거나 강렬한 감정을 일으키는 것이 특징인데, 이를 일러 '정념'이라고 한다. 이 정념을 최초의 욕망이나 혐오감과 구분해주는 것은 신체의 감각이 자리하는 위치의 차이에서 비롯한다. 먹고자 하는 욕망을 허기라고 하는데 이는 위(胃) 부위에 불쾌한 감정을 동반하고, 마시고자 하는 욕망은 입과 목 부위에 불쾌한 감정을 동반하는 식이다. 그러나 이런 욕망이 아무리 강렬하다고 한들 그것으로는 어떤 정념에 특별한 감정이 일어나지 않는다. 먹을 것이 없는 사람이 죽게 되지 않을까 두려워할 때처럼 두 개의 감정이 결합하지 않는 한 그렇다.

27) "마찬가지로 우리 동료의 고뇌를 볼 때마다 그가 느끼는 슬픔에 동감하듯이 우리는 그 고뇌의 계기가 되는 모든 것에 대하여 그가 갖는 혐오감과 반감에 공감한다. 우리의 가슴은 그가 느끼는 비판을 받아들여 이에 공감하듯이, 마찬가지로 그 슬픔의 원인을 구축 또는 제거하려는 그의 정신에 의해서도 고무된다. 고통에 빠진 그와 함께할 때, 우리가 갖는

함께 느껴보는 감정으로 볼 수 있고, 이 동정의 감정은 개별적인 것이고, 다양한 상황에 따라 강화되거나 약화되고, 열정이 부추기고 도덕적인 고통과 쾌락의 원리가 개입될 때 더욱 능동적이게 되고 활력이 생기게 마련이다.[*28]

인간 정념의 기원을 방금 지적했지만 정념이 동물 구조에 어떤 결과들을 일으켜왔는지에 대한 역사를 모른다면 정념이 도대체 얼마만한 힘으로 정신이상을 자극할 수 있는지 생각이나 할 수 있겠는가. 깊은 슬픔에 잠겼을 때 생길 수 있는 결과들도 무시 못 할 것이다. 전신이 무기력해지고, 근육의 힘이 감소하고, 식욕이 없어지고, 맥박이 약화되고, 피부는 수축하고, 안색은 창백해지고, 손발 끝이 차가워지고, 심장과 동맥의 기운이 눈에 띄게 감소하게 되니, 이로부터 실제로는 그렇지 않은데 심장이 터질 것같이[29] 느껴지거나, 압박감이며 불안이 생기고, 호흡이 느려지면서 곤란해지고, 이런 이유로 한숨과 오열을 쏟게 된다. 간혹 과민성과 감수성의 능력이 완전히 고갈되어버리면 깊거나 얕은 졸음이 쏟아지거나, 혼수상태에 놓일 수도 있고 강경증(强硬症)이 일어나는 경우도 있다. 충분히 진전되지 않은 단계에서는 감각 기관에 반복적으로 자극이 가해져 우울해지는 경우도 있고, 전혀 몸을 움직이지 않고, 아무 행동도 하지 않으려고 하고, 위통이 동반되는 경우도 간혹 있으며, 간(肝)혈관과 복부 장기의 순환 작용이 대단히 약화되

∴

무성의하고 소극적인 동포 감정은 그가 위와 같은 고통을 몰아내기 위해, 혹은 이 고통의 원인에 대한 반감을 높이기 위해 기울이는 노력에 대한 우리의 공감이라는 보다 역동적이고 적극적인 감정에 흔쾌히 자리를 물려준다."(애덤 스미스, 『도덕감정론』, 박세일, 민강국 역, 비봉출판사, 1996, 133쪽)

[*28] 애덤 스미스, 『도덕 감정론 혹은 인간이 자연적으로 내리는 판단의 원칙에 대한 분석적 시론 *Théorie des sentiments moraux ou Essai analytique sur les principes des jugemens que portent naturellement les hommes*』, trad. S. Gronchy, Paris, veuve Condorcet, an 6. 이 책에 공감에 관한 여덟 편의 편지가 실려 있다.

[29] 아카데미 프랑세즈 사전(1798)에서 이 단어(la plénitude)는 의학 용어로 사용뇌었을 때 "과도할 정도로 많은 상태"로 정의된다. 위 사전에서는 이 의미로는 "체액의 과도한 분비(plénitude d'humeurs)"를 가리키는 용례만을 인정하고 있다.

는데, 이것이 원인이 되면 슬픔이 일상화되다가 결국 멜랑콜리의 상태로 돌아서서 극도의 무기력과 쇠약 상태에 빠진다. 어느 쪽이든 결국 저항할 수 없는 자살 충동으로 귀결할 때도 있고, 가벼운 착란 혹은 격노한 상태로 귀결할 때도 있다. 그러나 이렇게 정신이 전면적으로 혼란에 빠지기에 앞서 여러 질환이 갑자기 나타난다. 일시적인 정신착란(vésanie)을 겪거나, 표정이 침울해지는데, 더 정확히 말하자면 표정에서 인간 혐오로 가득 찬 비사교적인 모습이 드러나기도 하고, 얼굴이 일그러지고, 슬머시 거친 시선으로 바라보기도 하고, 생각이 혼란스럽고 불명료해지고, 마비나 도취 상태에 이르는 일도 있다. 그러다가 갑자기 더없이 강렬한 조광증이 폭발하는 것이다.

깊은 슬픔에 사로잡히는 것처럼 공포와 두려움이 엄습할 때 동물 구조에 엄청난 충격이 가해질 수 있다. 두려움이란 위험이 더 가까이 있거나 덜 가까이 있다는 생각에서 비롯하는데 이런 두려움에 사로잡히면 신체 내부나 신체 외부의 거의 모든 부분이 전부 쇠약해졌다는 느낌이 든다. 그래서 심장 수축 시 활력이 덜하고, 동맥의 박동도 더욱 약해진다. 그 원인을 찾아보자면 대혈관에 피가 몰리기 때문이기도 하고 횡경막에 자극이 가해지기 때문이기도 하다. 냉온(冷溫)이 쉴 새 없이 교대로 반복되면서 심장이 터질 것 같고, 심장 부위에 압박이 가해지고, 불안이 생기면서 고통의 감정이 느껴지고, 특히 안면과 이마 부위에 부분적으로 발한(發汗)이 일어나고, 과도한 소변 배출, 설사가 동반되기도 한다. 공포와 두려움의 차이는 둘 사이의 강도(强度)의 차이와 갑작스러운 엄습 여부의 차이밖에는 없다. 하지만 공포에도 심장 박동 증가, 동맥의 발작성 수축 같은 그만의 특징이 있다. 특히 동맥 수축은 신체 표면에서 일어나며, 이때 심장과 대혈관이 갑작스럽게 팽창하고, 창백해지게 된다. 아울러 후두(喉頭) 근육에 마치 경련이라도 일어나듯 호흡이 일시적으로 중단되고, 신체와 다리가 부들부들 떨리고, 팔에 힘이 빠지고 늘어져 움직일 수 없게 된다. 간혹 대단히 강력한 자극이 일어날 때에는 말을 할 수 없게 되고, 감각에 마비가 와서 쓰러질 수도 있다. 똑같은 충격을 받는 경우라도 상황에 따라 더없이 끔찍한 고통까지는 받지 않는 일도 있으며, 강한 경련, 사지 뒤틀림, 간질, 강경증, 조광증, 죽음에 이르지 않을 수도 있다.(플라테르, 셴키우스, 보네, 페클랭, 도나투스, 판 스비에텐[30]) 더욱이 피가 한 부위로 특정되어 월경 과다, 각혈, 졸중처럼 위험천만한 출혈이 일어날 수도 있다. 희망과 공포가 빠르게 교차하는 경우도 있다. 그런 경우 공포 때문에 쇠약해지는 결과가 희망으로 상쇄될 수 있고, 심지어는 믿어지지 않을 정도로 힘과 용기가 실린 행동을 하기도 한다. 엄청난 천둥 소리를 듣고, 불로 휩싸인 지평선을 보고, 천길만길 깎아지른 벼랑을 굽어보고, 엄청난 소리로 떨어지는 폭포를 마주하고, 화재가 난 도시를 바라볼 때처럼 공포와 경악이 결합되면 그런 감정에 따라 미묘한 차이들이 나타나는데, 대상에 눈을 뗄 수 없고, 입이 자기도 모르게 벌어지고, 피부가 창백해지고, 몸에 밴 습관대로 전율이 느껴지고, 안면 근육이 이완되고, 평소와 달리 조리 있는 생각을 못 하고, 현기증이 일어나는 다양한 경우가 그러하다. 분노의 감정을 갖게 되면 정신적인 고통이든 육체적인 고통이든 모든 종류의 고통을 극단적으로 혐오하게 되고, 우리 존재를 위협하는 모든 것을 반작용을 가하듯 밀어내면서 평소에 없던 힘이 발현되는 특징이 나타나기도 한다. 이런 감정에서만큼은 숲속으로 되돌아간 야만인들이나 문명화

··

30) 펠릭스 플라테르(Félix Platter 1536-1614)는 스위스 바젤의 의사, 해부학자, 식물학자로, 우울증을 악령에서 비롯한 초자연적인 장애로 간주했다. 요한 게오르크 솅크 폰 그라펜베르크(Johann Georg Schenck von Grafenberg 1560-1620)는 독일의 의사로 튀빙겐에서 수학했다. 클로드 보네 역시 독일의 의사로 *Epitome universam Dan. Sennerti doctrinam summa fide complectens*(1655)의 저자이다. 장니콜라 페클랭(Jean-Nicolas Pechlin 1646-1706)은 네덜란드 라이덴 출신의 의사이다. 도나투스 마르첼루스(Donatus Marcellus)는 16세기 이탈리아 만토바 공작의 의사이다. 헤라르 판 스비에텐(Gerard van Swieten 1700-1772)은 네덜란드 라이덴 출신의 의사로 오스트리아 합스부르크 가문의 초청으로 마리 테레지아 여왕의 수석 의사로 근무했다.

된 사람이나 마찬가지이다. 그러나 문명화된 나라들에서는 탐욕, 오만, 편협한 신앙심, 미신, 사랑, 우정, 명성을 얻고자 하는 욕망, 정복에 대한 욕망처럼 이런 강렬한 감정을 일으키는 원인들이 대단히 많다. 이로부터 격노, 은밀한 복수, 억압, 살인, 용맹스럽고 영웅적인 행동들이 나타난다. 분노가 다른 감정과 결합될 때 변형이 이루어진다. 분노와 용기가 결합되면 있는 힘껏 적을 공격한다. 분노가 소심함과 결합하면 적을 급습하려고 하고 함정을 팔 생각을 한다. 의학적인 관점으로 분노를 고려해본다면 얼마나 많은 종류의 병이 나타날 수 있을까? 여기서 분노로 인해 생기는 두 가지 상이한 반응에 주목해보도록 하자. 첫 번째는 사지가 덜덜 떨리고 힘이 완전히 빠지면서 안색이 창백해지다 못해 다소 납빛으로 변하는 경우이다. 두 번째는 얼굴이 불타오르듯 벌게지고, 눈이 번득이고, 근육 계통에 극단적으로 강한 에너지가 생기는 경우이다. 후자의 경우, 피가 신체 표면으로 격렬하게 솟구치면서 뜨거운 열이 발생하고, 어조가 강해지고 열기를 띠며, 불규칙적인 경련성 호흡이 나타나기도 한다. 이런 경우에 이르면 피가 정맥을 거쳐 심장으로 되돌아가기란 더욱 어려울 수밖에 없으니, 피가 근육으로 다시 몰려들어 근육 활동과 육체적인 힘이 새로운 단계에 올라선다. 이와는 달리 피가 머리나 다른 섬세한 기관들로 다시 흘러가면 더욱 심각한 병이 생길 수 있다. 코, 귀, 심장에서 출혈이 일어나거나, 간헐적이거나 지속적인 발열이 생기고, 착란이나 졸중에 이르기도 한다.*31) 분노가 원인이 되어 생기는 가장 기이한 결과 한 가지는 담즙의 분비를 자극하고 담즙의

••

*31) 힐덴(cent. VI)은 주목할 만한 사례를 보고한다. 쉰 살 남자가 있었는데 그는 좀 허약했고 변비에 쉽게 걸리는 체질이었다. 그런데 그가 다른 남자와 주먹다짐을 하는 일이 벌어졌다. 그는 안면 부위를 가볍게 얻어맞았을 뿐인데 그 타격이 엄청난 흥분을 일으켜 잠시 의식을 잃었다. 그리고 거의 죽은 것이나 다름없는 상태에 빠지게 되었다. 그는 정신이 돌아오자 극심한 두통을 안고 집에 돌아가 음식을 조금 먹었으나 이내 토해냈고, 그날 밤에 끔찍한 졸중을 일으켰다.

양과 질에 변화를 일으키는 것이다. 이 점은 확실한 관찰들로 이미 입증되어 있다.(호프만, 툴프,[32] 페클랭) 그런 까닭에 심한 복통이 일어나고, 설사가 계속되고, 간혹 황달이 생기는 일도 있다. 간혹 분노라는 정념으로 얻곤 하는 유일한 긍정적인 사례가 있다면 이를 마비를 막는 요법으로 쓸 수 있다는 점이다. 그렇지만 이것은 분노의 정념으로 인해 생기는 수도 없이 많은 질병을 상쇄하기에는 턱도 없이 미약한 보상이라 하겠다. 특히 과도한 분노의 경우가 그러한데, 이때 근육이나 혈관의 과민성이 갑작스럽게 사라지고, 가사 상태에 이르고, 경련이 일어나기도 하고, 심지어는 즉시 죽음에 이를 수도 있다. 분노가 지성의 기능을 대단히 뚜렷하게 약화시키거나 얼마 동안 지성의 기능을 자유롭게 발휘할 수 없게 만들기도 하지만, 그렇다고 해도 그것이 지속적인 정신이상으로 귀착하는 경우는 없다시피 하다. 그렇지만 분노로 인한 격분과 조광증 발작에는 대단히 큰 유사성이 있다. 눈과 얼굴이 벌게지고, 격노에 차 상대를 위협하는 표정이 나타나고, 표현이 거칠어지고 공격적이게 된다는 점이다. 그러므로 과거에 지속적이냐 아니냐는 점을 추가함으로써 분노와 조광증을 서로 다른 이름으로 지칭했다는 데 놀랄 필요는 없다.

관념학자들의 작업이 종합되면서 인간 지성이 갖는 기능들의 분석도 분명 큰 진척을 보았다. 그러나 그저 밑그림을 그려놓는 것으로 그친 다른 분석도 있었으니, 이를 진척시키려면 의학의 협력이 필수불가결하다. 정신의 감정들, 그 감정들이 갖는 미묘한 차이들, 다양한 발현의 정도들, 그리고 다양한 방식의 결합에 대한 분석이 이루어지지 않으면 안 된다. 크라이턴은 여러 사례들을 제시하면서 슬픔, 두려움, 분노를 모두 동의어로 지시했을 뿐 아니라, 기쁨의 감정도 마찬가지로 다루었다. 기쁨에도 여러 단계

••

32) 카스파르 호프만(Caspar Hoffmann 1572-1648)은 독일 고타 출신의 의사이다. 니콜라스 툴프(Nicolaes Tulp 1593-1674)는 암스테르담 출신의 네덜란드 외과의사이다.

가 있는데 그중 첫 단계에 해당하는 것이 즐거움(le plaisir)이다. 즐거움은 우리 신체를 보존하고 우리에게 행복을 가져오는 대상을 소유하거나 기억을 통해 그 대상이 우리 앞에 있기라도 하듯 생각될 때 직접 발생한다. 우리는 유년기에서 남은 최초의 장면들, 젊은 시절의 격정, 과거에 경험했던 호의, 우정, 사랑, 존경, 경의의 감동을 흥미롭게 기억한다. 예술 작품을 제작하고, 뛰어난 취향을 갖춘 작품들을 읽고, 과학 분야에서 이루어진 발견들을 향유하는 것도 같은 원리라고 볼 수 있다. 여기서 탁월한 저자에 대한 존경심을 품을 때든,*33) 우리가 받은 교육이나 우리가 영위하는 삶의 방식에 따라 만들어진 욕구 한 가지를 내적으로 충족하게 될 때든 어떤 복합적인 감정이 생겨난다. 쾌활한 기분이 신속하게 도약해 오르고, 웃고, 노래하고, 춤추지 않을 수 없게 만드는 움찔함 같은 것도 기쁨의 감정에 포함시켜야 한다. 말장난, 예측하지 못했던 강렬한 임기응변의 대답, 그로테스크한 모방, 신랄한 표현을 접할 때도 그런 움찔함이 생길 수 있는데, 사실 이는 횡경막과 호흡 기관에 미치는 두뇌의 반작용 같은 것이라고 볼 수 있다. 쾌활한 마음이 통제가 안 되어 불쑥 솟아오르는 것과, 가정의 미덕을 실행하고 자기 재능을 계발하고 그 재능을 공공의 유용성을 갖는 어떤 중요한 대상에 적용하고 압도적이고 웅장한 모습으로 나타나는 자연의 아름다움을 볼 때 생기는 침착하고 심오한 감정 사이에는 얼마나 커다란 차이가 있는가. 다양한 단계로 나타나는 기쁨은 동물 구조에 대단히 뚜렷한 결과를 가

──

*33) 마음과 같은 정신들의 관계, 여론과 같은 취향들의 관계, 서로가 서로에게 함께 느끼는 모든 달콤한 감정은 행복에 잠겨 사랑의 활동을 충족하고 매혹을 오랫동안 유지시킬 수 있습니다. 그렇지 않으면 매혹이라는 것도 자주 오래 지속되지 못하게 됩니다. 정신, 예술, 미덕이 주는 즐거움은 마음이 한껏 즐거움을 맛보고 있을 때 더욱 깊고 더욱 생생한 즐거움을 마련해줍니다. 그런 즐거움은 우리가 다다른 문명 상태에서도 반드시 오랫동안 지속되어야 합니다. 수만 가지 다양한 매혹을 가져다주기 때문이지요. 즐거움은 매혹을 순화하고, 풍부하게 하고, 새롭게 합니다. 인생의 어느 나이가 되더라도 매혹을 연장할 수 있습니다.(Sophie de Condorcet, *Lettres sur la sympathie*, 세 번째 편지, 1798, p. 404)

져오는데, 특히 신경계와 혈관계를 자극한다. 기쁨이 완화되면 심장과 동맥의 박동에 새로운 에너지가 전해진다. 다양한 분비와 배설이 일어날 때 기쁨은 증대되고, 활력과 원기는 다시금 자라나고, 시선은 더욱 빛나고, 얼굴은 보다 활기에 넘치고, 위와 장의 기능이 더욱 활성화되고, 에너지가 넘치게 된다. 이로부터 나오는 장점들은 수도 없이 많고, 이를 통해 만성 질환의 치료가 가능해진다. 여기에 몸에 좋은 음식을 섭취하고 과하지 않은 신체 단련을 수행하는 요법도 추가할 수 있다. 음악을 듣고, 스펙터클을 관람하고, 여행을 떠나고, 동아리에서 유쾌한 시간을 보낼 때 생기는 효과들도 이런 원인에서이다. 이런 일들을 능숙하게 실행에 옮김으로써 실성(失聲) 혹은 언어 상실, 마비, 간헐열(間歇熱), 유문(幽門)의 경련적인 수축(트랄리아노스의 알렉산드로스, 페클랭, 에트뮐러, 파브리, 로리 등[34])이 치료되었다. 그러나 갑작스럽게 기쁨의 상태에서 슬픔의 상태로 바뀌고, 성공을 거둠으로써 즐거움을 얻었다가 어떤 반대되는 경우가 떠올라 고통스러워지고, 고위직에 올랐거나 자신이 마땅히 그 자리에 오를 만하다고 생각했다가 그만 신망을 잃고 잊혀버리면 반대 방향으로 심각한 타격을 받게 된다. 오만하고 교만했던 사람이 그토록 자주 조광증에 빠지는 이유가 여기 있다. 기쁨을 통해 신경이 자극되기도 하지만 똑같은 수단이 과도하게 강화된다면 위험해질 수 있으며, 그때 극단적인 무기력, 의기소침, 쇠약, 가사 상태에 빠지게 되거나 심지어 죽음에 이를 수도 있는 졸중을 일으키기도 한다.

우리가 아직 깊이 다루지 않았던 연구 영역이 있다. 현대 생리학의 원칙들과 인간 지성의 역사가 긴밀히 연동되는 영역으로, 동물 구조에 미치는

34) 트랄리아노스의 알렉산드로스(Ἀλέξανδρος ὁ Τραλλιανός)는 6세기 그리스의 의사이다. 미카엘 에트뮐러(Michael Ettmüller 1644-1683)는 독일 라이프치히 출신의 의사이다. 빌헬름 파브리(Wilhelm Fabry 1560-1634)는 독일 힐덴 출신의 의사이다. 안샤를 로리(Anne-Charles Lorry 1726-1783)는 프랑스의 의사로 루이 16세를 사혈로 치료한 것으로 유명하다.

정서와 인간 정념의 결과들을 다루는 분야가 그것인데, 이를 위해서는 이들 이차적인 지식들과 결부된 모든 용어가 최대한 정확하게 확정되지 않으면 안 된다. 그래야 그 지식들이 포함하는 복합 관념들과 그 관념들의 무수한 변형들을 표현할 수 있게 된다. 크라이턴은 바로 이 점을 대단히 중요하게 느꼈고, 의학에 존재했던 이런 공백을 채우기 위해 엄청난 노력을 기울였으니, 우리는 이 점에 박수를 보내지 않을 수 없다. 그는 말하자면 우리를 행동하게 하는 원리를 엄밀히 분석하여, 우리 인간의 유기적 구조에서 파생되는 최초의 성향들이 ㄱ 원리의 원천이 된다고 생각했다. 크라이턴은 놀라운 통찰력으로 인간 지성이 수행하는 다양한 기능을 성공적으로 다루는 한편, 그 기능에 어떤 손상이 일어나게 될 때 인간 지성이 자유롭게 행사되지 못하게 되는 것이라고 생각했다. 그는 이러한 관점으로 주의력, 정신의 지각, 기억, 관념과 판단의 연합의 성격들을 기술하고, 여기에 지성이 수행하는 기능들이 어떤 오류를 범하게 되는지, 그 기능이 어떻게 감소되고 정지되는지에 대해 몇 가지 설명을 추가했다. 크라이턴의 저작이 정신이상의 교의가 새로운 길을 걸을 수 있도록 공헌했다면 바로 이러한 다양한 관점을 제시했기 때문이다. 존 페리어는 조광증을 다룬 특별한 연구서에서 크라이턴과는 다른 연구 영역을 제시한 바 있다.[*35] 그는 여러 내복약을 차례로 시도해보았다. 그랬으니 그의 연구는 조광증의 다양한 종류들과 다양한 상황들을 세분하지 않은 채 일종의 경험주의적 방법을 선택했다고 말할 수 있다. 그런데 사실은 이런 종류와 상황을 구분함에 따라 내복약의 선택과 적용은 달라질 수밖에 없는 것이다. 페리어가 따른 방식은 비엔나의 의사였던 로셔[36]가 택한 방식과 유사한 것으로, 약의 선택, 본성, 사용법을 달리하는 것이었다. 또한 키아루치[37]가 기울였던 노력은 늘 따르던 길을 계

∴

[*35] 존 페리어, 『의학사와 성찰 *Medical Histories and Reflexions*』, 1795.
[*36] 막시밀리아누스 로셔(Maximilianus Locher)는 비엔나의 의사이다.

속 따르고,*38) 광기(folie) 일반에 대해 교조적인 어투를 취해 말한 뒤, 광기를 개별적으로 고려하고, '원인', '진단', '예후', '수행해야 할 지시 사항'이라는 낡은 스콜라적 질서로 되돌아가는 것이었다. 키아루치는 백여 편의 관찰 논문을 썼으나, 정작 그의 저작에는 그의 연구 정신이라는 것이 없다시피 했으며, 그 많은 관찰들 중에서도 그에게 결정적인 추론을 마련해주었던 것도 없었다. 아카데미 총서 이곳저곳에 흩어진 논문들,*39) 정신이상의 성격과 치료법, 정신이상의 원인이나 결과가 되는 조직의 상해와 관련된 질병의 개별적인 내력을 다룬 논집들이야말로 의학의 경계를 훨씬 뒤로 후퇴시키는 데 기여했다는 언급을 빼놓아서는 안 되겠다. 그런 작업들은 능숙한 전문가가 맡아 연동시키고, 다른 유사한 사실들을 추가하여 하나의 단단한 전체를 이루도록 해야 한다.

맹목적인 경험주의와 의무적이고 정규적인 의학 수련을 강조하는 입장 사이의 치열한 갈등은 의학 초기부터 있었던 것으로 영원히 끝나지 않을 것만 같다. 지식의 범위가 협소하기 때문이든, 금전의 유혹에 사로잡혔기 때문이든 특정 약만을 선호하여 처방하는 사람들이 있다. 그 반대편에는 예비적인 연구 강좌, 능력과 지식의 시험에 엄격하고 권위적인 법칙을 지키고 따르는 사람들이 있다. 이 두 종류의 사람들이 그런 전쟁을 벌여온 것이다. 물론 정상적인 이성을 가진 사람이라면 이 둘 중 무엇을 선택해야 하는지 판단하기란 아주 쉬운 일이다. 그렇지만 대중의 여론은 동요하기 일쑤이다. 폭군의 압제에 희생된 사람이 그러하듯, 환자들은 자연적인 이득이

..

37) 빈첸초 키아루치(Vincenzo Chiarugi 1759-1820)는 피렌체 출신의 이탈리아 의사로 1788년부터 피렌체 소재 산 보니파치오 구빈원에서 의사로 근무했다.

*38) 키아루치, 『광기에 대하여 *Della Pazzia in genere ed in specie*』, 피렌체, 1794.

*39) 『왕립과학아카데미 논문집』, 1705; 『베를린 왕립과학아카데미 논문집』, 1764, 1766; 《철학회보》, 프랑스 번역판, 파리, 1791; 《악타 하프니엔시아 *Acta Hafniensia*》, 1권, 2권; 알브레히트 폰 할러 *Disputationes ad morborum historiam*, 1권; 『의학 논문집』, 4권; 《런던 의학 저널》, 1785; 헤라르 판 스비에텐, *Constitutiones epidemicae*, éd. Stoll., 1785 등.

있다고 부추겨져서든 의사들이 자기 요법의 성공 사례들을 재주 좋게 내세워서든 경험주의에 쉽게 설득당하기 때문이다. 정말 편협하기 짝이 없는 일이 아닌가! 재능을 타고난 이들이 있고, 오랜 실험을 통해 값진 결과를 밝혀내어 이를 몇몇 공고한 원리에 결부시키는 이들이 있는 법이다. 그런데 우리는 그런 사람들에게 얼마나 모욕적인 경멸의 말을 함부로 퍼붓곤 했던가! 정신이상의 사례만 보더라도 그런 생각들이 저절로 머릿속에 떠오른다. 독일, 영국, 프랑스에서 의학 원리와 전혀 무관하게 건전한 판단력이나 무지한 전통을 등에 업고 정신이상자들의 치료를 맡았던 사람들이 디반사로 출세 가도를 걸었다. 그들은 나을 때까지 기다리든, 규칙적인 노동을 시켜서든, 강력한 억압책이나 당근책을 적절히 배합하면서든 수많은 환자를 치료했다. 누구보다도 영국의 프랜시스 윌리스,*40) 스코틀랜드의 파울러,*41) 암스테르담 정신이상자 구제원 관리인,*42) 마노스크43) 정신이상자 구제원 관리원장 푸시옹,*44) 비세트르 정신이상자 구제원 간수 퓌생,*45) 런던 베들레헴 구빈원46) 약제사 헤이슬럼*47)을 거명해볼 수 있겠다. 항상 정신이상자

∴

*40) 『정신이상자들의 치료를 위해 윌리스 박사가 설립한 시설에 대한 세부 사항 Details on the Establishment of Doctor Willis, for the Cure of Lunatics』(1796), 영국도서관 소장.

*41) 『정신이상자들의 치료를 위해 새로이 건립된 시설에 대한 영국도서관 소장 저작에 대해 보내는 라리브 박사의 편지 Lettre du docteur Larive aux rédac. de la Bib. Britann., sur un nouvel établissement pour la guérison des Aliénés』, 영국도서관 소장, 8권.

*42) 투앵, 『암스테르담 광인 수용소에 대한 관찰 Description de la Maison des fous d'Amsterdam』, 공화력 4년(1797).

43) 알프 드 오트 프로방스의 면 소재지.

*44) 무르, 『광인들에 대한 고찰』, 22쪽.

*45) 퓌생, 『비세트르 구제원에 수용된 광인에 대한 고찰들 Observations sur les fous à Bicetre』, 공화력 6년(1799).(내가 소장한 것은 아홉 페이지로 된 필사본이다.)

46) 런던 베들레헴의 성 마리아 구빈원은 1247년에 설립되었다가, 18세기에 베들레헴 구빈원으로 변모했다. 치료 불가능한 자로 간주된 정신병자들은 수용하지 않았다.

*47) 존 헤이슬럼, 『정신이상에 대한 고찰 Observations on insanity: with practical remarks on the disease, and an account of the morbid appearances on dissection』, 런던, 1794.

들과 친숙히 함께 살아가고, 그들의 품행, 다양한 성격, 그들에게 즐거움을 주거나 혐오감을 주는 대상들을 늘 연구하고, 밤이고 낮이고, 수많은 계절이 바뀌어도 그들의 정신이상의 추이를 추적하는 것으로 이득을 삼고, 힘들이지 않고 그들을 감독하고 불평과 격정을 일으키지 않는 기술을 갖추고, 그들에게 호의적인 어조나 위압적인 태도를 적절히 취하고, 당근책으로는 충분하지 않을 때 완력으로 그들을 제압하는 능력을 갖고, 정신이상이 나타내는 모든 현상을 끊임없이 마주하고, 감시의 역할을 수행할 때 의사는 헌신적인 지성인들에게 수많은 지식과 세부적인 관점을 전해줄 것이다. 강한 취향이 없는 의사라면 환자들을 일시적으로 방문하는 데 그치기 일쑤이므로 위와 같은 지식과 시각을 결여하는 경우가 많다. 다른 한편 경험주의자들은 인간 지성의 역사에 필요한 예비지식이 부족하므로 그들의 관찰에 체계를 부여하고 정확성을 기하고 관념을 적절히 표현하는 언어를 갖추기 어렵다. 그들은 이런 종류의 정신이상과 저런 종류의 정신이상을 구분할 줄 모르고, 여러 사실들을 관찰하고도 그 사실들을 결합하여 어떤 정신이상을 특화해낼 능력도 없다. 그런 이들이 수 세기 동안 이루어진 경험과 그들의 눈을 번쩍 뜨이게 했던 현상을 이어보고, 불확실한 경우 철학적 의심의 한계 속에 머물러보고, 단호하고 확실한 방식을 수용하여 연구의 방향을 잡아보고 일련의 대상을 체계적인 질서를 유지하여 배치해볼 수나 있겠는가?

나는 자연학, 화학, 식물학에서처럼, 의학 역시 그 어떤 특권도 내려놓고 올바른 판단, 타고난 통찰력, 창의력 있는 정신을 중요하게 고려하기를 바란다. 어떤 사람이 무슨 관례적인 연구를 했는지 어떤 절차들을 세웠는지 아는 것은 내 관심 밖의 일이다. 나는 누군가 의학의 어떤 분야를 깊이 연구했거나 어떤 유용한 진리를 발견했는지 알고 싶은 것이다. 나는 비세트르 구제원에서 거의 2년 동안 의학에 종사했다. 그런 까닭에 나는 정신이상의 교의에 진보를 마련해주기 위해 그런 관점이 구체화될 필요가 있음을 절실히 느꼈다. 이 주제와 관련해서 고대와 현대의 저자들이 쓴 저작들을 내 선행 연구에 적용해보았을 때 나는 좁디좁은 한계를 벗어날 수가 없었다. 상당히 오랜 동안 정신이상자들을 보고 깊게 사유하고 관찰하는 데 들였던 습관으로, 구제원에 수용된 정신이상자들을 감독하고, 맡겨진 의무를 성실히 철저히 수행했던 건전한 감각을 타고난 분(퓌생 씨)이 배울 수 있었던 모든 것을 나는 잊어버려야 했을까? 나는 의사들이 취하곤 하는 교조주의적인 어투를 버렸다. 여러 번 환자들을 방문했는데 간혹 하루에 몇 시간 동안 계속되는 일도 있었다. 그 덕에 나는 정신이상자들이 기이한 말, 고함, 난폭하기 이를 데 없는 조광증 환자들의 비정상적인 행동에도 익숙해질 수 있었다. 그래서 나는 정신이상자들의 이전 상태가 어땠는지, 정신착란에 사로잡힌 그들이 어떤 생각을 하는지 잘 알았던 그분과 토론을 반복했다. 그의 자존심을 건드리지 않도록 극도로 주의했고, 대답이 모호하면 변화를 주면서 질문을 계속했고, 같은 주제라도 문제를 자주 바꿔서 제시했다. 나는 그가 의심스럽거나 개연성이 상당히 떨어지는 내용을 말하더라도 나서서 반박하는 대신, 아무 말 없이 차후에 검토하게끔 뒤로 넘겨서 나중에 그 점을 밝히거나 수정하도록 했다. 관찰한 것은 매일 기록했는데 그 기록을 배가하고 정확성을 기하는 데에만 신경 썼다. 나는 거의 2년 동안 그런 방식으로 일했다. 그렇지만 이 방식을 취했기 때문에 정신이상의 의학적 교의에 일종의 경험주의를 통해 획득한 모든 지식이 갖춰져 풍부해졌다. 더 자세히 말하자면 의학적 교의가 완성되고 경험주의는 예전에 갖추지 못했던 보편적인 원리를 얻었다. 더욱이 상당수의 정신이상자들과 간질병 환자들의 수용을 위해 마련되었던 격리 의무실(醫務室)에서 약의 효능이며 개인적인 성향이나 부수적으로 생긴 질병에 따라 요법에 차이를 둘 때 얼마나 강력한 영향을 미칠 수 있는지에 대한 다른 연구들도 용이하게 수행할 수 있었다.

대중의 여론이 의학에 얼마나 부정적인지 모르는 사람은 없다. 나는 자연사를 구성하는 모든 분과 중에서도, 수용된 환자들을 관찰하고 그들이 외부로 보여주는 특징을 통해 그들을 이해하는 기술을 갖추는 일만큼 어려운 것이 없음에 여러분이 동의하도록 할 수도 있을 것이다. 정신이상에 관한 연구를 하다 보면 이러한 어려움은 말도 할 수 없이 커진다. 특히 어려움은 자연스레 그들과 멀어지고 인간 혐오를 강하게 느끼게 된다는 데 있다. 어떤 사람들은 끊임없이 고함을 지르고 격노에 찬 소리를 질러대어 두려움을 느끼게 하고, 어떤 사람들은 야만적이고 허투루 심술을 부려 여러분을 밀어내기도 하고, 어떤 사람들은 두서도 없고 밑도 끝도 없는 수다를 늘어놓으면서 여러분을 당혹스럽게도 한다. 여러분은 정신이상에서 발생하는 모든 현상을 기록하고 기술할 생각이 있는가? 그것이 무엇이든 지성적이고 감성적인 능력에 발생되었던 어떤 상해에 대한 것을 말이다. 그렇지만 보이는 것이라고는 그저 무질서와 혼란밖에 없다.[*48)] 우리는 인간 지성

∴

[*48)] 이제 마흔다섯 살이 된 한 여인은 여러 해 동안 주기적인 조광증 착란을 겪은 뒤로 집 밖으로 나가지 못하게 갇혀 있다가 급기야 멜랑콜리 상태에 빠지게 되었는데 나는 그녀의 멜랑콜리의 대상과 성격을 여기 옮겨보고자 한다. 그녀는 자기 주변 사람들이 마법을 부려 자기에게 고통을 준다고 생각했다. 그녀는 자기 주변의 모든 사람이 동원되어 이렇게 자기를 속였다고 생각했다. 6개월 동안 이런 환상에 새로운 환상이 이어졌다. 그녀는 자기를 감시하고 자기 몸 어느 곳이든 마음대로 들어갈 수 있는 정령이 자기를 끊임없이 뒤쫓고 있다고 생각했다. 자리에 눕자마자 바로 자기 위로 눈부신 빛이 쏟아져 그녀에게 절대적인 영향력을 행사하고 그녀를 멋대로 움직이게 하는 것을 본다고 생각했다. 그녀는 동시에 뜨거운 열기를 느끼거나, 간혹 마비 상태 같은 것에 빠질 때도 있다고 했다. 이 정령은 간혹 대담해질 때도 있어서 그녀는 성적 결합의 효과를 느끼기도 했다. 이로부터 가장 자주 느끼게 되는 감정은 산들바람의 달콤한 숨결이 불어오는 것이었다. 그녀는 자유롭게 정령과 대화하고 정말 분명하게 '네가 어떻게 하든 너는 내 힘을 벗어날 수 없어.'라는 말을 들었다고 주장했다. 착란 중에 보았던 이런 모든 장면에서 그녀는 멜랑콜리에 사로잡혀 때로는 꼼짝 못 하고 벌벌 떨고, 때로는 머리카락이 비쭉 서는 것을 느낀다고 했다. 그녀는 분노에 사로잡혀 고함을 질렀고, 옆에 있던 여인들은 그녀가 강렬하고 흥분한 목소리로 자기를 혼란에 빠뜨리는 힘에 맞서는 소리를 들었다. 한번은 소심한 공포에 사로잡혀 혼란에 빠진 그녀가 벌떡 일어나더니 땅에 얼굴을 갖다 대고 더없이 열렬히 기도를 드리기도 했다. 이와 유사한 질병을 기술하려면 멜랑콜리에 빠진 환자가 경험하는 시각, 촉각, 청각이 만들어내는 거짓 감각의 내력은 물론 그 감각의 결과인 혼란된 판단이며 잘못된 비교를 모두 서술해야 한다. 외부에서 작용하는 동인과는 무관하게, 내적 성향을 통해 비슷한 감각

이 수행하는 기능들을 어떤 고정된 용어로써 분석하는 것으로 출발해야 한다. 그렇지 않으면 우리가 포착할 수 있는 특징들이란 잠시 빛을 발할지는 몰라도 결국 더 깊은 모호함의 나락에 빠지게 되는 것들뿐이다. 그러나 그렇다고 다른 암초를 만나면 어쩌나 두려워해서는 안 된다. 이때 내가 말하는 암초란 사실들의 학문을 형이상학적인 논의와 관념주의의 횡설수설과 뒤섞어버리는 그런 것이다. 그러므로 이 부차적인 학문들에서 간소하게 여러 생각을 빌려 오고, 가장 반박이 불가한 생각들만을 취하고, 그 생각들을 외부로 드러나는 증상들과 그 증상들과 관련된 여러 신체적인 변화들에 따라 고려해야 한다. 용기와 인내로 무장하여 다른 종류의 장애물에 맞서야 한다. 정신이상자들은 일반적으로 자기 주변의 모든 것에 까다로운 기질과 극단적인 불신을 드러낸다. 그 때문에 그들은 진짜 모습을 숨기거나 누구의 설득도 통하지 않는 침묵에 빠져버린다. 그들을 관찰하고 그들의 상태에 맞춰 다양한 질문을 제시할 때 그들의 생각의 비밀을 꿰뚫고자 하는 직접적인 의도를 그들로 하여금 곧장 알아차리게 하는 것이야말로 미숙한 일일 터이다. 그들은 본심이 드러나면 어쩌나 하는 두려움 때문에 더욱 신중해지고 더욱 조심하게 된다. 그렇게 조심하게 되므로 환자들은 조금이라도 분별력이 있는 경우라면 실제 자기와는 완전히 다른 모습을 보이려 든다. 그때 그들은 더없이 명철한 눈이라도 속일 수 있는 역할을 수행하게 된다. 그리고 자기 자신에게 몰두하자마자 그 역할을 그만둔다. 특정한 문제에만 착란을 일으키고, 함께 대화를 나눌 때 지성의 기능에 조금이라도 상해가

··

이 생길 수 있다는 점을 이해시키려고 애들을 썼다. 예를 들면 안구(眼球)가 눈꺼풀 외각 쪽으로 누르면 빛의 감각을 받을 수도 있다는 것이다. 신체적이고 정신적인 치료법은 모두 동원해 결합해봤다. 어느 날 이 이야기를 듣기로 되어 있던 학생이 부주의하게 손을 그녀의 침대에 올려놓았는데 그녀는 그 학생을 자기를 악착같이 해치려고 드는 마법사 중 한 명이라고 생각하게 되었고, 그 결과 그녀의 불신은 걷잡을 수 없이 커져서 그 뒤로는 그녀에게 한마디도 들을 수 없었다.

있다는 것을 전혀 눈치채지 못하게 되는 멜랑콜리 환자들에 대해서는 어떻게 말해야 할까? 결국 생명 유지에 절대로 필요한 것만 빠듯이 채워지고, 더는 바짝 붙어 도와주지 않고, 원한의 대상을 보고, 분위기를 여러 가지로 바꿨을 때 정신이상자들에게 생길 수 있는 일시적이고 예상치 못한 변화들을 나는 모두 제외해야 했다.

한 연구 분야에서 맞닥뜨리는 어려움을 절실히 느끼고 그것을 극복하는 데 항상 어떤 자격이 필요한 것은 아니다. 그렇지만 새로운 동기가 생기면 그런 어려움을 극복하기 위해 노력하게 된다. 흔히들 조광증을 연구할 때 마주치는 어려움은 크게 개의치 않는 것 같다. 환자들이 보여주는 장면은 당연히 혐오감이 들고 그런 것이 어려움이 된다. 친숙해져야 우리는 그런 장면을 익숙하게 받아들이게 된다. 더욱이 적은 수이기는 하지만 어떤 정신이상자들은 항상 착란과 격노의 상태에 놓여 있다. 물론 대부분은 평온한 사람들이거나 주기가 길고 짧다는 차이는 있지만 대개 차분하다. 그렇다면 의사가 구제원의 내부 질서 유지를 담당하는 직원들보다 유익하지 않다는 말인가? 하지만 그들의 임무는 정신이상자들에게 닥친 고통을 경감해주는 것뿐이다. 그러므로 환자들이 완전히 정신이상에 빠져버린 경우가 아니라면 직원들이 환자들에게 꼭 필요한 처치를 해주기란 어림없는 일이다. 오랜 경험으로 나는 환자들을 완전한 신뢰로 안전하게 맞는 법을 배웠다. 그래서 한 번도 사고가 난 적이 없었다. 내 초기 연구는 우연히 이루어졌다. 그 당시 나는 지성의 기능에 일어나는 다양한 착오들을 정확히 구분할 수 없었고, 그 착오들을 설명하는 데 적합한 언어도 갖추지 못했다. 그래서 프랑스와 영국 관념학자들을 연구할 필요가 있었다. 그래야 논란이 되는 모든 분야를 비롯해 형이상학의 토론을 피하면서, 확고히 정해진 용어로 출발할 수 있고 다양한 종류들의 정신이상자들이 뚜렷이 드러내는 성격을 설명할 수 있기 때문이었다. 자연사 전 분야에서 이루어진 진전이 내게 길잡이가 되어주었고, 나는 지성적이거나 감정적인 기능에 입은 상해에 따라 나타나는 외적 징후들과 신체적인 변화의 양상을 연구했다. 이런 방식으로 얼굴에 나타나는 특징들이며 몸짓들이며 몸의 움직임들을 상세히 기술했다. 이런 것들을 토대로 삼아보니 언제 조광증 발작이 즉각 일어날지 알 수 있었다. 신체에 드러나는 표정을 보면 발작이 최고조에 이르는 시기와 발작이 쇠퇴하는 시기의 특징이 틀림없이 나타났고, 나는 이것을 내 연구 대상으로 삼았다. 내적 감각에 가해진 상해 때문에 두뇌의 형태가 여러 가지로 바뀌는 것만이 아닌 것이다. 너무도 강력해서 때로는 극복하기 힘든 장애물들 때문에 얼마나 많은 임시방편을 사용했는가? 여기서 장애물이란 일부 정신 이상자들이 그들에게 다가오는 모든 사람에게 방어 자세를 취하면서 비사교적인 인간 혐오나 극단적인 불신을 보이는 것을 말한다. 이런 장애물을 극복할 수 있으려면 순진한 어조를 취하고 정말 단순한 방식으로 대하고 정이 넘치는 태도를 취하지 않으면 안 된다. 내가 수집한 사실들에 최대한의 정확성을 기하고, 그것으로 나중에 반듯하고 체계적인 전체를 세우고자 했던 조치들이 이와 같다.

18세기 말 프랑스에서 한 의학서가 출판된다면 예전에 썼더라면 갖추었을지 모르는 성격과는 판이하게 다른 성격을 가질 수밖에 없다. 관념들이 엄청나게 발전을 보았고, 사려 깊은 자유를 누리게 되었고, 특히 자연사 전 분야에 질서와 연구의 정신이 지배하게 되었으니 이로써 두 시대가 확연히 구분될 것이다. 편파적인 시각을 가진 사람들과 자기 이익을 내세우는 강력한 집단이라면 이 점을 뚜렷이 밝히지 않았을 것이다. 이를 인정하는 사람들이란 순수하고 솔직한 인류애가 넘치는 이들뿐이다. 내가 이런 임무를 완수했는지에 대한 판단은 감식안을 갖춘 분들에게 맡기도록 하겠다.

　정신이상을 자기 연구 영역의 특별한 주제로 간주하면서 지성이 자리 잡은 곳이 어디인지, 지성에 가해진 다양한 상해의 본성은 무엇인지에 대한 모호한 논의들에나 몰두하는 것은 번지수를 잘못 찾는 일일 것이다. 그보다 더 막연하고 더 불가해한 것이 없으니 말이다. 그렇지만 우리가 어떤 한계 안에 현명히 머물고, 외부로 드러난 징후들이 분명히 보여주는 변별적인 특징을 연구하는 것으로 만족하고, 개화된 경험의 결과만을 치료의 원리로 받아들인다면 그때 우리는 대개 자연사의 모든 영역이 밟았던 절차를 따르는 것이다. 또 의심스러운 경우에 신중하게 행동한다면 길을 잃으면 어쩌나 더는 걱정할 것도 없다.

　정신이상의 분야는 그것이 앞뒤가 맞지 않고 모호하게 결합되어 있다는 점에서 진정한 관찰의 정신을 가진 사람들에게 강렬한 주의를 기울일 것을 요구하는 것 같다. 한편으로 그것은 경험적인 방법이요, 서로 모순된 의견들이거나, 정신이상자들을 수용하는 수많은 공공시설이나 개별 시설에서 규칙으로 취한 맹목적인 관례이기도 하다. 그렇지만 영국과 프랑스에 설립된 몇몇 다른 시설에서 수없이 실행된 실험으로 확인된 올바른 방법을 적용하여 얻은 탁월한 결과, 가장 유명한 아카데미들이 펴낸 논집에 실린 사실들로 널리 알려진 지식들, 어떤 근본 원칙들에 대해 가장 개화되었던 고대 의사들과 현대 의사들[1]이 보여주는 합의는 정말 감탄스럽다. 무엇보다 몇몇 정신이상자 구제원에서 우리가 감시, 항상 동일한 근무 질서, 건강을 도모하는 모든 대상 사이에 필요한 조화로운 일치, 정신 치료의 탁월한 적용이, 고상한 척 처방을 내리는 인위적인 의술보다 훨씬 더 빨리 진정한 지식을 이룬다는 점을 납득하게 되는 것도 당연하다. 그런데 발을 들여놓자마자 엄청난 폭의 다양한 부수적인 지식을 갖추지 않으면 안 된다는 점에서 어려움은 두 배가 되는 것 같다. 의사는 더없이 강렬한 인간 정념의 역사와는 무관하게 남아 있을 수 있을까? 인간 정념이야말로 정신이상을 일으키는 가장 빈번한 원인들인데 말이다. 그러므로 영광을 얻고자 하는 야심, 학문에서의 새로운 발견, 예술에의 열정, 고독한 삶의 엄격함, 불행한 사랑 때문에 저지른 과오로 더없이 잘 알려진 사람들의 인생을 연구해봐야 하지 않을까? 로크와 콩디야크의 저작들을 깊이 있게 파고들어서 그들의 이론에 훤해지지 않고는 인간 지성의 기능에 일어나는 손상이며 타락을 그려볼 수나 있을 것인가? 하도 다뤄져서 특별할 것이 전혀 없는 길이나 맹목적으로 걷고, 연구에 대한 강렬한 열정과 견고한 판단도 없는 사람이라면 그가 두 눈으로 보게 될 무수히 많은 사실들을 정확하게 설명할 수 있기나 할 것인가? 조광증의 역사는 무지한 맹신에 기인한 모든 오류이자 착

∴

*1) 켈수스는 정신요법을 주로 주장했다. 그리고 그는 조광증의 개별 종류에 따라 치료를 행해야 한다는 점을 알려주었다. 캘리우스 아우렐리아누스도 켈수스 못지않게 정확했다. 그는 지나치게 호의를 베풀어서든, 부적당한 방해를 통해서든 정신이상들의 격노를 더 부추기지 말라고 권했으며, 두려움과 존경의 마음이 함께하는 감정을 불어넣을 수 있는 책임자가 정신이상들을 관리해야 할 필요가 있다고 생각했다.

각, 기적, 흔히 말들 하는 악마 들림, 점술, 신탁, 마법과 떼려야 뗄 수 없는 것이 아닐까? 루소는 독설의 기질이 발끈했을 때 의학을 내세우면서도 의사는 필요 없다고 말한다. 그가 가장 깊이 파고들고 제대로 아는 것이 중요한 의학 연구에 진정한 재능이 필요함을 주장하고, 숙련도 되지 않고서 오만하기만 하다고 비판하며 그의 웅변적인 목소리로 일갈했다면 인류에 훨씬 더 큰 도움이 되었을지도 모르겠다.

근시안적으로 경험에 의존했던 의술은 초기부터 소위 맞춤 요법을 채택했는데 효능은 과장되기 일쑤였고, 확실히 치료하거나 불편을 예방하겠다는 목적으로 치료법의 숫자는 한도 없이 늘어만 갔다. 원산초를 복용케 하여 조광증이나 다른 만성 질환을 치료했던 것, 그러니까 원산초를 선별하고, 조제하고, 그 용도를 정해놓은 것은, 고대 그리스에서 소수의 대가들만 알고 있었던 신비스러운 비밀 같은 것이었다. 물론 이들 원칙 중 몇몇은 지혜로운 것이었지만, 다른 원칙들은 민간에 돌아다니는 편견이나 미신적인 생각에서 온 것이었으니 쓸데없이 세세하기만 할 뿐 진지하지 못했다. 오이타산(山) 원산초, 갈라티아 원산초, 시칠리아 원산초 중에 무엇이 더 좋은가? 복용 전날에는 무슨 음식을 먹어야 하는지, 공복에 복용해야 하는지, 식후에 복용해야 하는지, 구토 작용을 촉진하는 약액제(藥液劑)는 무엇인지에 대한 주제 역시 진지하게 논의되었다. 환자들이 길길이 날뛰며 말을 듣지 않아서 통제가 힘들기도 하고, 순진한 꾀를 내고 요령을 부려 약을 숨겨버리거나, 음식물과 섞어버리기도 하니, 이런 상황이야말로 참으로 난처한 것이다! 원산초는 약효가 지나치게 강하므로 유독성을 조절하거나 완화하는 데 기술*2)이 필요하고, 환자의 개별적인 성향이나 질병의 시기에 따라 주의 사항을 지켜야 하는데, 이런 일은 보통 섬세하지 않으면 안 되므로 명의

---

*2) 나는 관련된 세부 사항을 『체계적 백과사전 Encyclopédie méthodique』의 '원산초' 및 '원산초 치유법' 항목에 실었으니 참조하기 바란다.

(名醫)나 되어야 감당할 수 있었다. 그렇지만 확실한 약효를 기대할 수 있는 몇몇 방법을 찾아냈던 것은 그 시대의 통찰력이 뛰어났던 의사들이 거둔 대단한 승리라고 하겠다. 입을 반복적으로 세정하거나, 강한 향을 맡게 하거나, 몸 자세를 여러 방식으로 바꿔보거나, 신체 말단 부분을 마사지하는 방법들이 그것이다. 호흡 곤란, 인후 경련 수축, 격렬한 딸꾹질, 혼수상태, 정신착란이 갑자기 일어났을 때 원산초의 진가가 나타난다. 아울러 높이 매어 단 침대를 흔들어 진정시키는 요법, 찜질, 관장, 재채기 유발 요법, 위장에 자극을 주어 증상을 멈추게 하는 방편들도 다수 있었다.

히포크라테스의 연구의 폭은 대단히 넓었지만 그는 조광증만은 특별히 주의를 기울이지 않았다. 그렇기는 해도 히포크라테스는 누구도 따라올 수 없는 엄격한 기술(記述) 방법의 일반적인 모범을 제시했다. 그가 취한 이 방법을 높이 평가했던 사람들이 그것을 모델로 삼아 정신이상의 역사와 치료법에서 최초의 밑그림을 그리게 되었다. 그리고 카파도키아의 아레타이오스가 이 신경질환의 변별적인 특징은 무엇이며, 어떻게 재발되며, 이 질환이 신체와 정신을 어느 정도까지 자극하는지에 대해 우리에게 남긴 내용은 너무도 정확한 것이었다. 물론 그는 이 신경질환의 영향력을 지나치게 과장했기 때문에 그가 생각한 만큼 이를 학문과 문예의 지식으로 보기는 어려울 것 같다. 켈수스가 제시한 개념들은 정신이상자들을 치료할 때 즉각적으로 유용하다는 점과 환자들의 정상을 벗어난 행동들을 끈기 있게 지켜보도록 한다는 점에서 특징적이다. 어떤 경우에는 이런 규칙들을 적용함으로써 환자들의 그릇된 관념들을 지도하거나 바로잡을 수 있었다. 그리고 이러한 지침에 따라 환자들을 억누르는 방법을 써야 할지, 호의와 당근책을 써야 할지가 결정된다. 뒤의 방법은 환자들의 공격성을 무력화하는 데 효과적일 때가 많다. 또한 특별한 규정을 적용하여 꾸준한 신체 단련과 고단한 노동을 부과할 수 있다. 이상이 켈수스가 제시한 관점이며, 어느 시대에나 이것이 실행될 때 분명히 대단한 치료 효과가 있었던 것이 사실이다.

그는 간혹 엄격한 처치와 가혹 행위가 조광증 치료에 반드시 필요하다고 생각했지만, 그렇다고 이런 치료법이 그의 이름으로 정당화될 수 있는 것은 아니다. 캘리우스 아우렐리아누스는 언어의 순수함과 우아함 면에서 켈수스보다 한참 뒤지는 것이 사실이다. 그렇지만 캘리우스 아우렐리아누스가 조광증에 대해 쓴 글을 읽어본다면 그는 켈수스와는 다른 영광을 얻고자 했던 것은 아닌가 싶다. 그는 자기 저작의 조광증을 다룬 부분에서 이 질병의 기회 원인들은 무엇이며, 전조 증상들과 변별적인 징후들은 어떤 것인지 세밀하게 기록했다. 그는 정신이상자들이 감각 기관에 지나치게 강한 자극을 받도록 해서는 안 된다고 당부한다. 정신이상자들이 저지르곤 하는 잘못된 행동을 교정할 수 있는 감시 조치에 관한 부분으로 넘어가 보자면 그는 이들을 감독하는 사람들이 반드시 피해야 할 두 가지 장애물로 제한 없는 관대함과 환자들에게 반감을 일으키는 가혹함을 지적한다. 그는 이 두 극단 사이에서 중도를 지키고, 상황에 따라 근엄한 모습을 취해 정신이상자들에게 위압감을 주거나, 꾸밈없는 어조를 취해 진실한 감성이 드러나도록 하고, 열린 마음으로 솔직하게 처신함으로써 환자들의 존경과 존중을 얻는 한편, 환자들에게 끊임없이 사랑받고 경외심을 갖게끔 하는 훌륭한 재능을 가져야 한다는 점을 암시하고 있다. 이런 것은 몇몇 현대 의사들에게 공을 돌려볼 수완이며, 나는 여기서 그 기원을 적어보는 것이다.

유용하게 적용할 수 있는 명석하고 풍부한 원칙들이 그렇게 오랜 시간이 흘렀어도 전혀 발전을 보지 못했던 것은 놀라운 일이다. 특히 정신질환이 그토록 빈발하고 정말 다양한 형태로 반복되었던 그리스와 이탈리아의 풍토에서라면 말이다. 그러나 새로운 체계를 마련하고, 아리스토텔레스의 교의를 의학에 적용하여 유명해지고자 했던 갈레노스[*3]는 사람들에게 새

∙∙
*3) 아래의 이야기를 읽어본다면 갈레노스가 정신이상 연구에 특별히 관심을 갖지 않았다는 사실이 아쉬울 수밖에 없다. 이 이야기를 읽어보면 발현되지 않고 잠재해 있는 정신질환을

로운 방향을 각인했다. 여기에 정신이상을 다루는 의학 분과가 맞닥뜨렸던 가장 큰 장애물 하나가 있음이 분명하다. 갈레노스는 교의만을 고집스럽게 주장하는 분파든, 방법을 중시하는 분파든, 경험에만 의존하는 분파든, 절충주의 분파든 서로 다른 여러 분파에 맞서 끊임없이 투쟁했다. 그는 히포크라테스와 어깨를 나란히 하고 수많은 학파 가운데 군계일학이 되고자 하는 야심이 있었다. 그는 질병의 경과를 예측하는 귀신같은 재능은 물론 해부학적 지식까지 갖췄으니, 어떤 특별한 교의에 목을 맬 시간도 의사(意思)도 없었다. 갈레노스가 이후 사람들에게 얼마나 대단한 영향력을 행사했는지 그를 맹목적으로 숭배했던 모든 이들, 즉 16세기 이상 유럽, 아시아, 아프리카에서 의학 공부를 했던 거의 대부분의 사람들과 오히려 멀찍한 거리가 생겼다.

갈레노스주의와 적절치 못하게 의학에 화학을 결부했던 입장 사이에 갈등의 골이 깊어졌고, 결국 인간 정신은 더욱 현명하고 더욱 확실한 길을 걷기는커녕 양자 사이에 가시 돋친 대립만이 불거졌다. 스콜라학파에서 쓰던

∴

발견하는 데 흔치 않은 통찰력이 드러나 있기 때문이다.

갈레노스가 한 부인의 진료를 보러 갔는데 그 부인은 매일 밤 불면증을 앓고 있었고 끊임없이 안절부절 상태였다. 갈레노스는 병의 원인을 어디에서 찾을 수 있을지 살필 목적으로 여러 질문을 던졌다. 그렇지만 부인은 질문에 답을 하기는커녕 등을 돌리고 잠이라도 잘 듯 얼굴에 베일을 뒤집어썼다. 그래서 갈레노스는 물러 나와 부인을 쇠약하게 한 원인이 멜랑콜리이거나 사람들이 비밀로 해둔 어떤 슬픔 때문일 것이라고 가정했다. 그는 이튿날 다시 검진을 하러 갔다. 그런데 두 번째 방문 때 부인의 시중을 들던 노예가 부인이 안 계시다고 해서 또 물러 나왔다. 그리고 다시 세 번째 방문 때 그 노예가 앞으로 부인을 고생시키지 말라며 그를 또 돌려보냈다. 두 번째 방문 때 부인이 일어나서 씻고서는 식사를 조금 했다는 것이다. 갈레노스는 고집부리지 않았지만 이튿날 부인을 다시 찾아왔다. 그는 그 노예와 개인적으로 대화를 하면서 부인의 병이 깊은 슬픔에서 온 것이라는 점을 알게 되었다. 그가 부인을 관찰하는 동안 어떤 사람이 연극을 보고 돌아와서 익살광대 필라드라는 이름을 대자 부인의 안색과 표정이 바뀌고, 맥박이 심하게 뛰었다. 그때나 다음이나 다른 무용수의 이름을 들었을 때는 그런 변화가 없었다. 그러므로 부인의 정념의 대상이 분명해진 것이다.(Galien, *De praecognitione*, 6)

비생산적인 언어와 의미 없는 용어들로 가득한 일반 의학 체계에서 정신이상의 주제에 관해서는 튼튼하지 못한 데다 쓸 데도 없는 편집물만 양산되었을 뿐이다. 제네르트, 리비에르, 플라테르, 회르니우스, 호르스티우스 등은 '두뇌의 불순(不順)', '진단', '예후', '적응 이행' 등 관행적으로 인정된 용어들을 다투어 제 것인 양 말하면서 각자 빠짐없이 말하고 철저히 연구했다고 믿었다. 그리고 다른 점들에서도 마찬가지였지만 정신이상의 문제에서도 역시 자기들이 내세우는 교의를 선전하는 데 교수직에 있었던 자신의 지위를 이용했고, 그들을 모셨던 수많은 문하생들은 열과 성을 다해 선생들을 추켜세우고 그들과 영광을 함께하고 존경의 마음을 보냈다. 그들이 제시한 뛰어나고 박식한 설명에 따르면 정신이상을 치료하는 것 이상 쉬운 일은 없어 보였다. 정신이상의 원인은 '정기(精氣)가 뜨거워져 유해해질 때 생기는 불쾌감'이나 체액에 있다. 미리 조제된 약을 복용하게 되면 그런 원인을 추적하여 몰아낼 수 있다는 것이다. 다른 이들에 따르면 정신이상은 두뇌와 심장에서 유도되었음이 분명한 병원성 물질을 원인으로 하는데, 이 물질은 금세 확실한 변질을 겪게 되어 과도하게 많아지거나 해로운 것이 되므로 곧바로 제거해야 하는 것이었다. 이런 박식한 치료를 위해 자연 전체가 동원되어야 하는 것 같았다. 자연은 수많은 약을 만들어 수중에 두었으니 '흑담즙의 농도를 묽게 하는 차가운 습윤제(濕潤劑)가 하나였고, 그다음에 사용하게끔 마련된 약효의 차이가 나는 하제(下劑)가 다른 하나였다.' 그러니 치료를 위해 원산초도 사용했다고 당연히 판단해볼 수 있다. 심장과 두뇌를 강화하도록 마련된 어떤 물질을 내복하도록 하고, 마취제 분말을 뿌리거나 머리, 심장, 간 부위에 습포제(濕布劑)를 붙이는 등 보조제를 쓰기도 했다. 회르니우스는 이 습포제가 '이 장기(臟器)를 재생해주는 역할'을 한다고 말한다. 그렇지만 나는 여기서 특별히 불가사의한 것들은 언급하지 않고 넘어가고자 한다. 그런 것은 맹목적으로 순진하게 믿는 사람들이나 인정하는 것이고 아랍 의학의 복잡하기만 한 공식 옆에 실어놓으면 좋을 만한 것이다.

　18세기 전반기에 독일에서 일어난 저명한 세 의학학파는 교육의 관점에서 각각 따로 의학 지식의 일반 체계를 가르치는 데 그쳤다. 그런데 정신 이상은 물론 다른 질병 하나하나는 각각 방대한 전체를 이루는 부분으로, 그러므로 종속적으로 취급되었으니, 뚜렷한 진보가 전혀 없었다. 호프만[4]은 조광증의 일반사에 여러 모호한 이론들과 스콜라학파의 장황하고 중복이 심한 언어를 계속 끌어들였다. 슈탈[5]은 여기에 심오하고 난해한 자기 교리의 모호하기만 한 빛을 가져왔다. 그들보다 교양 있는 정신을 타고났던 부르하버[6]는 슈탈과는 반대 방향으로 난 길을 따라가는 것 같다. 그는 타키투스에게서 가져왔음직한 정확하고 간결한 문체로 조광증의 특징을 이렇게 정리했다. "근육 대부분에서 어마어마한 근육 강직, 믿을 수 없는 불면, 배고픔과 추위를 참아냄, 무시무시한 상상들이 [존재한다].(Ut plurium, immensum robur musculorum, pervigilum incredibile, tolerantia inediae et alogris, imaginationes horrendae.)" 그런데 그는 어떻게 환자를 갑작스럽게 물에 처넣는 것을 '고급 요법(princeps remedium)'이라는 말로 지칭할 수 있었을까? 그것은 반 헬몬트의 몽상을 원칙으로 바꾼 것에 불과했다. 같은

..

4)　프리드리히 호프만(1660-1742)은 독일 할레 대학에서 제1교수였던 의학자로 의학적 기계론의 정점에 이른 인물이다. 그는 예나 대학에서 의화학의 영향을 받았지만, 로버트 보일과 교류하면서 의학적 기계론으로 전향한다.

5)　게오르크 에른스트 슈탈(1660-1734) 역시 독일 할레 대학에서 제2교수로 재직하면서 호프만의 의학적 기계론을 자신의 영혼론(animisme)으로 비판한다. 이 이론에 따르면 동물 신체의 생명은 지성의 모든 속성을 갖춘 혼의 존재와 활동에 의존한다. 프리드리히 1세의 시의(侍醫) 자리에서 호프만이 물러나자 그 자리에 임명되었다.

6)　헤르만 부르하버(1668-1738)는 네덜란드의 화학자이자 의사로 라이덴 대학에서 가르쳤다. 18세기의 스위스 출신 의사 알브레히트 폰 할러의 스승이며, 프랑스의 의사이자 유물론 철학자 라 메트리도 그에게 배웠다. 부르하버는 의료가 진찰, 실험, 경험으로 이루어져야 한다고 주장했고, 라이덴 대학에서 임상의학을 가르쳤다. 에든버러로 돌아간 그의 제자들은 1720년에 라이덴 대학을 모델로 임상의학 강좌를 개설하기도 했다.

시기에는 아카데미 논집이나 잡지에 조광증의 개별적인 내력을 싣는 것이 다였다. 여기에 어쩌다 두뇌 기관에 발생한 상해(傷害)를 다룬 연구 결과들이 수록된 적도 있지만, 이는 의학의 한 분과로서의 본 분야의 진보에 기여하기 위한 것이라기보다는 자극적인 사실을 내세워 독자의 흥미를 끌고자 하는 목적에서였다.

18세기 후반기 동안 영국에서 나온 정신이상의 주제를 다룬 단행본들이나 개별 논고들은 저자들이 개별적인 대상에 세심하게 주의를 집중함으로써, 보다 실질적인 이득을 약속하는 것처럼 보였다. 그러나 진지하고 사심 없이 검토해본다면 이들 저작에서 주제를 논하는 모호한 방식, 반복된 짜깁기, 스콜라적인 형식, 여기저기 흩어져 있다가 간혹 모이기도 하는 몇몇 사실밖에 찾을 수 없다. 수많은 관찰을 기초로 하는 안정적인 저작을 내놓지 못한 것이다. 이 지적은 독일에서 같은 주제로 출판된 저작들에 훨씬 더 직접 적용된다. 그곳의 능숙한 짜깁기 기술은 완벽에 가까웠다. 그렇지만 정신이상자들의 예사로운 질병과 그들에게 고유한 것으로 보였던 신체 구조의 상해 또는 선천적 기형에 대해 해부학적으로 정말 꾸준하게 연구했던 그레딩 박사는 예외로 해야 한다. 그래서 그는 정신이상에서 두뇌 용적의 다양성, 두개골의 강하고 약한 정도, 뇌막, 두뇌 일반, 두개골의 구멍, 송과선, 소뇌, 뇌하수체, 두개골 하부의 불규칙성을 검토하여 출판했다. 그러나 정신이상자들의 기질적 상해 문제에 대한 새로운 지식을 널리 알리고자 그가 얼마나 노력했는지 언급할 때 찬사를 보내야 하겠지만, 사망 후 나타나는 신체 외관과 살아 있는 동안 관찰한 지성 기능의 상해 사이에 어떤 관계를 세울 수 있는지의 문제는 남는다. 이런 비슷한 유사성을 이성에 어떤 정신이상의 성격도 일어난 적이 없는 사람들의 두뇌와 두개골에서 얼마나 많이 찾을 수 있던가! 그러니 질병의 상태라고 할 수 있는 것과 자연적인 질서를 지키고 있다고 할 수 있는 것을 가르는 경계를 어떻게 확정할 수 있겠는가?

정신이상의 종류는 무한한 것이 아니지만, 그것의 다양성은 무한정 늘어날 수 있다. 그러므로 정신이상자를 수용한 그 어떤 시설이 됐든지 알려진 원칙과 고정된 규칙에 따라 운영되었을 때 그곳에서 수집한 세부적인 일련의 관찰을 공개하면서 이들 다양성의 여럿에 명확한 관념을 부여하고자하는 것이 자연스러운 일이었다. 이것이 영국에서 퍼펙트 박사[7]가 한 일이다. 그는 저항할 수 없는 자살 성향을 동반한 멜랑콜리의 여러 사례들의 원인은 무엇이며, 그 진행은 어떤 특별한 방식을 따르는지 제시했다. 마찬가지로 그는 개별적인 사례들을 통해 과다한 심기증, 오만 때문에 고칠 수 없게 된 조광증, 졸중 전조 현상들을 동반한 조광증, 출산 후나 월경 중단 시 일어나는 조광증, 과도한 광신주의에 의한 조광증, 피진(皮疹)으로 인한 조광증, 음주 습관의 결과인 조광증, 유전적인 조광증의 특징을 가려냈다. 이 흥미로운 저작에는 백여덟 개의 관찰이 실려 있고, 그 저작을 관통하는 순진하고 온건한 어조만큼이나 저자가 사용한 방법들의 다양성과 단순성 때문에 많은 다른 저작들과 구분되어 마땅하다. 대단히 많은 경우에 성공을 거두었으니 그가 쓴 방법들이 옳았음이 증명되었다. 이 자료들은 분명 수많은 다른 자료들과 결부되어 쓸 수 있는 것이었다. 그렇지만 이 논집도 정신이상에 대한 안정적인 교리 체계, 일반적이고 심오한 논고가 되기에 아직 멀다!

나는 인간 지성의 기능들을 분석하는 것으로 우리가 갖고 있는 이성에 일어난 이상(異常)에 대한 지식이 증대될 수 있는지 없는지 결정하는 문제는 남겨둔다. 하지만 이와 보다 직접적으로 관련된 한 가지 다른 분석은 정념, 정념의 미세한 차이, 다양한 정도, 강렬한 폭발, 다양한 결합을 분석하는 것이다. 이때 도덕을 추상화하면서 정념을 그저 인간 삶의 단순한 현상으로 고려하게 된다. 크라이턴은 정신이상을 일으키는 이들 정신적인 원인

••
7) 윌리엄 퍼펙트(1734-1809), 『주목할 만한 광기의 사례 *A remarkable Case of Madnesse*』.

의 성격과 최초의 결과를 발전시키는 데 노력했다. 그리고 그는 슬픔, 공포, 두려움, 특히 다른 이들이 겪게 만든 반대 때문에 정신착란까지 이른 사랑을 예로 들었다.[8] 그는 또한 기쁨의 감정도 대단히 큰 다양성을 가질 수 있다고 생각했다. 그중 첫 단계에 해당하는 것이 즐거움(le plaisir)이다. 즐거움은 우리 신체를 보존하고 우리에게 행복을 가져오는 대상을 소유하거나 기억을 통해 그 대상이 우리 앞에 있기라도 하듯 생각될 때 직접 발생한다. 우리는 유년기에서 남은 최초의 장면들, 젊은 시절의 격정, 과거에 경험했던 호의, 우정, 사랑, 존경, 경의의 감동을 흥미롭게 기억한다. 예술 작품을 제작하고, 뛰어난 취향을 갖춘 작품들을 읽고, 학문 분야에서 이루어진 발견들을 향유하는 것도 같은 원리라고 볼 수 있다. 여기서 탁월한 저자에 대한 존경심을 품을 때든, 우리가 받은 교육이나 우리가 영위하는 삶의 방식에 따라 만들어진 욕구 한 가지를 내적으로 충족하게 될 때든 어떤 복합적인 감정이 생겨난다. 쾌활한 기분이 신속하게 도약해 오르고, 웃고, 노래하고, 춤추지 않을 수 없게 만드는 움찔함 같은 것도 기쁨의 감정에 포함시켜야 한다. 말장난, 예측하지 못했던 강렬한 임기응변의 대답, 그로테스크한 모방, 신랄한 표현을 접할 때도 그런 움찔함이 생길 수 있는데, 사실 이는 횡경막과 호흡 기관에 미치는 두뇌의 반작용 같은 것이라고 볼 수 있다. 쾌활한 마음이 통제가 안 되어 불쑥 솟아오르는 것과, 가정의 미덕을 실행하고 자기 재능을 계발하고 그 재능을 공공의 유용성을 갖는 어떤 중요한 대상에 적용하고 압도적이고 웅장한 모습으로 나타나는 자연의 아름다움을 볼 때 생기는 침착하고 심오한 감정 사이에는 얼마나 커다란 차이가 있는가!

의학, 도덕철학, 인간 지성의 역사가 수많은 접점에서 반드시 만나야 한다는 점에서 의학에서 조광증만큼 풍요로운 것이 없다. 교정해야 할 편견

∴

8) 크라이턴, 『정신이상의 기원과 본성에 대한 연구 *An inquiry into the nature and origin of mental derangement, étc.*』, London, 1798.

과 무너뜨려야 할 오류가 있는 만큼 더욱 그렇다. 일반적으로 지성에서 발생한 이상(異常)은 두뇌의 기질적 상해의 결과이므로, 치료 불가능하다고 간주된다. 그런데 이는 상당히 많은 경우에 해부학적 관찰과 모순되는 것이다. 정신이상자들을 받는 공공 수용소들은 사회에서 격리되어야 마땅한 위험한 환자들을 감금하고 고립시키는 장소로 고려된다. 그러므로 환자를 감시하는 간수들은 십중팔구 비인간적이고 지식을 갖추지 못해서 환자들에게 더없이 자의적으로 거칠고 폭력적인 행동을 가했다. 반면 타협적인 성격과 다정하고 호의를 담은 단호함이 훌륭한 결과를 가져온다는 점이 경험을 통해서 끊임없이 증명되고 있다. 경험주의적인 방법은 종종 이런 생각을 이용해서 정신이상자들에게 이로운 시설을 마련하고자 했다. 그리고 이로부터 수많은 치료법이 나왔지만, 확고한 저작을 통해 학문의 진보에 공헌하지는 못했다. 다른 한편 많은 수의 의사들의 맹목적인 관례는 계속해서 수많은 사혈, 찬물 목욕, 강력하고 반복된 샤워라는 좁은 범위를 끊임없이 돌았다. 정신 요법에 대해서는 조금도 주의를 기울이지 않고서 말이다. 그러므로 양쪽 모두 정신이상, 지성의 순전히 철학적인 관점, 정신이상을 일으키는 데 적합한 신체적이거나 정신적인 원인, 정신이상의 다양한 종류의 구분, 정신이상이 간헐적인 경우 전조, 진행, 종료를 나타내는 징후들의 정확한 내력, 구제원의 내부 규정들, 어떤 약이 불필요한 상황들처럼 어떤 약을 반드시 써야 하는 상황들에 대한 정확한 결정을 소홀히 했다. 다른 많은 질병에서와 같이 이 질병에서도 명의의 능력이란 약의 반복적인 처방보다는 약의 적절한 처방이나 약을 전혀 쓰지 않는 법을 심오하게 결합한 기술에 있으니 말이다.

이미 앞에서 언급했던 영국 저자 페리어는 조광증을 다룬 특별한 연구서에서 다른 주제를 제시한 바 있다. 그는 여러 내복약을 차례로 시도해보았다. 그랬으니 그의 연구는 조광증의 다양한 종류들과 다양한 상황들을 세분하지 않은 채 일종의 경험주의적 방법을 선택했다고 말할 수 있다. 그런데 사실은 이런 종류와 상황을 구분함에 따라 내복약의 선택과 적용은 달라질 수밖에 없는 것이다. 페리어가 따른 방식은 독일 의사 로셔가 택한 방식과 유사한 것으로, 약의 선택, 본성, 사용법을 달리하는 것이었다. 또한 키아루치가 기울였던 노력은 늘 따르던 길을 계속 따르고,[*9] 광기 일반에 대해 교조적인 어투를 취해 말한 뒤, 광기를 개별적으로 고려하고, '원인', '진단', '예후', '수행해야 할 지시 사항'이라는 낡은 스콜라적 질서로 되돌아가는 것이었다. 키아루치는 백여 편의 관찰 논문을 썼으나, 정작 그의 저작에는 그의 연구 정신이라는 것이 없다시피 했으며, 그 많은 관찰들 중에서도 그에게 결정적인 추론을 마련해주었던 것도 없었다. 아카데미 총서 이곳저곳에 흩어진 논문들,[*10] 정신이상의 성격과 치료법, 정신이상의 원인이나 결과가 되는 조직의 상해와 관련된 질병의 개별적인 내력을 다룬 논집들을 언급해야 한다면 그것들이 의학의 경계를 훨씬 뒤로 후퇴시켜서가 아니다. 그런 작업들은 능숙한 전문가가 맡아 연동시키고, 다른 유사한 사실들을 추가하여 하나의 단단한 전체를 이루도록 해야 한다.

독일, 영국, 프랑스에서 의학 원리와 전혀 무관하게 건전한 판단력이나 무지한 전통을 등에 업고 정신이상자들의 치료를 맡았던 사람들이 다반사로 출세 가도를 걸었다. 그들은 나을 때까지 기다리든, 규칙적인 노동을 시켜서든, 강력한 억압책이나 당근책을 적절히 배합하면서든 수많은 환자를 치료했다. 누구보다도 영국의 윌리스,[*11] 스코틀랜드의 파울러,[*12] 암스테

∙∙

*9) 키아루치, 『광기에 대하여 *Della Pazzia in genere ed in specie*』, 피렌체, 1794.

*10) 『왕립과학아카데미 논문집』, 1705년; 『베를린 왕립과학아카데미 논문집』, 1764, 1766; 《철학회보》, 프랑스 번역판, 파리, 1791; 《악타 하프니엔시아 *Acta Hafniensia*》, 1권, 2권; 알브레히트 폰 할러, *Disputationes admorborum bistoriam.* 1권; 『의학 논문집』, 4권; 《런던 의학 저널》, 1785; 헤라르 판 스비에텐, *Constitutiones epidemicae.*, éd. Stoll., 1785 등.

*11) 『정신이상자들의 치료를 위해 윌리스 박사가 설립한 시설에 대한 세부 사항 *Details on the Establishment of Doctor Willis, for the Cure of Lunatics*』(1796), 영국도서관 소장.

*12) 『정신이상자들의 치료를 위해 새로이 건립된 시설에 대한 영국도서관 소장 저작에 대해 보

르담 정신이상자 구제원 관리인,[*13)] 마노스크 정신이상자 구제원 관리원장 푸시옹,[*14)] 런던 베들레헴 구빈원 약제사 헤이슬럼,[*15)] 예전에 비세트르 구제원의 간수였고 지금은 살페트리에르 구제원의 간수로, 헌신과 요령으로 내가 방금 언급한 모든 사람보다 아마 우월한 인물일 퓌생 씨를 거명해볼 수 있겠다. 항상 정신이상자들과 친숙히 함께 살아가고, 그들의 품행, 다양한 성격, 그들에게 즐거움을 주거나 혐오감을 주는 대상들을 늘 연구하고, 밤이고 낮이고, 수많은 계절이 바뀌어도 그들의 정신이상의 추이를 추적하는 것으로 이득을 삼고, 힘들이지 않고 그들을 감독히고 불평과 걱정을 일으키지 않는 기술을 갖추고, 그들에게 호의적인 어조나 위압적인 태도를 적절히 취하고, 당근책으로는 충분하지 않을 때 완력으로 그들을 제압하는 능력을 갖고, 정신이상이 나타내는 모든 현상을 끊임없이 마주하고, 감시의 역할을 수행할 때 의사는 헌신적인 지성인들에게 수많은 지식과 세부적인 관점을 전해줄 것이다. 강한 취향이 없는 의사라면 환자들을 일시적으로 방문하는 데 그치기 일쑤이므로 위와 같은 지식과 시각을 결여하는 경우가 많다. 더욱이 의학 연구에 문외한인 데다가 인간 지성의 역사에 필요한 예비지식이 부족한 사람들은 그들의 관찰에 체계를 부여하고 정확성을 기하고 관념을 적절히 표현하는 언어를 갖출 수 있겠는가? 그들이 이런 종류의 정신이상과 저런 종류의 정신이상을 구분할 줄 모르므로, 여러 사실들을 관찰하고도 그 사실들을 결합하여 어떤 정신이상을 특화해낼 능력이 있겠는가? 그런 이들이 수 세기 동안 이루어진 경험과 그들의 눈을 번쩍 뜨

∴

내는 라리브 박사의 편지 *Lettre du docteur Larive aux rédac. de la Bib. Britann., sur un nouvel établissement pour la guérison des Aliénés*』, 영국도서관 소장, 8권.

*13) 투앵, 『암스테르담 광인 수용소에 대한 관찰 *Description de la Maison des fous d'Amsterdam*』, 공화력 4년(1797).

*14) 무르, 『광인들에 대한 고찰』, 22쪽.

*15) 존 헤이슬럼, 『정신이상에 대한 고찰 *Observations on insanity: with practical remarks on the disease, and an account of the morbid appearances on dissection*』, 런던, 1794.

이게 했던 현상을 이어보고, 불확실한 경우 철학적 의심의 한계 속에 머물러보고, 단호하고 확실한 방식을 수용하여 연구의 방향을 잡아보고, 일련의 대상을 체계적인 질서를 유지하여 배치해볼 수나 있겠는가?

다른 과학에서처럼 의학에서도 그 어떤 특권도 내려놓고 올바른 판단, 타고난 통찰력, 창의력 있는 정신을 중요하게 고려하는 일이 중요하다. 어떤 사람이 무슨 관례적인 연구를 했는지 어떤 절차들을 세웠는지 아는 것은 내 관심 밖의 일이다. 나는 누군가 의학의 어떤 분야를 깊이 연구했거나 어떤 유용한 진리를 발견했는지 알고 싶은 것이다. 나는 비세트르 구제원에서 거의 2년 동안 의학에 종사했다. 그런 까닭에 나는 정신이상의 교의에 진보를 마련해주기 위해 그런 관점이 구체화될 필요가 있음을 절실히 느꼈다. 이 주제와 관련해서 고대와 현대의 저자들이 쓴 저작들을 내 선행 연구에 적용해보았을 때 나는 좁디좁은 한계를 벗어날 수가 없었다. 내가 상당히 오랜 동안 정신이상자들을 보고 깊게 사유하고 관찰하는 데 들였던 습관으로, 구제원에 수용된 정신이상자들을 감독하고, 자신에게 맡겨진 의무를 성실히 철저히 수행했던 건전한 감각을 타고난 분(퓌생 씨)에게 배울 수 있었던 모든 것을 잊어버려야 할까? 나는 의사들이 취하곤 하는 교조주의적인 어투를 버렸다. 여러 번 환자들을 방문했는데 간혹 하루에 몇 시간 동안 계속되는 일도 있었다. 그 덕에 나는 정신이상자들의 기이한 말, 고함, 난폭하기 이를 데 없는 조광증 환자들의 비정상적인 행동에도 익숙해질 수 있었다. 그래서 나는 정신이상자들의 이전 상태가 어땠는지, 정신착란에 사로잡힌 그들이 어떤 생각을 하는지 잘 알았던 분과 토론을 반복했다. 그의 자존심을 건드리지 않도록 극도로 주의했고, 대답이 모호하면 변화를 주면서 질문을 계속했고, 같은 주제라도 문제를 자주 바꿔서 제시했다. 나는 그가 의심스럽거나 개연성이 상당히 떨어지는 내용을 말하더라도 나서서 반박하는 대신, 아무 말 없이 차후에 검토하게끔 뒤로 넘겨서 나중에 그 점을 밝히거나 수정하도록 했다. 관찰한 것은 매일 기록했는데 그 기록을 배가하고 정확성을 기하는 데에만 신경 썼다. 나는 거의 2년 동안 그런 방식으로 일했다. 그렇지만 이 방식을 취했기 때문에 정신이상의 의학적 교의에 일종의 경험주의를 통해 획득한 모든 지식이 갖춰져 풍부해졌다. 더 자세히 말하자면 의학적 교의가 완성되고 경험주의는 예전에 갖추지 못했던 보편적인 원리를 얻었다. 더욱이 상당수의 정신이상자들과 간질병 환자들의 수용을 위해 마련되었던 격리 의무실(醫務室)에서 약의 효능이나 개인적인 성향이나 '부수적으로' 생긴 질병에 따라 요법에 차이를 둘 때 얼마나 강력한 영향을 미칠 수 있는지에 대한 다른 연구들도 용이하게 수행할 수 있었다.

이렇게 해서 공화력 2년과 3년 동안 수석 의사의 자격으로 나는 몇 년 전부터 파리에서 시작했던 조광증 연구를 비세트르 구제원에서 계속할 수 있는 자유로운 장을 열게 되었다. 더욱이 인간 정념을 최고도로 고양시키는, 더 정확히 말하자면 조광증이 그 모든 형태로 나타나는 데 적합한 혁명이라는 폭풍보다 더 적합한 시대가 어디 있겠는가! 거기다가 구제원의 감시와 내부 규칙의 변함없는 규정을 따르고, 나를 가장 잘 도울 수 있는 한 사람이 이를 총명하면서도 헌신적으로 지도했던 것이다. 그렇지만 여러 사정들이 결합되어 문자 그대로의 의학 치료는 대단히 불완전해졌다. 정신이상자들은 흔히 쓰던 방식에 따라 오텔 디외에서 한 번이나 여러 번 이미 처치를 받은 후, 이성의 완전한 회복을 얻거나 공고하게 하기 위해 비세트르로 온 것이다. 이런 것이 내 결과를 불확실한 것으로 만들어버렸다. 정신이상자 대부분을 억누르기 위해 쇠사슬 사용이 강력하게 계속되던 때이다.(이는 3년 후에 폐지되었다.) 또 그 때문에 일어난 격분과 이 질병에 고유한 징후들은 어떻게 구분할 것인가? 장소의 결함, 정신이상자들을 동요나 차분함의 정도에 따라 여러 구역으로 막아 나눌 수 없을 때의 결점, 끊임없이 불안정한 관리, 목욕실과 다른 반드시 필요한 시설의 결여가 새로운 장애물이 되었다. 그러므로 비세트르 정신이상자 구제원에서 문자 그대로 정신이상의 특이한 현상들의 역사가 내 연구의 일차 주제였으며, 나는 다양한 종류의 변별적인 성격, 지속적인 조광증과 간헐적인 조광증의 차이들, 정신 치료 시 지켜야 할 관점들, 비슷한 구제원의 감시와 내부 규칙에 관한 규정들, 오직 관찰과 경험만을 따르는 의학적 치료의 토대들을 규정하고자 노력했다.

18세기 말에 프랑스에서 한 의학서가 출판된다면 예전에 썼더라면 갖추었을지 모르는 성격과는 판이하게 다른 성격을 가질 수밖에 없다. 관념들이 엄청나게 발전을 보았고, 사려 깊은 자유를 누리게 되었고, 특히 자연사전 분야에 질서와 연구의 정신이 지배하게 되었으니 이로써 두 시대가 확연히 구분될 것이다. 편파적인 시각을 가진 사람들, 뜨거운 상상력 때문에 길을 벗어나는 사람들이라면 이 점을 뚜렷이 밝히지 않았을 것이다. 이를 인정하는 사람들이란 순수하고 솔직한 인류애에 넘치는 이들이며, 더 정확히 말하자면 공공의 유용성에 협력하고자 하는 진실한 바람을 가진 이들뿐이다. 내가 이런 임무를 완수했는지에 대한 판단은 감식안을 갖춘 분들에게 맡기도록 하겠다.

2판 서문

본 저작의 초판에는 보완해야 할 수많은 공백이 틀림없이 남아 있었다. 그도 그런 것이 나는 그 당시 비세트르의 정신이상자들만을 대상으로 삼아, 그것도 대단히 제한된 방법을 통해서 다뤘기 때문이다. 나는 동일한 관점을 살페트리에르에서 다시 취할 수 있었다. 얼마 전에 정신이상자들의 치료를 그리로 이전해왔던 구제원 책임자의 도움 덕분이었다. 건물은 널찍하고 편리한 데다 여러 구역으로 분할이 가능했다. 구제원 관리에 단단히 질서를 잡는 임무를 맡은 새로운 간수 퓌생 씨의 헌신과 날카로운 눈이라면 근무 중에 들어서게 된 폐습 중 남아날 것이 없을 것이다. 쇠사슬이라는 구닥다리 관례가 폐지되었다.*1) 퓌생 씨는 비세트르에서도 3년 전에 이 관례

••

*1) 나는 쇠사슬의 사용이 정신이상자들에게 일으킨 결과들을 꼼꼼하게 검토했고, 다음에는 쇠사슬을 폐지한 결과를 비교 검토했다. 나는 더욱 현명하고 더욱 절제해서 사용된 억압 수단의 긍정적인 면에 더는 의심을 품지 않게 되었다. 여러 해를 계속 쇠사슬에 묶여서 지속적인 격노 상태에 있었던 바로 그 정신이상자들이 그다음에는 그저 구속복만 입고도 차분하게

를 폐지했고, 그때부터 치료는 새로운 방법에 따라 정상적인 방식을 취하게 되었다. 이 점이 내가 본서의 2판에서 특별히 발전시키려는 것이다. 드문 일이기는 하겠지만 착란이 일어난 이성의 회복에 공헌할 수 있는 모든 대상을 조화롭게 일치시키는 일 말이다. 그리고 이들 경우를 프랑스에서나 영국에서나 치료가 불가능하다고 간주된 경우들과 구분했다. 이와 더불어 나는 여러 해 전부터 동일한 원칙들에 따라 설립된 유사한 시설(에스키롤 박사의 시설)에서 성취된 훌륭한 결과들을 제시하고자 한다.

가장 통상적인 기원으로 거슬러 올라가지 않았다면 우리는 정신이상의 진정한 개념들을 몰랐을지 모른다. 정신이상이란 인간의 정념이 강렬한 장애에 부딪혀 대단히 격렬해지거나 날카로워진 것이다. 그러므로 제일 먼저 정신이상의 다양한 성격과 이성의 완전한 착란에 이르는 단계적인 이행 과정부터 지적해야 했다. 그런데 이는 수많은 사례들을 통해서만 분명해질 수 있다. 이런 점에서 본다면 인류의 역사와 의학은 얼마나 많은 접점을 갖고 있는가!

정신이상, 조광증, 멜랑콜리, 치매라는 말들은 사회생활에서 통용되고 있는 광기, 정신착란, 광태(狂態), 이성의 착란 등의 말과 같은 의미로 이해될 수 있을 것이다. 나는 혼란을 피하기 위해 질병으로 간주된 정신이상, 조광증, 멜랑콜리, 치매를 구분해줄 수 있는 신체적이고 정신적인 성격을 결정해두어야 한다고 생각했다. 그다음에야 우리는 이후의 고려들로 넘어가게 되는 것이다. 더욱이 자연사가들의 예를 따라 각각의 대상을 감각에 뚜렷이*2) 드러나, 다른 것과 구분할 수 있도록 해주는 증상들을 통해 가리

산책을 했고, 모든 사람과 서로 대화를 나누었다. 예전에는 정말 대단한 위험을 각오하지 않고서는 그들에게 다가설 수 없었는데 말이다. 소란스러운 고함소리도 없어졌고, 위협적인 외침도 더는 없다. 그들은 단계적으로 흥분 상태를 멈췄다. 그들 스스로 구속복을 입혀달라고 요청했고, 그러자 어디서나 질서를 되찾았다.

*2) 나는 항상 일반적인 것이 됐든 개별적인 것이 됐든 질병의 징후학(Seméiologie)을 높이 평가

키지 않는다면 어떻게 서로 이해가 가능할 것인가?

정신이상은 무궁무진한 다양한 모습으로 나타날 수 있다. 그러나 이들 다양한 사례 간에는 특별한 유사성이 있어서, 그것으로 이들을 서로 비교해보고, 그 사례들을 특별히 지시해줄 수 있는 추상적인 용어들이 나올 수 있는 것 같다. 그렇지만 이들 추상적인 용어는 정신이상의 관념을 더 넓히거나, 더 자세히 말하면 이로써 변별적인 종류를 만들 때 들어오는 것이다. 그래서 조광증이라는 용어는 보다 특별하게 말해서 정도의 차이는 있지만 강력한 동요와 강력한 격분을 동반한 정신착란 일반을 가리킨다. 한 대상 혹은 대상의 특별한 계열에만 반응하는 정신착란을 그것이 아무리 다양한 모습이더라도 멜랑콜리라고 부르듯, 나는 치매와 백치 상태라는 용어도 다른 특별한 성격을 가리키는 말로 정해보겠다.

조광증 환자들의 특징은 특히 쉬지 않고 계속되는 횡설수설, 대단히 격심한 성마른 성격, 영원히 이어질 것 같거나 단계적으로나 진정될 수 있어 보이는 혼란과 동요의 상태에 있다. 그들 스스로 자제하고, 걷잡을 수 없는 격분을 다스리는 법을 배우려면 단일한 권위의 중심이 그들의 상상력에 항상 나타나야 한다. 일단 이 권위의 중심이 서면 이제 중요한 일은 그들의 신뢰와 존경심을 얻어, 질병의 쇠퇴기와 회복기에 이성을 온전히 되찾도록 하는 것이다. 그러므로 이들 환자에게는 내부 규칙을 유지하게 해주는 불변하는 규정들을 따르는 공공이나 개별 시설이 필요하며, 환자들은 매일 매일의 경험을 통해 이 규정들을 조금이라도 위반하는 일이 얼마나 해로운 일인지, 심지어 위험한 일인지 알게 된다.

단순한 경우라면 신체적이고 정신적인 요법으로 일정 기간 내에 확실한

．．

했다. 그리고 나는 랑드레-보베 씨가 이를 그의 연구의 특별한 대상으로 삼은 것을 알게 되어 기뻤다. 나는 그의 『질병 징후론 *Traité des signes des maladies*』(1 vol. in -8°, Paris, 1809. Chez Brosson lib.)이 성공을 얻어 마땅하리라 확신한다.

치료가 가능하다는 점에 동의할 수 있다. 그렇지만 나이, 성별, 결정 요인, 혹은 개인적인 체질의 다양성에 따라 어떤 약은 내복약으로 쓰고 다른 약은 외용약으로 쓰도록 정해야 하는 얼마나 많은 다른 경우들이 있는가! 월경 중단이나 폐경으로 인해 정신착란이 왔을 때 생길 수 있는 복합 증상은 얼마나 많던가! 근육 경련, 일반적인 경련, 내장 수축, 발열 상태, 고의로 금식하여 생기는 모든 결과가 종종 이성의 착란으로 이어져, 수도 없이 다양한 처치를 필요로 하지 않던가? 나는 훌륭히 관리된 시설이라면 과거의 신중치 못하고 무모한 치료법의 심각한 결과를 개선해야 하며, 의학은 다른 서투른 손이 의학의 이름으로 초래한 질병을 고쳐야 한다는 점을 추가해야 한다.

학식 있는 사람은 자기 치료법을 자랑하는 것보다 치료부터 해야 한다. 언제나 자기 자신에 대한 엄격한 판사가 되어야 한다. 특히 대규모 시설을 운영하는 사람이라면 오류를 피하는 방법은 간단하다. 다달이, 해마다 환자들의 일제 조사를 실시하고, 일정 기간 후에 사려 깊게 사용한 방법의 결과가 어떤지 찾는 것이다. 그렇지만 그런 방법으로도 의혹은 생기게 된다. 그러므로 총 환자 수 대(對) 회복된 환자 수의 비율을 검토해야 한다. 그는 이 비율이 유리한 것일 때 더욱 안심하겠고, 헌신적이었던 마음이 안이해지는 것은 누구에게나 자연스러운 일이지만 이를 피하려면 매년 같은 조사를 하면 된다. 바로 이것이 내가 확률론을 살페트리에르의 여성 정신이상자들[3]에게 적용했던 방식이다. 내 방법을 인정하지 않을 의사들도 있을 것이고 그들이 그렇게 인정하기 전에 이 방법을 써서 똑같이 적용을 하든 말든 그것은 그들의 자유이다. 그렇지만 단순 비교만으로도 어느 쪽이 유리한 방

3) 비세트르 정신이상자 구제원이 남성 환자만 받는 것처럼 살페트리에르 정신이상자 구제원은 여성 환자를 받는 곳이었다. 그래서 피넬은 살페트리에르의 정신이상자들을 다룰 때 항상 여성형으로 구분해서 썼다. 그러나 본 번역에서는 이후 문맥상 의미가 명확할 경우 성별의 구분을 명시하지 않기로 한다.

법인지 알게 될 것이다.

정신이상을 치료할 때 마주치게 되는 장애물은 다양해서, 그것은 두뇌나 두개골의 선천적 기형, 유전적 자질, 질환의 고질적인 상태, 치료를 위한 어떤 근본 규칙들의 위반이기도 하다. 절대적으로 치료가 불가하거나 상대적인 치료가 불가한 경우인지 아는 것이 치료 방법을 아는 것만큼 학문의 진보를 가져오게 된다. 그러니 인간 능력의 한계가 전혀 드러나지 않는 분야란 어떤 것일까?

자연사의 모든 분과 중에서 가장 어려운 것은 내부 질환을 제대로 관찰하고, 그 고유한 특성을 잡아내 그 질환을 바로 알아보는 기술임이 분명하다. 그런데 정신이상은 계속 새로운 어려움들과 극복해야 할 다양한 종류의 장애물을 제공한다. 정신이상으로 인해 엉뚱한 행동을 하고 소란스러운 동요를 일으키는 것이든, 두서도 없고 밑도 끝도 없는 수다 같은 것이나 공격적이고 비사교적으로 거칠게 불쾌한 모습을 나타내는 것이든, 그런 것이 장애물이 된다. 관찰한 현상들을 설명하고 싶은가? 그렇다면 또 다른 암초를 만나면 어쩌나 두려워해야 한다. 사실들의 학문에 형이상학적 논의들과 허무맹랑한 횡설수설 같은 것을 섞는 것이 그것이다. 더욱이 정신이상자들은 이성이 완전히 착란에 빠지지 않는 한 극단적으로 섬세한 사람들이다. 그래서 그들을 관찰하고 그들 생각의 비밀을 간파하고 말겠다는 직접적인 의도를 드러내는 것이야말로 서투르기 짝이 없는 일이다. 또 한편으로 정신이상자들이 입원했을 때 그들이 정신착란을 일으킨 최초의 원인은 무엇이고, 정신착란이 점진적으로 어떻게 드러났는지 전혀 모르는 경우가 얼마나 많은가? 내가 수집한 사실들을 대단히 정확하게 확증하고 그것으로 안정적이고 체계적인 전체를 형성하기 위해 이 모든 장애물을 거쳐 나아가야 했다.

건물의 내적 배치와 모든 장점이 정신이상자들의 구제원에서 대단히 큰 중요성을 갖는 주제들이다. 언젠가 이런 용도로 쓰일 새로운 시설이 세워지는 것을 보아야 한다. 그 시설이야말로 개화되고 강력한 국가가 마땅히 갖추어야 할 것이다. 그런데 건축가라면 건축할 때 야수들이나 가두는 우리를 모델로 삼겠는가? 또 정신이상자라면 순수하고 건강에 좋은 공기를 마실 필요가 있지 않은가?

이 세기에 관찰의 정신, 금언풍의 언어, 분류의 방법들이 자연사 분야에 들어와 이뤄낸 엄청난 진전을 의학 분야에서도 모범과 길잡이로 써야 하지 않을까? 새로 등장한 연구 대상 하나하나가 그 필요성을 보여주고 있지 않은가? 이것이 내가 조광증에 관해 했던 이전 연구들을 비세트르의 정신이상자들에게 적용해서 시험해봤던 것이다. 처음에 내가 본 모습은 그저 당황스럽고 혼란스러운 것뿐이었다. 저쪽에는 침울하고 말 한마디 없는 정신이상자들이 있고, 이쪽에서는 계속되는 정신착란에 빠져 사나운 눈을 한 격노한 자들이 있었다. 다른 곳에는 미친 듯이 격노하기는 해도 판단력은 올바로 작용한다는 흔적을 보여주는 사람들이 있고, 좀 더 멀리 떨어진 곳에는 더없이 우둔한 무지와 백치 상태에 놓인 사람들이 있다. 너무도 증상들이 다른데 정신이상이라는 일반적인 이름으로 한데 모여 있으니 이들이 철저하게 연구되었을 리 만무하지 않은가? 또한 이는 구제원에서 변함없이 질서를 유지하고, 치료약과 요법을 처방할 때 취해야 할 조치들이 얼마나 다양한지를 보여주지 않는가? 관찰한 사실들을 체계적인 질서를 따라 단계적으로 분류할 수만 있었다면 어려움은 훨씬 줄어들었을지 모른다.[1] 그렇지만 소바주와 컬런[2]이 시도한 분류는 자의적이고 불완전한 것이었으니, 일을 줄여주기는커녕 길을 잃게 만들었다. 내가 검증을 해보자마자 그들의 분류법이 불충분하다는 것이 금세 드러났다. 그래서 나는 자연사의 전 분야에서 줄곧 성공을 거두었던 방법을 길잡이로 삼았다. 그것은 대상 하나하나를 주의 깊게, 연속적으로 바라보는 것으로 시작하되, 나중을 위해서 자료를 수집하는 것 외의 다른 의도를 갖지 않는 것이고, 뭐가 됐든 환각이며 선입견이며 말(言)로 피력된 의견을 피하고자 하는 것이다. 제일 먼저 구제원의 정신이상자들 전부를 대상으로 조사하고 그들 각자의 상태를 연속적으로 검토해서 그들이 빠진 착란의 본성을 알아야 한다. 한 해 동안 새로 입원한 정신이상자들의 내력을 기록하고, 그들이 계절이 바뀜에 따라 겪게 되는 변화에 대해 관찰 일지를 씀으로써, 기술적(記述的) 방식만 신중하게

..
1) 미셸 푸코는 18세기의 광기의 분류 시도를 언급하면서 "광기의 형태들을 증세와 징후에 따라 분류하려는 계획"이 곧 저항에 부딪히게 되었음에 주목한다. "눈에 보이는 증상에 따라 분류하는 것인 실증주의의 커다란 주제가 굴절되거나 왜곡되는 시기는 언제이건 다가오게 마련이고, 체계화의 방향을 변화시키는 원리는 슬그머니 개입하여 일단의 도덕적 비난이건 인과 체계이건 광기와 광기의 인식 가능한 형상 사이에 자리 잡게 한다. 광기는 홀로 자체의 발현에 책임을 질 수 없고, 인식 가능성의 논리적 영역을 제외하면, 모든 것이 가능한 빈 공간을 형성한다. 그러므로 이 영역의 기원과 의미를 찾아야 하는 것은 바로 광기의 바깥에 서이다."(미셸 푸코, 『광기의 역사』, 이규현 역, 나남, p. 335)
2) 소바주(François Boissier de Sauvages 1706-1767)는 프랑스의 의사이자 식물학자로 몽펠리에 의학부에서 공부했다. 질병분류학의 체계를 세웠다. 컬런(William Cullen 1710-1790)은 스코틀랜드 의사로서 질병의 원인이 원자 운동의 혼란에 있으며 원자 운동의 혼란은 신경계에 달려 있다고 주장했다. "나는 여기에서 감정과 운동 능력의 모든 탈자연적 질환을 신경질환으로 이해하고자 한다. 이것은 결코 자연발생적 질병의 증후처럼 열을 수반하지 않는다. 나는 또한 기관들의 국부 질환이 아니라 신경계와 그중에서도 특히 감정과 운동 능력의 토대를 이루는 속성들의 자애로 인한 질환도 모두 여기에 포함시킬 수 있다고 생각한다."(컬런, 『실천의학 강의 Institutions de médecine pratique』, t. II, trad. Pinel, Paris, 1785, p. 61)

따랐으며, 어떤 절대적인 소견이며 틀에 박힌 질서에도 얽매이는 일이 없었다. 나는 구제원에서 수집한 자료들과 이런 종류의 사실들을 지금 적용하고 체계화하는 것이다.[*3]

의학, 도덕철학, 인간 지성의 역사가 수많은 접점에서 틀림없이 만난다는 점에서 의학에서 조광증만큼 풍요로운 주제는 없다. 바로잡아야 할 편견과 무너뜨려야 할 오류가 있는 만큼 더욱 그렇다. 일반적으로 지성에서 발생한 이상은 두뇌의 기질적 상해의 결과이므로, 치료가 불가능하다고 간주된다. 그런데 이는 상당히 많은 경우에 해부학적 관찰과 모순된다. 정신이상자들을 받는 공공 수용소들은 사회에서 격리되어야 마땅한 위험한 환자들을 감금하고 격리하는 장소로 고려된다. 그러므로 환자를 감시하는 간수들은 십중팔구 비인간적인 데다가 지식도 갖추지 못해서 환자들에게 더없이 자의적으로 거칠고 폭력적인 행동을 가했다. 반면 타협적인 성격과 다정하고 호의를 담은 단호함이 훌륭한 결과를 가져온다는 점이 경험을 통해서 끊임없이 증명되고 있다. 경험주의적인 방법은 종종 이런 생각을 이용해서 정신이상자들에게 이로운 시설을 마련하고자 했다. 그리고 이로부터 수많은 치료법이 나왔지만, 확고한 저작을 통해 학문의 진보에 공헌하지는 못했다. 다른 한편 많은 수의 의사들의 맹목적인 관례는 계속해서 수많은 사혈, 목욕 요법, 샤워 요법이라는 좁은 범위를 끊임없이 맴돌면서도 정신 요법에 대해서는 조금도 주의를 기울이지 않았다. 그러므로 양쪽 모두 정신이상, 지성의 순전히 철학적인 관점, 정신이상을 일으키는 데 적합한 신체적이거나 정신적인 원인, 정신이상의 다양한 종류의 구분, 정신이상이 간헐적인 경우 전조, 진행, 종료를 나타내는 징후들의 정확한 내력, 구제원의 내부 규정들, 어떤 약이 과잉인 상황들처럼 어떤 약이 반드시 투약되어야

: .

*3) 나는 프랑스 혁명 첫 해에 구(舊) 의학협회에서 발표한 정신이상자들에 대한 논고를 이용할 것이다. 이 논문은 아직 출판되지 않았다.

하는 상황들을 정확히 결정하는 데 소홀했다. 다른 많은 질병에서처럼 이 질병에서도 의사의 능숙함은 치료약의 전용(專用)과는 전혀 무관하기 때문이다.[4]

간헐적이거나 주기적인 조광증은 가장 흔한 것이다. 조광증 발작에 특징적인 지성의 착란은 지속적인 조광증에 해당하고, 그것으로써 이 조광증을 정확히 이해할 수 있다. 더욱이 이 발작은 일정 기간 지속되므로, 발작의 진행 과정, 최고도로 오른 발작, 발작의 종료를 포착하기란 쉽다. 그래서 본 논고는 발작의 내력을 제시하는 것으로 시작되어야 하고, 바로 뒤에 정신 치료의 원칙들이 나와야 한다. 너무나 자주 정신 요법만이 치료를 가능하게 해주며, 이를 무시한다면 조광증 발작은 격화되고, 더욱 집요해지거나, 지속적이고 치료 불가능한 조광증으로 바뀌고 만다. 이런 종류의 정신 요법으로 이성을 확실히 회복시킬 수 있다는 점은 절대 다수의 경우 두뇌와 두개골의 기질적 상해가 전혀 없다는 점을 전제로 한다. 그러므로 당연히 해부 결과가 누락되어서는 안 되고, 신체에 나타나는 이상(異狀)에 해당하는 특별한 종류의 정신이상을 확정할 수 있었어야 했다. 다음에 나는 이런 질서의 정신을 통해서, 지성에서 발생하는 이상을 다양한 종류로 확고히 구분했다. 물론 이런 구분은 모두가 합의한 수많은 관찰에 기초한 것이다. 이렇게 체계적으로 구분했을 때 얻게 되는 대단히 값진 장점 한 가지는 구제원 근무에 항상적인 질서를 갖추어, 정신이상자들의 회복에 공헌한다는 데 있다. 정신이상자들은 확실히 구분되고 고립된 그룹으로 격리되어야 해로운, 말하자면 정신착란과 광태의 장면을 보면서 전염의 영향을 피할 수 있으니 말이다. 같은 구제원의 감시와 내부 규칙을 유지하는 규정들은 이런 고려들을 끝내고, 말하자면 의학적 치료의 진척에 이용되어야 한다. 그러고 나면 본 저작의 마지막 부분을 조광증에 제한적이고 대단히 한

4) 이 문단은 2판에 실린 수정된 1판 서문으로 이동되었다.(본 번역 62쪽)

정된 약을 처방하는 신중한 용례를 제시하며 끝내는 것으로 충분하다.

이 빛의 세기[5]에 몽테뉴가 의학에 무례한 공격을 빈번히 퍼부었던 것을 아쉬워하는 이상으로 해야 할 일이 있다. 몽테뉴의 공박에서 배워야 하고, 그가 자주 정당하게 비판한 우스꽝스러운 처방들을 피하는 일이 그것이다. 나는 본 저작을 읽게 되면 인간 정신의 결함을 매섭게 비판한 몽테뉴를 따라 "운, 자연, 혹은 어떤 다른 낯선 원인 덕분에 우리에게 좋거나 건강해진 것을 자기 덕분이라고 주장하는 것이 의학의 특권"[6]이라는 말을 반복하지 않게 되리라 생각하는 것이다.

.
..
5) 피넬은 여기서 ce siècle de lumière라고 썼는데, 보통 '지식'을 의미하는 대문자 복수형 Lumières로 표시하지 않은 것은 이 시대에 낯선 것이다.
6) 몽테뉴, 『에쎄』, 2권 37장.

1. 대중의 여론을 밝혀주는 데에는 의학에 우호적인 더없이 과장된 선입견이 의학을 두고 퍼붓는 빈정거리는 말이나 좋은 말들보다 못하다. 지나치게 칭찬하거나 비방할 수 없는 대상이란 무엇이겠는가? 자연과학의 원칙들과 진행 과정을 의학에 멋지게 적용했고, 고대와 현대 의학의 심오한 연구를 통해 더욱 확실한 취향을 갖추게 되었고, 참으로 오랜 기간 동안 진득이 관찰에 몰두하고 질병의 모든 과정과 현상의 진지한 역사를 다루는 것으로 만족했으니, 자연과학의 현 상태에서 우리가 의학의 진리에 그만큼 더 가까이 도달할 수 있는지 연구하는 것이 인류의 이익에 훨씬 더 중요한 것이다. 나는 정신이상을 주제로 출판한 본고에서 이 점에 대해 특별한 사례를 제시하고자 한다.

2. 내가 더없이 막연한 주제를 선택한 것은 의도적인 일이었다. 이 주제는 가설의 정신에 빠지는 사람에게는 두서없이 영원히 이어질 위험이 더없이 농후한 것이다. 인간 지성의 기능들이 갖는 본성, 그 기능의 점진적

인 발전, 다양한 정도의 에너지, 물리적 자극에 의한 변화, 그런 자극 때문에 일어나는 착란보다 더 이해하기 어렵고 더 경이롭게 보이는 주제가 있을까? 외부 대상의 지각, 기억, 상상력, 판단력, 자기 존재의 감정 때문에 생길 수 있는 고립되거나 복합적인 다양한 상해들의 기원으로 거슬러 올라가는 것은 훨씬 더 어려운 일이다. 이들 다양한 상해와 지성이 머무는 자리로 보이는 기관의 구조 사이에 조금이라도 관련이 있는지 관찰이나 할 수 있을까? 그러므로 우리는 목표를 더욱 고정하고, 보다 확실한 길을 따라야 한다. 그것은 엄격히 사실들의 관찰에 그치고, 정신이상의 전형적인 내력에 이르는 일이다. 질병이 진행되고, 시작부터 끝까지 다양한 시기를 거치는 동안 무엇 하나 허투루 넘기는 일 없이 개별적인 수많은 관찰들을 비교해야만 그런 결과에 이를 수 있다. 그러나 이 사례들이 적절히 적용될 수 있는 재료가 되려면, 우선 개별적인 여러 경우들에서 그 순서와 연속을 밝혀보고자 하는 변별적인 증후와 증상들이 대규모 구제원에서 연구되어야 하고, 엄격한 고증을 통해 모호하거나 의심스러운 사례들은 전부 버리고, 감각에 뚜렷이 드러나는 사례들만 받아들이는 법을 익혔어야 했다. 후자의 경우 모호한 추론에 어떤 단서도 마련하지 않고, 다양한 모든 종류의 이성의 착란만을 더없는 끈기로써 관찰한 것이다. 그러므로 건물 전체를 이루는 진정한 토대는 지성과 의지에 발생한 다양한 상해의 철저한 예비 연구이다. 그런 상해들은 신체에 깃든 습관에서 일어난 변화들, 내부 상태를 알 수 있게 해주는 몸짓과 말, 모호하지 않은 신체적 이상(異常)이 외부로 드러난 것이니 말이다.[1]

∴

[1] 의학이 자연사의 모든 분야에서 끊임없이 성공을 거둔 방법을 길잡이로 삼아야 한다는 것은 누구나 안다. 즉 각각의 대상을 주의 깊게, 앞으로 쓸 재료들을 모으는 것과는 다른 의도 없이 줄곧 바라보는 것으로 시작하고, 뭐든 환상, 선입견, 다른 사람들의 말로 수용된 의견을 피하고자 하는 것으로 끝내야 한다. 내가 개별 시설에서뿐 아니라 비세트르와 살페트리에르의 대형 구제원에서 정신이상에 대해 줄곧 수행했던 것이 바로 그것이다.

3. 정신이상의 사례들을 초기 진행부터 종료에 이르기까지 추적해서 얻은 결과들을 그저 단순히 비교하는 것만으로도 또 다른 이득이 생긴다. 어떤 경우에 이 질환은 같은 기원을 갖거나, 결정 요인으로 간주해야 하는 하나 혹은 여러 유사한 사건들이 한꺼번에 결합하여 일어난 것이다. 이외에도 유전적인 성향, 정서의 강렬한 상태, 깊은 슬픔, 반대에 부딪힌 사랑, 열광적으로 따르는 종교의 신조들, 근본적인 내면의 부도덕을 포함시켜야 한다. 신체적 원인, 머리에 입은 상해, 다른 질병의 결과, 월경의 급작스러운 중단, 피진(皮疹)의 영향으로 똑같은 결과가 생길 수도 있다. 이들 원인 중 일부는 참으로 드물게 나타나지만, 흔히 일어나는 다른 원인들도 있다. 어떤 경우에는 가정 사정 때문이든, 의도치 않게 누락되었든, 용의주도하게 감추었든 그 원인이 알려지지 않을 때도 있다. 그러나 관찰 논집들에 실렸거나 구제원이나 개별 시설에 기록된 프랑스나 외국의 정신이상자들의 수많은 내력을 비교해본다면 우리가 방금 언급한 전반적인 결과들은 전혀 불확실해질 수가 없다.

4. 나는 무슨 풍자를 하려는 것이 아니다. 내가 기술하고자 하는 것은 실제 질병의 내력이다. 그러므로 사회에서 '정신착란', '광태', '미망', '광기'라는 말들이 의미하는 것은 형이상학의 모든 토론, 지성이나 정서 기능의 본성, 그 기능들의 발생, 질서, 상호 연쇄에 대한 가설이나 마찬가지로 내 생각과 무관한 것이다.[2] 나는 의심하기가 대단히 어려울 수도 있는 것, 즉 외적 자극으로 생긴 관념들, 기억, 상상력, 판단력, 자기 존재에 대한 감정, 의지의 충동에 일어난 상해가 있을 수 있고, 크고 작은 수의 상해가 다양한 강도에 따라 복합되었을 때 무한에 가깝게 다양해질 수 있음을 알려주는

:·

* 2) 여기서 나는 의사로서 말하는 것이지 신학자로서 말하는 것이 아니다. 내가 인간 이성보다 우월한 권위에서 비롯할 수 있는 모든 것에 침묵을 견지하는 것을 두고 호의적이지 않은 해석을 내려서는 안 된다.

관찰로 엄격히 국한했다. 정신이상에서 발생하는 현상들을 관찰할 때 순서를 더욱 정확하게 따르고, 이 질병에 분석적 방법을 더욱 성공적으로 적용하고, 정신이상의 일반사에 새로운 진보를 마련하고자 하므로 이들 근본적인 대상을 강조하고, 그 대상들의 특별한 연구를 권하는 일이 그만큼 더 중요하다.

5. 연속적이든 간헐적이든 다양한 착란에 빠지는 정신이상자들을 규칙도 없이, 체계도 없이 대규모로 한데 모아놓은 장면 이상으로 혼란과 무질서를 보여주는 것이 어디에 있을까! 그렇지만 변함없이 주의를 집중하고, 그들의 착란에 고유한 증후들을 철저하게 연구한다면 이들을 보편적으로 분류할 수 있고, 의지와 지성이 입은 근본적인 상해들을 통해 그 수많은 다양성들을 고려하지 않고서도 이들을 서로 구분할 수 있다. 정도의 차이만 있을 뿐 거의 모든 대상에 뚜렷하게 나타나는 정신착란은 여러 정신이상자들에게서 동요와 격분의 상태를 동반한다. 이것이 고유하게 말해서 '조광증'을 이루는 것이다. 착란이 어떤 대상들의 특별한 계열에 국한되거나 제한될 수도 있다. 여기에 강렬하고 그 속을 알 수 없는 정서와 일종의 마비 상태가 더해지면 그것을 '멜랑콜리'라고 부른다. 어떤 경우에 노년에서처럼 일반적으로 우둔함이 지성과 정서의 기능에 타격을 가하는데 이것을 '치매'라고 한다. 이성의 기능이 약해지면서 신속하고 자동적으로 흥분에 사로잡힌 순간들이 나타날 때 이를 가리키는 용어가 '백치 상태'이다. 이상이 일반적으로 정신이상이라는 말이 가리키는 네 가지 종류의 착란이다.

6. 일반적으로 환자는 가족의 품에 머물고, 다정하고 호의적인 친절의 배려와 위안을 받을 때 대단히 즐거워하므로, 나는 한 가지 슬픈 진실을 언급하기 정말 어렵다. 그것은 환자들을 반드시 모르는 사람의 손에 맡겨야 하고 부모와 격리해야 한다는 것이다. 이는 수도 없이 반복된 경험으로 확인된 것이다. 환자들을 동요하게 만드는 혼란스럽고 소란스러운 생각들은 그들 주변에서 생긴다. 환자들의 성마른 성격은 상상의 대상 때문에 끊임

없이 자극된다. 고함을 지르고, 위협을 가하고, 혼란스러운 장면과 광란의 행동을 일으킨다. 분별 있게 강력한 억압책을 쓰고, 거칠면서도 무능하지 않을까 걱정되는 근무자들에 대한 엄격한 감시를 위해서는 이 질병의 특수한 성격에 부합하는 전반적인 조치들이 필요하다. 그러한 조치들은 오직 정신이상자를 위한 시설에서만 결합될 수 있다. 이로부터 건물 배치, 정신이상자들의 격리, 내부 근무, 정신이상의 성격과 다양성 및 급성, 쇠퇴, 회복의 여러 상태에 따른 정신적이고 신체적인 요법에 대한 다양한 원칙들이 나온다. 이를 위해서는 정신이상의 진행에 대한 철저한 지식과 더없이 완벽한 경험이 필요하다.

7. 의학에서의 관찰 결과들이나 질병의 역사 일반이 철저하게 연구되었다면 의견이 갈라지는 일은 없다시피 하다. 그러나 약을 신중하고 능숙하게 처방하는 것은 참으로 드문 일이지만 그렇게 하지 않는다면 종종 불필요하고, 더 자주 해롭기까지 한 약물 처방으로 인해 엄청난 불확실성과 동요가 초래되기 마련이다! 이 점에 대해 정신이상에서 기억해야 할 한 가지 사례가 있다. 고대인들은 정신이상이 일어나는 자리가 내장에 있다고 믿었으니, 특히 강력한 준하제[3]를 사용하곤 했다. 이에 반해 대부분의 현대인들은 정신이상을 두뇌를 향한 피의 유입이라고 보고, 강력한 샤워 요법과 반복된 사혈 요법을 처방했다. 이 질병을 신경성이고 경련성이라고 봤던 사람들도 있었다. 그래서 그들은 진정제며 진통제를 고집했던 것이다. 어느 쪽이든 자기 쪽에 유리한 사례들을 치켜세우고, 그렇지 않은 사례들에 대해서는 침묵으로 일관했다. 그랬으니 의혹과 당혹감만 늘어날 뿐이었다.

8. 우리 신체 조직을 구성하는 대단히 복잡한 장치들(les ressorts)을 통해 알아낼 수 있고, 그것에 장애가 생겼을 때 이를 고칠 수 있는 회복의 방법

⋮

---

3) 하제(purgatif)는 장을 비우게 하는 약을 가리키는데 강한 정도에 따라 완하제(緩下劑 laxatif)와 준하제(峻下劑 drastique) 등으로 구분한다.

을 발견해낼 수 있다고 믿는 사람들에게 박수를 보내야 한다. 나는 그들보다 자신에 차 있기는 덜하지만 신중하기는 더한 사람이라, 우선 비세트르 구제원에서 조광증이 최근에 발생한 것일 때 유해한 장애물을 제거하고, 정신적이고 신체적인 요법을 적용했다면 오직 자연의 힘만으로 치료될 수 있음에 주목했다. 이것이 내가 시도한 첫 번째 주제였다. 이것이 듣지 않는 경우에 나는 상황에 맞게 다양한 약을 썼다. 내가 취한 방식을 받아들여야 할까, 아니면 다른 것으로 대체해야 할까? 입원자 총 수와 치유자 수를 비교해서 내가 얻은 특히 이로운 비율로 확실해지는 것 같았다. 그렇지만 더는 의심을 남기지 않으려면 매년 등록부를 만들어 동일한 연구를 유도해야 하지 않을까? 그런 다음에 이 결과에 확률론을 접목한다. 그렇게 되면 단지 비교만 해보는 것으로도 어느 쪽에 장점이 있는지 항상 똑같이 판단할 수 있을 것이다. 이것으로 의학의 본 분야가 향후 얻을 수 있을 모든 진보의 길이 열리게 된다.

9. 우리가 잊어서는 안 되는 점은 자연은 질병이 진행될 때 일반적인 규칙을 따르면서 개인의 다양성을 갖추고, 무엇보다 진정한 의학 교의는 우호적이든 그렇지 않든 질병의 증상을 충실히 기록하는 데 있다는 것이다. 그러므로 조광증의 어떤 사례들은 해부학으로 확인되는 신체적 장애가 됐든, 정신이상이 오래전부터 계속된 것이든, 이미 실행한 조치가 신중치 못한 것이었든, 의학이 쓸 수 있는 수단을 넘어서게 된다는 점을 예상해야 한다. 그러므로 나는 가장 반복적인 관찰과 경험에 따라, 본성상 치료가 불가한 것으로 보이는 경우들을 규정하고자 했다. 성공이 의심스럽거나 틀림없이 완전한 실패로 돌아가게 될 위험하기 짝이 없는 시행착오를 예방하는 것이 학문은 물론 환자들에게 마련해야 하는 실제적인 봉사인 것이다. 더욱이 구제원에 정신이상자들의 입퇴원 규정들을 확정하는 일이 중요하다. 이 규정들은 여전히 모호한 상태로 남아 있어서 고약하게도 갈팡질팡하게 만든다.

10. 다윈[4]과 브라운,[5] 혹은 보다 최근의 다른 저자들의 섬세한 이론을 열광적으로 지지하는 사람들은 분명 내 저작에 심각한 누락이 있었고, 그들의 고급한 사변에 참여했어야 했다고 생각할 것이다. 나로서는 이런 비난에 한 가지 답변밖에 해줄 것이 없다. 나는 이들 교의를 이성의 착란과 이상(異常)의 사례로나 언급할 수밖에 없을 것이고, 평화를 유지하기 위해 내가 그런 교의들에 침묵으로 일관함으로써 현명한 입장을 취했던 것이라고 말이다.

··

4) 이래즈머스 다윈(Erasmus Darwin 1731-1802)은 우리가 잘 알고 있는 찰스 다윈의 할아버지로 역시 의사이자 자연사가였고, 문학 작품도 여럿 남겼다. 그의 주저 『주노미아 *Zoonomia*』에 이미 진화론이 암시되어 있다.

5) 존 브라운(John Brown 1735-1788)은 스코틀랜드의 의사로 생기론을 주장하여 18세기 말과 19세기 초에 큰 성공을 거둔 것으로 알려져 있다. 그의 이론은 조직의 염증을 질병의 원인으로 간주했던 프랑수아 브루세(François Broussais 1772-1838)에게 중요한 영향을 주었다.

1부
주기적이거나 간헐적인 조광증

I
새로운 연구에 적용된 조광증 발작

의학이 여러 세기를 이어오면서 정신이상의 주제에 관해 이룬 발전이 초라할 뿐이라는 한 가지 충격적인 사례로 다양한 개인에게서 관찰된 조광증 발작을 언급해볼 수 있다. 더욱이 도덕철학과 인간 지성의 역사도 의학 못지않게 이 주제의 지식에 흥미를 갖지 않았던가. 아레타이오스[1]는 주기적인 조광증이 치료만 제대로 된다면 완치가 가능하지만, 다시 봄이 되고, 요법을 지키지 않거나 분노로 흥분했을 때 쉽게 재발할 수 있다고 언급하는

⁚⁚

1) 카파도키아의 아레타이오스(Arétée de Cappadoce)는 기원후 1-2세기에 활약한 고대 로마의 의사이다. 그의 관찰과 기술의 방법은 19세기까지 중요한 모범이 되었다. 간과 콩팥, 내장 질환 및 당뇨병 증상에 대한 그의 기술은 여전히 중요한 자료로 쓰인다.

것으로 그쳤다. 캘리우스 아우렐리아누스[2]는 붉은 빛이 도는 눈, 고정된 시선, 혈관의 이완, 뺨의 빛깔, 과도한 힘의 증가 등에 주목하도록 하면서 조광증 발작의 특징을 더 잘 제시해주었다. 그러나 두 사람 모두 많은 부분 아쉬움을 남겼다. 더 정확히 말하자면 조광증 발작의 내력을 전체적으로 파악하고, 발작이 보통 재발하는 계절은 언제이고, 발작의 원인들, 전조가 되는 증상들, 징후들, 연속적인 주기, 다양한 형태, 지속의 기간, 종료, 희망을 가져보거나 걱정해야 하는 기미들을 알려주었어야 했지 않은가? 관찰하는 것보다는 여러 내용을 짜깁기하고, 명백한 사실을 입증하는 것보다는 아무짝에도 소용없는 이론들을 제시하는 것이 더 쉬운 일이었다. 또한 이런 임무는 고대와 현대의 수많은 저자들이 훌륭히 수행했다. 조광증에 대해 많은 글이 나왔지만 스콜라학파의 비(非)생산적인 언어로 쓸데없이 반복만 늘어놓는 것들뿐이었다. 관찰 논집에서 찾게 되는 개별적인 내력들은 아무런 연관 없이 고립된 사실들에 불과하다. 그 이야기들에는 진정한 기술(記述)의 방법이 무시되어 있으며, 그것을 쓴 사람들이 주장했던 목적이란 어떤 치료약을 강조하는 것에 불과했다.[*3] 어떤 질병이든 징후와 진행 과정을 정확히 모른대도 그 치료가 허황하지도 위험하지도 않기라도 하듯 말이다.

•

2) 캘리우스 아우렐리아누스는 그리스의 의사로 로마로 건너가 그리스 의학의 과학적인 개념들을 전했다. 그는 정신이상 치료에 목욕을 아주 적극적으로 활용하곤 했다. 플리니우스에 따르면 그는 수백 가지 다양한 목욕 형태를 고안했다고 전한다.

*3) 나는 예를 들어 약 30년 전에 오스트리아 빈 소재의 정신이상자 구제원에서 이루어진 관찰 결과를 언급해야겠다. 빈은 유럽에서 현대 의학을 가장 성공적으로 연구한 도시이다. 그런데도 이 구제원에서 의사로 일했던 로테르 박사가 우리에게 해준 말이라고는 어떤 약을 써봤고, 그래서 치료가 이루어졌다는 것뿐이었다. 조광증의 역사, 차이, 종류는 전혀 규정되지 않았으니, 이렇게 되면 가장 맹목적이고 가장 편협한 경험주의를 실행하는 사람들의 수준으로 떨어진다.

II
조광증 연구에 도움이 되었던 상황들

내가 공화력 2년과 3년 사이에 수석 의사의 자격으로 맡은 비세트르 구제원[4]은 몇 년 전부터 파리에서 시작했던 조광증 연구를 계속할 수 있는 광범한 장을 열어주었다. 더욱이 정념을 뜨겁게 타오르도록 하고, 조광증이 그 모든 형태로 나타나는 데 혁명이라는 더없이 강렬한 격동의 시대보다 더 적합한 시대가 어디 있겠는가. 구제원 건물의 결함, 한순간도 안정적일 때가 없는 행정, 종종 필수품을 구할 수 없는 어려움이 있었어도 나는 그런 것 때문에 물러서지 않았다. 나는 구제원 관리인을 고무했던 헌신, 지성, 인류애의 원칙에서 너무도 탁월한 보충을 찾았다. 정신이상자들을 지도하는 기술로서는 그 누구도 그의 경험을 따를 자가 없었고, 그야말로 담대하고 단호한 태도로써 구제원의 질서를 변함없이 유지할 수 있는 적임자였다. 이런 환경이 갖춰졌으니 내 관찰이 대단한 가치를 갖게 되었다. 새로운 약을 써보는 경박한 시도는 그것에 댈 것이 못 됐다. 수많은 다른 질병에서처럼 조광증 치료에서 약을 올바로 처방하는 기술이라는 것이 있대도, 간혹 약을 쓰지 않고도 치료하는 것이 더 대단한 기술이기 때문이다.

III
간헐적으로 일어나는 조광증 발작의 시기

대부분의 조광증 발작의 재발과 진행에 태양의 자극으로 인한 결과들

---

4) 1793년 8월 25일에 자크 기욤 부레와 조르주 카바니의 추천으로 삐넬은 비세트르 정신이상자 구제원의 의사로 임명되었다. 그는 1795년에 살페트리에르 구제원의 수석 의사로 임명될 때까지 비세트르에서 일했다.

을 눈으로 확인하고, 춘분 이후의 달 동안 재발하고는 강도의 차이는 있지만 여름 내내 계속되다가, 가을 끝 무렵 대부분 끝나는 것을 보는 것은 정말 흥미롭다. 발작이 지속하는 기간은 개인의 다양한 감수성의 정도와, 계절의 온도 변화가 빨라지거나, 늦어지거나, 뒤바뀜에 따라 석 달, 넉 달, 다섯 달에 이르기도 한다. 더욱이 종류와 상관없이 모든 정신이상자가 일시적으로 흥분에 사로잡히고 격렬한 동요를 보이는 시기는 폭풍우가 다가오거나, 레오뮈르 온도계[5]로 16도, 18도, 그리고 그보다 더 높은 온도로 더워지는 때이다. 그때 정신이상자들은 빠른 발걸음으로 급히 걷고, 두서도 없고 밑도 끝도 없이 떠들어대고, 정말 아무것도 아닌 일로도, 심지어는 아무 이유 없이 격분하고, 시끄럽기 짝이 없고 알아들을 수도 없는 고함을 지른다. 그렇지만 일반 법칙을 세워 조광증 발작의 재발은 항상 기온이 높아진 결과라는 결론을 내리는 일은 자제해야 한다. 나는 겨울 초입에 발작이 재발한 정신이상자 세 명을 보았다. 무월(霧月)[6]에 첫 추위가 닥쳤을 때였다. 기온이 며칠 동안 영하 10에서 12도로 지속되었을 때 겨우내 발작이 차례로 진정되었다가, 혹심한 겨울에 교대로 몇 차례 재발했다. 나는 또한 발작이 일어나는 시기가 완전히 변했던 두 가지 사례를 언급할 수도 있다. 정신이상자 두 사람은 더위가 시작되면 항상 발작을 일으켰다. 한 명은 3년 동안 그랬고, 다른 한 명은 4년 동안 그랬다. 그러더니 작년부터 이 두 사람은 가을이 지나 추위가 찾아올 때만 발작을 일으켰다. 그러니 발작 재발에

5) 레오뮈르 온도계는 프랑스 곤충학자이자 자연학자인 레오뮈르(René-Antoine Ferchault de Réaumur 1683-1757)가 고안한 온도계로 빙점(氷點)과 에틸알코올의 비등점(沸騰點) 사이의 지표 구간에 눈금을 매겨 온도를 측정하는 기계를 말한다. 수은 대신 알코올을 쓴 것이나 비등점 100도 대신 80도로 쓴 것이 현재 온도계와 다른 점이다. 레오뮈르 온도계의 온도를 열씨(列氏) 온도라고 하는데 이 온도에 1.25를 곱하면 섭씨온도가 된다. 뒤에 레오뮈르 온도계로 16도에서 18도라면, 섭씨 20도에서 22.5도 정도이고, 영하 10도에서 12도라면, 섭씨 영하 12.5도에서 15도가 된다.

6) 10월 22일부터 11월 21일.

대한 이런 신경증적 성향의 근거는 어디에 있는가? 일반적인 법칙이 작동되는 것 같기도 하고, 여름에 가장 자주 발생하거나 간혹 겨울에 발생할 수도 있는 것 같다. 그럴 때 브라운 박사[7]가 추위와 더위의 작용과, 조광증의 특징으로 삼은 항진성(亢進性) 질병의 성격의 원칙은 어떻게 되겠는가?

IV

이 발작은 계절의 영향과는 무관함

나는 앞에서 불규칙한 주기의 조광증이 일반적으로 어떻게 진행되는지 제시했다. 이런 종류의 조광증 발작은 계절과 온도의 변화뿐 아니라 분노로 인한 흥분, 조광증의 최초의 원인이 되었던 기억을 불러일으키는 대상들, 음주, 영양 부족 및 결핍과 같은 외적 원인으로도 재발할 수 있다. 나는 계속적이고 반복적인 관찰을 통해 이 점을 확인했다. 구제원에서는 계절의 변화나 방금 언급된 다양한 원인을 전혀 따르지 않지만, 규칙적인 주기로 일어나는 다른 조광증도 눈에 띈다. 그러나 그런 조광증 발작이 재발하는 주기는 정확히 정해져 있다. 발작은 어떤 내적인 배치에 따라 재발하는데 우리로서는 그 결과를 보고 나서야 그런 배치가 있었다는 점을 알 뿐이다. 이 경우 다른 조광증보다 치유가 더 어렵고, 빈도도 낮다. 나는 공화력 2년에 비세트르 구제원의 정신이상자들을 대상으로 일제 조사를 실시했는데 이는 그들의 증상별 분포를 알기 위해서였다. 그 결과 나는 전체 인원 이백 명 중에 불규칙한 주기의 조광증 환자가 쉰두 명이었던 반면, 규칙적인 주기의 조광증 환자는 고작 여섯 명뿐이었음을 알았다. 이 여섯 명 중 한 명은 매년 3개월간의 발작을 겪었는데 그의 발작은 한여름에 끝났다. 두 번째

----

7) 스코틀랜드 의사 존 브라운(John Brown 1735-1788)을 가리키는 것 같다. 87쪽의 각주 5) 내용을 참조.

환자의 조광증 발작은 사흘 간격으로 일어나는 간헐열(間歇熱)[8] 유형을 따르는 것 같았다. 계속 하루만큼은 차분한 상태로 지낼 수 있었기 때문이다. 세 번째 환자는 연중 2주 동안 극단적인 분노 상태에 있었고, 나머지 열한 달 보름은 이성을 찾고 차분한 상태를 보냈다. 마지막으로 나는 차분한 상태로 열여덟 달이 지나면 어김없이 재발하여 발작이 6개월 동안 지속되었던 세 명의 정신이상자들의 사례를 언급할 수 있다. 이 세 명의 정신이상자들이 보인 발작의 특별한 성격은 그들의 생각에 어떤 혼란도, 어떤 이상(異常)도 보이지 않았고, 상상력에도 어떤 광태가 나타나지 않았다는 데 있었다. 이들은 질문을 받으면 더없이 정확하고 더없이 명확하게 답변했지만, 격노에 차 그보다 더 길길이 날뛸 수가 없었고, 잔인한 본능의 지배를 받고 있었다. 그런 본능은 그들 스스로도 두려워했던 것이지만, 단단히 감금될 수 있다는 장애물을 만나지 않았던들 그들은 끔찍한 충동을 자제할 수 없었을 것이다. 이런 사실들을 로크[9]와 콩디야크가 광기에 부여한 개념들과 어떻

••

8) 히포크라테스 시대에는 체온계가 없었으므로 높고 낮음보다 변동의 주기로 구분되었다. 하루 이상의 간격을 두고 발열을 반복하는 열병을 간헐열이라고 하는데, 히포크라테스는 이를 삼일열(febris tertiana fièvre tierce), 사일열(febris quartana, fièvre quarte), 열대열(tropica) 등으로 분류했다. 삼일열은 격일로 고열이 반복되는 열이고, 사일열은 첫 발열에서 이틀간은 열이 없다가 나흘째에 고열이 일어나서 반복되는 것을 말한다.

9) 로크는 『인간지성론』 2권 11장 12-13절에서 백치와 광인의 문제를 언급한다. "결국 백치들에게서 발견되는 결함은 지적인 능력들의 민첩성과 활동성, 운동의 결여에서 오는 것처럼 보인다. 이러한 결여로 백치들은 이성 능력이 없게 된다. 다른 한편 광인들은 다른 쪽의 극단을 겪는 것 같다. 내가 보기에 이들은 추론 능력을 상실하지는 않았지만, 어떤 관념들을 매우 잘못 결합하여 이것들을 진리로 잘못 안다. 이들은 또한 그릇된 원리들에서 올바르게 논증하는 사람들이 실수하듯이 실수를 저지른다. 이들은 격렬한 상상으로 인해 공상을 실제로 간주하고는 이로부터 올바른 추론을 행하는 것이다. [...] 그러나 [...] 광기에도 정도가 있다. 광인에 따라 관념들을 질서 없이 마구잡이로 결합하는 일이 더 많이 나타나거나 덜 나타난다. 요약해서 말하면 광인은 그릇된 관념들을 함께 놓아 그릇된 명제들을 만들지만 이것들로부터 올바르게 논증하고 추론하는 반면, 백치는 아무런 명제로 만들지 못하거나 만든다고 해도 아주 소수이고 추론은 거의 하지 못한다는 점에 둘 사이의 차이가 있다."(로크, 『인간지성론1』, 정병훈, 이재영, 양선숙 역, 한길사, 2014, pp. 238-239)

게 화해시킬 수 있을까? 이 철학자들은 본성상 전혀 양립할 수 없는 관념들을 서로 잇고, 그렇게 이은 관념을 실질적인 진리로 간주하는 성향만을 광기로 봤던 것이다.

V
조광증을 그것의 원인이 아니라
체질에 따라 파악해본 다양성

조광증의 종류가 다양한 것이 그 원인의 본성이 각기 달라서이고, 발병 원인이 불행한 사랑, 가정의 슬픔, 광신까지 나아가는 신앙심, 종교적인 공포, 혁명의 사건일 때 조광증이 주기적이거나, 지속적이거나, 멜랑콜리가 된다고 생각한다면 그것은 오류에 빠지는 일이리라. 그렇지만 나는 정신이 상자들의 예전 상태에 대한 정확한 정보를 분석하고, 그들만이 가졌던 조광증 증상을 관찰함으로써 조광증의 특별한 양상이나 특징적인 성격과, 조광증을 일으켰던 대상의 본성 사이에는 아무런 관계도 없다는 점을 충분히 확신했다. 내 기록에 따르면 내가 관찰했던 주기적인 조광증 환자들 중에 강렬했지만 불행으로 끝난 정념을 원인으로 했던 몇몇 환자들과, 영광을 바랐던 고양된 야심에 사로잡혔던 다른 환자들, 큰 재산을 잃었거나 황홀경에 이른 신앙심 때문에 착란을 일으킨 환자들, 뜨거운 애국심으로 고양되었지만 종종 견고한 판단력을 갖추지 못했던 환자들이 있었는데, 발작의 격렬한 정도는 그 원인의 본성과는 전혀 무관했고, 오히려 개인의 체질이나, 더 정확히 말하자면 정신과 신체의 감수성의 다양한 정도에 달린 것으로 보였다. 검은 머리를 가진 건장한 남자들, 원기 왕성한 나이대의 남자들, 강렬하고 성마른 정념에 쉽게 사로잡힐 수 있는 남자들이 발작을 일으킬 때 그들의 성격이 고스란히 드러나는 것 같았고, 그들은 간혹 노발대발하며 폭력과 격노에 사로잡히기도 했다. 유순하고 온건한 성격의 소유자로 밤색 머리 색깔의 남자들이 발작을 일으켰을 때는 이런 극단적인 성격이 덜하다는 점이 눈에 띄었는데, 이들이 보인 조광증 증상은 신중했고, 정도를 크게 벗어나지 않는 가운데 진행될 뿐이었다. 금발의 남자들이 격노로 흥분하기보다는 가벼운 몽상에 빠지고, 결국 치료가 불가능해지는 저능한 치매 상태로 귀결하는 것만큼 흔히 볼 수 있는 것도 없다. 뜨거운 상상력과 강렬한 감수성의 소유자들, 더없이 강하고 더없이 활력에 넘치는 정념을 느낄 수 있는 사람들의 기질과 조광증의 기질이 굉장히 가깝다고 말하는 것으로 충분하다. 슬픈 일이지만 이런 생각은 사실이며, 그 때문에 불행하게도 정신이상에 빠진 환자들에게 관심을 갖게 된다. 내가 할 수 있는 일이란 그들의 정신적 능력에 대해 명백한 증언을 하는 것뿐이다. 소설을 제외한다면 나는 정신이상자들이 구제원에서 이성의 능력을 누리고 차분한 상태로 지낼 때 그들보다 더 사랑받아 마땅한 남편, 더 자상한 아버지, 더 열정적인 애인, 더 순수하고 더 고결한 애국자들을 본 적이 없다. 민감한 마음을 가진 사람이 그곳을 찾는다면 매일 감동적인 장면을 볼 수 있다.

VI
발작이 일어나리라는 것을 예측할 수 있는 증상들

주기적인 조광증을 일으키는 질환의 본성과, 이 질병이 멜랑콜리와 심기증과 보여주는 친화성을 살펴본다면 이 질환이 생기는 최초의 자리는 십중팔구 상복부이며, 그 중심부로부터 조광증 발작이 방사상(放射狀)으로 퍼진다고 추정하게 된다. 조광증 발작의 전조가 되는 증상들을 주의 깊게 검토한다면 대단히 광범위한 이 부분에 대한 놀랄 만한 증거들을 얻게 된다. 라카즈와 보르되[10]는 이 영역에 상복부의 힘이 미치고 있다고 보았고, 뷔퐁도

..
10) 루이 드 라 카즈(Louis de la Caze 1703-1765)와 테오필 드 보르되(Théophile de Bordeu

그의 『자연사』에서 이를 대단히 잘 묘사한 바 있다. 이 복부 전체가 이내 이런 교감성 일치에 이르는 것 같다. 정신이상자들은 발작이 시작될 때 위장 부위에 쥐어짜는 것 같은 수축의 느낌을 받고, 음식에 혐오가 생기고, 변비가 계속되고, 뱃속이 뜨거워져 시원한 음료를 계속 찾게 된다고 호소한다. 그들은 동요 상태에 빠지고, 이유 없이 불안을 느끼고, 갑작스러운 공포, 불면을 겪는다. 그런 뒤 이내 생각이 뒤죽박죽이 되고 혼란스러워진다는 것이 기괴한 몸짓이며, 몸의 특이한 거동과 움직임으로 뚜렷이 나타나게 된다. 관찰자는 이런 것을 봤을 때 강한 충격을 받을 수밖에 없다. 정신이상자는 간혹 머리를 쳐들고 시선을 하늘에 고정할 때도 있다. 그는 잘 들리지 않게 낮은 목소리로 중얼거리고 사려 깊게 생각하며 감탄하는 기색을 보여주거나 깊은 명상에 사로잡힌 모습으로 거닐다가 멈춰서다를 반복하기도 한다. 다른 정신이상자들은 이유 없이 과도하게 명랑한 기질을 보여주고, 공연히 박장대소를 반복하기도 한다. 그리고 간혹 일어나는 일이지만 그런 그가, 자연이 대조를 즐겨 만들어놓기라도 했던 것처럼 우울한 침묵, 이유 없이 쏟아지는 눈물, 응축된 슬픔, 극도의 불안을 보여주기도 한다. 어떤 경우는 눈이 순식간에 붉어지고, 시선이 번득이고, 뺨에 붉은 빛이 두드러지고, 다변이 끊이지 않는데, 이는 곧 발작이 폭발할 것이므로, 긴급히 엄중하게 가둬두지 않을 수 없음을 알려주는 것이다. 우선 한 정신이상자가 수다스럽게 말을 늘어놓고, 박장대소를 자주 터뜨리다가, 이번엔 갑자기 폭포 같은 눈물을 흘린다. 이것은 경험상 그를 신속하게 가두어야 한다는 징조이다. 이 발작은 정말 강렬해서, 무엇이든 손에 잡히는 대로 산산조각을 내기 때문이다. 신앙심으로 생긴 조광증 발작은 밤 동안 황홀경을 일으키는 환각을 보는 것으로 시작된다. 사랑 때문에 생긴 조광증은 정도의 차이는 있지만 이성적이고 차분한 기간이 어느 정도 지속된 뒤에 간혹 매혹적

1722-1776)는 모두 몽펠리에 의학학파였다가 파리로 올라와 활약한 의사들이다.

인 꿈을 꾸고 황홀할 정도로 아름다운 모습을 한 사랑의 대상이 그 앞에 나타나면서 격렬하게 터져 나오기도 한다.

VII
발작 기간 동안 정신질환의 변화 양상

분노를 격노나 일시적인 조광증(ira furor brevis est)으로 봤던 사람[11]은 대단히 진실한 생각을 표현한 것이다. 그가 조광증 발작들을 수도 없이 관찰하고 비교해볼 수 있었으므로 그의 생각이 그만큼 더 심오한 것이었음을 알 수 있다. 일반적으로 조광증 발작은 격렬한 정도의 차이는 있지만 장기화된 흥분 형태로 나타난다. 이 발작의 진정한 성격은 생각의 혼란이나 기묘하고 기이한 판단 이상으로 성마른 본성에서 비롯한 감정의 동요에 있다. 그래서 탁월한 관찰의 기술을 자랑했던 아레타이오스와 캘리우스 아우렐리아누스의 저작에서는 조광증을 '격노(fureur)'라는 말과 동의어로 보곤했다. 이들이 이 용어를 지나칠 정도로 확대 해석했던 의미를 받아들여야 한다. 간혹 격노를 동반하지 않는 발작이 관찰될 때는 있으나, 정신 능력의 변화나 저하가 일어나지 않는 경우는 거의 없다시피 하기 때문이다. 혁명의 사건들로 말미암아 조광증에 걸린 한 사람이 있었는데 그는 발작이 일어나지 않을 때는 언제나 아이를 소중하게 아꼈지만, 일단 발작이 일어나면 그 아이를 거칠게 대했다. 나는 아버지를 깊이 사랑하는 한 젊은이가 주기적인 발작이 일어나는 동안은 아버지를 모욕하고 심지어 폭력까지 행사하려는 것을 본 적이 있다. 그렇지만 그의 발작에 격노가 동반된 적은 전혀 없다. 나는 안정기에는 대쪽같이 정직한 사람이라고 알려졌지만 발작이 일어나면 저항할 수 없는 도벽이 일어나 요술을 부리듯 슬쩍 훔치는 걸로 유명

••
11) 호라티우스, 『서한시』, I, 1, II, v. 62에서 따온 인용문.

한 사람들의 사례도 언급할 수 있다. 한 정신이상자는 대단히 유순하고 다정한 성격을 가졌지만 발작 기간 동안에는 악의로 가득한 악마에 씐은 것 같아서, 시도 때도 없이 악의적인 행동을 하면서, 동료를 방에 가두고, 화를 돋우고, 때리고, 무슨 주제라도 그것으로 싸움을 벌이고 주먹다짐을 했다. 그러나 손에 닿는 모든 것을 부수고 그것도 갈기갈기 찢는 데 열중하는 어떤 정신이상자들의 파괴적인 본능을 어떻게 이해할 수 있을까? 이는 간혹 상상력에 오류가 일어난 것임이 분명하다. 한 정신이상자의 사례가 증명하듯이 그가 내며 침대에 넣은 짚을 찢는 것은 그걸 뱀이며, 둘둘 감긴 뱀 새끼 더미로 봤기 때문이다. 그렇지만 이렇게 격노한 사람들 중에는 상상력에 전혀 손상을 입지 않았으면서도, 손에 피를 묻히고 자기와 같은 사람들의 내장을 갈기갈기 찢는 맹목적이고 야만적인 성향을 경험하는 사람들도 있다.(IV) 이것은 정신이상자 한 명이 평온한 시기에 있었을 때 벌벌 떨면서 자기 입으로 내게 해준 이야기이다. 마지막으로 이렇게 잔인함이 자동적으로 발현된 장면이 나타난 그림을 한 정신이상자의 사례를 인용해서 보충하고 싶다. 그는 자기가 겪는 광포한 분노의 대상을 다른 사람들이 아니라 자기 자신에게 돌렸다. 그는 비세트르에 오기 전에 고기 써는 칼로 자기 손을 절단했다. 그래서 끈으로 묶어두었는데도 허벅지를 이빨로 물어뜯어 그것을 먹으려고 했다. 이 불행한 자는 결국 맹렬한 조광증 발작에 빠져 자살했다.

<h2 style="text-align:center">VIII</h2>

발작 기간 동안 지성의 기능에 영향을 주는 다양한 상해들

콩디야크가 우리 지식의 기원으로 더 확실히 거슬러 올라가 보고자 분석의 방법을 통해 생명을 가진 석상(石像)을 가정해봤던 일은 널리 알려져 있다.[12]

그 석상이 차례대로 후각, 미각, 청각, 시각, 촉각의 기능을 얻고, 그렇게 해서 그 석상은 감각에 일어난 다양한 작용들과 관련되어 있을 관념들을 지시하는 데 이른다. 인간 지성의 역사도, 주의, 비교, 판단, 성찰, 상상력, 기억, 추론과 같은 지성의 다양한 기능들을 따로 떼어내는 식으로, 이들 기능에 일어날 수 있는 손상을 고려할 수 있어야 하지 않을까? 그런데 어떤 조광증 발작을 보면 이 모든 다양성이 나타나니 이를 추상화시켜서 연구할 수 있을 것이다. 이 기능들이 전부 함께 사라지고, 약화되거나, 발작 기간 동안 맹렬히 자극될 때도 있고, 이 기능 가운데 하나 혹은 여럿에 이러한 이상 혹은 저하가 나타나지만, 그것과 다른 기능들은 전에 없던 발전이 이루어지고 활동력을 갖게 되어 지성이 약화되었다는 생각을 전혀 할 수 없는 때도 있다. 발작 기간 동안 외곬의 생각에 빠져 거기에 완전히 몰두하는 정신이상자들을 심심치 않게 볼 수 있다. 그들은 다른 때는 방구석에 꼼짝하지 않고 조용히 있다가, 그들에게 무슨 도움을 주려고 하면 거칠게 밀어내고, 야만적으로 경악하는 모습밖에 보이지 않았다. 이때가 주의력이 최고도로 높아지고, 단 하나의 대상에 그보다 강렬할 수 없이 주의가 집중되는 곳이 아닐까? 다음번에 그 정신이상자가 발작을 일으켰을 때 그는 계속 안절부절못했다. 그는 웃고 노래하다 눈물을 흘리기도 했고, 그렇게 너무도 변덕스러운 모습을 보여주었으니 그 무엇으로도 그를 한순간도 붙잡아둘 수 없었다. 나는 정신이상자들이 처음에는 일련의 종교적인 편견 때문에 음식이란 음식을 완강히 거부하다가, 간수가 강압적인 어조로 으름장을 놓으면 강렬한 충격에 빠져, 신 앞에 죄인이 될 것인가, 가혹 행위를 감

---

12) 콩디야크는 『감각론 *Traité des sensations*』(1754)에서 인간을 상상의 석상으로 치환한다. 석상은 감각이 없기 때문에 지식 역시 가질 수 없다. 콩디야크는 이 석상에 인간이 가진 다섯 가지 감각을 하나씩 부여하면서 석상이 지성의 능력을 어떻게 얻게 되며, 이로써 복잡한 관념을 형성하는 과정을 추적했다. 그는 가장 먼저 후각을 부여하는데 이 감각이 다른 감각에 비해 가장 단순한 것이기 때문이다.

수할 것인가 사이에서 내적 투쟁 같은 것으로 여러 시간을 보내다가, 결국 두려움에 져서, 음식을 먹기로 결심하는 것을 본 적이 있다. 정말 깊이 심사숙고해보고 여러 생각을 비교해봐야 할 곳이 여기가 아닐까? 다른 경우에 그 정신이상자는 이런 비교를 할 능력이 없는 것처럼 보였고, 최초에 했던 생각의 한정된 영역을 벗어날 수 없었다. 간혹 그 정신이상자는 발작이 일어나는 동안 판단력이 완전히 희미해진 것처럼 보였고, 그저 두서도 없고 밑도 끝도 없는 단어들만 말할 뿐이어서 이를 보면 그의 생각에 전적으로 연관성이 결여되었음을 알 수 있다. 그와 다른 경우에 그의 판단력은 대단히 단호하고 강력했다. 그때 그는 온건해 보였고, 호기심 많은 사람들의 질문에 그 이상 정확하고 똑바를 수 없이 대답을 했다. 그러다가도 풀어주기만 하면 엄청난 분노와 격노를 일으켰다. 공화력 2년 9월 2일에 감옥들에서 발생한 너무도 비통한 사건들이 이 점을 증명했듯이 말이다.[13] 이런 종류의 조광증은 너무 흔한 것이라 나는 비세트르 구제원에서 동시에 여덟 사례를 본 적도 있다. 흔히 이를 '조리 있는 광기(folie raisonnante)'라는 평범한 이름으로 부르고들 한다. 정도를 벗어난 상상력, 환상적인 착란,[*14] 머릿속에서 군대의 장군, 군주, 신으로 변모하는 사례에 대해 말하는 것은 하나마나한 일일 것이다. 이를 다룬 저자들은 심기증과 멜랑콜리 증상을 성격으로 갖

••

13) 9월 학살이라고도 하는데, 1792년 9월 2일부터 6-7일에 걸쳐 발생한 연이은 사형 집행을 가리킨다. 비슷한 학살이 파리뿐 아니라 프랑스 전역에서 벌어졌다. 이 사형 집행은 혁명기에 오스트리아-프러시아군이 프랑스를 침략할 것이고, 이에 편승하여 왕정주의자들이 학살을 범했다는 소문이 돌면서 자극되었다. 시민들은 파리의 감옥으로 달려가서 수감되어 있던 왕정주의자들을 학살했는데, 파리에서만 천삼백여 명 이상이 학살된 것으로 추산된다. 본서의 4부 11절(본 번역 pp. 194-195)에 이 사건이 간략히 소개되어 있다.

*14) 나는 비세트르 구제원에서 최고의 권력을 가졌다고 믿었던 네 명의 정신이상자를 만났다. 그들 모두가 루이 16세의 지위를 갖고 있었다. 다른 정신이상자는 자신이 루이 14세라고 믿고 있었는데, 그는 가끔 내가 언젠가는 그의 수석 주치의가 될 수도 있겠다고 말하곤 했다. 비세트르 구제원에는 신(神)들이 적지 않아서, 이들 정신이상자를 메지에르의 신, 라마르슈의 신, 브르타뉴의 신처럼, 그들의 고향 이름을 붙여 불렀다.

는 이런 환상을 온갖 형식으로 빈번히 관찰하고 기술했다. 종종 심기증과 멜랑콜리의 가장 높은 단계에 불과한 조광증에서 그런 환상들을 다시 발견하지 못할 것도 없다. 기억의 정도는 놀랄 만큼 다양했다. 간혹 기억이 완전히 사라져버린 경우도 있어서, 정신이상자들은 차분해졌을 때 자기늘이 벌인 광태와 같은 행동들을 전혀 기억하지 못했다. 그렇지만 이들 가운데 몇몇은 발작이 일어난 정황들, 그들이 내뱉었던 모욕적인 언사, 그들이 빠졌던 격노를 하나도 빠짐없이 생생하게 회상한다. 그러고는 며칠 동안 침울해지고 말수가 적어져 자기 방에 틀어박혀 지내고, 그들이 저항할 수 없이 길길이 날뛰며 벌인 맹목적인 착란의 행동에 책임을 져야 하는 것은 아닐까 하듯 깊이 후회한다. 대부분의 조광증 발작에서 성찰과 추론의 능력은 눈에 띄게 손상되거나 무너진 채이다. 그러나 우리는 또한 지성의 이 기능 저 기능이 전혀 활력을 잃지 않고 남아 있거나, 정신이상자들이 어떤 대상으로 인해 공상적인 횡설수설에 붙들렸다가 신속하게 회복되는 발작의 사례도 언급할 수 있다. 나는 언젠가 그들 중 한 명이 이루 말할 수 없이 터무니없는 말을 할 때마다 내게 편지를 써보라고 충고했다. 그는 대단히 공부를 많이 한 사람이었다. 나는 아직도 그 편지를 보관하고 있는데 대단한 양식(良識)과 이성을 갖춘 편지였다. 한 보석 세공인은 자기 머리가 바뀌었다는 괴상한 생각을 하던 사람이었는데 그러는 동시에 영구 운동이라는 공상에 심취했다. 그는 연장을 구해서 정말 악착같이 작업에 몰두했다. 다들 그런 발명이 어떻게 가능하겠느냐고들 생각했다. 그렇지만 작업의 결과 대단히 기발한 기계가 나왔다. 대단히 완벽하게 결합을 해보았으니 그런 결과를 얻었던 것도 당연했다. 이런 사실들 전체가 지성이 머무는 자리가 있고, 지성은 단일하고 분리 불가한 원리를 갖는다는 의견과 어떻게 화해할 수 있을까? 그렇다면 형이상학을 다룬 수천 권의 책들은 무엇이 되겠는가?

IX
발작의 특징은 전례 없이 신체와 정신에
활력이 증가한다는 것이다

앞으로 철학 의학(la médecine philosophique)을 통해 '두뇌에 그려진 이미지', '두뇌라는 장기(臟器)의 상이한 부분들에서 발생한 혈액의 일시적이고 불규칙한 충격', '동물 정기의 불규칙한 운동' 등의 모호하고 부정확한 표현들이 추방되기를 바라야 한다. 이런 표현들은 인간 지성을 다룬 더없이 훌륭한 저작에서도 발견되지만, 조광증 발작의 기원(III), 원인(V), 내력(VI, VII)에 더는 부합하지 않는다. 신경의 흥분은 대부분의 발작에서 특징적으로 나타나는 것인데 정신이상자의 근력(筋力)이 과도해지고 연속적으로 동요할 때 신체에서 나타나기도 하지만, 자기의 힘을 당할 자가 없다는 뚜렷한 생각과 그 무엇도 자신의 지고한 의지를 막을 수 없다는 오만한 확신을 통해 정신에서도 나타난다. 그래서 그는 불굴의 과감성을 갖췄고, 그것이 그의 도를 벗어난 변덕에 날개를 달아주는 꼴이며, 이를 억압할 경우에 그는 간수와 근무자들과의 한바탕 싸움도 불사한다. 그때는 많은 인원이 모여 떼로 달려들어야 한다. 다시 말해서 그를 억제하려면 그의 상상력을 강력하게 자극할 수 있는 위압적인 장치가 필요하다. 그리고 저항해봤자 소용없으리라는 점을 그가 받아들이도록 해야 한다. 이것이 제대로 운영되는 구제원에서 예상치 못한 경우에 해로운 사고를 예방하고, 조광증 치료에 강력히 기여하도록 하는 대단한 비밀이다. 나는 간혹 이 신경의 흥분이 극단적이 되고 억제할 수 없을 정도로 커지는 것을 본 적이 있다. 몇 달 전부터 차분한 상태였던 한 정신이상자가 산책 중에 갑자기 발작을 일으켰다. 그의 눈은 번득여, 눈구멍에서 튀어나오는 듯했고, 얼굴, 목, 가슴 윗부분이 사줏빛으로 붉어졌다. 그는 태양이 자기 네 발자국 앞에 있다고 생각했고, 뭐라 표현할 수 없을 정도로 머리가 부글부글 끓어오르는 것이 느껴져,

자기의 격노를 더는 감당할 수 없게 되었으니 서둘러 자신을 가둬달라고 알렸다. 발작이 일어난 동안 그는 계속 사나운 동요 상태였고, 자기 옆에서 태양을 보고 있다고 생각했고, 쉴 새 없이 수다를 계속했고, 그러면서 그의 생각이 혼란스럽고 무질서하게 되었다는 점이 드러났다. 다른 경우에 지성의 능력에 상복부의 힘의 반작용이 가해질 때, 그것은 지성의 능력을 억제하거나 둔화시키기는커녕 활기와 활력을 계속 증가시킨다. 그래서 더욱 온건해지거나, 과거에 도야한 정신과 사유가 습관적으로 실행되면서 그것을 상쇄하도록 한다. 발작이 일어날 때 상상력은 최대로 발전되고 풍요로워지는 것 같다. 그러면서 감식안이 작용함으로써 상상력이 계속 반듯해지고 방향을 잡아가는 것이다. 정신이상자가 보여주는 가장 눈에 띄는 사유, 가장 천재적이고 가장 흥미로운 비교를 보면 초자연적인 것으로 보이고 영감과 열광이 느껴진다. 과거의 기억은 수월히 펼쳐지는 것 같고, 그가 차분했던 기간 동안 잊었던 것이 더없이 생생하고 더없이 활기에 넘치는 색채로 그의 머릿속에 되살아난다. 나는 간혹 한 문인(文人)의 방 앞에서 기꺼이 발길을 멈추곤 했다. 그는 발작 기간 동안 강력하고, 순수하고, 위엄 넘치는 언어로 혁명의 사건들을 주제로 연설했다. 그의 언어는 대단히 깊이 공부하고, 그보다 더 건전할 수 없는 판단력을 지닌 사람에게 기대할 수 있는 것이었다.[15] 그렇지만 그 기간을 제외하고는 그는 정말 평범한 사람에 불과

••
[15] 저 유명한 프랜시스 윌리스의 치료로 회복한 정신이상자는 자기가 경험한 발작의 내력을 다음과 같이 말했다. "저는 격한 흥분에 사로잡히는 발작이 일어나기를 인내심을 갖고 끊임없이 기다렸습니다. 발작은 정도의 차이는 있지만 보통 10-12시간 정도 계속되곤 했는데, 발작이 지속되는 동안 천복(béatitude)의 기쁨을 누리곤 했기 때문입니다. 뭐든지 쉽게 할 수 있어 보였고, 머릿속으로도, 실제로도 어떤 장애물이든 저를 막아 세울 수 없었습니다. 단번에 놀랄 만큼 완벽한 기억력을 갖게 되었습니다. 라틴 저자들의 기나긴 문장들도 기억이 났습니다. 보통의 경우 그런 경우 각운을 찾기도 어려웠는데 말이죠. 발작 기간 동안 저는 산문을 쓰는 것만큼 빠르게 시를 썼습니다. 저는 꾀발랐고 악의적이기도 했죠. 모든 종류의 술책도 능수능란하게 쓸 수 있었으니까요 …."(Bibliothèque britannique)

했다. 이렇게 흥분에 사로잡혀 지고의 힘이나 신의 본성에 합류한다는 공상적인 관념을 가질 때 정신이상자가 느끼는 기쁨은 더없이 황홀한 향유, 행복의 도취와 매혹에 이르기까지 했다. 파리의 한 기숙사에 갇혀 있던 한 정신이상자는 발작 기간 동안 자기가 예언자 마호메트라고 믿고 계율을 지키는 태도를 취하고 신이 보낸 사자(使者)의 어조로 말했다. 그의 외모에서는 빛이 났고 그의 거동은 위엄이 넘쳤다. 어느 날 혁명의 사건으로 파리에 대포가 터지자, 그는 그것이 자기에게 경의를 표하기 위한 것이라고 생각하고, 주변 사람들에게 침묵을 지키게 했다. 그는 더 이상 기쁨을 억누를 수 없었다. 그것은 초자연적인 영감의 가장 진실한 이미지이거나, 고대의 예언자들의 꿈같은 환상이기도 했을 것이다.

X
조광증 환자들은 누구랄 것 없이
극도의 허기와 극도의 추위도 견뎌내는가?

대다수 조광증 발작의 특징인 신경 흥분에서 가장 주목할 만한 한 가지 성격은 근력이 최고도에 이르고 극도의 허기와 가혹한 추위도 아무렇지 않게 견뎌낸다는 것이다. 이는 옛날부터 알려진 진실들이지만 모든 종류의 조광증과 모든 단계의 조광증에 대단히 보편적으로 적용될 수 있다. 나는 경이로운 엄청난 근력이 발휘되었던 몇몇 사례를 본 적이 있다. 무엇으로도 끊을 수 없는 끈으로 묶어놓았지만 조광증 환자가 힘을 주자 정말 놀랍게도 툭 끊어져 버렸던 것이다. 그 강한 끈이 끊어졌다는 사실보다 그렇게 쉽게 끊어졌다는 점이 더 놀라웠다. 사지를 묶어놓지 않으면 자기 힘이 제일 세다는 오만한 생각을 한 그가 얼마나 위험한 존재가 되겠는가? 그렇지만 어떤 주기적인 발삭의 경우에는 이런 근육 수축의 에너지가 전혀 두드러져 보이지 않는다. 그 경우는 오히려 마비 상태가 지배적이고, 그 에너지는 발작 기간 동안에 더는 보이지 않는다. 정신이상자들이 극도의 허기를 얼마나 수월히 견디는지에 대한 지나치게 일반적인 명제들에 도전해보아야 한다. 반대로 어떤 발작의 경우 엄청난 식탐이 나타나기도 하고, 거의 먹지 않다시피 하여 금세 실신에 이르기도 하기 때문이다. 나폴리의 한 구제원[16] 이야기들을 한다. 절식(絶食)을 엄하게 밀어붙여 정신이상자의 힘을 빼놓는 다는 것인데 이는 치료의 기초 중 하나이다. 이 기묘한 원리, 더 정확히 말하자면 저 파괴적인 편견이 언제부터 시작되었는지 알기는 어렵다. 최근 흉년이 계속된 결과로 일어난 안타까운 경험으로 알 수 있었던 것은 비세트르 구제원에서 식량 부족으로 인해 조광증이 사라진 것이 아니라, 그것이 오히려 조광증을 격화하고 연장하는 데 적합했다는 점이었다.[*17] 다른 한편 어떤 발작의 경우 지속되는 동안 더없이 위험하여, 신경의 끈을 놓지 말아야 할 한 가지 증후는 모든 음식을 고집스럽게 거부하는 것이다. 나는 간혹 나흘, 일주일, 심지어 이 주일 동안 계속해서 음식을 거부했던 경우도 보았다. 마실 것을 자주, 그리고 풍부히 주었기 때문에 죽음에 이르지는 않지만 말이다. 이렇게 맹목적인 고집을 꺾으려면 얼마나 많은 정신적인 방법들이, 얼마나 많은 방편들이 필요할까! 어떤 정신이상자들이 더없이 가혹하고 끊임없이 계속되는 추위를 대단히 참을성 있게, 또 쉽게 견디는 것을 볼 때, 체온이 정말 놀랍게 올라간다고 생각해야 할 것 같다. 차분한 시기가

..

16) 나폴리 인근 살레르노 소재의 폐질자 구제원을 가리키는 것 같다.

*17) 프랑스 혁명 이전에 하루 빵 배급량은 고작 1파운드 반(약 750그램 — 역주)에 불과했으며, 빵은 아침에 나눠주었다. 더 정확히 말하자면 빵은 받자마자 즉시 소비되어, 환자들은 하루의 일부를 굶주린 착란 상태로 보냈다. 1792년에 배급량이 2파운드(1킬로그램 — 역주)로 늘고, 아침, 정오, 저녁에 세 번 제공되었으며 정성껏 만든 수프가 곁들여졌다. 등록부를 정확히 작성하면서 알게 된 것은 이것이 사망률의 차이를 만든 원인이 되었다는 점이다. 1784년에 구제원에 수용된 정신이상자 백열 명 중 절반 이상인 쉰일곱 명이 죽었다. 1788년에는 백쉰한 명 중 아흔다섯 명이 죽었다. 반대로 공화력 2년과 3년 사이에 전체 정신이상자의 8분의 1만이 사망했다.

아닌 경우에 그런 경험이 가능했다면 체온계로 재어서 체온을 알고 싶기도 하다. 공화력 3월 설월(雪月)[18]에 온도계가 영하 10, 11에서 16도까지 떨어졌던 며칠 동안 한 정신이상자는 양모 이불을 덮을 수도 없어서 방바닥에 잠옷 바람으로 앉아 있었다. 아침마다 그의 방문을 열자마자 그는 잠옷 바람으로 구제원 내부를 달렸다. 나는 그가 얼음이나 눈을 한 움큼 가득 쥐고 자기 가슴에 가져가 녹도록 하면서 삼복더위에 시원한 바람을 마시기라도 하듯 환희에 젖는 모습을 보곤 했다. 하지만 다른 한편 얼마나 많은 정신이상자들이 발작이 일어나는 동안 맹렬한 추위를 느끼던가? 겨울이면 그들이 난방기구 앞으로 득달같이 달려가는지 못 봤는가? 매년 정말 가혹하게 추운 계절이 오면 손발에 동상이 생겨 사고가 일어나지 않던가?

XI
조광증 발작의 쇠퇴기에 통상적으로 나타나는
무기력증과 그때 정신이상자들이 겪는 위험들

정서와 지성의 기능 사이에 존재하는 기이한 상호관계나 연관은 발작의 진행기는 물론 쇠퇴기와 종료 시에도 여전히 뚜렷이 드러난다. 정신이상자는 자신의 상태를 인정하지 않는 경우가 많다. 자기가 길길이 날뛰며 흥분해도 그걸 전혀 두려워할 필요가 없기라도 하듯 구제원 내부에서 자유롭게 지낼 수 있게 해달라는 말도 안 되는 요구를 한다. 이때 간수는 그의 심기를 거스르지 않고 그를 더욱 광포하게 만들지 않으면서 적당히 얼버무려 대답해야 한다. 다른 경우 정신이상자가 자기 상태를 정확하게 인정하고 스스로 감금의 기간을 연장해달라고 요구하기도 한다. 자신의 격렬한 성향이 여전히 작동하고 있음을 느끼기 때문이다. 그럴 때 그는 냉정하게 발작

••
18) 12월 21일에서 다음 해 1월 20일까지의 기간.

이 점진적으로 감소할 것을 예측하는 것 같다. 그리고 그는 잘못 판단하는 일 없이 자기가 저지르는 착란을 더는 두려워하지 않아도 되는 순간이 왔음을 알린다. 간수가 이 모든 미묘한 차이를 올바로 이해하려면 얼마나 습관이 붙어야 하며, 얼마나 분별력을 갖춰야 하며, 얼마나 끈기 있게 행동해야 하겠는가? 강렬한 정도의 차이는 있지만 발작이 여름 동안 지속되고, 가을이 저물 무렵 끝날 때(III), 일반적으로 의기소침의 감정과 간혹 가사 상태에 이르기까지 하는 쇠약, 극단적으로 혼란스러운 생각, 어떤 경우에 마비와 무감각에 이르는 상태나 심각한 침울함이며 끝을 알 수 없는 멜랑콜리가 두드러지는 기진맥진한 상태밖에 올 수 없다. 얼굴빛이 변하고 맥박이 약해지고 저하된다. 이때가 간수가 감시에 더욱 신경을 써야 하는 경우이다. 특히 가혹한 추위가 닥칠 때가 그런데, 그래야 정신이상자가 이런 침체 상태에 빠지는 것을 막을 수 있다. 몸을 덥혀주고, 강심제를 투약하고, 양모 이불 서너 채를 덮어주어야 한다. 갑작스러운 변화가 밤사이에 일어났는데 도움을 받지 못한다면 죽음에 이를 수도 있다. 이 때문에 헌신적인 간수는 첫 추위가 닥치는 시기에 자주 불침번을 서야 한다. 비세트르 구제원에서는 정기적으로 그렇게 한다. 한 오스트리아 포로가 조광증 진단을 받고 비세트르 구제원에 들어왔는데 두 달 동안 지속적으로 강렬한 동요 상태로 있었다. 그는 끊임없이 노래하고 고함을 지르고 손에 잡히는 것을 전부 산산조각내서 부쉈다. 더욱이 그는 엄청난 식탐을 가져, 하루에 4파운드의 빵을 먹어치웠다. 그의 조광증은 공화력 3년 무월[19] 3일에서 4일 사이의 밤에 진정되었다. 아침이 되자 우리는 그에게 정신이 돌아왔음을 알았지만 그는 극단적으로 무기력한 상태에 놓여 있었다. 먹을 것을 가져다주었고, 그는 뜰을 몇 바퀴 산책했다. 밤마다 자기 방에 들어가면서 추위를 느낀다

..

19) 10월 22일부터 11월 21일까지의 기간. 그러므로 무월 3일과 4일은 10월 24일과 25일을 가리킨다.

고 말했다. 그래서 양모 이불을 여러 채 주어 그의 몸을 덥히도록 했다. 몇 시간 후에 관리자가 순찰을 돌았는데 그 정신이상자가 침대에 누워서 취한 자세 그대로 죽어 있음을 발견했다.[20] 그날 밤은 간수가 주의를 기울여 여러 차례 순찰을 돌았지만 다른 정신이상자 한 명에게도 똑같이 끔찍했던 날이었다.

XII
정신이상자들이 이성을 회복한 뒤에 재발 가능성이 있는가?
이를 예방하기 위한 정신적인 방법으로는 어떤 것이 있는가?

개화된 인간은 풍문으로 듣고 누구나 할 것 없이 따르는 의견에 동의하는 일을 삼간다. 그는 그 의견을 논의하고, 명백하고 정말 유사한 사실들이 반대의 결과를 가져온다면 다른 사람들이 오류에 빠지든 말든 개의치 않고 스스로 그 진리를 더 잘 누릴 뿐이다. 그러니 사람들이 조광증이 절대 치료가 불가능하다는 말을 계속 반복한대도, 조광증 발작이 잠시 사라졌더라도 어김없이 재발하기 마련이라고 주장한대도, 어떤 치료도 무용하고 치료가 이루어졌다는 말은 허구에 불과하다고들 한대도 상관없지 않은가? 중요한 것은 일반적으로 널리 인정된 이런 의견이 영국과 프랑스의 제대로 운영되고 있는 구제원에서 관찰된 사실들과 일치하는지 않는지를 아는 일이다. 부주의 때문에 발생한 결과들과 진정한 원리를 명확히 적용한 결과들을 왜 혼동하는가? 일반적으로 조광증 환자들 성격의 특징은 격렬한 감수성에 있는데 그 때문에 그들은 더없이 강렬한 감정과 진한 슬픔을 느끼게

∴

*20) 내가 기록한 일지를 보니 공화력 3년 포도월(9월 22일부터 10월 21일까지 ― 역주)에 추위가 누그러졌다가, 같은 달 29일에 온도계가 영하 8도까지 내려갔다고 적혀 있다. 무월 5일에 바람은 북쪽으로 불었고, 정말 가혹하게 추웠다. 다음날 아침에 온도계는 고작 영하 1도를 가리켰을 뿐이었다.

된다. 이런 감수성 때문에 발작은 분명 재발된다. 그러나 지혜의 충고를 따라 정념을 극복하고, 고대 철학자들의 도덕 원칙들로 영혼을 강화하는 일도 더욱 중요하다. 플라톤, 플루타르코스, 세네카, 타키투스의 글과, 키케로의『투스쿨룸 대화』[21] 등은 교양을 갖춘 사람들에게는 강장제와 경련 치료제를 능숙하게 결합한 처방 이상의 가치가 있을 것이다. 이런 정신의 치료약을 사용할 수 없을 때도, 고상한 원칙들에 기초한 예방 요법은 다음과 같은 점을 알려준다. 더운 여름이 다가올 때 신중을 기하는 법, 근면히 몰두하는 활동이나 차분해진 기간 동안 고된 노동을 통해 적절히 기분을 전환하는 법, 회복기 동안에도 온정이 담긴 어조와 당근책을 계속 쓰는 동시에 흔들리지 않는 단호함과 두려움을 주는 모습을 유지하면서 정신이상자들의 결점이나 변덕을 억제하는 법, 지나친 폭식이나 슬픔이나 흥분을 가져올 수 있는 모든 주제를 금지하는 법, 필요한 만큼 구제원에 정신이상자를 계속 체류하게 함으로써 그가 너무 일찍 구제원을 나가지 못하도록 하는 법을 말이다.[*22] 재발의 빈도를 극단적으로 줄이거나 막기 위해 신중한

..

21) 키케로는『투스쿨룸 대화』에서 육체가 병들었을 때 정신은 그 사실을 알지만, 영혼이 병들었을 때 육체는 정신에게 그 사실을 말해주지 않는다는 점을 강조한다. "실로 영혼의 질병들은 육체의 질병들보다 많고 위험하다. 육체의 질병들도 혐오스럽기는 매한가지인데, 왜냐하면 그것은 영혼에 연관되어 있으며 영혼을 괴롭히기 때문이다. […] 영혼이 육체의 치료약을 발명하는 마당에, 영혼은 스스로를 치료하지 못한다고 아무도 주장할 수 없을 것이며, 또한 육체의 치료에 타고난 체질이 매우 중요하여 치료를 받았다고 모두가 즉시 건강을 되찾는 것은 아니라는 점을 고려할 때, 영혼이 치료를 원하여 현자들의 가르침을 따랐다고 해서 일말의 의심도 없이 완치된다고 할 수도 없지 않겠는가? 참으로 영혼의 치료약은 철학인데, 육체적 질병의 경우처럼 밖에서 도움을 찾을 것이 아니라 온힘을 다하여 우리 스스로가 우리를 치료할 수 있도록 힘써야 할 것이다."(키케로,『투스쿨룸 대화』, 3권, 3절, §5-6, 김남우 역, 아카넷, 2014, pp. 227, 229)

*22) 경험이 풍부한 의사의 권고에도 불구하고 정신이상자의 부모의 요청으로 구제원에서 퇴원한 후에 발생한 재발과 혼동해서는 안 된다. 내 말은 이를 법적 절차를 갖춘 퇴원 후에 일어난 재발과 혼동해서는 안 된다는 것이다. 첫 번째 재발의 경우는 더 빈번히 발생하는 것으로, 몇몇 정신이상자들이 여러 차례 비세트르 구제원으로 돌아오는 것을 보게 된다. 그렇지만 우리가 치료라고 부르는 것은 그런 경우가 아니다. 그것은 이미 결과가 분명했던

조치를 취하는 일의 유용성은 오래전부터 경험으로 확인되었다. 예를 들어 나는 공화력 2년 한 해 동안 비세트르에서 스물다섯 건을 치료했지만 그중에서 재발된 경우는 두 건에 불과했음을 내세울 수 있다. 한 건은 권태와 슬픔 때문에, 다른 한 건은 완치되고 5년 후에 그의 조광증의 최초의 원인으로 볼 수 있는 깊은 슬픔 때문에 재발한 것이었다.

XIII
대부분의 발작을 치료에 도움이 되는
건강한 반응의 결과로 볼 수 있도록 하는 동기들

슈탈을 따라 관례적인 처방과 형편없는 방법을 물려받은 철학–약제 (philo-pharmaceutique) 의학을 맴돌고, 조광증의 경우조차 보수적인 원칙을 넓게 고려하기들 바란다. 이때 보수적인 원칙이란 고열을 치료하는 경우와 마찬가지로 적절히 결합된 일련의 노력을 통해 건강에 유해한 발병을 억제하고자 하는 것이다. 격한 감정, 혹은 더 일반적으로 말하자면 무엇이 됐든 어떤 자극이 발생하게 되면 상복부의 힘의 중심에 강력히 작용하고 (V), 복부의 신경총에 깊은 충격을 반복적으로 만들어내어, 경련적인 수축, 계속되는 변비, 복부에 열기를 일으킨다(VI). 그러고는 이내 개인의 감수성에 따라 강도의 차이가 있지만 일반적으로 반작용이 일어난다. 얼굴이 붉게 변하고, 혈액 순환이 더욱 활성화되고, 상복부의 힘의 중심은 일차 충격과는 성격이 판이하게 다른 이차적인 충격을 받는 것 같고(V), 근육은 엄청난 에너지로 수축한다. 가장 자주 맹목적인 격정과 억제할 수 없는 동요가 자극된다. 지성 스스로가 이런 건강에 좋은 복합적인 운동에 이끌린다(VII). 지성의 기능들 중 여럿이 동시에, 혹은 부분적으로 손상되는데, 간혹 활기

••
무모한 행동이었을 뿐이다. 그런 사실들로 진실한 원칙들이 훨씬 더 두드러져 보인다.

가 배가되는 경우도 있다. 위나 복부의 증상은 그 기간이 다소 연장된 후에 이런 격렬한 혼란 한 가운데서 멈추게 된다(X). 차분한 기간이 이어지면서 일반적으로 치료가 되는데, 더없이 자주 반복되는 관찰들이 증명하듯이 발작이 더욱 강했던 만큼 그만큼 치료도 확실해진다. 발작이 필요한 에너지의 수준에 이르지 못한다면 동일한 장면이 주기적으로 되풀이될 수 있다(XI). 그렇지만 대개 이렇게 반복되는 발작은 점차 강도가 약해지다 결국 사라지게 된다. 주기가 불규칙한 조광증을 앓던 서른두 명의 정신이상자 가운데 스물아홉 명이 이런 방식으로 치료되었다. 어떤 이들은 발작이 신속하게 사라지면서, 다른 이들은 발작이 점진적으로 감소하면서 말이다. 나머지 세 명은 점점 발작이 강해져서, 그 때문에 사망에 이르렀다. 신체 조직이나 신경 결함이 장애물이 되어 일반 법칙이 전개될 수 없도록 막았던 것이라고 가정할 수 있겠다. 그런데 간헐적이든 연속적이든 고열이 일어나는 경우에도 유사한 예외가 발견되지 않던가? 나는 조광증 발작의 이로운 효과들을 가져오는 반박의 여지없는 다른 사실들을 또 들어볼 수 있다. 나는 열여덟 살에서 스물다섯 살까지의 다섯 명의 정신이상자들이 지성 능력의 퇴색, 혹은 저능의 치매라고 부를 수 있는 상태로 비세트르에 온 것을 봤다. 그런 상태로 어떤 이들은 석 달, 다른 이들은 예닐곱 달을 지냈고, 심지어는 1년 이상을 지낸 이들도 있었다. 이런 다양한 기간이 지나고, 각자에게 자동적이고 내적인 급격한 변화 같은 것이 생겼다. 이 급변의 결과 더없이 강력한 단 한 번의 발작이 15일, 20일 혹은 최대 25일까지 이어졌고, 그것으로 이들 정신이상자는 이성의 능력을 회복할 수 있었다. 그러나 그만큼 예기치 못하고 그만큼 긍정적인 반응이 자극될 수 있는 것은 젊고 원기에 넘치는 나이대(帶)뿐이었던 것처럼 보인다. 내 경우 마흔이 되어 발생한 유사한 사례는 단 한 건밖에는 언급할 수 없기 때문이다. 지금 유사한 발작을 치료하고자 하는 의사라면 누구나 정신이상자 입장에 스스로 서볼 자격이 되는지 나는 묻고 싶다. 발작이 격화되어 더 오래, 더 강렬히 진행되고,

주기가 규칙적이거나 불규칙적인 조광증이 지속적인 조광증으로 성격이 바뀌거나 위험해질 우려가 있을 때 목욕, 샤워, 아편, 장뇌는 물론, 경험으로 효과가 있다고 알려졌지만 브라운 박사의 관점을 따라본대도 정확하고 세심한 관찰을 통해 효과가 아직 완전히 검증되지 않은 경련 치료제와 같은 강력한 도움을 찾아 나서야 한다. 반항적인 정신과 체계들의 두드러진 편차가 간혹 비약적으로 천재를 발휘하게끔 할 때도 있다. 반 헬몬트라도 없었다면 슈탈이 의학에서 그토록 두드러지게 우월한 인물이 되었을지는 의심스러운 일이다.

XIV
특수 감호 시설에서든 구제원에서든 모든 환경을 정신이상자들에게 맞게 운영하는 일은 대단히 어렵다

조광증이 얼마나 자주 발생하며, 조광증을 일으키는 원인이 얼마나 많으며, 더없이 올바로 관리된 시설에서조차 조광증을 겪는 사람들에게 해로울 수 있는 수많은 정황들이 있음을 생각해보면 인간 종의 운명이 애석해지기만 한다. 정신이상자 각자가 가족의 품에서 단단히 감금되어 보호받기를 바라시는가? 그것은 정신이상자의 회복을 영원히 막는 장애물을 세우는 일이다. 수많은 정신이상자들을 공공 수용소에 모아놓고, 건물 터, 규모, 배치의 모든 장점을 결합해야 할 때, 모든 결함, 더없이 기이한 모든 변덕, 간혹 맹목적인 격노에 의한 흥분에 사로잡힌 다루기 불가능한 사람들을 관리하기 위해서는 드문 능력들, 대단한 헌신, 놀라운 분별력, 위압적인 단호함과 관대하고 민감한 마음이 얼마나 많이 필요한 걸까? 우리가 그저 그들을 동정할 수밖에 없다고 해도 말이다. 개화된 경험을 이용하고 지속적인 주의를 기울이는 것과는 다른 방식으로 발작이 곧 일어나리라는 것을 예측하고,[23] 근무자들의 가혹 행위를 엄격히 억제하고, 근무자들이 태만했을 때 그들을 처벌할 수 있을까? 발작 중에 정신이상자의 착란을 격하게 할 수 있는 모든 것을 떼어놓고, 발작 종료 시 환자에게 해가 될 수 있는 우둔함과 무기력의 상태를 신속하게 치료하고, 차분한 동안 누릴 수 있는 모든 장점을 이용하여 발작이 재발되는 것을 막거나, 일어나더라도 최소한이 될 수 있게끔 할 수 있을까? 그러나 자기 지식만을 외곬으로 믿고 현학적으로 과장만을 늘어놓는 의사가, 조광증 치료라는 단일하고 기본적인 한 가지 목적으로 모든 것을 관리하는 것 이상으로 자기 주도권 행사에 더욱 열을 올리는 모습을 보인다면 원장이 제 아무리 탁월한 선택을 한들 그 구제원은 어떻게 될 것인가?

XV
조광증을 성공적으로 치료하기 위해
의사가 수행해야 하는 다양한 연구들

프랑스 의학이 타성에 젖은 정신, 출세의 야심, 여러 종교 학교들과 협력하는 것, 여론에서 신망을 잃었던 것으로 차게 된 족쇄를 끊고, 확고하게 발전하고, 사실들을 관찰할 때 엄격함을 갖추고, 그 사실들을 일반화하고,

∵

*23) 나는 상당량의 황산화 마그네슘을 넣은 치커리 탕약이 발작의 전조가 나타날 때 대단히 효과적이며, 이 약액제를 반복적으로 복용할 때 간혹 발작을 예방할 수 있다는 점을 지적할 것이다. 얼굴에 나타난 홍조와 혈압으로 곧 발작이 폭발할 것임이 예고되었던 몇몇 극단적인 경우에 나는 대량의 사혈을 시행케 했지만, 발작 중에 그렇게 한 적은 단 한 번도 없다. 차분해진 기간에 가장 효력이 있는 유일한 치료약은 영양가 있는 음식의 섭취와 신체 단련, 그리고 고된 노동이다. 비세트르에서 정신이상자들을 치료할 수 있었던 것은 일반적으로 그들을 노동에 근면히 몰두하게 하면서였다. 정신 요법, 환자들을 위로하고 호의를 갖고 그들과 대화를 나누고, 그들이 거부당했다고 생각해서 신경을 돋우지 않기 위해 간혹 얼버무려 대답하고, 다른 경우에는 마음에 따끔하게 공포심을 새기는 기술 등이 여전히 탁월하게 사용되었다. 그러나 이 모든 주제는 훨씬 더 확장될 필요가 있다. 더욱이 이런 주제들이 일반적으로 조광증과 관련되어 있으므로 본 저작의 후반부에서 이를 다루겠다.

자연사를 구성하는 모든 다른 분과를 따라갈 수 있는 그 순간이 아마 도래한 것일지 모른다. 프랑스 의학은 벌써 혁명의 원칙들에 부합하며, 최고도에 오른 사상의 자유에 기초한 교육을 통해 위대한 도약을 이룰 준비가 이미 되어 있다. 그렇지만 관찰을 통해 그 영역을 확장하고 여전히 거의 알려지지 않다시피 한 어떤 질병들의 역사와 치료에 흔들림 없는 진보를 이룰 수 있는 곳은 무엇보다 구빈원이고 구제원이다. 이 질병들을 그것이 발현하는 모든 형태로 살피고, 개별적인 사실들을 대규모로 수집함으로써 깊이 사유할 수 있음은 물론, 내가 조금 전에 주기적인 조광증을 설명하면서 한 가지 사례를 언급했듯이, 질병의 종류들의 진정한 성격에 오를 수 있는 곳이 바로 그곳이기 때문이다. 내가 보기에 정신이상 일반은 진정한 관찰의 정신을 가진 이들이 더없이 강렬한 주의를 기울여야 하는 영역 같다. 무엇보다 몇몇 정신이상자 구제원에서 우리가 감시, 항상 일관된 근무 질서, 건강을 도모하는 모든 대상이 갖춰야 하는 조화로운 일치, 정신 치료의 탁월한 적용이, 고상한 척 처방을 내리는 인위적인 의술보다 훨씬 더 빨리 진정한 지식을 이룬다는 점을 납득하게 되는 것도 당연하다. 그런데 발을 들여놓자마자 엄청난 폭의 다양한 부수적인 지식을 갖추지 않으면 안 된다는 점에서 어려움은 두 배가 되는 것 같다. 의사는 더없이 강렬한 인간 정념의 역사와는 무관하게 남아 있을 수 있을까? 인간 정념이야말로 정신이상을 일으키는 가장 빈번한 원인들인데 말이다. 그러므로 영광을 얻고자 하는 야심, 예술에 대한 열정, 엄격한 수도 생활, 불행한 사랑의 착란으로 더없이 잘 알려진 사람들의 인생을 연구해봐야 하지 않을까? 로크와 콩디야크의 저작들을 깊이 있게 파고들어서 그들의 이론에 훤해지지 않고는 인간 지성의 기능에 일어나는 손상이며 타락을 그려볼 수나 있을 것인가? 조광증의 역사는 무지한 맹신에 기인한 모든 오류, 착각, 기적, 흔히 말하는 악마 들림, 점술, 신탁, 마법과 떼려야 뗄 수 없는 것이 아닐까? 하도 다뤄져서 특별할 것이 전혀 없는 길이나 맹목적으로 걷고, 연구에 대한 강렬한 열정과 철학적 정신을 갖지 못한 사람이라면 그가 두 눈으로 보게 될 무수히 많은 사실들을 정확하게 설명할 수 있기나 할 것인가? 루소는 독설의 기질이 발끈했을 때 의학을 내세우면서도 의사는 필요 없다고 말한다. 그가 가장 깊이 파고들고 제대로 아는 것이 중요한 의학 연구에 진정한 재능이 필요함을 주장하고, 숙련은 되지 않았으면서도 오만하기만 하다고 비판하며 그의 웅변적인 목소리로 일갈했다면 인류에게 훨씬 더 도움이 되었을지도 모르겠다.[24]

: :

24) "무엇보다 몇몇 정신이상자 구제원에서 …"부터 이 문단 마지막 부분까지는 약간의 수정을 거쳐 앞에 실은 2판의 「수정된 1판 서문」(본 번역 p. 53)에 다시 실렸다.

2부

정신이상자들의 정신적 치료법

I

정신적 치료법을 다양화할 수밖에 없는 상황들

조광증 치료에 적합한 정신 요법의 지식이 거의 확산되지 않았던 이유는 고대인들이 알고 있었던 일반적인 원리들, 즉 '정신이상자들을 위로하고, 호의를 담아 그들과 대화하고, 그들이 거부당했다고 생각해서 신경을 돋우지 않기 위해 간혹 얼버무려 대답하고, 다른 경우에는 마음에 따끔하게 공포심을 새기고, 전혀 폭력 행위를 쓰지 않고 꺾이지 않는 고집으로 압도하는 기술'로 만족했기 때문이다.[*1] 정확한 관찰을 통해 장소, 시간, 정신이상

∴

*1) 켈수스는 정신 요법을 주로 주장했다. 그리고 그는 조광증의 개별 종류에 따라 치료를 행해야 한다는 점을 알려주었다. 이 짐에서 캘리우스 아우렐리아누스도 켈수스 못지않게 정확했다. 그는 지나치게 호의를 베풀어서든, 부적당한 방해를 통해서든 정신이상자들을 더욱 격노하게 만들지 말 것을 권했다. 캘리우스 아우렐리아누스는 두려움과 존경의 마음이

117

자의 성격, 착란의 특별한 본성, 정신 기능에 가해진 다양한 상해들과 같은 주변 정황들을 규명하지 않고, 그 방법으로 성공한 사례와 성공하지 못한 사례를 똑같이 솔직하게 보고하면서 일반 개념의 정확한 적용을 확정하지 않는다면, 앞에서 말한 기술이라는 것은 말하자면 좋은 결과라고는 아무것도 가져오지 않는 진리에 불과하다. 그렇기 때문에 우리의 의학 지식의 현 상태에서 몇몇 난점들이 여전히 극복되지 못한 채 남아 있음을 인정하지 않을 수 없다.

II
영국 의사들은 정신 치료를 위한 규칙을 제안했는가?

영국인들이 정신적 치료법으로 조광증을 탁월하게 완치한다고 영광처럼 자랑하는 동시에, 이런 섬세한 의술을 속이 들여다보이지 않는 베일로 덮어놓고 있는데, 이는 다른 누구도 인정하지 않는 국가의 오만이며, 그들이 다른 민족보다 우월하다는 점을 보여주기 위한 것일까? 반대로 그렇지 않다면 어떤 섬세한 정책을 실시하여 얻은 효과를 그저 여러 상황의 결과였을 뿐이라고 가정해야 할까? 영국의 경험주의자들이 따르는 방식과 그곳에서 구빈원 의사들이 수용한 방법을 구분해야 할까? 이 문제에 어떤 해답이 주어진대도 나는 영국식 방법의 몇몇 특징들을 이해하기 위해 여행자들의 증언, 영국 정신이상자 구제원에 대한 보고들, 영국 공공시설이나 개별 시설에 대한 저널 기사들, 조광증에 대해 영국 의사들이 쓴 저작을 가지고 약 15년 전부터 꾸준히 연구를 해왔다. 그래서 나는 무엇 하나 영국인들이 조광증 치료에 탁월하다는 점을 보여주지 않는 것이 없으나, 나로서는 영국식 비법이 무엇인지 명확하게 알 수 있는 정확한 관찰은 전혀 찾아낼 수 없

∴ 섞인 감정을 불어넣을 수 있는 책임자가 정신이상자들을 관리할 필요가 있다고 생각했다.

었음을 확신하게 되었다. 저 저명한 윌리스에 대해 이렇게들 말했다. "그의 얼굴에는 다정하고 상냥한 모습이 비쳤다. 그렇지만 그가 처음으로 자기 환자 한 명을 뜯어볼 때 그의 성격은 바뀌었다. 그의 용모 전체는 갑작스럽게 다른 모습으로 바뀌고, 그 얼굴은 조광증 환자들이 그에게 존경심을 보내고 주의를 집중할 것을 요구하는 것이었다. 그의 날카로운 시선은 환자들의 마음을 읽고, 그들에게 생각이 떠오르면 그것을 간파하는 듯했다. 그는 그런 식으로 영향력을 마련했는데 그것이 그의 치료 방법 가운데 하나가 되었다." 그런데 이 언급에서 윌리스 박사가 제시하는 일반 원칙들이 어떻게 전개되고 있으며, 그 원칙들이 조광증의 성격, 다양성, 강도에 따라 어떻게 적용될 수 있는지에 대한 이야기는 어디에 있는가? 아널드[2]가 펴낸 저작[*3]은 이것저것 수많은 내용들의 짜깁기거나, 스콜라철학에서처럼 분류들만 늘려놓고 있으니, 이는 학문의 진보를 가속화하기보다는 오히려 지연시키는 데 더 적합할 것 같다. 하퍼 박사[4]는 자기 책[*5] 서문에서 닳고 닳은 방법들을 죄다 버리겠다고 선언하고 있지만, 정작 자기 저작에서 약속을 지켰는가? 심적 증거들을 다룬 그의 논문은 정작 고대인들의 교리에 붙인 기나긴 주석이 아닌가? 최근 조광증 혹은 멜랑콜리 질환을 주제로 두

••

2) 로크의 영향을 받은 토머스 아널드는 인간 지성의 두 가지 능력, 즉 일차 관념과 이차 관념에 따라 두 가지 방식의 광기를 구분했다. 첫 번째는 감각을 통해 얻는 단순 관념에 영향을 미치는 광기이고, 두 번째는 이렇게 얻은 단순 지식이 서로 결합되어 이루는 이차 관념에 영향을 미치는 광기이다. 전자의 유형에는 열광, 비논리성, 강박관념, 환각성이 포함되고, 후자의 유형은 환각, 환상, 광태, 충동, 음모, 홍분, 심기증, 광적 식욕, 정념의 광기라는 아홉 가지 양상으로 나타난다고 보았다.(미셸 푸코, 『광기의 역사』, p. 336 참조)

*3) Observations on the nature, kinds, causes and preventions of insanity, lunacy or madeness by Thomas Arnold. D. M. London, 1786.

4) 앤드류 하퍼(Andrew Harper ?-1790)는 영국 리버풀 출신의 의학자이자 심리학자이다.

*5) A treatise on the real cause and cure of insanity in which the nature and distinction of the disease are fully explained and the treatment established on new principles, London, 1789.

권으로 된 저작을 출판한 크라이턴 박사[*6]의 용기에 박수를 보내야 한다. 그 책이 토대로 삼은 것은 독일 저널에서 가져온 몇몇 관찰들이며, 현대 생리학자들의 이론들에서 몇몇 기발한 발전을 본 것, 인간 정념에서 발현된 정신적이고 신체적인 효과들의 도표뿐이었으니 말이다. 파울러 박사가 스코틀랜드에 세운 시설을 저널에서 다룬 짧은 소개문에는 조광증의 정신 요법에 탁월히 적용된 더없이 순수하고 더없이 고상한 박애주의 원리들이 나타나 있음을 살펴볼 수 있지만, 그것이 다양한 정신이상자들을 관리하는 개별 기술에 대한 몇몇 지식이나 제공해주던가?

III

정신 치료 규칙을 심화하는 데 적합한 환경들의 구성

모든 개화된 국가는 환경, 관습, 생활 방식의 여러 영향을 받아 조광증을 일으키는 공통된 원인들과 조광증 진행을 종종 멈춰 세우는 비슷한 수단들을 항상 갖게 될 것이다. 영국에서처럼 프랑스에서도 관찰과 실험의 방법을 통해 이런 방법을 야심차게 연구하지 못할 것도 없지 않겠는가? 그렇지만 이런 종류의 연구에는 유리한 환경이 필요하다. 한 친구가 과도한 열정으로 영광을 얻고자 했다가 조광증으로 죽었다.(1783년) 그 친구는 자립하겠다는 생각을 깊이 간직했지만 그 생각을 극복할 수 없었으므로 백약이 무효였다. 이런 사실들로 나는 고대인들의 타당한 원칙들을 더욱 찬미하게 된 반면, 내가 그 당시 그 원칙들을 따라갈 수 없어서 갖게 된 안타까움은 더욱 커졌다. 내가 5년 동안 조광증 연구를 계속했던 정신이상자들의 기숙

∙∙

*6) *An inquiry into the nature and origin of mental derangement comprehending a concise system of the physiology and pathology of the human mind and a history of the passions and their effects* by Alexander Chricton. M. N. London, 1799.

120

사에서 정신 치료 요법을 적용하면서 새로운 난관들에 부딪혔다. 나는 근무자들과 내부 규칙에 거의 아무런 영향력도 행사할 수 없었고, 책임자는 부유한 재원자들을 치료하는 데 드러내놓고 무관심했다. 더 정확히 말하자면 대놓고 치료법이 실패로 끝나는 것을 보고 싶었던 것이다. 다른 여러 경우에 책임자는 목욕 요법이나, 몇몇 세세하기만 하고 가벼운 처방만을 신뢰했다. 파리의 민간[7] 구빈원 관리를 맡아서 나는 더 자유롭게 일할 수 있었다. 공화력 2년에 나는 비세트르 국립병원 수석 의사에 임명되어 2년 동안 일했다. 모든 상황이 내 관심을 정신 치료 요법 쪽으로 완전히 돌리게 했다. 그래서 구제원 관리(管理)가 계속 바뀌고 불안정해서 생긴 장애물들만큼이나 구제원 건물과 배치로 인한 다른 단점들을 보충했다. 한편으로 구제원 내부는 대단히 비좁아서 여름에는 가혹한 더위, 겨울에는 무서운 추위를 느껴야 했고, 방이라고 해봤자 동물들의 소굴과 같았고, 내가 줄기차게 건의했지만 목욕실은 전혀 갖춰지지 않았고, 정신이상자들이 경작을 하고 다양한 신체 단련을 할 수 있는 녹음이 우거진 널찍한 곳이 어디에도 없었고, 정신이상자들을 조광증의 다양성과 정도에 따라 여러 반(班)으로 나누어 격리하기란 불가능했다. 다른 한편 구제원 내부 규칙을 관할하는 책임자는 정신이상자들을 아버지처럼 인자하게 감시했는데, 오랜 경험과 사려 깊은 정신으로 얻은 지식들을 갖추었고, 그보다 더 순수할 수 없는 박애주의 원칙을 계속 실천했고, 식사 준비를 할 때 정신이상자들이 불만이나 불평을 일으킬 수 있는 어떤 동기도 갖지 않도록 항상 배려하고 능숙하게 관리했다. 또 엄격한 규율로 근무자들을 다스려서 그들이 어떤 학대 행위나 폭력 행위도 쓰지 못하도록 했다. 정확한 판단으로 당근책을 쓰면서도 간혹, 결코 흔들리지 않는 단호함을 보여주어 정신이상자들에게 존중받는 동시에 두려움의 대상이 되거나, 어떤 경우에는 맹목적으로 격앙되어 길

:

7) 여기서는 종교단체가 설립한 구제원이 아니라 국가가 관리하는 구제원이라는 뜻.

길이 날뛰는 그들을 길들여야 했다. 한마디로 말해서 이런 것들이 정신이 상자들을 관리하는 기술의 기초이며, 이를 동물 구조의 일반 법칙들과 전 연령대의 관찰자들의 연구와 결합시키면서 더욱 풍부하게 만들고 더욱 확장시켜야 했다. 그래서 우리들 사이에 더는 부인할 수 없는 친밀감이 생겼다. 대화를 계속하면서 우리는 서로를 알 수 있는 기회를 갖게 되었다. 조광증에 다양한 증상들이 있음을 나 스스로 깨닫는 데 여러 날이 걸렸다. 나는 관찰할 기회가 생기면 어김없이 이를 기록했고, 다른 저자들이 수집했거나 내 이전의 논문에서 기록된 유사한 다른 사실들과 비교해보았다. 이상이 지금 내가 정신 치료의 규칙으로 사용하고 있는 자료들이다.

IV
사실을 설명하는 데 반드시 필요한 단순한 마음가짐

어떤 질병에서도 실패라는 것을 모르고, 수도 없이 수행한 성공한 치료에 대해서만 말하는 사람들에게 박수를 보내야 한다. 장터 극장으로나 쫓아버려야 할 그런 과시가 더 멋진 극장에서 자주 상연된다. 대중의 존경을 받아 마땅한 사람들이 왜 그런 과시를 하는 것일까? 영국에서라면 틀림없이 이름을 모르는 이가 없는 프랜시스 윌리스는 사람들이 말하기를 열에 아홉의 비율로 조광증 환자들을 치료한다고 한다. 그렇지만 윌리스는 어떤 종류의 치료에 실패했는지 막연하게나마 알려준 적이 한 번도 없었다. 그는 포르투갈 왕비[8]를 치료하는 데 성공하지 못했는데, 고해 신부를 믿지

··

8) 포르투갈 왕비 마리아 1세(1734-1816)는 1786년에 처음으로 광기에 사로잡혔고, 증상이 점점 심해졌다. 같은 해 5월에 남편인 국왕이 사망하자, 마리아 왕비는 마음이 황폐해져 궁정에서 모든 여흥을 금지했다. 급기야 장남이 스물일곱 살의 나이로 사망하고, 1791년에는 그녀의 고해 신부마저 사망했다. 그 이후로 그녀의 상태는 점점 악화되어, 1792년 2월에 지금 말하고 있는 프랜시스 윌리스의 치료를 받기 시작했다. 그렇지만 윌리스는 역시 1789년 3월

않았더라면 그 사실은 두루 알려지는 대신 깊디깊은 침묵에 묻혀버리지 않았을까? 의학을 자연사의 한 분과로 연구하고 의학이 견고히 발전하도록 노력하는 사람은 더 솔직한 방식을 따른다. 그는 우리가 마주칠 수 있는 장애물을 우리가 열 수 있는 가능성으로 드러낸다. 장애물과 가능성을 비교할 때 유용한 진리들은 더욱 두드러지게 된다. 나는 바로 이런 관점으로 다음 이야기를 하려고 한다.

V
정신 치료가 필요했던 어느 조광증 사례

스물네 살 나이에 뜨거운 상상력을 타고난 젊은이가 공부를 계속하러 파리에 왔고, 자기는 나중에 변호사로 더없이 눈부신 일을 할 사람이라고 믿게 되었다. 그는 끊임없이 노력하고, 꼼짝없이 틀어박혀 생활하고, 정신 능력을 한껏 발휘하기 위해 극단적으로 검소하게 살고, 피타고라스처럼 채식만 했는데 그것도 대단히 엄격하게 지켰다. 몇 달 후에 머리가 깨질 듯한 편두통이 생기고, 코피가 자주 났고, 흉부에 경련성 수축이 일어났고, 까닭 없이 배가 아팠고, 가스가 차서 불편해지고, 정신의 감수성이 대단히 고양되었다. 그는 간혹 즐거움에 찬 환한 기색으로 나에게 찾아올 때도 있었다. 그럴 때는 자기 내면에서 엄청난 행복을 느껴서 자신도 그걸 어떻게 표현할 수 없었다. 다른 경우에는 망연자실하고 절망에 휩싸여 두려움에 빠진 모습으로 찾아와서 내게 자기의 고통을 끝내달라고 간곡히 간청을 하기도 했다. 깊이를 전혀 알 수 없는 심기증의 전형적인 성격임을 쉽게 알 수 있었

∴

에 조지 3세(재위 1760-1820)의 착란이 진정될 때까지 국왕의 정신 치료를 맡고 있었으므로 마리아 왕비의 치료에 전념할 수 없었다. 그는 왕비를 영국으로 데려가 치료하고자 했지만 포르투갈 왕실이 이를 반대했다.

다. 나는 그에게 그대로 두면 나중에 그것이 얼마만한 위험을 가져오게 될지 설명하고 생활 방식을 바꾸어보라고 자주 권했다. 그러나 그는 더없이 완고하고 고집스럽게 자기 생각을 밀고나갔다. 머리, 하복부, 흉부의 신경성 증세가 증가했다. 극단적인 의기소침과 발작적인 기쁨이 더 자주 교차하며 반복되었다. 특히 어두운 밤이면 심약한 공포가 찾아왔고, 불안은 말도 못했다. 그는 간혹 눈물을 펑펑 흘리며 나를 찾아와서 죽음의 두 팔에서 자기를 끌어내 달라고 간청했다. 그래서 나는 그를 시골로 데려가 위로가 되는 말을 해주며 몇 차례 산책을 했는데, 그것이 그에게 새로운 삶을 열어줄 것 같았다. 그렇지만 자기 방에 돌아오면 다시 혼란에 빠지고, 심약한 공포가 되살아났다. 그는 생각이 점점 혼란해지면서 비탄과 절망이 가중되고 있음을 느끼고, 앞으로는 학업에 전념할 수 없게 되었다고 생각하게 되었으며, 그가 상상해서 품었던 미래의 명성과 영광의 전망이 사라져버리게 되었음을 확신하게 되었는데 이는 견디기 어려운 일이었다. 그러고는 완전한 정신이상이 따라붙었다. 어느 날 그는 기분 전환 겸 연극을 보러 갔는데 그때 상연된 작품이 『어쩌다 철학자』[9]였다. 그러자 더없이 절망적이고 더없이 불안에 가득 찬 의혹이 그를 엄습했다. 그는 이 공연이 자기의 우스꽝스러운 모습을 무대에 올린 것이라고 확신했고, 그 연극 주제를 내가 알려줬다고 나를 비난했다. 그러더니 다음날 새벽 댓바람에 찾아와 내게 가혹하고 신랄한 비난을 퍼부어댔다. 내가 우정의 권리를 배반했고, 자기를 대중의 조롱의 대상으로 만들었다는 것이었다. 그의 정신착란은 이제 한계란 것이 없었다. 그는 공공 산책로에 나가면 희극 배우들이 수도사와 신부로 변장을 하고[*10] 자신이 하는 몸짓을 연구하고 그의 머릿속 비밀을 간파하려 한다고 믿었다. 어두운 밤이 되면 때로는 밀정이, 때로는 도적들과 암

9) 1765년에 초연된 장 스텐의 드라마.
*10) 1783년의 일이었다.

살자들이 자기를 덮칠 거라고 믿었다. 한번은 그가 갑자기 십자형 유리창을 열어젖히더니 동네 사람들이 다 듣도록 자기 죽는다고 고래고래 소리를 질렀다. 친척 한 분이 결심을 하고 구(舊) 오텔 디외[11]에 조광증 치료를 받게 했고, 20일 후에 그를 여행 동료 한 명과 피레네산맥 인근 작은 마을로 여행을 보냈다. 정신은 물론 신체도 쇠약해지고, 상상을 초월하는 착란과 우울하고 끝이 보이지 않는 멜랑콜리 발작이 계속 반복되었으니, 결국 절대 나가지 못하도록 본가에 갇혔다. 그는 권태에 빠졌고, 생에 대한 억제할 수 없는 반감이 생겼고, 음식이란 음식은 죄다 거부했고, 자기 주변 사람에게 무례하게 굴었다. 결국 그는 자기를 감시하던 간수를 속이고 잠옷 바람으로 인근 숲으로 달아났다. 그는 길을 잃었고, 무력과 기아로 죽음을 맞았다. 그는 이틀 뒤에 죽은 상태로 발견되었는데 그의 손에는 저 유명한 플라톤의 영혼 불멸에 대한 책[12]이 들려 있었다.

VI
정신이상자들을 지도하여 약효를
촉진할 수 있는 규칙들의 장점

정신이상을 일으키기 전에 더없이 뛰어난 자질을 갖췄던 한 젊은이를 사회로 돌려보낼 수 있었다면 얼마나 큰 이득이었을까! 그렇지만 터무니없는

∵

11) 파리 및 몇몇 대도시에 설립된 구빈원으로 고아, 빈자, 순례자들을 수용한 곳이다. 또한 시립병원 역할도 맡았는데 정신이상자는 이곳에서 사혈, 하제를 사용한 배변, 그리고 경우에 따라서는 발포제 사용과 목욕 등 통상적 치료를 받는다.(Fosseyeux, *L'Hotel-Dieu au XVIIe et au XVIIIe siècle*, Paris, 1912 참조) 1777년의 조사에 따르면 프랑스 전역에 십만여 명이 수용되었는데 이 중 환자는 이만오천 명 정도였다. 1788년에 자크 트농은 이곳의 과잉 수용과 불결함에 대한 보고서(Mémoires sur les hôpitaux de Paris)에서 정신질환자를 위한 구빈원의 설립계획을 제출한다.
12) 플라톤의 『파이돈』을 가리키는 것 같다.

치료법 때문에 그의 죽음을 재촉하고 말았다. 그의 조광증을 치료하면서 내 권한으로 수많은 치료약을 쓸 수 있었다. 그러나 그때 내게는 가장 센 약이 없었다. 그 약은 올바로 운영되는 구제원에서나 찾을 수 있는 것으로, 말하자면 정신이상자를 굴복시키고 또 길들이는 기술이라는 약이다. 다시 말해서 신체적이고 정신적인 자질을 통해서 그 정신이상자에게 저항할 수 없는 영향력을 행사하고, 악순환에 빠진 생각에 변화를 일으키는 한 사람에게 단단히 종속시키는 것이다. 비세트르 정신이상자 구제원에서 일어났던 몇 가지 사례들을 본다면 이 진실이 더 뚜렷해질 것이다.

VII
강력한 억압을 통해 이성을 회복하도록 하는
방법이 갖는 유익한 효과들

한 군인이 다시 정신이상 상태가 되어 오텔 디외에서 통상적인 치료를 받고 나서는 다시 군에 복귀하겠다는 외곬의 생각에 갑자기 빠져버렸다. 그를 달래보려고 당근책을 다 써봤지만 소용이 없어서 밤이면 완력으로 그를 방에 들여보내지 않을 수 없었다. 그는 밤에 손에 집히는 것을 모두 부숴버렸고 너무 격노한 나머지 억센 줄로 묶어두어야 했다. 그렇게 계속 며칠을 걷잡을 수 없는 격분, 극단적인 흥분, 격노의 발작이 발산되도록 내버려 두었다. 그는 책임자에게 항상 욕설을 퍼부으며 대답했다. 그는 그렇게 그의 권위를 무시하는 척한 것이다. 이런 무시무시한 상태로 일주일이 지났다. 그는 결국 계속 변덕을 부릴 수 없는 상태가 되었음을 눈치챘던 것 같다. 아침이면 책임자가 순찰을 돌 때 더없이 유순한 어조로 그의 손에 입을 맞추면서 이렇게 말했다. "조용히만 있으면 구제원 안에서 자유롭게 해 주겠다고 약속하지 않았소. 아니! 약속을 지켜야 하지 않소." 책임자는 그에게 미소를 지으면서 다행히 제정신을 찾아서 너무 기쁘다는 마음을 표현했다. 그는 정신이상자에게 다정하게 말하면서 즉시 구속을 전부 중단하게 했다. 물론 그런 구속이 앞으로 불필요해질 수도 있고, 또 해가 될 수도 있을 것이었다. 그 군인은 구제원에 일곱 달을 머무는 동안 충분히 정신을 되찾을 수 있었다. 그리고 그는 가족에게 돌아갔고 국가 방위에 다시 나섰다. 그 뒤에는 재발하는 일이 없었다.

VIII
어떤 경우에는 정신이상자의 상상력을
강력히 흔들어놓는 것이 유익할 때가 있다

종교의 편견에 사로잡혔던 어느 젊은이가 프랑스에서 가톨릭 전례가 폐지[13]된 것에 놀라서 조광증 환자가 되었다. 오텔 디외에서 통상 실시되던 치료를 받은 후에 그는 비세트르로 이송되었다. 그의 침울한 인간 혐오에 견줄 것이 없었다. 그는 내세의 고통 이야기만 했다. 그 고통에서 벗어나려면 고대의 은자들이 수행했던 절제와 고행을 본보기로 삼아야 한다고 생각했다. 그래서 그는 곡기를 완전히 끊었다. 이런 불굴의 결심을 한 지 네 번째 날이 되자 그는 무기력 상태에 빠져 생명이 위험하게 되었다. 우정 어린 훈계도 했고, 간절히 권유도 해보았지만 아무 소용이 없었다. 고깃국을 가져오면 거칠게 물리쳤다. 침대에서 짚을 다 꺼내어 판자에 깔았다. 그의 불길한 생각의 흐름은 강하고 깊은 두려움을 통하지 않고는 다른 식으로 사라지거나 상쇄될 수 없었다. 이런 목적에서 밤마다 시민 퓌생[14]은 보면 소

..

13) 1793년 말부터 1794년에 이르기까지 비(非)기독교 운동이 프랑스 전역으로 확산되어 사만여 성당이 폐쇄되고 가톨릭 전례가 금지되었다. 그러나 로베스피에르는 비기독교화로 인해 중립국들이 떨어져 나갈까 우려하면서 이의 위험성을 알렸다. 그는 가톨릭교에 우호적이지는 않았지만 종교 의식의 폐지를 반대했다.

14) 장바티스트 퓌생(Jean-Baptiste Pussin 1745-1811)은 필립 피넬을 도와 정신이상자들의

스라치게 놀랄 모습을 하고 그의 방문 앞으로 갔다. 이글이글한 눈으로, 무시무시한 어조의 목소리를 냈고, 한 무리의 근무자들이 그의 주위에 바짝 서서 강력한 쇠사슬을 차고는 그것을 귀가 따갑도록 흔들어댔다. 그리고 그 정신이상자에게 고깃국을 가져다주었고, 그가 더없이 가혹한 치료를 받고 싶지 않다면 밤에 그걸 먹으라는 엄명을 내렸다. 그리고 사람들이 물러갔다. 정신이상자는 자기를 위협하는 처벌에 대한 생각과 내세의 고통에 대한 두려움의 관점 사이에서 이러지도 저러지도 못하는 너무도 끔찍한 상태에 빠져버렸다. 몇 시간 동안의 내적 투쟁이 지나자 첫 번째 생각이 우세하게 되었고, 그래서 그는 음식을 먹기로 결심했다. 그리고 근무자들은 그의 몸을 회복시킬 만한 식사를 하도록 했다. 점차 잠과 힘이 돌아왔다. 그리고 다시 이성적으로 생각할 수 있게 되었다. 틀림없이 죽을 수밖에 없었을 그가 이런 방식으로 죽음을 벗어났다. 회복기 동안 그는 내게 그 시련의 밤 동안 그가 얼마나 끔찍한 동요에 사로잡혔고 당황스러웠는지를 자주 고백했다.

IX
정신이상자들에게 어떤 폭력 행위도
쓰지 않고 두려움을 갖게 하는 방법

앞의 사례들은 어떤 정신이상자들의 중심적인 생각과 굽히지 않는 고집에 단호하고 확고하게 맞서고, 담대하고 위압적이지만 전혀 모욕을 가하지

치료와 처우 개선에 큰 역할을 한 인물이다. 1771년에 나력(瘰癧)에 걸려 비세트르 구제원에 들어왔다가 구제원에 그대로 남아 아이들을 돌보고 구제원 관리인으로 일하게 되었다. 1780년에 정신이상자들을 다루는 간수가 되었다. 그의 아내 역시 그를 도와 비세트르와 살페트리에르에서 일했다. 1793년에 피넬이 비세트르에서 일하게 되었을 때 퓌생이 정신이상자들을 다루는 방식이 대단히 효과적이라는 점을 알게 되었다. 1795년에 피넬이 살페트리에르로 전속되었을 때 퓌생을 함께 데려갔다.

않고, 양심이나 분노의 감정은 전혀 담지 않고, 인류애의 성스러운 권리에 부합하는 확고한 결심으로서, 공포를 조성하는 장치의 성격과 그것이 가져왔던 탁월한 효과를 이야기한 것이다. 이런 것이 거칠기만 한 상스러운 행동, 폭력, 모욕, 내가 감히 말하기를 정신이상자들의 구제원에서 자행되는 가혹하기만 하고 심지어는 환자를 죽음으로 몰아갈 수도 있는 치료와 극단적으로 다르다고 말하는 것으로 충분하다. 그런 구제원 근무자들은 대단히 적극적이고 대단히 엄격하게 감시하는 것으로 그치지 않는다. 왜 사람들은 고대인들의 저작에서, 그리고 특히 켈수스의 저작에서, 조언을 하고 당근책을 써도 아무 소용이 없을 때 굶기기, 매질, 사슬에 묶기와 같은 가혹한 처벌에 기초한 치료 수단의 체계, 일종의 매개를 이용하는 방법[15]을 찾는 것일까? 왜 공공 기관이나 사립 기관들이 똑같은 원칙으로 통제되었던 것인가? 그레고리 박사의 보고에 따르면 스코틀랜드 북부의 한 농장주는 몸집이 헤라클레스와 같은 자였는데 조광증을 치료한 것으로 유명해졌다. 그의 방법은 정신이상자들에게 더없이 고통스러운 노동을 시키고, 직무를 다양하게 하여 어떤 이들은 짐바리 짐승처럼 부리고, 다른 이들은 하인으로 쓰고, 조금이라도 반항을 한다면 뭇매를 가해 그들을 복종하게 만드는 것이었다. 프랑스 남부의 한 지역에 소재한 대단히 유명한 수도원이 이와 유사한 원리에 따라 통제되었다. 매일 담당자 한 명이 방마다 순찰을 돌았다. 한 정신이상자가 괴상한 언동을 하고, 소란을 벌이고, 밤에 잠을 자려 들지 않고, 음식이란 음식은 모두 거부하는 등의 행동을 할 때 그는 당장 그만두라는 엄명을 내리고, 고집을 부려 상궤를 벗어나는 행동을 계속하면 다음날 쇠힘줄 열 대를 맞는 처벌을 받게 될 것이라고 경고한다. 근신은 항상 그때그때 실행되었고, 필요하다면 다시 여러 차례 근신을 내리는 일도 있

..

*15) "[환자가] 말하고 행동할 때 굶기기, 매질, 사슬에 묶기 [를 쓰라].(Ubi perperam aliquid dixit aut fecit, fame, vinculis, plagis coercendus est.)"(Cels. lib. III, cap. XVIII)

었다. 처벌만큼 보상도 확실했다. 정신이상자가 유순하고 복종하는 모습을 보이면 구내식당에서 교사 옆에서 식사를 하게 해주었는데 그런 보상을 느끼게 해주려는 것이었다. 그런데 그가 식탁에서 자제심을 잃고 조금이라도 실수를 한다면 당장 막대기로 손가락을 세게 맞을 거라는 경고를 받고, 차분하고 엄숙하게 그가 잘못을 저질렀고, 더 신중히 행동을 조심하라는 말을 덧붙인다. 윌리스 박사가[16] 조광증 치료와 더없이 순수한 박애의 엄격한 원칙들을 조화시키는 데 아직 이르지 못했음을 아쉬워해야 한다. 그가 런던 인근에 세운 기관에서는 정신이상자마다 한 명의 간수가 붙어 매질을 하기 때문이다. 간수의 가혹 행위가 어느 정도까지일지 예측할 수 없으니 위험한 것이다.

X
구제원이 수용해야 할 다정함과 박애의 원칙

폭력과 신체적 처벌을 통해서[17] 정신이상자들의 정신 치료의 문제를 모든 민족에게 일반적이고 동일한 방식으로 다룬다면 아마 혼란에 빠지게 될 것이다. 자메이카에서 노예로 살아가는 흑인들이나, 일평생을 억압적인 제도에 젖어 사는 러시아의 농노들이 정신이상을 일으켰을 때 똑같이 가혹하

:

16) 이 부분부터 9장 마지막 부분까지는 2판에서 생략되고 다음이 추가되었다. "그러나 내가 조금 전에 언급한 모든 경우에 우리는 적법한 한계를 넘어섰던 것은 아닌가? 보다 단순하고 보다 인간적인 수단을 통해 더 확실하고 더 보편적으로 유익한 결과를 얻을 수 있다면 그런 한계도 용인되어야 할까? 유년 시절의 교육이 바로 이런 것이 아닌가? 그 시대에 우리는 예전에 개화된 세기가 되어 몰아냈던 불쾌한 현학적인 태도와 폭력을 원칙적으로 인정했다. 터키 사람들은 현대 그리스 사람들에게 행사하는 부조리한 전제주의보다 더 훌륭한 것을 아무것도 찾지 못한 걸까? 그래서 이 지역의 옛 민족들의 고결한 성격과 자유의 관념에 영예를 덜 보내는 것일까?"(2판 5부 5장, 259절)
17) 이 부분부터 10장 마지막 부분까지 2판에서 5부 1장(260절)으로 자리를 옮겼다.

고 압제적인 구속의 법에 고분고분할 것이라고 어떻게 확신할 수 있겠는가? 그러나 일반적으로 조광증 치료 시 공포 요법에 긍정적인 효과를 기대할 수 있다고 해도, 민감한 감수성을 갖고, 번득이는 이성을 잃지 않는 한 권력의 폐습에 분연히 맞서 반발하는 프랑스 사람이라면 그의 성격에 가장 부합하고 가장 유순한 억압의 모든 형식이 규정되어야 하지 않겠는가? 더욱이 이 원칙은 관찰된 모든 사실로 뒷받침되지 않던가? 악의적인 농담이나 일삼는 자들이 구제원을 방문해서, 교양이라고는 없는 장난질로 정신이상자들을 못살게 굴거나 자극했을 때 그들 중 몇몇이 얼마나 길길이 날뛰며 동요했는지, 더 정확히 말하자면 얼마나 격분과 분노의 발작을 터뜨렸는지 나는 이미 보지 않았던가? 구제원에서 멀리 떨어져 있고 늘 같이 있었던 책임자의 감시를 벗어나 있는 정신이상자들의 의무실에서조차 간호사들이 멍청하게 빈정거리고 상스럽고 난폭한 행동을 하는 바람에 차분한 상태로 회복기에 있던 정신이상자들이 다시금 격노의 발작을 일으켜, 폭력 행위를 하고 때 아닌 분노에 사로잡히는 일이 얼마나 자주 일어나는가? 반대로 다른 곳에서 형편없는 처치에 매질까지 당했으니 당연히 격화되었고, 그래서 대단히 성마르고 대단히 위험한 환자로 분류되어 우리 구제원으로 이송된 정신이상자들은 단번에 반대의 성격을 되찾는 것 같다. 사람들이 그들에게 다정하게 말을 걸고 그들의 병을 동정하고, 더 나은 운명을 가지게 되리라는 희망을 불어넣기 때문이다. 그런 다음에는 어떤 다른 인위적인 수단 없이도 빠른 회복이 이루어진다. 결국 공포의 효과를 항구적이고 공고하게 만들려면 이성이 힘을 되찾아감에 따라 그 공포의 감정에 존경의 감정을 결합해야 한다는 점을 가장 지속적인 경험을 통해 알 수 있지 않은가? 이것은 억압이라는 것이 격노해서 또 제멋대로 가혹하게 다루는 것이 아니라는 점을 전제한다. 정신이상자의 저항의 정도에 비례하는 힘만을 쓰고, 말을 듣지 않는 그의 격정을 제압할 목적으로만 억압의 방법을 써야 한다. 억압을 한다 해도 오직 그를 정상으로 만들겠다는 마음으로만 그래야 하고, 정신이상자가 후회하면 그 즉시 솔직하고 친절하게 설명해주어야 한다. 바로 이것이 비세트르 정신이상자 구제원에서 엄격하게 따르는 원칙이다. 분명 파울러 박사[18]가 스코틀랜드에 세웠던 시설이 갖춘 것과 같은 장소, 건물의 위치, 규모, 시설 내부의 구획과 같은 장점을 비세트르에서 찾을 수는 없다. 그렇지만 내가 꼬박 2년 동안 수행했던 부단한 관찰에 따라, 더없이 순수한 박애의 원칙들로 비세트르의 정신이상자들을 관리했으며, 근무자들은 어떤 구실로도, 설령 먼저 공격을 받았대도 그들에게 손찌검을 하지 않았으며, 구속복과 대단히 제한된 시간 동안의 감금을 부과하는 것만이 유일한 처벌이었고, 비록 성공하지는 못하더라도 당근책이나 위압적인 억압의 방식을 통한 솜씨 좋은 책략으로 간혹 예상 밖의 치료법을 만들어냈음을 나는 증명할 수 있다.

XI
한 조광증 환자를 치료하는 데 사용했던 올바른 방법

파리의 한 유명한 시계 제조인 한 명이 영구 운동이라는 환상에 심취해서, 그것을 실현해보고자 지치지 않는 열정으로 작업에 몰두했다. 그래서 불면증이 생겼고, 상상력이 점진적으로 고양되었고, 이내 혁명의 소용돌이에 휘말려 일어난 공포들이 다시 생겨나 하나로 결합되자, 진짜 정신착란에 이르게 되었다. 그의 이성이 무너지자 특별한 기이함이 나타났다. 그는 단두대에서 자기 목이 달아났고, 사람들이 그걸 주워서 다른 여러 희생자들의 머리와 뒤섞었다가, 판사들이 뒤늦게 자기들이 내린 판결에 후회를 느

●●
18) 토머스 파울러(Thomas Fowler 1736 -1801)는 스코틀랜드 요크 출신의 약제사였다가 1778년에 의사가 되었다. 그는 1796년에 스코틀랜드 정신이상자 구제원의 의사로 임명되었다. 피넬은 1판과 2판 모두 이 의사의 이름을 Fowlen으로 잘못 표기했다.

껴 그 머리들을 다시 수습해 원래 몸에 다시 붙이라는 명령을 내렸다고 믿었다. 그런데 사람들은 이 명령을 무시하고 불운한 동료 한 명의 머리를 그의 어깨 위에 달아놓았다. 머리가 바뀌었다는 지배적인 생각이 밤이고 낮이고 그를 떠나지 않았기 때문에 부모는 그를 오텔 디외로 보내 조광증 치료를 받아보게 할 결심을 했다. 그다음에 그는 비세트르 정신이상자 구제원으로 이송되었다. 그때 그의 광태와 쾌활한 기질에서 나온 떠들썩한 소란스러움에 비할 것이 없었다. 그는 노래하고, 고함을 지르고, 춤을 추었다. 그래도 그의 조광증이 폭력 행위까지는 전혀 이르지 않았으므로 그에게 구제원을 자유롭게 돌아다니면서 그런 소란스러운 흥분을 발산하도록 내버려 두었다. 그는 끊임없이 이런 말을 반복했다. "제 치아를 좀 보세요. 정말 멋진 치아였는데, 지금 다 썩어버렸네요. 제 입이 얼마나 깨끗했었는데 지금은 냄새가 지독해요. 이 머리칼은 머리가 바뀌기 전의 머리칼과 얼마나 다른데요!" 결국 쾌활한 착란이 지나면 무시무시한 격노가 뒤를 이었다. 그는 방에 단단히 감금되어 사납게 흥분했고 손에 집히는 것이면 모두 부숴버리는 파괴적인 본능을 보였다. 초겨울이 되자 그의 흥분은 가라앉았다. 머릿속에는 여전히 기상천외한 생각으로 가득했지만 더는 위험한 환자가 아니었기 때문에 그를 구제원 내부에서 다시 자유롭게 지낼 수 있게 했다. 영구 운동에 대한 생각이 엉뚱한 망상 가운데 다시 나타났다. 그는 끊임없이 벽과 문 위에 연필로 영구 운동을 작동시킬 수 있는 메커니즘을 그려댔다. 수많은 노력을 기울여도 소용없다는 것을 깨달아서 결국 싫증을 내게 하지 않는다면 어떻게 그를 그의 공상에서 끌어낼 수 있을까? 그래서 부모에게 부탁해서 시계 제조를 위한 도구 몇 개와 적절히 사용할 수 있는 청동 칼날과 강철 칼날, 시계태엽과 같은 물건들을 보내달라고 했다. 구제원 간수는 그 이상을 해주었다. 그는 자기 방 부속실에 간이 작업실을 만들어주고 거기서 편하게 일하게 했다. 그는 열정과 열의를 배가하고 온 정신을 집중했으니 식사 시간도 잊었다. 한 달 동안 꾸준히 일을 했고 그것은 훌륭한 성공에 값하는 것이었다. 그러나 작업이 끝나자 우리의 기술자는 길을 잘못 들었다고 생각했다. 그는 자기가 만든 새 기계를 산산이 부숴버렸다. 그리고 다른 설계도로 작업했다. 이 주 동안 지속적으로 노력하여 모든 부분을 다시 조립해서 완벽한 조화를 기했다고 생각했다. 그 결과 운동은 계속되었고 그는 운동이 계속 이루어지기에 적합하다고 판단했다. 그때 그는 환희에 넘쳤고 승리감에 젖었다. 그는 구제원 내부를 빠른 걸음으로 달려서 자기가 아르키메데스나 되듯이 "결국 저 유명한 문제를 해결했소! 더없이 능숙한 사람들도 넘지 못했던 암초를 말이오!"라고 외쳤다. 그러나 익기양양하게 달려 나가던 중에 한 가지 사건이 발생하여 그는 좌절하고 말았다. 톱니바퀴가 멈춰 서버렸고, 소위 영구 운동이라는 것도 몇 분 지속되더니 끝이었다. 환희의 도취 뒤에 혼란이 왔다. 자존심 때문에 실패하고 말았다는 수치스러운 고백을 피하려고 그는 장애물을 쉽게 제거할 수 있을 것이지만, 이런 시도들에 지쳐버려 앞으로는 시계 제조만 하겠다고 선언했다. 그렇지만 그에게는 아직도 싸워 없애버려야 할 한 가지 착란의 생각이 남아 있었다. 그것은 그의 주장대로 머리가 바뀌었다는 생각이었다. 더욱이 그가 작업하던 도중 그 생각이 다시 떠올랐다. 섬세하면서도 반박의 여지없는 농담 하나면 그의 생각을 고칠 수 있을 것 같았다. 회복기에 있었던 다른 환자는 대단히 웃긴 데다가 유쾌한 기질을 가진 사람이었다. 그에게 임무를 하나 맡겨서 그 기술자와 계속 대화를 나누도록 했다. 그자는 자기 머리를 손으로 감싸고 계속 입맞춤을 퍼부었던 저 유명한 생드니의 기적[19]

∴

19) 서기 250년경, 드니(Denis)가 두 동료와 함께 파리 초대 주교로 파견되었는데, 드니는 이 교도 주민들의 반발에 부딪혀 결국 로마 제국 관리에게 체포되어 참수되었다. 이때 드니 성인은 천사에게 놀라운 권능을 부여받아 자신의 잘린 머리를 손으로 받쳐 들고 몽마르트르 언덕 위로 걸어 올라가는 기적을 일으켰다. 몽마르트르 언덕을 넘어 파리 북쪽까지 계속 걸어 올라가다가 쓰러진 곳이 현재의 생드니 성당(Basilique royale de Saint-Denis) 자리이고, 200년 후 파리 수호 성녀 주느비에브가 이 근처의 땅을 얻어 수도원 성당을 지었다. 7세기에는 다고베르트왕의 명령으로 드니 성인의 유물을 안치했다. 다고베르트왕

으로 능숙하게 말을 돌렸다. 시계공은 그 사실이 가능하다는 점을 강력히 지지하더니, 자기 사례를 통해 이를 확증하고자 했다. 그때 그와 대화를 나누던 상대가 폭소를 터뜨리더니, 빈정거리는 어조로 그에게 이렇게 대꾸했다. "자네 정신이 어떻게 된 것 아닌가? 어떻게 생드니가 제 머리에 입을 맞출 수 있겠는가? 발뒤꿈치로 하겠는가?" 이 예기치 않고 끝나버린 대꾸가 그 정신이상자에게 강한 충격을 주었다. 사람들이 쏟아내는 웃음소리를 들으며 그는 혼란스러워하며 방에 들어갔다. 그리고 그는 그 이후로는 자기 머리가 바뀌었다는 말을 더는 하지 않았다. 몇 달을 계속 시계 제조 일에 깊이 몰두하더니 그의 이성도 다시 회복되었다. 그는 가족에게 돌아갔고, 그 뒤 5년 이상 자기 직업을 계속 유지했다. 물론 재발은 없었다.

XIII[20]
조광증 환자가 지배적으로 갖는 관념들에 따라 다양한 방식을 취해야 한다

지성의 모든 능력 중에 상상력이야말로 가장 쉽게 깊은 상해를 입을 수 있는 능력 같다. 우리의 신체 상태와 관련된 이상적(理想的)인 변형이나 가공의 환상만큼 조광증에 자주 일어나는 것도 없다. 이로부터 관찰자들은 저 다양한 에피소드들을 이용하고 기이한 술책을 써서 이런 마력을 일소하려고 한 것이다. 그러나 고양된 신앙심이나 광신주의와 관련된 마력을 일소하는 일이 정말 어려운 일임을 숨겨서는 안 된다. 이 점에서 내 관찰은 영국에서 수행되었던 관찰과 일치한다. 자신의 고귀한 운명 생각만 하는

::
자신이 사후에 이곳에 묻힌 것을 계기로 이 성당은 이후 프랑스 왕실의 묘소가 된다.
20) 원문에 12장이 누락되고 바로 13장으로 넘어감. 이 부분은 2판 2부 7장(129, 130절)에 재수록된다.

오만으로 가득 찬 사람의 정신을 어떻게 건전하게 만들 것인가? 그는 자기가 특권을 가진 존재이며, 신이 보낸 사자이며, 예언자 혹은 신 자체라고 믿는다. 이 신비적인 환영 및 진리에 대한 계시의 효과를 무슨 말로 상쇄할 수 있을까? 그는 사람들이 조금이라도 그 계시를 의심하면 화부터 내는 것이다. 그들 중 한 명은 어디서나 악마를 본다고 믿었다. 한 무리의 호사가들이 구제원을 방문하러 왔던 날, 그는 그들이 마치 악마의 무리이기라도 하듯 성을 내며 그들 가운데로 뛰어들었다. 다른 한 사람은 유순한 성격의 소유자였는데 끊임없이 자신의 수호천사나 사도들 중의 누군가를 불러냈다. 그는 고행, 금식, 기도에서만 기쁨을 얻었다. 내가 함께 대화를 나누는 것을 좋아했던 다른 정신이상자도 신앙심 때문에 그리 된 자였다. 고대 조로아스터의 제자들처럼 그는 태양을 바라보며 독특한 예배를 드렸고, 해가 뜨면 그 앞에서 경건하게 엎드려 절했고, 낮 동안은 그의 행동, 그의 즐거움, 그의 고통을 태양에 바쳤다.[21] 보통 낮 동안은 차분했지만 밤이 되면 유령과 환영이 항상 자기를 둘러싸고 있다고 믿고, 선한 천사들과 대화를 했다가 악한 천사들과 대화를 했다가 하고, 환상의 성격이 어떤가에 따라 선한 자가 됐다가, 위험한 자가 됐다가, 유순하게 행동을 했다가, 야만적인 잔혹성을 띠었다가 했던 훨씬 더 위험한 다른 조광증 환자도 있는데, 이 둘을 서로 대립시켜볼 수 있다. 다음은 비슷한 정신이상이 얼마나 과도한 공포와 혐오에 이를 수 있는지 보여주는 사례이다.

..

[21] 이 정신이상자들 몇몇은 정신적 능력이 정지라도 되는 것 같다. 그들은 침울한 침묵에 빠지거나 가벼운 공상에 빠지면서 백치 상태에 이르기도 한다. 그들 중 한 명은 고집을 굽히지 않고 여러 날 밤을 무릎 꿇고 기도하는 자세로 보냈다. 공화국 3년의 겨울 동안의 일이었다. 그의 발(足) 일부가 완전히 괴저에 걸렸다. 나는 치료를 위해 그를 침대에 묶어둘 수밖에 없었다.

XIV
편협한 신앙심을 가진 어느 멜랑콜리 환자의 사례

한 선교사가 격렬한 웅변으로 내세의 고통에 대한 이미지를 내세우면서, 귀가 얇았던 포도 재배자 하나를 엄청난 공포에 빠뜨렸다. 그 포도 재배자는 자기가 영원한 불길을 받게 되었다고 정말 믿었고, 자기 가족을 구원해서 순교의 영예를 누리도록 할 생각밖에 없었다. 그는 성인전을 읽고 또 읽어서 순교에 대한 대단히 솔깃한 장면을 머릿속에 그릴 수 있었다. 처음에 그는 아내에게 저 끔찍한 죄악을 저지르려고 했지만, 그녀가 그의 손아귀에서 벗어났기 때문에 이내 격분해버린 그는 나이 어린 두 아이들에게 손을 뻗치고 매정하고 야만스럽게도 그들을 제물로 바쳐 아이들에게 영생을 주고자 했다. 법정에 소환되고 예심 재판이 이루어지는 동안에도 그는 자기와 함께 감옥에 있던 한 범죄인의 목을 졸랐다. 여전히 속죄의 과업을 수행한다는 목적에서였다. 그의 정신이상이 인정되어서, 비세트르의 방에 종신 구금의 판결을 받았다. 오랜 기간 구금되어 혼자 있었으니 계속해서 상상력이 고양되었고, 그의 생각에 자기가 판사들이 선고했던 판결을 받고서도 여전히 죽지 않고 살아 있다는 생각으로 그의 정신착란은 더욱 심해져, 그는 자기가 전능을 얻었거나, 그의 표현에 따르면 자기가 '삼위일체의 네 번째 위격'[22]이고, 그가 맡은 특별한 임무는 순교로 세상을 구원하는 것이

••

*22) 내가 해롭기 이를 데 없는 편협한 신앙심을 교정하기 위해 썼던 시도들 가운데 효과가 전혀 없었던 한 가지를 언급해야겠다. 나는 어느 날 그를 대단히 유쾌한 성격의 다른 회복기 환자와 함께 두었다. 그는 라신과 볼테르의 시를 우아하게 낭송하곤 했다. 나는 그 사람에게 자연 종교에 대한 볼테르의 시를 암송하도록 시켰고, 특히 그 시의 3곡을 또랑또랑 낭송하도록 연습을 시켰다. 3곡이야말로 내 의도에 더욱 관련되었던 것이다. 결국 그는 다음 시구에 이르렀다.

  트라야누스, 마르쿠스 아우렐리우스, 티투스,
  저 사랑스러운 이름들, 너 한 번도 읽은 적 없는 성스러운 이름들

고, 세상의 모든 폭군이 다 모인대도 자기 삶을 위해(危害)할 수 없으리라고 생각했다. 더욱이 그의 정신착란은 전부 종교에 관련된 것으로 한정되었는데, 종교가 아닌 다른 모든 주제에 대해서 그는 더없이 건강한 이성을 누리고 있는 것처럼 보였기 때문이다. 엄격한 구금 생활이 10년 넘게 계속됐다. 차분하고 평온한 상태가 지속적으로 관찰되는 것 같아서 다른 회복기의 환자들과 구제원 뜰에서 자유롭게 지내도 좋다는 결정을 내렸다. 다시 네 해 동안 지켜보고는 안심할 수 있었던 것 같았지만 종교 의례의 목적으로 그에게 살육의 생각이 갑자기 일어났다. 옛날식으로는 크리스마스 이브에 해당하는 올해 설월 10일에 그는 구제원 전원에게 속죄의 희생을 행할 잔혹한 결심을 품었다. 그는 구두 제조인이 쓰는 가죽 베는 칼을 손에 쥐고, 간수가 순찰을 하러 내려가는 순간을 포착해서 등 뒤에서 그를 찔렀다. 칼은 다행히 늑골을 비껴 갔다. 그리고 그는 옆에 있었던 정신이상자 두 명의 목을 베었다. 근무자들이 대규모로 신속하게 달려와 그의 냉정한 분노를 멈추게 하지 않았다면 그는 그렇게 살육을 계속 이어나갔을지 모를 일이었다. 그의 구금이 결코 철회되는 일 없는 종신형이 되리라는 것은 말할 필요도 없다.

∴

> 저 매혹적인 세계의, 근사한 선행자들을
> 지옥 깊은 곳 악마가 말뚝에 박았음을 생각하느냐
> 너, 영예로운 빛으로 끊임없이 둘러싸인
> 게루빔들의 합창대에 너 있으리라
> 배낭을 지고 잠시 무지 속에 잠들거나
> 더러운 곳에 빠져 있음을 생각하느냐.

이 마지막 말을 듣고 광신자는 분노에 휩싸여 그에게 그보다 더 모욕적일 수 없는 욕설과 불경하고 신성모독의 철학자의 칭호들을 퍼붓고, 하늘에서 불을 내려 그를 쓸어버려 달라고 기원하더니 불쑥 자기 방에 들어가 버렸다. 나는 그가 피를 부르는 생각을 하게 될지도 몰라서 그런 시도를 더는 하고 싶지 않았다.

XV
신앙심이 과도한 조광증의 경우
치유가 대단히 어렵다

영국과 프랑스에서 종교적이거나 독신적(篤信的)인 조광증을 치료하기 위해 행했던 시도들이 전부 실패로 끝났다고 한대도 그것이 절대적으로 치료 불가능하다고 선언하는 것은 아니다. 아마 정신 치료와 신체 치료의 방법을 현명하게 결합하면 여러 경우에 치료가 이루어질 수도 있을 것이다. 내 계획은 비세트르 건물에서 허용될 수만 있었다면 이런 정신이상자들을 격리하고, 그들을 농업이나 다양한 신체 훈련에 적합한 넓은 부지에 나누어 보내고, 그들을 필요의 감정, 사소한 이득의 유혹, 혹은 보다 드높은 어떤 다른 동기에 의해 노동을 장려하고, 종교 의식과 관련된 모든 대상이며, 그 이미지를 떠올리는 데 적합한 그림이며 책을 죄다 그들의 시선이 닿지 않는 곳으로 떨어뜨려 놓고, 하루에 몇 시간 철학책을 읽게끔 하고, 고대의 현자들의 삶이나, 인류애와 애국심이 나타난 행동에 교묘하게 접근케 하면서 성인들과 은둔자들의 이상한 착란과 종교의 무가치를 강조하고, 가끔씩 그들의 공상적인 관념과는 반대 방향으로 그들의 상상력을 강력하게 흔들어 놓는 데 적합한 환경을 만드는 것이었다. 내 눈으로 직접 본 한 가지 사실로 이 방법이 성공할 가능성이 있음을 알게 되었다.

XVI
구제원의 감시인이 대단히 까다로운 상황에서
능숙하게 취한 방법

민간 구제원의 관리자들도 공화력 3년의 한때에는 과도하게 혁명의 열의에 넘쳐 종교 예식에 쓰는 형식적인 대상들을 구제원에서 내몰아야 한다고 생각했다. 그렇지만 그런 대상들은 불행한 극빈자가 비탄에 잠겼을 때 유일하게 그들을 위로해주는 것일 때가 많았다. 비세트르에서는 이런 일이 노인들이나 불구자들이 수용된 기숙사에서 시작되었는데, 그들은 생각지도 않은 장면을 보게 되자 경악, 분노, 공포심을 강하게 느꼈다. 내가 정신이상자들의 구제원으로 가기에는 너무 늦은 시간이었다. 나는 더욱이 그중 일부를 차지하는 멜랑콜리 환자들을 다룰 때는 신중을 기해야 한다고 넌지시 말했었다. 단호하고 현명하기로 유명했던 간수가 이 민감한 사안을 맡는 것이 좋을 것이었다. 이 간수는 구제원의 소요를, 더 정확히 말하자면 폭동을 피하기 위해 그들을 통제하기보다는 모두가 휩싸인 충격을 따르는 것처럼 보이도록 행동했다. 삼색기 휘장을 대량으로 구입하도록 했고 어느 날엔 감금되지 않았던 정신이상자를 모두 불러서 유쾌한 어조로 이렇게 말했다. "자유를 사랑하는 이들은 다가와 국기 아래 모여라." 어떤 이들은 주저하지만 대부분은 이런 부름에 응한다. 이 열광의 순간을 이용해 새로 마련된 권고에 따라 금박을 입힌 목제 성모상, 석고로 뜬 성인의 초상, 가톨릭 전례와 관계된 여러 그림들을 구제원 예배당에 더는 놓아두어서는 안 된다는 점을 알린다. 수많은 무리가 번개처럼 날아서 예배당에 들이닥치고 뜰 한가운데 옛날에 그토록 숭배했던 물건들을 엉망진창으로 모아놓는다. 소수의 신자들은 이 광경을 지켜보면서 아연실색해서 두려움에 사로잡힌 어두운 기색으로 불분명한 말을 웅얼거리다가, 저주를 하고, 으름장을 놓는다. 가장 격노한 사람들은 저 죄인들의 머리 위로 하늘의 불을 내려줄 것을 간청하고, 죄인들의 발밑에 심연이 열리는 것을 본다고 믿는다. 간수는 하늘은 그들의 목소리를 듣지 않는다는 것을 보여주려고 그것들을 전부 산산조각을 내고 그 잔해에서 멀어지라고 명령한다. 정의에 대한 사랑과 박애를 통해 그는 선행과 애착을 화해시킬 줄 알았으니 자기가 맡은 민감한 과업을 확실히 수행했다. 압도적 다수의 수감자들이 그의 의지를 돕는다. 독신적인 멜랑콜리 환자들은 무기력한 분노에 젖어 그들의 방으로 들어간다. 내가 여기서 검토하고자 하는 것은 구제원에서 현명하고 개화된 관리의 원칙과 관련해서 가톨릭 전례를 유지해야 하느냐 마느냐와 같은 일반적인 문제가 아니다. 그렇지만 신앙심 때문에 멜랑콜리 환자나 조광증 환자가 된 사람들이 그들의 감각에 새겨진 자극들 때문에 그들을 최초로 정신 착란에 이르게 했던 대상들을 계속 찾게 된다면 치료가 불가능할 수밖에 없다는 것은 언제나 사실이다.

XVII

광포한 환자들을 가혹하고 비인간적인 수단을
쓰지 않고 억누르는 방법

지성이 입은 단순 상해와 그 상해를 중단하게끔 하는 데 적합한 정신적 치료 요법들의 관찰 결과들을 확정했던 것은 이 주제를 한 가지 관점으로만 보여주었던 일일 뿐이다. 그러니 아직도 구체적인 사실들을 통해 의지의 상해, 다시 말하면 맹목적이고 걷잡을 수 없는 분노를 특징으로 하는 조광증에도 똑같은 원칙을 적용해야 하는지 확정하는 일이 남았다. 간헐적이 됐든, 지속적이 됐든, 크고 작은 정도의 차이는 있지만 격노와 혼란스럽고 동요하는 생각이 결합될 때가 있고, 다른 경우에는 격노와 지성의 모든 기능의 자유로운 실행이 결합될 때도 있다. 이런 상황에서 과거에 따랐던 방법은 단순한 것이었다. 그렇지만 그 방법을 쓰게 되면 조광증을 치료 불가능의 상태로 만들어버리기 십상이었다. 그것은 정신이상자를 무슨 길들여지지 않는 존재나 되듯이 그의 방구석에 내버려 두고, 쇠사슬로 묶어두거나 극단적으로 가혹하게 다루는 것이다. 그를 사회에서 격리하기만 하면 되고, 그토록 잔혹한 존재가 자연적으로 종말을 맞도록 기다리면 되기라도 하듯 말이다. 그러나 이 방책은 책임자의 무사안일을 위해서는 대단히 편리한 것이지만, 무지와 냉정한 야만이 확연히 나타나는 것으로, 이제는 인류의 재앙과 수치였던 많은 다른 편견들과 함께 대중의 증오를 받고 있음이 틀림없다. 올바로 운영되는 모든 구제원에서 절대로 어길 수 없는 한 가지 법이 있다면 그것은 조광증 환자에게 신중하게 허용할 수 있는 완전한 자유를 허용하고, 그 환자가 착란의 걷잡을 수 없는 정도의 차이에 비례해서 억압의 단계를 조정하고, 근무자들이 어떤 학대나 어떤 폭력도 쓰지 않도록 엄격히 금하며, 근무자들이 임무를 수행함에 있어서 때로는 다정하게 때로는 단호하게, 때로는 중재의 형식을 취하고 때로는 권위를 갖고 의지를 굽히지 않는 위압적인 어조를 적절히 쓰는 것이다. 그렇지만 이런 감시를 맡은 책임자에게는 저 미묘하고 힘겨운 임무를 수행하는 데 얼마나 많은 신체적이고 정신적인 능력이 필요할까!

XVIII
조광증은 특히 의지가 입은 상해이다

콩디야크는 불안, 욕망, 그가 쾌적하거나 그렇지 않다고 보았던 정념들과 같은 어떤 정신적 능력의 발전을 그의 깊은 통찰력과 분석적인 방법에 훌륭히 적용함으로써 찬탄을 불러일으키게 할 줄 알았다.[23] 그런데 그는 이

..

23) 에른스트 카시러는 로크가 "심적 현상의 두 원천"이자, "심적 체험의 환원 불가능한 두 형식"으로 "감각과 반성"을 내세웠던 것을 콩디야크는 반성 대신 지각(perception)을 내세워 일원론으로 정리했음을 지적했다. "콩디야크가 지적하듯이, 로크는 관념 형성의 형식 분석에만 몰두하고 다른 심적 현상에는 이 분석 방법을 적용시킬 줄 모른다. 그래서 로크는 관찰, 비교, 구분, 결합, 욕구 및 의욕과 같은 심적 활동을 마치 시각, 청각, 촉각, 미각, 후각의 단순 감각처럼 환원 불가능한 독자적인 요소로 본다. [⋯] 이제 로크가 관념의 영역에만 적용시킨 분석 방법은 마음의 모든 활동 영역에도 적용되어야 한다. 그럼으로써 또한 외견상 직접적 단순성으로 보이는 것들이 실은 가상이요, 오히려 과학적 분석의 대상이 되어야 함을 보여주어야 한다. 이제 마음의 개별적 활동들은 결코 원천적인 것이 아니고 오히려 복합적으로 생성된 것이다."(에른스트 카시러, 『계몽주의의 철학』, 박완규 역, 민음사, 1995, p. 34)

런 정서들을 사실들의 진정한 지식을 통해 보완할 수 있었는가? 이들 정서의 정확한 내력은 전적으로 의학의 문제이니 말이다. 그 정서들에 분명히 드러난 특별한 성격, 그것을 일으키는 환경들, 그것이 대단히 자주 정신과 신체에 미치는 영향,[24] 그리고 그것으로부터 비롯될 수 있는 다양한 질병을 알려주는 것이 바로 의학이지 않은가? 의지의 기능과 지성의 기능은 완전히 다르며, 의지가 머무는 자리, 의지의 원인, 어떤 경우에 그 기능들의 상호 종속성이 갖는 본질적인 차이가 무시될 수 없다고 말하는 것으로 충분하다. 나는 여기서 오직 의지의 기능의 상해에서 끌어낸 증거 하나를 언급하는 것으로 그칠까 한다. 나는 오랫동안 비세트르에서 한 조광증 환자를 직접 관찰했다. 그가 보여준 징후들은 로크와 콩디야크가 정신이상자들에게 부여한 관념을 따라 살피자면 수수께끼처럼 보일 수 있었다. 그의 조광증 발작은 주기적이었고, 간혹 차분한 기간이 몇 달 계속된 후에 재발되기도 했다. 다음이 그의 발작이 진행되는 방식이다. 먼저 하복부 내부에 불타는 뜨거움이 느껴지고, 그다음에는 가슴, 마지막에는 얼굴로 올라왔다. 뺨이 홍조로 물들고, 시선이 번득이고, 머리에는 정맥과 동맥이 팽창하는 것이 보였고, 이런 신경증적 증상이 점진적으로 두뇌까지 진행해나갔다. 그 순간 광포한 격노가 엄습하여 어떤 도구나 공격 무기를 집어 들고자 하는 저항할 수 없는 성향으로, 누구든 눈에 보이는 첫 번째 사람의 피를 흘리게 하는 것이다. 파괴적인 본능의 가차 없는 충동과 끔찍한 죄를 저지르고 말리라는 생각이 불어넣은 끔찍한 공포 사이에서 내적 투쟁을 경험했다고 그는 끊임없이 말하곤 했다. 기억이나 상상력, 판단력에는 상해의 흔적

••

[24] 정념의 의학사가 예비적인 개념으로서 반드시 본 논고에 들어올 수밖에 없다. 정념이 극단적으로 고양되어 나타나는 가장 빈번한 정신이상을, 정념이 정신과 신체에 비치는 영향을 우선적으로 세심하게 고려하지 않는다면 어떻게 이해할 수 있겠는가? 내가 앞서 언급한 영국 저자(크라이턴)는 이것이 진실임을 뼈저리게 느꼈다. 정신이상자를 다룬 그의 저작에서 그가 기쁨, 슬픔, 두려움, 분노, 사랑의 일반적인 성격과 결과를 서술했던 것이 그 이유이다.

이 전혀 없었다. 그가 단단히 감금되었던 동안 내게 했던 고백은 그의 살인 충동이 완전히 어쩔 수 없는 것이고 의지와는 무관한 것이었으며, 그가 아내를 사랑했지만 그녀 역시 어느 날 그의 희생자가 될 뻔했던 적이 있었고, 그래서 그는 간신히 아내에게 달아나라고 알릴 시간밖에 없었다는 것이다. 오랫동안 차분했던 기간에 그는 살아가는 것이 너무도 역겨워 여러 차례 자기 자신에게 위해를 가해 인생을 끝내고자 했다고 고백했다. 그는 이렇게 말했다. "우리를 그토록 인간적으로 대하는 구제원 간수의 목을 제가 무슨 이유로 조르겠습니까? 그렇지만 제가 격노에 사로잡히는 순긴 저는 다른 사람들에게서처럼 그에게 달려들어, 그의 가슴에 비수를 꽂아 넣고자 하는 갈망뿐입니다! 저 불행하고 저항할 수 없는 성향이 저를 결국 절망에 몰아넣고, 다른 이에게 죄악을 저지르고 무고한 사람의 피를 흘리게 하느니, 차라리 제 생명에 위해를 가하게 만듭니다." 쉽게 알 수 있는 것은 이런 성격의 발작은 정신적 치료의 어떤 부분도 적용될 수 없으며, 완하제[25]로 예방하거나[*26] 경련 치료제로 제거하는 수밖에 없다는 점이다.

XIX
가장 폭력적인 조광증 발작은 일반적으로 가장 덜 위험하다. 그들 스스로 발작에 빠져들게 놓아두는 것이 유익한 일인가?

다른 급성 질환에서처럼 주기적인 조광증에서도 대단히 자주 격렬한 징

··

25) "완하제(évacuants)라는 말은 어떤 체액이나 어떤 배설물을 체외로 배출하도록 쓰는 모든 약제나 모든 인위적인 물질에 적합한 것이다. 배설 촉진제는 외과적인 것과 약제적인 것으로 구분된다. 첫 번째 범주에는 사혈, 난절(亂切), 거머리, 발포제, 소회제, 배액선, 천개술, 종양 절개 등이 포함된다. 두 번째 범주는 첫 번째 범주보다 이 이름으로 더 잘 알려진 것인데 특별한 저장소에 쌓인 다양한 배설물을 인체 밖으로 빼내는 것으로, 배설을 자극하거나 증가하거나 유지한다."(브넬, 『백과사전』, '완하제' 항목)
*26) 1부.

후들보다는 차분한 상태에 접어들었다고 착각하게 만드는 기미가 더 걱정스러운 것이다. 더없이 성마르고 더없이 격렬한 착란의 행동이 두드러진 발작은 일반적으로 점진적으로 강도가 감소[*27]하다가, 정신 요법의 원칙에서 멀어지지 않는 한 결국 사라지는 것으로 끝난다는 점은 경험으로 알 수 있다. 맹목적인 격노를 벗어날 수 없는 조광증 환자는 쉬지 않고 날카로운 고함을 지르고 위협을 가하고, 끊임없이 날뛰고, 한순간도 쉬지 않고 심지어는 여러 달 동안 소동을 일으키고, 손에 잡히는 대로 전부 부수고, 잠자리의 짚까지 갈기갈기 찢는다. 약효를 다르게 한 경련 치료제를 투여하면 간혹 차분해지기도 하고, 이 증상이 강해지는 것을 막을 수도 있다. 그러나 관찰을 해보면 수많은 경우에서 기대 요법[28]의 방법만으로도 확실하고 영구한 회복이 가능함을 알 수 있다. 정신이상자를 소란스러운 흥분 상태에 놓아두고, 그의 개인적인 안전과 다른 사람들의 안전을 위해 필요한 정도로만 억압을 사용하는 것이다. 이 억압은 대개 구속복[29]이나 캐미솔을 입히는 것으로 실행된다. 가혹한 행동이나 모욕적인 말로 정신이상자를 자극하지 않고, 식사 준비를 하거나 식사를 할 때 불만이나 분노를 일으킬 수 있는 실질적인 빌미를 절대 주지 않고, 정신이상자가 적절하지 않은 시점에

••

*27) 주기적인 조광증을 앓던 서른두 명의 정신질환자들 가운데 스물아홉 명이 회복되었다. 어떤 사람들은 발작이 점진적으로 감소하면서 회복되었고, 다른 사람들은 신속히 발작이 사라지면서 회복되었다.(1부)

28) 이 요법은 자연의 치료를 참을성 있게 기다리는 방법으로 히포크라테스학파의 주장을 반영한 것이다.

29) 카바니에 따르면 구속복은 "양팔을 꽉 죄고 억제하며" 움직임이 더 격렬할수록 그만큼 더 꽉 죄어들게 되어 있는 "아마포 또는 질긴 천의 작은 조끼"(Cabanis, *Vues sur les secours publics*, dans *Œuvres philosophiques de Cabanis*, Paris, 1956, p. 58)이다. 자크 트농은 이 구속복을 높이 평가하며 "광인이 자해를 하거나 타인에게 해를 끼칠까봐 염려스러울 경우에는 그에게 등 뒤로 양 소매가 언질된 조끼를 입혀 팔을 움직이지 못하게 한다."(Tenon, *Projet de rapport au nom du comité des secours*, in 푸코, 『광기의 역사』, 앞의 책, p. 680, 각주 38에서 재인용)고 썼다.

서 자유롭게 행동하게 해달라고 요구할 때 이를 단칼에 거절하거나 퉁명스럽게 대꾸하는 대신 수긍할 수 있는 구실을 대서 그 시점을 미루고, 구제원 내부에 더없이 엄격한 규칙을 유지하고, 특히 정신이상자들이 차분해진 시기를 잘 활용해서 그들이 진지한 일이나 힘든 노동에 몰두하도록 하는 것이다. 우리는 지나치게 사혈을 하는 바람에 저능 상태나 백치 상태에 빠진 정신이상자들은 보름에서 20일의 착란 상태, 더 자세히 말하자면 급성이며 위급한 조광증의 흥분에 이르면 치유되므로 경험을 통해 인정된 이런 단순한 원칙에 그만큼 더 잘 숙달해 있다. 한 젊은 군인이 발작 상태로 방데 군(軍)에 있다가 파리로 이송되어, 격노 상태에 놓여서 구(舊) 오텔 디외에서 늘 하던 치료를 받았다. 발(足)에 반복적으로 사혈을 했는데, 그런 다음에 붕대가 풀려 피가 과도하게 분출한 결과, 가사 상태가 계속 이어졌다. 그는 극도로 허약하고 무기력한 상태로 비세트르로 이송되었다. 배변은 기계적으로 했고, 얼굴은 창백했고, 말 한마디 못했고, 지성의 기능이 완전히 희미해졌다. 그의 아버지가 면회를 와서 아들의 상태를 보더니, 아들 치료에 쓰라고 돈을 좀 놓고 갔다. 건강식의 양을 단계적으로 높였더니 조금씩 힘과 원기가 돌아왔다. 발작의 예비 단계가 나타났다. 얼굴에 붉은 빛이 돌고, 눈에 번득이는 빛이 보였고, 열에 들뜬 몸짓이며, 극단적인 동요, 뚜렷한 정신착란이 나타났다. 그 정신이상자는 구제원 안을 펄쩍펄쩍 뛰며 달렸다. 그는 보는 사람마다 시비를 걸고, 욕을 하고, 조롱했다. 그렇지만 그는 폭력적인 행동만은 삼갔기 때문에 우리는 그가 회복기 환자들 사이를 자유롭게 돌아다니도록 내버려 두었다. 이런 정신착란 상태로 스무 날이 흘렀다. 그는 다시 차분해졌고, 처음에 약했던 이성이 규칙적인 노동과 신체 단련을 통해 완전히 회복되었다. 그는 더 확실한 완치를 위해 다시 6개월을 더 구제원에 머물렀다가, 재발을 막는 데 필요한 주의 사항을 듣고 늦가을에 가족에게 돌아갔다.

XX
구제원 내부에서 정신이상자들에게
제한적인 자유를 현명하게 누리게 했을 때의 장점

분명 전제주의 국가에서처럼 정신이상자들의 구제원에서도 멋대로 무제한 감금하고, 쇠사슬로 묶어두고, 더없이 야만적인 치료법을 통해 겉으로는 질서를 유지할 수 있다. 그렇지만 이는 무덤과 죽음의 차분함이 아닌가? 사려 깊게 계산된 자유의 두드러진 특징은 박애의 엄격한 원칙들과 조화를 이루는 질서의 유지에 있다. 그 질서는 정신이상자들의 불행한 생활에 무언가 다정함을 베풀 때 종종 조광증의 징후들을 완전히 사라지게 하곤 하며, 어떤 경우라도 폭력의 정도는 감소된다. 무엇보다도 현재 비세트르 구제원에서 일하는 간수가 그 자리에 들어오면서 이러한 질서를 세우고자 했다. 처음에는 업무를 싹 뜯어 고치는 개혁이 있었다.*30) 비인간적인 치료는 모두 추방해버리고 정신이상자에게 가혹한 손찌검을 하는 일을 단호히 금지했다. 수도 없이 많은 항의, 반복된 불평, 협박까지 받았지만 그는 흔들리지 않는 단호함으로 꿋꿋했다. 이 법을 조금이라도 위반하면 그 일을 손에서 놓아야 하는 것이었다. 그가 이 원칙들을 절대 바꾸지 않고 순순히 따르게 했던 방법은 정말 단순한 것이었다. 나는 그 방법이 얼마나 놀라운 성공을 거두었는지 그저 생생히 증언하는 일밖에는 할 수 없다. 그것은

*30) 정신질환자들의 구제원에 빈번히 출입하지 않는 한 근무가 얼마나 어려운지 생각해볼 수 없다. 참아내야 하지만 혐오감이 끊임없이 솟아나고, 무릅써야 할 위험들이 가득하며, 끊임없는 울부짖음과 모욕적인 고함소리를 들어야 하고, 종종 폭력 행위를 진압하기도 해야 한다. 저기서는 선행을 베풀어도 야만적인 인간 혐오로 거부되고, 여기서는 위험한 장난을 피해야 한다. 머리에 요강을 뒤집어쓸 수도 있고 맞아죽을 위험도 피해야 한다. 개화되지 않고 자제하는 일에 익숙하지 않은 사람이라면 이런 정신착란의 행동도 맹목적이고 자동적으로 일어나는 충동일 뿐이라고 생각하고, 중력의 힘 때문에 자기가 돌에 맞은 것에 분개할 수 없는 것 이상으로 정신이상자를 탓할 일이 아니라고 생각하는 일은 결코 쉽지 않다.

이런 힘든 일을 마다하지 않는 회복기의 환자들을 선별하는 것이었다. 더욱이 보상과 푼돈 벌이를 미끼로 했으니 그들은 그런 일들을 하기를 오히려 바랐다. 천성적으로 그 일을 제대로 수행할 수 있고, 오랫동안 습관적으로 복종이라는 구속에 순응했고, 자기들의 착란을 낱낱이 기억하기 때문에 관대한 조치에 이끌리고, 그들 스스로 경험해보지 못했던 폭력 행위에 반감을 갖고, 격노에 사로잡힌 한 정신이상자에게 상처를 주지 않으면서 그를 제압할 수 있는 일종의 전술을 용이하게 교육하는 이런 생활 방식은 이성의 훈련을 나날이 강화하고, 움직이지 않고 살아가는 생활의 해로운 영향력과 슬프고 멜랑콜리에 젖은 생각들과 거리를 두게 하면서 그들에게 이득이 되는 것이다. 나는 예전에 비세트르의 정신이상자들에게 신체 단련이나 노동의 수단을 더 많이 쓰게 하고, 구제원의 규모를 키우기 위해서 행정에 안 써본 조치가 없었다. 그렇지만 계속적인 변화와 혁명의 격동 때문에 나는 수많은 장애물에 부딪혔고 이를 극복하기란 불가능했었다.

XXI
가장 광포하고 가장 위험한 정신이상자들의
성격과 그들을 억제할 때 쓸 수 있는 방법

구제원에서 억제하기 가장 어렵고, 부산스럽기가 이루 말할 수 없어서 가장 눈에 띄고, 조광증의 격노를 일으켜 순간적으로 폭발하기 가장 쉬운 정신이상자들은 카바니[31]가 그들을 다혈질의 사람들과 비교하면서 정말 진실되고 힘차게 기술했던 외적인 성격을 모두 갖고 있다시피 하다.[*32] "더 과감

----

31) 조르주 카바니(Georges Cabanis 1757-1808)는 프랑스의 의사이자 철학자로 당대 대표적인 관념학자(idéologue) 중 한 사람이다.

*32) 「인간의 연구 및 정신적 능력과 신체 구성의 관계에 대한 일반적인 고찰 Considérations générales sur l'étude de l'homme, et sur les rapports de son organisation physique

하고 더 뚜렷한 외관, 번득이는 눈, 기름기 없고 종종 노란 빛이 도는 얼굴, 숱이 많고 곱슬곱슬한 칠흑 같은 머리카락, 단단하기는 해도 살집은 없는 골격, 원기 왕성하지만 가냘파 보이는 근육, 전체적으로 마른 몸집이며 튀어나온 뼈들, 빠르게 갑작스럽게 거칠게 뛰는 맥박 … 이들은 끊임없이 격류처럼 흐르는 상상력이나 정념에 휩쓸린다 … 그들은 힘으로, 폭력으로, 격렬함으로 모든 것을 휩쓸어가고자 한다 … 그들의 질병의 기이한 성격은 격렬하다는 점에 있다." 사람들은 이런 기질을 가진 정신이상자들이 얼마나 위험한지 알고 있다. 그들이 조광증 상태에 놓일 때 그들의 힘과 대담성은 두 배 이상이 된다. 어떤 예측하지 못했던 상황에서 상처를 주거나 받지 않고 그들을 제어할 수 있는 위대한 비법은 근무자들을 무리를 지어 전진케 하여, 위압적인 모습으로 두려움을 각인하거나, 능숙하게 결합된 조치들을 통해 모든 저항을 무력화하는 것이다. 한 정신이상자가 차분한 기간에 있다가 갑자기 격렬하기가 이루 말할 수 없는 정신착란에 사로잡혔고, 그의 손에는 칼, 막대기, 돌과 같은 공격 무기가 들려 있다고 가정하자. 간수는 폭력 행위를 피하고 질서를 유지해야 하는 자기 원칙에 항상 충실하여 대담한 기색으로 전진하면서도 그 정신이상자 쪽으로는 천천히, 단계적으로 나아가야 한다. 정신이상자를 자극하지 않으려면 어떤 종류의 무기도 들어서는 안 되고, 전진하면서 더없이 단호하고 더없이 위협적인 어조로 말해야 한다. 그리고 조심스럽게 명령을 하면서 자기 옆에서 벌어지는 일을 그가 보지 못하게끔 모든 주의를 기울여야 한다. 복종하고 투항하라는 명령을 정확히, 강압적으로 내려야 한다. 그럴 때 정신이상자는 간수의 이러한 단호한 태도에 다소 당황하여 모든 다른 대상을 시선에서 놓치게 된다. 그가 모르게끔 천천히 전진하던 근무자들이 신호가 떨어지자마자 갑자기 그를 둘러싼다. 그들 각자*33) 그 격노한 정신이상자의 사지를 하나씩 잡는

..

avec les facultés intellectuelles (공화력 6년, 학사원(Institut national) 논문집에 수록).

데, 한 사람은 팔을, 다른 사람은 허벅지나 다리를 잡는다. 그가 아무리 애를 써도 아무 소용없도록 하면서 그를 그런 식으로 들어 올려 방으로 옮긴다. 어떤 비극적인 장면을 일으킬 위험이 있었던 일이 결국 그렇게 일상적인 사건으로 끝난다. 정신이상자들의 구제원에서 일어나곤 하는 무질서나, 사회생활을 혼란에 빠뜨리게 만드는 무질서나 이런 식으로 일어난다. 그런 무질서를 제압하고 다시 차분하게 만들려면 인간의 지식과 경험에 기초하여 여러 조치들을 깊이 있게 결합하고, 이를 신속하고 힘차게 실행해야 한다. 정신이상자들이 차분한 상태와 회복기에 있을 때조차 어떤 공통된 원인 때문에 극단적으로 격노하는 성향이 있음을 우리는 알고 있다. 그들 사이에서 일어난 갑작스러운 주먹다짐, 담당자가 어떤 부당한 행동을 저지른 뒤 꾸며대는 허울 좋은 겉모습, 조광증 발작이 엄습한 장면, 실제가 됐든 허구가 됐든 불만이나 불평의 모든 대상이 결국 혼란과 무질서를 예고하는 진원지가 될 수 있고, 마치 전기 충격에 의한 것처럼 구제원의 한쪽 끝부터 다른 한쪽 끝까지 전해질 수 있다. 사람들이 모여들고, 동요하고, 민중의 폭동이라도 되듯 파벌을 형성한다. 이 격렬한 장면을 우리가 원칙을 적용하여 멈추지 않는다면 얼마나 끔찍한 결과가 일어나겠는가! 바로 이런 상

*33) 격노한 정신이상자가 어떤 특별한 자세를 취하느냐에 따라 여러 방법 가운데 선택을 할 수 있다. 간혹 철로 된 반원에, 대단히 긴 막대기를 그 볼록한 중심에 붙여서 사용한다. 이 도구를 쓰게 되면 격노한 정신이상자를 벽에 강하게 밀어붙이고 그가 두 팔을 휘저어 아무리 저항한들 그를 무력하게 만들어 제압할 수 있다. 그에게 가까이 접근할 수 있는 다른 경우라면 얼굴에 눈가림 천 모양으로 된 앞치마 같은 것을 던지고 다른 사람들이 그의 사지를 잡는다. 이런 식의 해롭지 않은 수단을 쓰게 되면 정신이상자에게 타격을 가하거나 상처를 입히는 일 없이 제압할 수 있다. 지금 일하는 간수의 선임자는 완전히 반대의 방법을 썼다. 절대적으로 난폭한 근무자들이 완전히 제압하는 일을 맡았기 때문이다. 그들은 보통 격노한 자를 쓰러뜨리려고 했고, 그때 그들 중 한 명이 무릎으로 가슴을 찍어 눌렀으니, 그 가슴 부위가 으스러질 때가 많았다. 나는 이 야만적인 제압 방법들에 대해 말할 때마다 공포에 사로잡힌다. 어떤 구제원에서는 이런 방법이 여전히 사용되며, 그러다 보면 십중팔구 환자는 죽게 된다. 나는 몇몇 정신이상자들이 비세트르 구제원에 도착했을 때 그들이 이미 그런 식으로 다뤄졌음을 확신했던 기회가 있었다.

황에서 나는 간수가 이런 격렬한 흥분에 대담히 맞서고 이쪽저쪽으로 통로를 뚫고 가장 말을 듣지 않는 자들을 잡아다가 그들의 방으로 끌고 가 이내 차분하게 만들고 평온을 되찾게 하는 것을 자주 보았다.

XXII
정신이상자들의 상상적인 관념들을 받아주면서
그들을 지도하는 능숙한 기술

정신이상자들 간의 주먹다짐을 멈추게 하고, 그들의 저항을 무력화하고, 질서를 유지하는 다른 비법이 있는데 이것도 추천할 만하다. 그것은 정신이상자들이 착란을 보여도 모르는 척하고, 그런 비난이 느껴질 만한 말은 전혀 입 밖에 내지 않고, 겉으로라도 그들을 이해하려 들고, 그들이 그저 그들 자신 때문에 받은 것이라고 생각하는 충격을 능숙하게 그들과 나누는 것이다. 바로 이러한 면에서 나는 비세트르 구제원의 간수 부인[34]이 정말 드문 여러 자질을 갖췄다고 봤다. 나는 그녀가 간혹 더없이 격노한 조광증 환자들에게 다가가서 위로가 되는 말로 그들을 진정시키고, 다른 사람이 주었을 때는 단호하게 거절했던 음식을 먹도록 하는 것을 보았다. 한 정신이상자는 고집스러운 단식으로 극도로 위험한 상황에 처했는데 하루는 그녀에게 성을 내고, 그녀가 가져온 음식을 밀어내고는 더없이 모욕적인 말들을 퍼부었다. 이 능숙한 여인은 잠시 이러한 착란의 말을 받아들이더니 그 정신이상자 앞에서 펄쩍 뛰고 춤을 추더니 굉장한 재치로 대구를 해서 결국 그에게 미소를 짓게 하고, 이 호기를 이용해서 그에게 음식을 먹여 그의 생명을 구해냈다. 나는 얼마나 자주 그녀가 탁월한 속임수를 통해 주

34) 장바티스트 퓌생과 1783년에 결혼한 마르그리트 퓌생을 말한다. 그녀는 남편과 함께 비세트르와 살페트리에르 구제원에서 일했다.

먹다짐을 중단시키는 것을 보았던가! 그렇지 않았다면 필시 끔찍한 결과가 빚어졌을지도 모를 일이다. 자기가 주권을 가진 왕이라고 믿으며 서로 루이 16세라고 했던 세 명의 정신이상자들이 하루는 프랑스 왕국에 대한 권리를 놓고 다투더니, 좀 지나치게 격렬한 방식으로 자기들의 권리를 내세웠다. 간수 부인은 그들 중 한 명에게 다가가 그를 좀 옆으로 따로 데려가더니 진지한 기색으로 그에게 이렇게 말했다. "당신 왜 누가 봐도 미친 저이들과 다투세요? 다들 당신만이 루이 16세라고 알고 있다는 걸 모르세요?" 그 사람은 이런 찬사에 우쭐하여 이내 다른 사람들을 오만하게 경멸하는 눈길로 바라보면서 가버렸다. 똑같은 책략이 두 번째 사람에게도 성공을 거두었다. 그렇게 해서 순식간에 논쟁이 감쪽같이 끝나버렸다. 언젠가 훨씬 더 격했던 어떤 상황에서 나는 정신이상자들을 통제하는 기술에 얼마나 풍부한 방법들이 많은지 깨닫게 되었다. 몇 달 동안 차분하게 지냈던 한 젊은이가 구제원 안에서 자유롭게 지내다가 갑자기 발작을 일으켰다. 그는 부엌에 들어가서 향신료 초본(草本)을 자르는 데 쓰는 칼을 잡았다. 요리사와 근무자들이 그에게 무기를 내려놓게 하려고 애를 쓰는 바람에 그의 격노는 더 커졌다. 그는 식탁으로 뛰어 올라가서 자기를 방어하려 했고, 누구라도 감히 한 발자국이라도 나선다면 바로 그자의 머리를 잘라버리겠다고 위협했다. 간수 부인은 전혀 두려워하지 않고 능숙한 태도로 그 정신이상자에게 집중된 공격을 소리 높여 비난하면서 이렇게 말했다. "왜 이 힘세고 건장한 남자가 나하고 함께 일하지 못하게 하는 거예요?" 그녀는 그에게 다정하게 말하고, 그가 쥔 도구를 들고 그녀에게 다가오도록 했다. 그녀는 향신료 초본을 썰 때 칼을 어떻게 다루어야 하는지 보여주기도 했고, 그의 도움을 받게 되어 기뻐하는 척했다. 이러한 순진한 술책에 깜박 속은 그 정신이상자는 그 일에만 몰두했다. 신호가 떨어지자 근무자들이 그를 둘러쌌고 아무런 위험 없이 그를 들어 올려 방으로 옮겼다. 그동안 칼은 간수 부인의 손에 들려 있었다. 조광증 환자들을 가장 깊이 연구했고 가장 능숙하다는 사람에게 위기 상황에 놓였을 때 더없이 확실한 입장을 그녀보다 더 섬세하고 신속하게 취할 수 있다면 한 번 그렇게 해보라고 말하고 싶다.

XXIII

정신이상자들을 수용한 구제원에서 항상 질서를 유지하면서 그들의 다양한 성격을 연구해야 할 필요성

정신이상자들의 구제원에서 차분함과 질서를 유지하는 일, 비슷한 감시에 필요한 신체적이고 정신적인 능력만큼 내가 중요하게 생각하는 것이 없음을 보고 놀라서는 안 된다. 조광증 치료의 근본적인 토대 한 가지가 여기 있으며, 그것이 없다면 더없이 잘 듣는다는 약을 아무리 주장해도 정확한 관찰은 물론 항구적인 치료도 불가능하기 때문이다. 불운한 조광증 환자들이 맹목적인 타성에 따라 관리되고, 도덕도 원칙도 없이 무사 안일로 일관하는 책임자에게 맡겨지는 것, 그리고 결국 같은 말이 되겠지만 그 밑에서 일하는 다른 담당자들의 상스럽기 짝이 없는 가혹한 처분과 죽음에 이르게 하는 치료에 맡겨지는 것은 얼마나 불행한 일인가! 통찰력, 뜨거운 헌신, 지속적이고 지칠 줄 모르는 관심이야말로 환자 한명 한명의 거동을 공들여 감시하고, 환자의 기이하게 표현된 생각과 그 환자의 정신착란이 갖는 특별한 성격을 포착하는 데 없어서는 안 될 자질인 것이다. 나이, 체질, 응축된 습관, 조광증과 다른 질병의 합병증, 정신적 능력의 상해 정도에 따라 얼마나 큰 다양성이 생기는가? 대단히 까다로운 어떤 경우에, 우리가 어떤 종류의 시도를 해볼 수 있는지 결정하고 정확히 확정하는 데 몇 달 동안 유사한 연구를 하는 것으로 충분하다.[*35] 그런데 대부분의 경우, 특히 깊은

∙∙

*35) 예전에 어느 공(公)의 저택에 자리를 잡은 사람이 재산도 잃었지만, 예전에 가졌던 생각이 무너지면서 조광증에 걸렸다. 누가 그에게 혁명 이야기를 한다거나, 흥분에 사로잡히는 순간이

슬픔에서 비롯한 우발적인 조광증의 경우, 위로가 되는 말과 환자에게 희망을 다시 불어넣어주고 그의 신뢰를 얻는 훌륭한 기술을 통해 성공을 얻을 수 있다는 점은 매일매일의 경험으로 증명된다. 그때 잘못된 치료법이나 지나치게 가혹한 억압책을 쓰게 되면 질병은 격화되고, 자주 치료 불가능한 상태가 된다. 한 젊은이는 다른 불행한 사건들이 연이어 이어진 뒤 아버지를 여의고, 몇 달 후에 정말 사랑했던 어머니까지 여의었다. 그래서 깊은 슬픔이 농축되어 더는 잠도 잘 수 없었고, 식욕도 없었고, 더없이 강렬한 상태로 조광증이 이내 폭발했다. 그에게 과도하고 반복적인 사혈, 목욕 요법과 샤워 요법과 같이 흔히 쓰는 요법을 실시했고, 여기에 극단적으로 가혹한 다른 요법도 추가되었지만 이 모든 방법이 전부 실패했다. 똑같은 치료법을 두 번째로 재개했고, 계속해서 세 번째로 재개했지만 역시 전혀 성공을 거두지 못했거나, 심지어 징후가 오히려 악화되었다. 결국 그는 비세트르로 이송되었고, 특히 대단히 격분해 있고 대단히 위험한 상태에 있다고 파악되었다. 그런데 간수는 이런 의견을 맹목적으로 따르기커녕 첫

∴

왔을 때만 공상에 잠겨 자기가 위대하다는 착란을 드러냈다. 더욱이 그는 구제원에서 외적으로는 예절 바르고 품위를 지키는 거동을 그대로 갖추고 있었다. 예전부터 그렇게 습관이 들었던 탓이다. 그래서 누가 그의 의견에 반대를 하면 무례하지 않게 이의제기도 없이 공손하게 인사만 하고 자리를 피했다. 그러나 일반적으로 그가 외곬으로 갖고 있던 생각은 자기가 전능하다는 것이었고, 그가 버럭 화를 내게 될 때는 분노를 가득 실어 으름장을 놓으면서 자기가 하늘에서 불을 내리고 땅을 뒤집어엎는 일은 식은 죽 먹기라고 말했다. 그러나 한 가지를 고려할 때마다 그는 멈춰 서곤 했는데, 그것은 그가 존경했던 콩데 공의 군대까지 사라져버리면 어쩌나 하는 것이었다. 그에 따르면 콩데 공의 군대는 영원한 존재인 신의 계획을 수행하도록 되어 있다는 것이다. 당근책을 쓰든, 강렬한 억압책을 쓰든 이런 정신이상자의 상상력에 영향을 행사하기란 정말 어려운 일이다. 그로서는 잘못을 저지르게 하고 자기를 엄격히 처벌하게 해줄 착란의 행동이 필요했다. 그가 구제원에 들어온 지 여섯 달 정도 뒤에 일어난 일이었다. 하루는 간수가 방을 더럽게 쓰고 오물을 치우지 않았다고 그를 나무랐다. 그랬더니 그 정신이상자는 그에게 폭력적으로 달려들어 죽여버리겠다고 으름장을 놓는 것이다. 이는 그를 처벌하고 그가 가졌다는 전능이라는 것이 공상에 불과하다는 것을 설득할 좋은 기회였다. 그러나 얼마 후 그의 부모가 와서 그를 구제원에서 데리고 나가겠다고 해서 아무런 시도도 해볼 수 없었다.

날부터 그를 방에 자유롭게 놓아두고 그의 성격과 그에게 생긴 정신이상의 본성을 연구했다. 이 정신이상자의 침울한 과묵함, 쇠약함, 내향적이고 생각에 잠긴 태도, 자신의 불행에 대해 자기도 모르게 내뱉은 이어지지 않은 말들을 종합해보고, 여기에 그의 일관성을 결여한 생각을 비춰보면서 그의 조광증의 원인을 파악할 수 있었다. 사람들은 그를 위로했고, 그에게 관심을 갖고 그의 운명에 대해 말하고, 조금씩 그의 의심 많은 경계심을 일소하고, 그에게 모든 일이 잘 회복되리라는 희망을 품게 했다. 이런 약속 다음에 어떤 고무적인 상황이 바로 뒤따랐다. 그의 후견인에게 다달이 조그만 도움을 받게 되어 그의 생활이 더 편안해졌기 때문이다. 처음 몇 번 돈을 받자 그는 낙담에서 벗어나 새로운 희망을 품게 되었다. 간수에 대한 그의 믿음과 존경은 끝이 없었고, 점진적으로 기력은 물론 건강의 모든 외적인 징후가 다시 생기는 것이 보였다. 동시에 그의 이성도 다시 바로잡혔다. 다른 구제원에서 정말 가혹하게 다뤄지고 더없이 난폭하고 위험한 정신이상자로 특기된 사람이 당근책과 타협책을 통해 더없이 유순하고 감동적인 감수성으로 가장 관심을 끄는 사람이 된 것이다.

XXIV
대단히 사나웠으나, 현명하고 강력한 억압을 통해
치유된 어느 정신이상자의 사례

『비블리오테크 브리타니크』[36]의 집필자들은 말했다.[*37] "정신 치료 요법

::

36) 《비블리오테크 브리타니크 *Bibliothèque britannique*》는 1796년에 창간된 제네바의 정기 간행물로, 1816년에 《비블리오테크 위니베르셀 *Bibliothèque universelle*》로 이름을 바꾸었다.

*37) 의사 D가 쓴 『정신이상자 치료를 위한 새로운 시설에 대하여 *Sur un nouvel établissement pour la guérison des aliénés*』, vol. VIII.

을 실시할 때 광인들은 절대적으로 이성이 결여된 자, 다시 말하면 두려움, 희망, 영예의 감정의 동기들에 이를 수 없는 자들로 간주되지 않는다 … 처음에는 그들에게 군림해야 하지만, 나중에는 그들을 격려해야 한다." 이 일반 명제가 대단히 진실한 것이며, 이를 유용하게 적용한다면 대단히 큰 소득이 있으리라는 점은 분명하다. 그러나 그 명제를 실질적으로 느끼려면 사례들이 필요한데, 영국인들은 이 점에 대해서는 침묵을 지키고 있다. 앞의 이야기들에 덧붙여 이런 종류의 이야기를 하나 더 하겠다. 그러면 우리는 이런 비밀이 프랑스에서 공공연하게 알려진 것임을 점점 더 확신할 수 있을 것이다. 정말 존경할 만한 한 가장이 혁명의 여러 사건들을 겪으면서 재산은 물론 거의 모든 자산을 잃었다. 그리고 깊은 슬픔 때문에 그는 이내 조광증에 걸리고 말았다. 조광증의 흔하고 판에 박힌 치료가 시작됐다. 목욕 요법, 샤워 요법, 반복되는 사혈, 더없이 비인간적인 억압책들 말이다. 증상은 사라지기는커녕 더 커졌고, 그는 치료 불가자로 판명되어 비세트르로 이송되었다. 그는 대단히 위험한 정신이상자로 지목받았는데 간수는 그런 의견에 아랑곳하지 않고 환자의 성격을 연구하기 위해 그를 좀 편하게 놓아두었다. 그렇지만 정신이상자는 한 번도 광태를 보여주는 행동을 벌이지 않았다. 그는 거만한 태도로 의기양양해서 우쭐대면서, 자기가 예언자 마호메트라고 생각하고, 지나가면서 이쪽저쪽에서 마주치는 사람들마다 치고 다니고 그들에게 무릎을 꿇고 자신에게 경의를 표하라고 명령했다. 소위 추방령과 사형 선고들을 내리느라 그의 하루가 다 갔다. 그것은 근무자들에 대한 협박이었고, 모욕적인 말에 불과했다. 간수의 권위는 경멸받고 무시되었다. 언젠가 그의 아내가 눈물을 흘리며 남편을 보러 왔던 날에도 그는 그녀에게 화를 냈다. 사람들이 그녀를 도우러 달려가지 않았던들 그녀를 때려죽였을 수도 있을 것이다. 다른 사람들을 먼지의 원자들로 보는 정신이상자에게 당근책을 쓰고 더없이 온화하게 나무라봤자 무슨 소용일까? 그에게 진정할 것을 엄명했고, 그가 이를 따르지 않자, 구속복 착용과 한 시간 감금의 처벌을 내려 그가 자유롭지 않다는 점을 느끼도록 했다. 그러고 나서 간수는 곧 그를 방에서 나오게 하고, 우정 어린 어조로 말하면서 그가 복종하지 않았음을 나무라고, 자기가 엄격한 조치를 취할 수밖에 없었던 점에 유감을 표했다. 다음날 그가 다시 정신착란 행동을 일으키면, 동일한 억압 조치를 취한다. 그리고 앞으로 더 진정하겠다는 헛된 약속을 한다. 다시 세 번째 재발이 일어났을 때 그는 하루 종일 감금이라는 처벌을 받았는데, 그 뒤에는 더욱 차분한 기운이 더욱 뚜렷해졌다. 그의 불손하고 소란스러운 기질이 네 번째로 폭발하자 간수는 이 정신이상자에게 강렬하고 지속적인 인상을 새겨줄 필요를 느끼게 되었다. 간수는 그를 격렬한 어조로 불러내서, 화해의 가능성을 완전히 거두게 하고, 그를 거친 태도로 다시 가두면서 앞으로는 절대 봐주지 않겠다고 선언했다. 이틀이 지나서, 그 간수가 순찰을 할 때 그는 여러 번 애원을 했지만 간수는 조롱 섞인 웃음으로만 대답했다. 그러나 간수와 간수 부인이 미리 합의한 대로 그녀는 세 번째 날이 지나기 전에 구금자를 풀어주면서 그에게 길길이 날뛰는 흥분을 자제하라고 특별히 충고하고, 자기가 너무 관대한 처분을 내렸던 것 때문에 야단맞는 일이 없도록 해달라고 부탁했다. 그 정신이상자는 며칠 동안 차분해 보였다. 그리고 그가 정신착란의 상궤를 벗어난 행동을 간신히 자제할 수 있는 동안에는 간수의 아내가 눈길 한 번만 보내도 그는 충분히 다시 질서를 회복할 수 있었다. 그는 자기 잘못이 발각될까봐 곧 자기 방에 들어가 처박혔다. 조광증 착란이 자기도 모르게 자동적으로 되돌아오고, 또 무기한으로 감금되면 어쩌나 하는 두려움 사이의 이 내적 투쟁이 자주 반복되면서 그는 점차 자신의 의지를 억제하고, 자제하는 데 습관이 들었다. 더욱이 그는 자기를 존중하고 호의를 베풀어 대해주는 사람들에게 애착과 존경의 감정을 느꼈다. 이렇게 해서 과거의 조광증 흔적들이 조금씩 사라졌다. 6개월 동안 두고 보는 것으로 그를 완전히 치료하는 데 충분했다. 요새 저 훌륭한 가장은 지칠 줄 모르는 활동으로 노력하여 파산한 재산을 복구하고 있다.

XXV
구제원에서 정신이상자들을 감시할 때 요구되는
신체적이고 정신적인 특징들

나는 여러 사례를 제시하면서 조광증의 정신적 치료가 관찰 의학에서 가장 중요하지만 지금까지 가장 진전이 더뎠던 분야 중 하나라는 점을 충분히 보여주었다고 생각한다. 나는 이 주제에 대해 영국이 그 영예를 거의 독점하다시피 했지만, 이제는 이 주제를 프랑스에 유리하게 주장할 수 있다고 생각한다. 다행히도 여러 상황들이 일치되어 다음의 결과를 얻었다. 비세트르 구제원 책임자의 더없이 순수한 박애의 원칙들, 지칠 줄 모르고 끈기 있게 계속되는 감시, 사려 깊은 경험으로 얻은 지식들, 흔들리지 않는 단호함, 위압감을 주기에 최적의 신체적 특질로 뒷받침된 사려 깊은 용기, 균형 잡힌 체격 조건, 힘과 원기가 넘치는 팔다리, 격한 순간에 엄청난 벼락같은 어조의 목소리, 더없이 자신에 차고 더없이 대담한 몸가짐이 한가지이며, 조광증 치료를 다룬 책에서 끌어낼 수 있는 지식이 내게 부족하다는 점을 뼈저리게 느끼고, 주의 깊은 검토와 사실들의 비교를 통해 배우고자 열망하게 되고, 의사모(醫師帽)를 우스꽝스럽게 쓰고 있다는 것도 까맣게 잊어버리면서, 나는 질서를 바르게 지키는 정신이상자들이 대규모로 모인 장면, 그들에게 정신착란을 일으키는 고정되어 있지 않고 간혹 기이하기까지 한 장면들, 이런 모든 변동을 조정하고 당근책을 쓰거나, 원기 넘치면서도 현명하고 인간적인 억압 방식으로만 정신에서 벗어난 이성을 빈번하게 회복시키는 간수의 능숙한 솜씨를 십분 활용했던 것이 다른 한 가지이다. 나는 인간 지성의 기능들의 연구로 얻은 일반적인 관점에 따라서, 신중하게 관찰된 사실들과 일종의 경험주의의 결과들을 쌓아 올렸다. 그 관점은 현대 저작들, 정념, 다시 말하면 정념이 정신과 신체에 가져오는 결과에 대한 철학사와 의학사, 의학 분야의 가장 훌륭한 저자들이 일반적이거나 개별적인 정신착란(vésanie)[38]에 대해 쓴 글들에서 가져온 것이다. 동물 구조의 항구적인 법칙들은 다른 질병에서 그렇듯이 조광증에서도 고려되는 것으로, 이들 법칙이 통일성을 갖는다는 점이 내게 늘 감탄의 감정을 일으켰고, 나는 예기치 않은 자연의 원천을 다시금 보게 되었다. 자연은 자기 자신에 맡겨지거나 현명하게 관리되고, 이런 점이 나로 하여금 점점 약을 절제하여 사용하다가 정신적 치료약으로 충분하지 않다는 점이 증명될 때를 예외로 한다면 결국 더는 사용하지 않게 되었다.[*39] 이는 그랜트 박사가 제시한 너무도 현명하고 너무도 심오한 원칙에 다시금 영예를 돌리는 일이다. "질병이 자연의 노력 여하에 맡겨졌을 때 그 질병이 어떻게 끝나게 될지 모른다면 의술로는 병을 치료할 수 없다."

∴

38) 라틴어 베사누스(Vesanus)에서 온 말로, 광기, 이성 결여, 정신착란, 괴상함을 뜻한다. 이 용어는 윌리엄 컬런이 1777년에 쓴 것으로 알려졌고, 피넬은 여기서 "열을 동반하지 않는 정신착란"의 의미로 컬런을 참조하고 있다.

*39) 영국 의사 페리어 박사는 『의학사와 성찰 *Medical Histories and Reflexions*』에서 조광증 치료제로 썼던 주석(酒石) 구토제(안티몬이 함유된 주석산칼륨 tartrite antimonié de potasse), 장뇌, 아편, 키니네 등의 약효를 제시하고 있다. 여러 경우에서 조광증이 아무 약 없이도 치료될 수 있으며, 우발적이고 어떤 정념이 지나치게 고양되어 나타난 조광증의 경우는 특히 그렇다는 점이 증명된다면 이런 시도를 통해 배울 수 있는 것이 무엇인가? 나는 정신이상자들의 의무실에서만 약을 처방하면서 결국 이러한 부정확함을 피하게 되었다. 약을 처방하는 경우는 정기적이고 간헐적인 조광증, 종교적인 멜랑콜리, 판단과 추론 능력의 쇠퇴를 동반한 정신착란의 경우에 국한했다. 이런 조광증을 정신적 치료로만 낫게 할 수 없음은 경험을 통해 알고 있다. 그러나 이런 사실들을 제시하는 일은 여기서는 유보하고 본 저작의 다른 항목에서 다루기로 한다.

3부
정신이상자들의 두뇌 구조의
결함에 관련된 해부학적 연구들

I
조광증은 두뇌 조직의 상해로부터 일어나는가?

일반적이고 제법 자연스러웠던 한 가지 의견은 지성의 기능에 일어난 정신이상이 머리의 어떤 부분이 변화를 겪었거나 상해를 입어서 생겼다는 것이었다. 그 후 보네,[1] 모르가니,[2] 메켈,[3] 그레딩으로 이어지는 연구 결과가

∴

1) 테오필 보네(Théophile Bonnet 1620-1689)는 스위스의 의사이다. 그는 『해부학의 묘지 *Sepulchretum anantomicum*』(1679)를 펴냈는데 이 책은 비정상 해부 소견을 집성한 것으로, 고대 이후의 기록과 자신의 관찰 사례를 포함해 약 삼천여 건 이상의 관찰 기록이 실려 있다. 그는 사체 부검을 통해 조광증 환자의 대뇌는 건조하고 잘 부스러지며, 멜랑콜리 환자의 대뇌는 축축하고 분비액으로 젖어 있다는 것을 보았다. 조제프 리외토 역시 보네의 관찰을 받아들여 우울증 환자들 "대부분이 뇌혈관이 거무튀튀하고 탁한 피로 막혀 있고, 뇌실에 물이 차 있다는 것을 관찰했다."(*Traité de médecine pratique*, Paris, 1759, t. I, pp. 201-203 참조)

이를 뒷받침했다. 마지막으로 언급한 그레딩이라는 저자는 독일 사람으로, 최근 수많은 해부 실험을 수행해서 조광증의 본성을 밝혀보고자 했다. 그로부터 조광증은 열에 아홉은 치료 불가능하고, 정신이상자들을 그저 사회로부터 격리 수용해야 하고, 그들에게 장애를 가져서 필요로 하는 도움을 제공해서는 안 된다는 편견이 생겼다. 영국과 프랑스에서 수행된 무수히 많은 치료 사례가 있는데도 말이다. 정말 많은 사례를 보면 정신적 치료가 성공적이었음이 확실히 인정되었고, 해부를 해봐도 기질성 상해는 전혀 없었다. 조광증을 순전한 신경 장애로 본 어느 영국 의사가 쓴 글[4]을 보면 앞에서 말한 의견과는 상반된 의견이 세워진 것 같다. 지난 6년 동안 내 연구의 핵심 목적 한 가지는 구제원에서 수집한 수많은 사실들을 가지고 이런 확실치 않은 생각을 종식시키는 것이었다. 나는 본 저작의 후속 연구에서 정신이상으로 사망한 사람들의 두뇌, 뇌막, 다른 신체 부위가 특이한 상태에 있었는가에 관한 내 관찰 결과를 보고할 것이다. 그렇지만 지금 이 부분에서는 두개골 형태의 선천적 기형을 고려하는 것으로 그친다.[5]

∴

2) 잔바티스타 모르가니(Gianbattista Morgagni 1682-1771)는 이탈리아 파도바의 해부학자 및 병리학자이다. 『해부학 연구에 바탕을 둔 질병의 원인과 장소에 대하여』(1761)는 의학에서 병리 해부학의 중요성을 강조한 책이다. 임상가들이 쉽게 활용할 수 있도록 질병별 색인과 병소(病巢)별 색인을 따로 붙여 쉽게 찾을 수 있게 했다. 그의 유명한 개구리 실험에서 개구리의 신경을 자극했을 때 그는 수축 현상을 찾아내지 못했고, 이를 통해 판 스비에텐, 호프만, 할러 등의 주장을 확인했다.

3) 요한 프리드리히 메켈(Johann Friedrich Meckel 1714-1774)은 독일의 해부학자로 베를린 대학의 산과학 교수였다가, 1773년에 왕의 시의가 되었다. 그는 대뇌와 소뇌에서 일부를 절단해 무게를 달아보았는데, 그 결과 정상인 두뇌 무게보다 질병으로 죽은 사람들의 두뇌 무게가 가벼웠다. 그에 따르면 조광증에 시달린 환자의 두뇌는 완전히 딱딱하게 굳어 있었다. 이런 결과로 그는 보네와 리외토의 의견을 따라 조광증 환자의 세계는 건조하고, 우울증 환자의 세계는 축축하다고 구분했다.

4) *Treatise on the real cause and cure of insanity*, etc. By Andrew Harper, author of the Economie of health, London, 1789.

5) 초판의 3부의 1장은 2판(1809)에서 삭제되고, 다른 도입부로 대체되었다. 대체된 부분은 부록에 옮겨두었다.

II
인생에서 정신적 원인들 때문에
조광증에 쉽게 걸릴 수 있는 기간[6]

정신이상이 일어날 확률이 가장 높은 인생의 모든 시기를 산술적으로 계산만 해봐도, 일반적으로 두뇌나 두개골의 선천적 기형이 얼마나 드문 경우인지 알 수 있다. 나는 공화력 2년과 3년에 비세트르로 이송된 정신이상자들이 몇 명인지 정확히 파악하고, 그들 각자의 연령을 하나도 빼놓지 않고 기록했다. 계산 결과를 더 명확히 정리하기 위해 나는 매년 연말에 10년 단위로 나이대를 구분한 표를 정성 들여 작성했다. 한 살부터 예순 살까지 구분해서 여러 정신이상자들의 연령을 포함할 수 있도록 하기 위한 것이었다. 나는 공화력 2년에 비세트르에 들어온 모두 일흔한 명 중에, 열다섯 살에서 스무 살 사이의 환자는 고작 세 명에 불과하고, 열다섯 살 이전, 즉 사춘기 연령의 환자는 한 명도 없었다는 데 주목했다. 스무 살에서 서른 살 사이에는 스물세 명, 서른 살에서 마흔 살 사이에는 열다섯 명, 마흔 살에서 쉰 살 사이도 열다섯 명, 쉰 살에서 예순 살 사이에는 아홉 명, 예순 살부터 일흔 살까지는 여섯 명뿐이었고, 일흔 살 이상은 전혀 없었다. 공화국 3년에 실시한 조사도 결과는 비슷했다. 사춘기 이전 나이대의 정신이상자는 한 명도 없었고, 스무 살에서 서른 살, 서른 살에서 마흔 살까지의 두 번의 10년 기간의 정신이상자 수가 가장 많았고, 마흔에서 쉰 살까지의 10년 기간에는 그 수가 더 적었고, 쉰 살에서 예순 살까지의 10년 기간에는 훨씬 더 적었다. 10년 동안 비세트르 구제원 등록부에서 뽑은 정확한 표를 보면 그것이 진실임을 확인할 수 있다. 다음이 그 표이다.

∴

6) 이 부분부터 14장까지는 2판(1809)에서 마지막 7부(370-384절 이하)로 옮겨졌다.

T A B L E.

ALIENÉS Reçus à Bicêtre.	AGES.						TOTAL.
	15 à 20	20 à 30	30 à 40	40 à 50	50 à 60	60 à 70	
. . . . en 1784	5	33	31	24	11	6	110
. . . . en 1785	4	39	49	25	14	3	134
. . . . en 1786	4	31	40	32	15	5	127.
. . . . eh 1787	12	39	41	26	17	7	142
. . . . en 1788	9	43	53	21	18	7	151
. . . . en 1789	6	38	39	33	14	2	132
. . . . en 1790	6	28	34	19	9	7	103
. . . . en 1791	9	26	52	16	7	3	93
. . , . en 1792	6	26	33	18	12	3	98
9 ders. mois de.. } l'an 1er.	1	13	13	7	4	2	40.
. . en l'an 2e.	5	23	15	15	9	6	71.

III
대단히 심한 경우 조광증을 쉽게
일으킬 수 있는 정신질환들

인생의 다른 모든 시기보다 격렬한 정념에 더 많이 노출된 어떤 시기에 지성에 이상이 생기는 특별한 성향이 있다는 점은 구제원에서 관찰된 사실들의 결과와 잘 맞아 떨어진다. 공화력 3년에 비세트르에서 정신이상자들 전원을 조사한 결과를 보았을 때 나는 조광증을 일으키는 결정적인 원인이 십중팔구 정신적으로 대단히 격한 감정을 겪었던 일에 있다는 것을 알았다. 한참 고조되었다가 결국 기대에 못 미친 야심, 종교적 광신, 깊은 슬픔, 불행한 사랑이 그런 결정 원인이었다. 내가 정확한 정보를 확보할 수 있었던 백열세 명의 정신이상자들 중, 서른네 명이 가정에서 일어난 슬픔 때문에, 스물네 명은 강렬히 바라던 결혼을 가로막은 장애물 때문에, 서른 명은 프랑스혁명의 사건 때문에, 스물다섯 명은 내세에 대한 광신적인 열의나 두려움 때문에 결국 그런 상태에 빠졌다. 그래서 어떤 직업을 가진 사람들이 다른 직업을 가진 사람들보다 조광증에 더 잘 빠지곤 한다. 상상력이 강하고, 끊임없이 일종의 흥분 상태가 지속되어, 그것이 지성의 기능들을 도야하는 것으로는 상쇄되지 않거나, 따분하기 이를 데 없는 공부가 계속되어 지쳤을 때 특히 그랬다. 사실 비세트르 정신이상자 구제원의 등록부를 열람하면 신부, 수도사, 미래에 다가올 공포의 장면이 머릿속에 그려져 착란에 빠진 시골 사람들이 많이 기재되어 있음을 알 수 있다. 예술가, 화가, 조각가, 음악가도 여럿 있었고, 그들의 작품에 넋을 잃은 몇몇 작시가들도 있었고, 변호사와 대소인들도 많았다. 그렇지만 지성의 능력을 꾸준히 연마하는 사람은 찾을 수 없어서, 자연사가, 학식이 높은 자연학자, 화학자는 한 명도 없었고, 더욱 당연한 일이겠지만 기하학자 역시 한 명도 없었다.

IV
현재까지 일부 정신이상자들의 두뇌 형태에 따라
제시된 모호한 개념들

이런 예비적인 개념들을 본다면 정신이상자들 가운데 두개골의 상해나 기형은 대단히 드문 사례임을 우선적으로 알 수 있다. 성인의 나이에 이르면 머리뼈 조직은 이미 형성이 완전히 끝나게 되어, 정신질환 때문에 그 조직이 다시 변할 수는 없기 때문이다. 그래서 수차례의 해부와 정확한 연구를 통해서 이 사실을 확인하는 일만 남았다. 특히 이런 종류의 작업에 몰두했던 독일 저자 그레딩[7]의 보고에 따르면 백 명의 정신이상자들 중 세 명은 머리의 용적이 대단히 컸고, 두 명은 대단히 작았다고 한다. 또 그는 두께가 상당했던 몇몇 두개골이라든지, 그가 보기에 긴혹 작고 수축되어 보였던 특별한 형태의 이마 뼈라든지, 압착된 관자놀이라든지, 장방형으로 된 머리가 있는가 하면 어떤 머리는 공 모양으로 되어 있다는 점을 언급했다. 그런데 이런 관찰이 얼마나 모호하고 불명확한지 우리는 잘 안다. 이 독일 저자가 두개골의 치수를 측정할 때 확실한 방법이란 것을 전혀 쓰지 않았으며, 그랬으니 두개골을 서로 정확히 비교할 수 없었기 때문이다. 더욱이 정신이상의 경우가 아니라도 모든 사람은 제각기 다른 두개골의 모양을 가졌다. 그러므로 정신이상자들에 대해 연구할 때 잘못된 추론을 피하려면 이 점을 제외하고 생각해야 하고, 조광증 발생 시 우발적이고 동시적으로 일어난 한 가지 형태에 불과한 것을 결정 원인으로 간주해서는 안 된다. 내가 구제원에서 수많은 해부를 수행했지만 내가 따랐던 방법은 이와 다른 것이었음을 지적하는 것으로 충분하다.

V
머리 형태가 잘 갖춰진 경우에는
이에 따라 지성의 기능의 능력이 더 커지는가?

아주 널리 알려진 의견에 따르면 정신이상의 원인은 두뇌의 기형, 특히 두개골의 불규칙성과 불균형성에 있다고 한다. 분명 머리가 아름다운 균형

..
[7] 나는 그레딩의 저작을 영어 번역으로 읽었고, 크라이턴이 「멜랑콜리와 그것과 관련된 다른 질병에 대한 의학 아포리즘 Medical aphorisms on melancholy and other diseases connected with it」이라는 제목으로 내놓은 발췌문도 읽었다.

을 갖춘 것을 지성의 탁월한 능력을 외적으로 보여주는 기호로 보고, 우선 델포이 신전에 모신 아폴로의 두상이 고대 조각의 걸작의 전형[8]이고, 문예와 학문 분야에 종사하도록 더없이 탁월하게 조직된 사람들의 머리가 그 다음이고, 머리와 지적 능력의 불균형한 정도의 연속적인 단계를 통해 치매 혹은 백치 상태에 빠진 사람까지 내려가 볼 수 있다는 이론은 앞으로 발전되어야 할 대단한 주제임이 분명할지 모르겠다. 그렇지만 고찰을 해본다면 이런 그럴싸하기만 한 가설이 확정되기란 어렵도 없다. 머리 모양이 정말 예쁜 사람이 간혹 더없이 협소한 분별력을 갖거나 지독한 조광증을 갖기도 하는 것을 보기도 하고, 더욱이 천재와 재능의 모든 속성이 정말 다양한 머리 형태와 공존함을 보기 때문이다. 그러나 확실히 인정된 어떤 사실들을 새로운 연구 결과로 인정하여 세우고, 지성의 기능을 자유롭게 실행하는 것과는 아무 상관없어 보이기는 해도 그 형태의 다양성을 검토하고, 무엇보다 지성의 기능에 일어난 분명한 상해와 함께 두개골의 기형을 지적하고, 두개골 뼈 조직의 대칭과 용적의 결함이든, 전체 신장(身長)과 비교했을 때 머리 크기의 빈약함이든, 보다 특별히 이런 것과 관련된 정신이상의 종류들을 지적하는 일도 호기심을 자극하는 일이므로 이 학문의 발전에 유

⁘

*8) 빙켈만은 다음과 같이 썼다. "그 시대의 격노를 가라앉혔던 모든 예술 작품 가운데 아폴로의 석상이야말로 이론의 여지없이 가장 놀라운 것이다. 조각가는 이상적인 모델에 따라 이 작품을 구상했고, 재료라고는 자기 생각을 구현해 가시적인 것으로 만드는 데 필요한 것으로만 국한했다 … 아폴로 조각상의 키는 보통 자연적인 키보다 크고, 서 있는 자세는 대단히 장엄하다 … 이 기적과 같은 작품을 보았을 때 나는 전 세계를 잊었고, 그것을 더 품위 있게 명상해보려고 고상한 자세를 취해보았다. 처음에는 감탄으로 시작했지만 결국 희열에 이르렀다." 나 역시 빙켈만 못지않게 아폴로 석상의 열광적인 찬미자이다. 우리의 정복의 보상으로 그 석상은 이제 파리 박물관으로 옮겨졌다. 그러나 나는 여기서 이성으로 냉정하게 판단하여 아폴로 석상의 머리가 인간들 가운데서 찾을 수 있는 가장 아름다운 균형과 가장 조화로운 형태의 결합이라고 생각한다. 사실 우리가 그러한 지식에 이르러, 조각의 걸작에 그 지식을 전할 수 있었던 것은 그리스의 온화한 기후 때문이며, 그리스 사람들이 체조 연습을 반복하여 몸이 아름답게 발달했던 덕분이다.

용한 일이기는 하다.

VI

아폴로 신의 머리가 갖는 균형 잡힌 머리 형태를 비교 항으로 취할 때의 장점

캄퍼르[9]는 얼굴에 나타난 특징들의 차이를 연구하면서 그가 안면 윤곽이라고 부르는 것에 온 정신을 다 쏟았던 것 같다. 지구에 살아가는 다양한 민족이 갖는 독특하고 지속적인 얼굴 특징들을 제대로 포착하기 위한 것이었다. 내가 열의를 갖고 근본적으로 검토했던 것은 두개골 형태와 그 안의 빈 공간의 크기와 관련된 것이었으므로 나는 연구를 다른 식으로 이끌어가야 했다. 즉 두개골의 긴반지름 방향에서 다양한 머리 높이와 두께 비율, 머리 높이와 이 뼈 조직 앞쪽과 뒤쪽의 너비 비율을 검토하고, 해당 부위의 대칭이 결여되어 있음을 알아차리고, 살아 있는 주체에서 전체 신장과 머리의 용적, 더 자세히 말하자면 머리의 수직 높이를 비교해야 했던 것이다. 이 비율을 더 정확히 정하려면 최초의 전형 혹은 비교의 고정 항이 필요했다. 나는 제라르 오드랑[10]이 측정한 길이에 따라 아폴로 석상에서 감탄스러운 균형을 보여주는 두상을 찾아서 그 비율을 더 잘 선택할 수 있었다.[*11]

∴

9) 캄퍼르(Pieter Camper 1772-1789)는 네덜란드의 해부학자이다.
10) 제라르 오드랑(Gérard Audran 1640-1703)은 프랑스의 판화가이다.
*11) 나는 제시한 목적에 가장 직접적으로 관련된 델포이 아폴로 석상의 비율을 기록하는 것으로 그치겠다.
      머리는 이 모든 비율의 기초가 된다.
      머리 높이는 균등한 네 부분으로 구분된다. 즉 다음과 같다.
      첫 번째 사분면은 정수리에서 머리(髮) 뿌리까지의 부분들을 거치는 평행면을 생각해볼 때 그 부분에 해당한다.
      두 번째 사분면은 이마 상부 위 눈꺼풀 높이에서 코가 시작되는 지점까지이다.
      세 번째 사분면은 코가 시작되는 지점에서 코 아랫부분까지이다.

그러나 나는 이 연구에 수학의 원리를 적용할 때 장애물과 마주하게 된다는 점을 감추지 않겠다. 두개골의 뼈가 조합되어 형성된 용적만큼 정확한 측정이 불가능한 것은 없다. 우선 아랫부분에 움푹 들어간 부분이 여럿 있고 불규칙적으로 쑥 나온 부분이 있다. 윗부분에서는 반(半)타원체 모양의 조잡한 모습만 보이고, 그 앞쪽으로 볼록 튀어나온 부분은 후면의 부분과 다르고 측면 부분은 납작하다. 이로부터 두개골의 절단면은 그 아랫부분과 평행에 놓일 때 타원형 비슷하게 보일 뿐, 계산이라는 것을 하기가 불가능하다. 그래서 나는 두개골 크기를 최대의 근사치로 측정하기 위해 기계적인 방법으로 국한했다. 우선 머리의 항상적인 자세를 정하기 위해 캄퍼르가 한 것처럼[*12] 대후두공(大後頭孔) 아래와 코의 골돌기(骨突起) 끝부분과 외이도(外耳道) 상부 가장자리가 수평면과 평행을 이루는 선에 놓이는 높이에 고정대를 두었다. 그다음에 두 개의 수직면을 직각으로 잘라 수평면에 안정적으로 고정시키는 방식으로 두 개의 다른 수직면이 앞의 두 수직면과 서로 평행을 유지하면서 미끄러져 내려와 머리의 다양한 용적과 맞춰질 수 있는 평행육면체를 만들도록 했다. 정수리 위에 판을 설치해서 여러 방향으로 움직이게 하는데 수평계를 이용해서 수평을 잡는다. 이렇게 배치하

..

네 번째 사분면은 코 아랫부분에서 턱 위까지이다.
눈을 사분면의 가로 2분의 1 지점에서 정면으로 바라보았을 때, 두 눈 사이에 사분면의 2분의 1 너비의 공간이 생기고, 이 지점에서 머리의 너비는 관자놀이의 너비와 같고, 이는 사분면의 2와 8분의 1에 해당한다.
광대뼈 부분에서 머리의 너비는 사분면의 2와 6분의 1이고, 같은 높이에서 귀 위의 가장 넓은 지점의 머리의 너비는 사분면의 2와 2분의 1 또는 거의 그 정도에 해당한다.
이마의 가장 돌출된 눈썹 사이의 지점부터, 수평으로 가장 긴 직경에서 후두부의 가장 돌출된 지점까지 머리의 최고 높이는 사분면의 약 3과 3분의 2에 해당한다.
석상 전체는 머리 높이의 일곱 배 크기이고 여기에 머리를 포함할 경우 사분면의 3과 2분의 1이 추가된다. 다시 말하면 머리는 석상 전체의 8분의 1보다 약간 크다.
*12) 『얼굴 윤곽에서 나타나는 차이에 대한 자연적인 논고 Dissertation Physique sur les différences que présentent les traits du visage』, 유트레히트, 1791.

면 평행면 각각이 상이한 거리를 취하게 되면서 삼차원 형태로 형성된 머리를 가장 정확히 표현해주는 관념이 생겨난다. 더욱이 앞의 부분을 전두골의 골돌기 아래로까지 내리지 않으면서 안면의 뼈가 돌출되도록 주의를 기울인다. 실아 있는 사람이라면 외(外)캘리퍼스를 사용해서 머리와 두개골의 상호 크기를 정한다. 이렇게 해서 다양한 형태와 다양한 용적의 두개골을 비교 대상으로 갖게 된다.

VII
다양한 두뇌 크기에 대해 이루어진 다양한 연구들과
이를 그림으로 그려 제시해볼 수 있다고
생각했던 대상들의 선택

그레딩이 수행했던 병리해부학 연구가 갖는 오류들의 지속적인 한 가지 원천은 두개골 형태에서 나타난 어떤 변종을 정신이상의 원인으로 설명했다는 데 있다. 이런 변종이 조광증과 동시에 일어날 수도 있겠지만 전혀 정신이상을 일으킨 적 없이 죽은 사람들에게도 똑같이 나타날 수 있다. 이러한 잘못된 판단을 피하기 위해 나는 자연사 박물관 컬렉션에서나, 의학부 연구실 안팎에 소장된 수많은 두개골을 검토하고 측정했다. 나는 또한 외캘리퍼스를 이용해서 정신이상 상태에 있었거나 여전히 그 상태에 있는 남성과 여성의 다양한 머리 크기도 쟀다. 나는 일반적으로 아래위로 긴 두개골이나, 구형에 가까운 아래위가 짧은 두개골 같은 더없이 놀라운 변종이, 지성의 기능들이 더 자유롭거나 덜 자유롭게 실행되는 것과는 전혀 관련이 없다는 점에 주목했다. 반면 특히 태어날 때부터 백치나 치매 상태에 있었던 어떤 정신이상자들은 두개골 형태에 선천적 기형이 있었다. 나는 두개골 몇 개를 선별해서 이를 그려봄으로써 이러한 사실을 더욱 뚜렷하게 알 수 있었다. 이들 두개골의 차이를 부각하거나 공통점에 주목함으로써 경계를 설정하고, 두개골의 어떤 구조적인 결함과 지성의 기능의 상태 사이에 일종의 연관성을 세워보는 것이다. 우선 나는 마흔아홉 살에 죽은 한 광녀(狂女)의 머리 모양을 그리도록 했다. 그녀의 머리 길이가 깊이보다 짧아서 아래위로 긴 모양을 하고 있었다. 나는 그녀의 머리를 건강한 지성을 가지고 스무 살에 죽은 사람의 두개골과 비교해보았다. 후자의 경우 머리가 동그랗거나 구형에 가까웠기 때문에 첫 번째 경우 못지않게 주목할 만한 것이었다. 이 도판을 마무리하기 위해 나는 완전한 백치 상태로 열아홉 살에 죽은 젊은이의 대단히 불규칙적인 머리 그림을 준비했다. 나는 두 번째 도판 첫 부분에 마흔두 살의 조광증 환자의 아래위로 길쭉한 두개골을 옮겨놓았는데 그는 거의 7년 전부터 완전히 치유된 상태였다. 나는 그 형태를 스물두 살에 죽은 젊은이의 대단히 둥근 머리 모양과 대조해보았다. 나는 그 젊은이가 대단히 건강한 판단력을 가졌음을 증명할 수 있다. 그리고 마지막으로 나는 스물한 살 된 어느 젊은이의 머리를 그리는 것으로 마무리했다. 그는 완전한 백치상태에 빠진 젊은이로, 두개골의 크기와 형태가 극단적으로 불균형을 이루고 있다는 점이 놀라웠다. 이 두 도판에 나오는 마지막 두개의 머리 모양을 나는 해부학적 고찰의 주요 대상으로 삼겠다.

VIII
조광증 여성 환자 두 명의 두뇌 구조를 연구하는
것으로는 어떤 추론도 불가능했다

한 명은 마흔아홉 살에 죽었고, 다른 한 명은 쉰네 살에 죽은 조광증 여성 환자 두 명을 해부학적으로 검토한 결과 나는 심각한 정신질환으로서 조광증을 일으키는 가장 일반적인 원인들과 조광증에 가장 많이 이르는 나이대에 대한 나의 고찰을 통해 추정한 내용을 재확인하게 되었다. 다시 말하면 무작위로 취한 두개골의 사례에서 찾을 수 있는 특별한 형태가 전혀 드러나지 않았던 것이다. 한 명의 머리는 단순히 아래위로 긴 형태에 가까웠고 다른 한 명의 머리는 아래위가 짧은 머리 형태에 가까웠다. 전자의 전두골은 빗면(斜面)을 형성하듯 납작했고, 후자는 수직으로 위쪽으로 솟구쳤는데, 이 두 사례를 통해 관찰할 수 있는 것은 두 두개골이 변종이라는 것뿐이고, 그것으로 지성의 능력에 긍정적이거나 부정적인 추론을 끌어낼 수는 없었다. 그러나 도판 I의 그림 5와 6에서 나타난 두개골은 이와 달랐다. 내가 공들여 보관했던 이 두개골의 소유자는 백치 상태로 태어나, 열아홉 살에 죽은 처녀였다. 두개골의 길이는 다른 두 명의 조광증 환자의 것과 동일했지만, 그 높이는 두 번째 여자보다는 1센티미터, 첫 번째 여자보다는 2센티미터가 더 긴 반면, 너비는 더 좁았다. 이를 통해 그녀의 머리는 측면이 납작하고 지나치게 솟아올랐다고 할 수 있는데 이는 태어나면서부터 백치 상태인 경우에 일반적인 것이었다. 적어도 나는 아직 생존하는 젊은 두 백치 여인들에게서 이 두 가지를 확인할 수 있었고 이 점은 보(Vaud) 지방[13]의 백치들 거의 전부에게 해당하는 것이다.

IX

백치 상태에 놓인 젊은이에게 일어났던
것으로 보이는 두뇌의 선천적 기형

나는 이 두개골을 다른 관점으로 검토해보고자, 형태가 제대로 잡힌 다른 두개골과 대조해보았다. 나는 두 개의 두개골의 상응하는 부분을 절단하게 했다. 그 절단면은 이마에서 가장 돌출한 부분과, 후두골과 두정골(頭頂骨)을 잇는 람다 봉합 상부의 4분의 1을 거치는 것이었다. 이로써 나는 이렇게 절단했을 때 생기는 불규칙한 형태의 두 타원을 비교하는 방법을

∴

13) 스위스의 주 이름. 쥐라산맥에 위치해 있다.

택했고, 형태가 제대로 잡힌 머리에는 반(半)타원체가 주축(主軸) 주위에 대칭으로 배치되어 있음에 주목했다. 그래서 오른쪽 앞부분에서 왼쪽 뒷부분으로 연장한 접합 축들과 왼쪽 앞부분에서 오른쪽 뒷부분으로 연장한 접합 축들이 놀랍게도 동일했고, 반대로 선천적 기형을 가진 두개골은 두 개의 반타원체가 축의 두 쪽에 대칭적으로 배치된 것이 아니라, 오른쪽 반타원체의 만곡부가 앞부분에서 더욱 두드러진 반면 뒷부분에서는 그와 반대였음을 알았다. 왼쪽의 반타원체는 첫 번째 반타원체의 반대 방향으로 배치되어 있었는데, 다시 말하면 뒷부분의 만곡부가 더 크고 앞부분의 만곡부가 더 작았다. 단순히 놓고 봐도 두드러진 이런 차이는 접합 축을 측정해보니 훨씬 더 뚜렷해졌다. 오른쪽에서 왼쪽으로 향한 것은 22센티미터였고, 왼쪽에서 오른쪽으로 향한 것은 17센티미터였기 때문이다. 나는 똑같은 기이한 형태를 열여덟 달 된 아이의 머리 구조에서 발견했다. 이 아이는 접합 축의 차이가 1센티미터 반이었던 것이다. 이 아이는 백치 상태로 살아갈 운명이었을까? 아이의 정신 능력이 다소 발전을 보였던 것으로 미루어 본다면 그렇게 판단하기는 불가능했다.

X

백치 상태에 이른 위의 환자가 가졌던
두뇌의 다른 선천적 기형

내가 기술한 두개골이 가졌던 또 다른 선천적 기형을 빼놓아서는 안 되겠다. 두개골 내벽 두께의 결함이 그것이었는데 어느 쪽으로나 일반적인 상태보다 두께가 두 배였다. 보통 두께가 1센티미터이고, 앞부분에서는 좀 더 두꺼웠지만 그만큼 내부 타원체의 장축과 단축이 감소했다. 두께가 이렇게 증가함에 따라 두개골을 이루는 뼈가 반듯한 타원체를 형성했다면 두개골의 내부 용적이 얼마나 감소되었는지 계산하기란 쉬운 일일 것이다. 장축과 단축을 알고 있는 타원의 공간이 회전하여 형성된 단단한 부분을 측정하는 것만이 문제가 될 것이기 때문이다. 그렇지만 일반적으로 두개골의 형태는 불규칙하므로 나는 이런 방식의 계산을 적용할 수 없고, 같은 단단한 부분들이 서로 대응하는 크기의 입방체와 같기 때문에 형태가 아무리 불규칙하더라도 두께가 증가하면 두개골 내부 용적을 상당히 감소시킨다는 결론을 내릴 수 있다는 점에 주목하는 것으로 그친다.

XI
두뇌 구조의 다양한 결함에 따라
축소된 두뇌 내부 용적을 세 가지 관계로 파악함

내가 방금 주목의 대상으로 삼은 백치 상태로 죽은 사람의 두개골이 갖는 선천적 기형, 측면 부분의 납작함, 오른쪽 부분과 왼쪽 부분 사이의 대칭의 결여, 일반적인 경우에 관찰할 수 있는 것보다 두 배가 더 큰 두께로 봤을 때 이들 중 어느 것 하나 두뇌가 들어간 내부 용적을 훨씬 줄이는 데 공헌하지 않는 것이 없었음을 지적해야 할 것 같다. 그렇지만 나는 지나치게 성급한 추론을 내리지 않도록 주의했다. 그리고 백치 상태와 내가 기술했던 선천적 기형 사이에 즉각적이고 필연적인 연관이 있다고 공공연히 말하지 않고 그저 세부 내력을 언급하는 것으로 그치겠다. 그 젊은이는 어렸을 때부터 완전한 백치 상태로 살았다. 그는 어쩌다 분절되지 않는 몇몇 소리나 질렀고, 지성은 물론 정서를 가졌다는 흔적이라는 것이 전혀 보이지 않았고, 입에 먹을 것을 가져다주어야 먹고, 자기 존재에 대한 아무런 감정도 갖고 있지 않아 보였으며, 그저 완전히 기계적으로 살아갈 뿐이었다. 그는 지난해 괴혈병으로 죽었다. 그 때문에 두개골 아랫부분에 출혈이 생겼고 두뇌 실질이 상당히 손상된 것 같았다. 나는 그의 두뇌 실질이 애초에 물렁물렁했는지 특별히 단단했는지에 대해서는 아무런 결론도 내릴 수 없었다.

XII

판각화로 새겼던 백치 상태 정신이상자의
우둔해지고 손상이 나타난 상황

백치였던 앞의 정신이상자를 처음에 봤을 때 두개골의 크기는 너무 작
은 반면 얼굴은 대단히 컸으므로 이런 극단적으로 불균형한 모습에 정말
크게 놀랐다. 그런데 그의 외모에서 풍기는 인상은 전혀 생기란 것이 없었
고, 그보다 더 우둔해 보일 수가 없었다. 머리의 크기와 신장 전체의 균형
이 턱없이 맞지 않았고, 정수리와 관자놀이 부분의 두개골 형태는 납작했
고, 시선은 얼이 빠져 있었고, 입은 헤 벌린 채였다. 그가 가진 지식의 범위
란 서너 가지[14] 불분명한 생각에 국한되었고, 제대로 분절되지 않은 그 서
너 가지 소리로 엉성하게 표현했으며, 그의 지성이란 음식을 입으로 가져가
는 딱 그 정도였으며, 감각이라는 것이 없어서 소변과 배변을 흘려도 지각
하지 못했고, 걸음걸이는 느리고, 무겁고, 비틀댔고, 어떻게 몸을 움직여도
극도로 무기력하거나 멍한 무관심으로 일관했고, 인간을 생식으로 이끄는
대단히 자연스러운 성향이 완전히 없었다. 이 마지막 성향은 백치에게 대단
히 강력한 것으로 적어도 깊은 존재 감정을 주는 것인데 말이다. 그는 신체
적이고 정신적인 자질로 본다면 자연이 인간 종족의 최후의 경계에 위치시
킨 듯 모호하기 이를 데 없는 존재였다. 그는 소작인 아들로, 약 2년 동안
비세트르 정신이상자 구제원에 와 있었다. 그는 유년기부터 무지와 백치의
특징이 왔던 것 같다.

∵

[14] 헌병 하나가 그를 파리로 데려와서 비세트르에 들여보냈다. 오는 동안 목에 줄을 매서 끌
고 온 것 같았다. 그에게 더없이 큰 충격을 주었던 관념은 '병사', '파리(Paris)', '목'으로 그
는 이 용어들을 끊임없이 떠올렸다. 분절이라고는 거의 이루어지지 않은 목소리로 그는 간
혹 '빵'이라는 말을 덧붙이기도 했다. 부모에 대한 기억이 전혀 남아 있지 않은 것 같았고,
정서를 가졌다는 징후도 전혀 보이지 않았다.

XIII

완전한 크기와 높이를 가졌던 두뇌가
나타내줄 수 있는 다양한 관계들

백치 정신이상자의 머리 높이(도판 II, 그림 6)와 신장 전체의 극단적인 불균형은 눈으로 보기만 해도 쉽게 파악할 수 있다. 그렇지만 이 불균형의 정도를 정확히 정하려면 외캘리퍼스로 머리의 크기를 측정하고, 이 머리의 길이를 신장 전체와 관련지어, 그 비율을 가장 균형이 잘 갖춰진 신장에서 나타나는 비율과 비교할 필요가 있었다. 그래서 나는 새로운 척도를 사용하여 이 작업을 수행했다. 앞에서 언급한 백치 정신이상자의 키가 1.8미터였고, 머리 높이는 18센티미터임을 확인했다. 그러므로 신장 전체와 머리 높이의 비율은 180：18이므로, 머리 높이는 신장 전체의 10분의 1에 불과한 것이었다. 반대로 내가 판각하도록 시킨 정신이상자(도판 II, 그림 1)는 과거 주기적인 조광증 발작만 일으키던 환자였는데 신장 전체와 머리 높이를 비교했을 때 균형이 훨씬 더 돋보였다. 그의 신장은 1.7미터였고 머리는 23센티미터였으니, 둘의 관계는 170：23, 즉 약 7.4：1이었다. 이 경우에 신장 전체는 머리 크기의 7과 2분의 1의 비율로, 아폴로의 비율과 훨씬 더 가까웠다. 제라르 오드랑에 따르면 아폴로의 신장 전체는 머리 높이의 일곱 배에 머리의 사분면의 3과 2분의 1을 더한 것이기 때문이다. 백치 정신이상자의 머리는 신장 전체와 비교했을 때 정말 과도하게 작지 않았던가. 고작 신장 전체의 10분의 1에 불과했으니 말이다. 이는 대단히 중대한 선천적 기형을 전제하는 것이며, 내가 수많은 머리의 크기를 재어보았지만 그와 비슷한 경우를 발견한 적이 없다. 반대로 사회에서 상당히 부각되는 균형을 가진 머리를 찾는 것은 대단히 쉬운 일이다. 즉 머리가 육체의 모든 습관과 정확한 관계를 가지려면 그 길이가 더욱 커야 하는 것이다. 그러나 이러한 형태가 제공하는 것은 그저 지적인 능력을 누리기 위한 한 가지 추정일 뿐이다.

더욱이 우리에게는 인간을 말과 행동을 통해 판단할 다른 수단이 있으므로 이를 무시하는 것이다.

XIV
두뇌의 다양한 부분들 사이의 여러 관계들과
이 관계들에서 나타나는 편차

더없이 세심한 재치와 드물게 섬세한 관찰의 능력을 타고난 고대의 예술가들은 틀림없이 머리를 아름답게 만들어주는 실질적인 균형에 주목하지 않을 수 없었을 것이다. 바로 이 때문에 그들은 아폴로의 머리를 똑같은 거리의 수평면으로 잘라 네 부분으로 구분케 했다.(168쪽) 이 사분면 중 하나는 이마에 머리카락이 나타나기 시작하는 부분에서 출발하여 정수리까지 뻗은 부분인데, 정신이상자의 머리 모양(그림 7)은 물론 균형이 잘 잡힌 사람들의 머리도 이 고정 비율을 벗어나지 않았다. 머리의 전체 높이가 23센티미터, 얼굴의 높이는 17센티미터였으니, 이 둘의 차는 6센티미터인데, 이는 전체 높이와 비교해봤을 때 아폴로의 머리에서 찾을 수 있는 1:4의 비율과 대단히 가깝기 때문이다. 반대로 백치 정신이상자의 머리 높이는 18센티미터, 얼굴의 높이는 15센티미터였고, 이 둘의 차는 3센티미터로, 이는 전체 높이의 6분의 1에 불과하다. 이것으로 둥근 아치 모양의 두개골이 대단히 움푹 패어, 결과적으로 용적이 감소했다는 점을 알 수 있다.

이런 용적의 감소를 다른 관점으로 보면 더욱 뚜렷해진다. 대단히 균형을 잘 갖춘 머리에서 두개골에 관자놀이 상부 3분의 1을 따라 수평으로 절단하면 불규칙적인 타원체가 생기는데, 이 타원체는 앞쪽 3분의 1을 거치는 이중 세로 좌표가 항상 뒤쪽 3분의 1보다 훨씬 작다는 점을 주목할 수 있다. 이런 관점에서 볼 때 정신이상자의 머리는(도판 II, 그림 1, 2) 균형이 잘 갖춰진 머리들과 가까워지는데, 뒤쪽 이중 세로 좌표가 앞쪽보다 2센티미터 더 길기 때문이다. 반대로 이 두 선은 백치 정신이상자의 머리에서는 뚜렷이 동일하다. 이는 내가 외캘리퍼스로 확인한 것이다. 그래서 내가 언급한 두개골의 절단면은 규칙적인 형태를 갖춘 머리와 아주 가까운 일종의 타원형이 된다. 그러므로 이런 기이한 형태로 인해 두뇌 후엽(後葉)의 용적이 얼마나 감소하게 되는지 알 수 있다. 그렇지만 이러한 용적의 결함이 정신 능력이 적게 발달하게 되는 유일하고 절대적인 원인이라고 말할 수는 없다.[15]

XV

정신이상자들의 해부학적 연구에서
도출된 일반적인 결과

백치가 되었던 두 명의 정신이상자들의 머리 형태는 이미 기술한 바 있는데(3부 7장과 14장), 두 사람 각각에게 나타나는 차이를 통해서 일반적인 접근이 가능하다. 두개골 용적이 감소하면서 지적이고 정서적인 능력이 동시에 거의 완전히 사라지게 된다는 것이다. 그런데 신체 상태는 정신 상태에 직접적으로 작용했던 것이고, 그래서 전자를 후자를 만들어낸 원인으로 생각할 수도 있다. 하지만 나는 이를 분명히 언급하는 일은 자제하고, 진실한 것과 개연적인 것을 구분하는 선을 긋는 것으로 그치겠다. 형태의 다양성, 척도의 정확한 결정, 크기의 다양한 비율이 내 유일한 연구 대상이었다. 나머지에 대해서는 모든 가설에 충분한 여지를 남겨두겠다. 아직 프티트 메종[16]에 위탁하지 않았던 다른 종류의 학문적인 정신착란이 그것이다.

∴

15) 초판의 3부 2장부터 이 부분까지 2판 7장(370-384절)에 그대로 실렸다.
16) 프티트 메종은 문자 그대로 '작은 집'이라는 뜻인데 여기서는 18세기에 프랑스 정신이상자들을 감금한 곳을 가리킨다. 세브르 가에 있었던 프티트 메종은 처음에는 광인과 성병 환자를 위한 시설이었지만 차츰 광인 감금 시설로 바뀌었다.

나는 정신이상자의 두뇌나 뇌막의 상태에 대해 나 스스로 수행했거나 다른 이들이 수행했던 병리해부학 연구 결과를 공개하지 않겠다. 이 주제는 여전히 얼마나 모호하기 짝이 없는 상태에 있는가! 독일 저자 그레딩은 216구를 해부해서, 뇌막, 두뇌 실질, 뇌실, 송과선, 소뇌를 관찰한 뒤 그가 발견한 모든 기이한 특징을 상세히 보고하고 있다. 그러나 이 정신이상자들은 그들의 상태와는 무관한 우발적인 질병으로 죽었기 때문에, 병원(病源)으로 보이는 것으로부터 어떤 결론도 내릴 수 없다. 더욱이 얼마나 많은 구조의 기이한 다양성이 지성 기능의 상해와 아무런 연관 없이 우연히 일치될 수 있겠는가? 나는 최근에 영국의 헤이슬럼과 이탈리아의 키아루치가 출판한 같은 내용의 고찰에 대해서도 그렇게 말하겠다. 나는 구제원에서 36구를 해부하면서 두개골 내부에서 간질, 졸중, 불규칙적인 악성 발열, 경련*17)으로 죽은 사람들을 해부했을 때 볼 수 있는 것과 다른 것은 전혀 발견할 수 없었음을 입증한다. 그러니 이로부터 정신이상을 밝혀줄 무슨 빛이 나오겠는가? 나는 마지막으로 두뇌 오른쪽 엽의 중간 부분에 계란만한 지방종이 있었음에 주목했다. 아마 한 정신이상자의 머리가 문제였다고들 할 것이다. 하지만 나는 바로 성급한 판단을 하지 않으려고 하면서 그 사람이 반신불수로, 두 달 전부터 머리에 다시 재발이 생겼고, 행동에도 기행이라고는 조금도 없었고, 생각에도 비일관성이라고는 조금도 나타나지 않았다고 확신

∶

*17) 나는 구제원에서 의사 생활을 하기 전에 두뇌나 두뇌내막의 병리적 상태를 고찰한다면 정신이상을 일으키는 원인을 확실히 알게 될 것이라고 믿었다. 그러나 정신이상자가 조광증 발작으로 죽었을 때에나 그런 추론이 성립할 수 있을 뿐이라고 나는 확신하게 되었다. 그런데 그런 일은 대단히 드물다. 정신이상자들은 발작이 끝난 후, 뒤이어 나타나는 무기력과 침체 상태 때문에 죽는 경우가 더 많다. 이 마지막 경우에 나는 대개 뇌실의 한쪽 또는 두 쪽 모두에서 림프액이 분출했다는 점만을 발견했을 뿐이다. 다른 경우, 그러니까 정신이상자들이 우연히 발병한 질병으로 사망에 이르렀을 때 이 병리적 상태에서 끌어낸 추론은 내게 대단히 모호하게 보인다. 그렇지만 나는 정신이상과 관련해서 내가 수행했던 해부학적 연구를 발표하고 세부적으로 언급하는 일은 차후로 미루고, 이 책에서는 머리의 형태와 균형만을 다뤘다.

할 수 있다. 그 사람이 정신이상자이기도 했다면 어떤 설명과 해석을 할 수 있겠는가? 그렇지만 또한 어떤 새로운 동기 때문에 정신이상의 신체적 원인에 관해 분명히 말하고자 할 때 신중하고 또 조심해야 하는 것인가?[18]

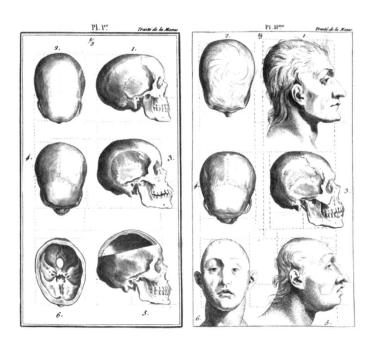

••
18)   3부의 마지막 15장은 2판에서 삭제된 후, 완전히 다시 썼다.(385-397절)

4부
뚜렷이 구분되는 정신이상의 분류

I
여러 종류로 구분해야 할 근거는 무엇인가?

정신이상이라는 용어는 지성의 다양한 상해를 모든 폭에 따라 표현하는 데 안성맞춤인 용어이다. 하지만 정신이상의 다양한 종류를 분석하고, 그것을 따로 고려하고, 의학적 치료의 규정들과 구제원에서 따라야 하는 내부 규칙의 규정들을 끌어내는 일은 그만큼 더 중요하다. 나는 정신착란(les vésanies)에 대해 질병분류학자들[1]이 인정한 자의적인 분류를 논의하고자

----

1) 질병분류학(la nosologie)은 질병을 가리키는 그리스어 *nosos*에서 온 말로, 질병 분류를 연구하는 의학의 한 분과이다. 히포크라테스와 갈레노스를 비롯한 고대 의사들도 피부 발진이 있는 열과 피부 발진이 없는 열, 하루 단위로 변동하는 열 등을 구분했다. 존 로크의 친구였던 영국의 토머스 시드넘은 열성 질환을 비롯한 각종 질병의 관찰 소견과 치료 경험을 모아 출간했다. 현대적 의미의 질병분류학이 처음으로 시도된 시기가 18세기이다. 17세기 초

할 생각은 없다. 그들의 분류는 수많은 정신이상자들을 반복적으로 관찰한 결과와는 거리가 멀기 때문이다. 그러니 어떤 새로운 구분이 필요했음을 깨닫게 하는 것으로 충분하다. 우리는 본 저작의 첫 부분에서 내가 알리려는 구분이 어떤 토대에 근거한 것인지 살펴보았다. 그러나 내가 그 구분을 확정하기 위해 자료를 수집하던 때 첫 발자국을 떼어놓지 못하게 했던 장애물이 이미 있었음을 기억해야 한다. 내게는 자주 어떤 사실들을 제시하고, 지성적이거나 정서적인 능력의 다양한 상해들을 그것의 미묘한 차이를 담아 기술하는 데 적합한 용어들이 없었다. 그리스어는 대단히 풍부하고 대단히 표현적이어서 히포크라테스는 급성 질환에 나타나는 다양한 정신착란을 분명 여러 이름으로 표현할 수 있었다. 그렇기는 하지만 이와 반대로 고대인들의 저작에서는 다양한 형태로 고려된 조광증의 역사가 대단히 불완전하게 남아 있고, 더욱이 그때 조광증의 징후들은 인간 지성의 기능들의 분석을 굳이 비교 항으로 삼지 않는대도 정확하게 포착되고 제시될 수 있는 것이었다. 그러므로 나는 가던 길을 반대로 돌아서지 않을 수 없었고, 로크, 해리스, 콩디야크, 스미스, 스튜어트 등 현대 심리학자들의 저작을 내 연구에 들여야 했다. 그래야 모든 다양성을 정신이상의 발생론적 명칭으로 포착하고 그려낼 수 있다. 더욱이 이런 사전 지식을 얻고 난 다음에야 나는 이제 단단한 토대 위에서 모든 종류를 구분할 수 있게 되었다. 간혹 지각이나 상상력은 내적인 감정 변화가 전혀 없어도 뚜렷한 왜곡을 겪는다. 다른 경우라면 지성의 기능들은 온전한 상태로 보존되고, 인간은 절

∴

플라테르는 『프락세오스 트락타투스 *Praxeos Tractatus*』(1609)에서 감각의 상해를 다루었는데, 정신이상의 내적 원인을 열의 유무로 구분하여 열이 없는 경우는 조광증과 우울증, 열이 있는 경우는 광란으로 구분했다. 부아시에 드 소바주는 『체계적 질병분류학』(1763)에서 공통된 증상에 따라 이천사백여 종의 질병을 구분했고, 이를 다시 열 개의 범주로 나누었다. 린네는 『질병의 종류』(1763)에서 정신병을 관념과 관련된 것, 상상력과 관련된 것, 정념과 관련된 것으로 구분했다. 소바주의 제자였던 피넬은 『철학적 질병분류학 *Nosographie philosophique*』(1798)에서 질병을 여섯 개의 범주로 구분했다.

대적으로 혼란하거나 맹렬한 활동의 노리개가 된다. 여러 조광증 환자들에게는 광태나 격노의 행동과 주기적이거나 연속적인 착란이 결합되어 나타난다. 어떤 경우에는 치매 상태, 일종의 정신적 무질서 상태 같은 것이 뚜렷이 드러난다. 다시 말하면 내적 관념과 감정 변화가 외부 대상이 새긴 각인과는 전혀 무관하게 생겨나, 두서없이, 아무런 흔적도 남기지 않고 계속 이어지고, 교대로 반복되고, 서로 충돌하는 것이다. 사유가 희미해지고, 정도의 차이는 있대도 관념과 정서가 사라지고, 완전한 백치 상태냐 그보다 덜한 상태냐만이 문제일 뿐 지적인 무능함이 나타나는 것을 볼 때 상황은 더욱 심각하다.

첫 번째 종류의 정신이상

멜랑콜리 혹은 외곬의 착란

II
멜랑콜리라는 용어에 대한 일반적인 의미[2]

아무 말도 없이 꿈꾸는 것 같은 기색, 까다로운 의심, 고독의 추구, 이런 것들이 사회에서 살아가는 몇몇 사람들에게 두드러지게 보이는 특징들이다. 티베리우스와 루이 11세가 그랬던 것처럼 이런 모습이 권력을 남용하고자 하는 생각, 타락한 삶의 태도, 살생을 즐기는 속마음과 결합되었을 때 그보다 더 끔찍한 것은 없다.[*3] 또 정치, 학문, 예술의 영역에서 저명한 사

: :

2) 이 부분부터 7장까지의 내용이 2판의 3부(162~167절)에 수록된다.
*3) 침울한 과묵함, 기칠고 냉정한 근엄함, 흥분에 사로잡히고 가시 돋쳐 고르지 않고 기복이 심한 성격, 고독의 추구, 비딱한 시선, 교활한 마음에서 일어나는 소심한 당혹스러움이 루이 11세가 어렸을 때부터 멜랑콜리에 이끌리는 성향이 있음을 보여주었다. 루이 11세와 티베리

람들의 이야기를 들어보면 앞의 사례와는 상반된 성격을 지닌 멜랑콜리 환자들도 보게 된다. 그들은 타고나기를 인간 정신의 걸작, 심오한 이해, 위대하고 고결한 모든 것에 뜨거운 열정을 갖도록 된 이들이다. 또 그보다는 덜 고상한 영역에 종사하는 멜랑콜리 환자들도 있어서 그들이 가진 강력하고 농축된 정서, 강하고 열정적인 마음에서 나오는 모든 활동을 통해 사회에 활기를 불어넣고 매혹한다. 그들*[4]은 불안해하고 공상에 불과한 의혹*[5]

∴

우스는 놀랄 만큼 유사한 특징을 공유한다. 그들은 피가 끓어오르는 나이였을 때만 전쟁술에서 두각을 보였다. 그들 생의 나머지 시간은 막대한 전쟁 준비로 흘러갔지만, 모두 수포로 돌아갔고, 용의주도하게 연기되었고, 원정 계획은 허무맹랑했고, 협상은 교활하고 신의(信義) 없이 진행되었다. 왕좌에 오르기 전에 그들은 자기 의지로 궁을 떠나 여러 해를 망각에 잠겨 우울한 사생활로 보냈다. 한 사람은 로도스섬으로, 다른 사람은 벨기에로 떠나 고독 속에 틀어박혔다. 아우구스투스가 죽었을 때 티베리우스가 취한 처신을 보면 그가 얼마나 은밀하게 생각을 감췄으며, 우유부단했으며, 모호한 대답으로 일관했는지 알 수 있다. 루이 11세는 평생 그보다 더 신의 없을 수 없고 그보다 더 교묘할 수 없는 정치의 모델이지 않았는가? 두 사람은 그들의 불길한 의심, 더없이 불길한 전조, 생의 끝에 끊임없이 되살아나는 공포에 시달리면서 한 사람은 플레시스 레 투르의 성(城)으로, 다른 사람은 카프리의 섬으로 가서 자기들의 혐오스러운 폭정을 숨겼다. 그곳에서 그들은 무능력하면서도 광적인 방탕은 물론이거니와 잔학하기 이를 데 없었다.(피넬, 『철학적 질병분류학』 t. II)

*[4] 의사들은 이런 체질을 가진 사람들의 진찰을 다반사로 맡는다. 때로는 순전히 신경증적 성격 때문에 일어난 흥분 때문이기도 하고, 때로는 심장의 동맥류 때문이기도 하다. 어떤 사람이 미친 동물에게 물리는 바람에 일어난 불행한 사건 이야기를 듣게 되면, 이내 자기가 광견병에 걸렸다고 확신하게 된다. 어떤 사람들은 의학 서적에서 설명을 읽게 되면, 자기가 그 질병들을 전부 가졌다고 믿는다. 그들 중 한 사람이 과거에 성병에 걸린 적이 있다면, 조금이라도 몸이 불편해질 때 그 바이러스가 되살아났다고 판단할 것이고, 그의 잘못된 생각을 부추기고자 하는 경험주의 의사의 의견을 순진하게 고스란히 믿어버릴 것이다.

*[5] 사교계에서는 다반사로 정신착란에 빠진 멜랑콜리에서 가장 뚜렷하게 나타나는 미묘한 차이들을 발견하게 된다. 한 부인은 대단히 교양 있고 보기 드문 장점을 가졌는데 자기 신분의 관례를 어길 수가 없어서 치매 상태나 다름없는 한 남자와 결혼했다. 그녀는 워낙 고상한 성격이었던 데다 가족을 기쁘게 해주고 싶은 마음에 이 혐오스러운 결혼을 참아냈다. 그러나 매일같이 무슨 새로운 사건이 일어나 그녀를 슬프게 했고 그때마다 그녀는 보호를 요청해야 했다. 그 사건이란 집안에서 백치 남편이 애들처럼 흥분하고, 으름장을 놓고, 하인들에게 폭력 행위를 일삼고, 도대체 일관성이라고는 없이 행동하는 것이었으며, 집 밖이며 사교계에서는 앞뒤가 전혀 맞지 않고 조리가 전혀 없는 말을 늘어놓고, 간혹 광태를 보이고 어리석은 실수들을 저지르는 것이었다. 그녀는 사랑하는 두 아이의 신체와 정신을 교육했고,

을 갖고 있으니, 그들 스스로 고통스러워하고 그들에게 다가오는 모든 이를 고통스럽게 하는 데 너무도 능숙하다.

III
정신이상으로 간주된 멜랑콜리

이런 종류의 정신이상자들은 간혹 외곬의 생각에 빠져, 말할 때마다 그 생각이 떠오르면서 그들의 모든 능력을 흡수해버리기라도 하는 것 같다. 다른 경우에 그들은 여러 해를 고집스럽게 침묵하며 살고, 자기가 무슨 생각을 하는지 전혀 내비치지 않는다. 어떤 사람들은 어두운 기색이라고는 전혀 내비치지 않으며 건전한 판단력을 갖춘 것 같다. 그렇지만 예상치도 못했던 상황이 벌어질 때 갑자기 그들의 정신착란이 폭발하는 것이다. 어느 날 한 경찰서장이 완치되었다고 생각할 수 있었던 정신이상자들을 석방토록 하기 위해 비세트르를 찾았다. 그는 과거에 포도 재배자였던 자에

∙∙

정성을 다해 아이들을 보살폈다. 그런 것이 그녀의 서글프고 무미건조한 인생에 더없이 생생한 기쁨을 점점이 박아놓는 것이었다. 그렇지만 그런 일도 멜랑콜리의 진전을 막지는 못했다. 그녀의 상상력은 매일같이 의심과 두려움을 일으키는 새로운 주제들을 만들어냈다. 불운한 사건들이 한 주의 특정한 날 일어났다. 특히 금요일이 그랬다. 이런 까닭에 그녀는 그날이 불길한(ne-fastus) 날이라고 믿어버리고는 그날이 되면 방에 꼼짝없이 틀어박혀 있었다. 정말 유치한 일일 수도 있겠지만 달(月)이 금요일로 시작되면 계속 이어지게 될 저 긴 나날들 앞에서 그녀는 공포를 느꼈다. 그러면서 점차 금요일의 전날인 목요일도 똑같이 그녀에게 근심을 불어넣었다. 모임에 나갔다가 금요일이나 목요일을 주제로 말하는 걸 들으면 창백해지고 파랗게 질렸고, 말을 할 때 혼란에 빠져 두서가 없었다. 더없이 불길한 일이 그녀를 위협하기라도 하는 듯했다. 이런 멜랑콜리 성격을 띤 정신착란에 대해 그녀가 내게 문의를 해온 것은 혁명이 일어나기 몇 달 전의 일이었다. 나는 생약을 처방했고, 그런 상태가 필요로 하는 정신적 요법도 같이 썼다. 그런데 1789년에 터진 사건들과 그 직후 가족에 불운이 닥치고 이민을 가게 되었으니 나는 그녀의 병이 어떻게 되었는지 더는 알 수 없게 되었다. 생각을 새로 정리하게 되고, 기후가 달라졌고, 처지도 달라졌으니 멜랑콜리로 인한 검은 발산물(les sombres vapeurs)도 사라지지 않았을까 추측할 뿐이다.

게 질문을 했다. 그 포도 재배자의 답변에는 아무런 착란도, 비일관적인 말도 비치지 않았다. 그의 상태에 대한 기록을 작성했고, 관례에 따라 그에게 그 기록을 주어 그곳에 서명하도록 했다. 그런데 그자가 그리스도라고 서명을 하고, 그러면서 자기가 그리스도라는 생각이 불러 온 공상에 사로잡히는 것을 봤을 때 그 행정관은 얼마나 놀랐던가. 두려움이나 공포의 대상은 경악도 습관으로 만들어 그런 경우 환자는 결국 쇠약해져 죽을 수도 있다. 나는 전쟁 중에 포로가 된 두 오스트리아 병사가 비세트르의 의무실에서 그렇게 죽는 것을 보았다. 그들은 기요틴 형을 받고 죽을 것이 분명하다고 내심 확신했던 것이다. 어떤 정신이상자들은 신랄한 성격과 비사교적인 인간 혐오 때문에 자기 방구석에 꼭 갇혀서 그들의 고독을 방해하러 오는 사람들에게 격노하여 흥분하기도 한다. 그들 가운데 한 사람은 종교의 생각에 꼭 사로잡혀서 하늘이 자기를 불러 어떤 속죄의 과업을 맡겼다고 확신했다. 그는 더없이 끔찍한 죄악들을 냉정하게 저지를 수 있었다. 이 자리에서 나는 이전 항목에서 제시한 것과 유사한 한 가지 사례를 덧붙일 수 있다. 옛날에 수도자였던 사람이었는데 신앙심이 과해서 이성에 착란이 일어났다. 어느 날 밤 꿈에서 천사의 합창대를 대동한 성모 마리아를 만나, 불신자로 취급했던 한 사람을 죽이라는 특별한 명령을 받았다고 믿었다. 이 살인 계획은 그 정신이상자가 그 말을 누설해서, 그를 엄히 감금하는 것으로 예방하지 않았다면 실행될 수도 있었다.

IV
멜랑콜리 착란이 가질 수 있는 두 가지 상반된 형태

멜랑콜리가 취할 수 있는 두 가지 상반된 형태는 정말이지 설명할 수 없는 것이지만, 그것이 존재한다는 것만은 분명히 확인할 수 있다. 간혹 과장된 거만함으로 나타날 때가 있는데 엄청난 부나 한없는 권력을 소유했다는 공상적인 생각이다. 다른 경우에는 더없이 겁에 질려 의기소침하고, 바닥이 보이지 않는 망연자실, 심지어 절망으로 나타날 때도 있다. 정신이상자들의 구제원에서 일하다 보면 이런 두 가지 극단적인 사례를 다반사로 본다. 대영주의 집에서 관리인으로 일했던 사람이 혁명기에 재산을 잃었다. 그는 감옥에서 몇 달을 있었는데 그곳에서 고문을 받으면 어쩌나 하는 두려움에 내내 사로잡혔다가 결국은 정신이 나갔다. 그는 비세트르에 정신이상자로 분류되어 이송되었었는데, 결국 자기가 프랑스 왕이라고 믿게 되었다. 한 법조인은 자기가 너무도 사랑했던 외동아들이 징집되어 끌려가는 걸 보고 비통한 마음에 사로잡혔고, 결국 극심한 고통에 무너져 정신이 나갔다. 바로 그는 자기가 코르시카 왕으로 변했다고 믿었다. 나는 비세트르의 의무실에 베르사유 주민이었던 사람을 오래 데리고 있었는데, 그는 혁명 때 파산한 뒤, 자기가 세상의 주인이라는 터무니없는 환상에 사로잡혔던 자이다. 다른 한편, 바닥을 알 수 없는 응축된 슬픔의 사례도 많다. 슬픔을 일으킨 대상을 바꾸는 일 없이 그들은 결국 정신착란으로 이끌리는 것이다. 강단도 없고 소심했던 한 남자가 공화력 2년 내내 지각없는 말을 떠들었다가 왕정주의자로 간주되어 기요틴 형에 처하겠다는 위협을 받았다. 그러자 그는 극단적으로 당황해서 잠을 못 자고 매일 하던 일도 손에서 놓게 되었다. 그래서 그는 비세트르에 정신이상자로 갇히게 된 것인데, 죽음에 대한 이런 불길한 생각에 너무 심하게 빠져, 자기에게 발부되었다는 명령을 집행해줄 것을 계속 촉구했다. 나는 그에게 여러 처방을 시도해보았지만 어떤 것도 그를 제정신으로 돌리지 못했다. 민감하고 다정한 영혼을 갖고 희생자가 된 정신이상자들은 배우자나 아들이 일찍 죽게 되면, 그들을 잃었으나 그들의 모습은 항상 눈앞에 보이니, 밤이고 낮이고 그들의 이름을 반복해서 부르는데 그런 모습을 볼 때면 가슴이 찢어진다. 불행한 사랑으로 착란을 일으킨 한 젊은이는 너무도 강렬한 환상에 사로잡혀 구제원에 들렀던 여자들을 전부 자기 옛 연인으로 생각했다. 그는 자기 연인을 마리 아들렌이라고 불렀는데 그녀와 대화하는 그의 어조는 그보다 더 열정적일 수 없었다.

V
멜랑콜리는 몇 년이 지나면
조광증으로 변질될 수 있는가?

멜랑콜리를 일으켰던 대상에 대한 외곬의 착란이 성격을 바꾸지 않고, 정신의 저하나 신체의 저하가 전혀 없어도 멜랑콜리는 몇 년 동안 진전되지 않고 그대로 남아 있을 때가 많다. 12년, 15년, 20년, 심지어는 30년 동안 비세트르 구제원에 감금되었던 이런 종류의 정신이상자들을 관찰했더니 그들은 항상 그들의 착란이 나타났던 최초의 생각에 계속 빠져 있었다. 그들은 먹고, 자고, 세상 전체에 문을 닫고, 그저 자기들의 환영과 공상과 더불어 살아가는 단조로운 삶의 느린 움직임에 이끌린다. 더 변화가 심한 성격을 타고난 몇몇 환자들은 격노하거나 광태를 보이는 정신이상자들의 모습이나 그들의 말을 습관적으로 보고 듣기만 해도 확연한 조광증 상태에 이른다. 또 다른 사람들은 여러 해가 지나고 원인을 알지 못하지만 내부에서 일종의 급변이 생기는 것을 경험한다. 그 뒤 그들의 착란은 대상을 바꾸거나 새로운 형태를 취하는 것이다. 나는 이런 유(類)의 정신이상자를 12년 전부터 치료했는데 그도 이제 나이가 한참 들었다. 그의 착란은 첫 여드레 동안에만 일어났는데 자기가 독살을 당할 수 있다는 허무맹랑한 생각에 사로잡혔다. 이 기간 동안 그의 행동에는 전혀 착란이 없었고, 정신이상의 흔적도 전혀 없었다. 심지어 그는 부모가 자기에게 금치산(禁治産)을 선고하고 재산을 빼앗으려 한다고 확신해서 말을 할 때 극단적으로 가려 했다. 소위 독약 생각만 하고 있기에 그는 정말 의심이 많은 자가 되어서, 기숙사 부엌에서 몰래 가져온 음식만 먹을 뿐이었다. 감금이 8년째 되던 해, 처음에 가졌던 그의 착란의 성격이 바뀌었다. 처음에 그는 자기가 가장 강력한 폭군이 되었다고 믿었고, 다음에는 세상의 지배자이자 창조주에 비견되는 자라고 믿었다. 아직도 이렇게 생각하면서 그는 더없이 행복해한다.

VI
자살로 이어지는 다양한 멜랑콜리

몽테스키외는 "영국인들은 우리로서는 왜 그런 결정을 내리는지 상상할 수 없는 이유로 자살한다. 심지어는 한창 행복할 때도 자살한다. 로마인들은 이 행위가 교육의 결과였다. 그들이 생각하는 방식이며 그들의 관습과 관련된 것이다. 그렇지만 영국에서 자살은 질병의 결과이다. 그것은 인간이라는 기계의 물리적 상태와 관련된 것이다 …"[6]라고 썼다. 『법의 정신』의 저자 몽테스키외가 지적한 이런 유형의 자살 충동은 명예나 재산을 잃은 까닭에 죽음을 선택할 수밖에 없는 더없이 강렬한 동기와는 무관한 것으로, 영국에만 고유한 질병이 아니고, 프랑스에서도 드물지 않게 발생한다. 나는 예전에 한 정기간행물[*7]에 이런 종류의 사례들을 실었는데, 여기서는 그중 하나를 요약해서 언급하는 것으로 그치겠다.

스물두 살의 젊은이의 부모는 아들을 성직자로 만들 생각이었다.(혁명 전의 일이다.) 젊은이가 거절하자 그를 버렸다. 그래서 아들은 임시직을 전전했다. 결국 그는 자신을 아껴주는 집에서 차분과 평온을 누리는 것 같았지만, 그때가 너무도 슬프고 너무도 멜랑콜리에 젖은 생각들이 상상력에 엄습하던 시기였다. 살기가 싫어져서 자살할 방법을 여러 가지로 생각해보았다.

••

6) 몽테스키외, 『법의 정신 Esprit des Lois』, liv. XIV.
*7) 《자연학으로 규명된 의학 La Médecine éclairée par les sciences physiques》, par Fourcroy, 1792.

언젠가, 집 꼭대기에서 뛰어내려 볼 생각을 했지만, 용기가 없어서 이 방법은 제쳐두게 되었다. 며칠 후에 삶의 짐을 벗는 데 권총이 더 적합해 보였다. 방아쇠를 당기려는 순간마다 소심한 두려움이 일고, 계속 생겨나는 곤혹스러움 때문에 그러시 못했다. 그의 침울한 계획을 들은 친구가 어느 날 나를 찾아 그 계획을 이야기해주고, 나와 함께 신중히 해볼 수 있는 모든 방법을 다 써보았다. 간청도 해보았고, 절박하게 권유도 해보았고, 우정 어린 훈계도 해보았지만 모두 헛일이었다. 자살의 욕망이 끊임없이 저 불행한 젊은이를 따라다녔다. 그에게 애정과 우정을 가득 담은 말을 해주었던 가족을 피했다. 그는 자기가 금치산 상태에 있다고 생각해서 먼 곳으로의 여행이나 환경의 변화는 꿈도 꿀 수 없었다. 그래서 이를 달래보고자 고된 노동으로 보충해야 했다. 더욱이 자기 처지를 끔찍하게 생각했던 그 젊은 멜랑콜리 환자는 전적으로 내 계획에 동의해서, 옷을 바꿔 입고, 곡물 항(港)에 가서 다른 일꾼과 섞여 그들처럼 일했다. 대단한 열정만은 돋보였고 그것으로 급료를 받을 수 있었다. 그런데 그는 이런 과도한 피곤을 일으키는 노동을 고작 이틀 버티고 말았다. 궁여지책을 써야 했다. 그를 파리 인근의 한 미장이 집에 일꾼으로 들여보냈다. 이따금 외동아들의 교육을 시킬 수도 있었기 때문에 그는 그 집에서 환영받았다. 손노동과 연구실의 공부가 교대로 이어지는 것보다 멜랑콜리 환자에게 더 편리하고 더 건강한 삶의 방식이란 없다. 건강에 좋은 음식, 편리한 숙소, 불행 때문에 받게 되었던 관심도 그의 불길한 성향을 진정시키기란 어림도 없었다. 오히려 그 때문에 그의 자살 성향은 더 격해지는 것 같았다. 그는 2주 후에 친구를 다시 찾아 눈에 눈물이 그렁그렁한 채로 자기가 경험한 내적 투쟁이며, 자살이라는 저항할 수 없는 방식으로 그를 이끌었던 끔찍한 삶의 혐오를 말해주었다. 그를 나무라자 그는 고통스러워했고, 결국 망연자실하게 되어 절망의 상태에 빠져버렸다. 더는 삶을 견딜 수 없게 된 마지막에 그가 결국 센강에 투신했으리라는 것은 의심할 여지가 없다.

VII
멜랑콜리의 특수한 성격[8]

이는 한 대상 혹은 대상들의 특별한 계열에만 해당하는 정신착란이다. 공상적이고 우세한 한 가지 생각 때문에 각인될 수 있는 것 말고는 폭력 행위에 이끌리는 성향은 전혀 없으며, 더욱이 지성의 모든 능력은 자유롭게 수행된다. 어떤 경우에는 기분에 변화가 전혀 없고, 심지어 일상적으로 만족 상태에 있기도 하지만, 다른 경우에는 계속 망연자실하고 무기력하며, 인간 혐오의 가장 심각한 단계에 이를 수 있는 신랄한 성격을 갖게 되며, 간혹 삶에 극단적인 반감을 보이기도 한다.

두 번째 종류의 정신이상

착란이 동반되지 않는 조광증

VIII
조광증은 지성의 상해가 없어도 생길 수 있는가?[9]

로크의 저작에 감탄하는 것은 정당한 일이지만, 그럼에도 그가 조광증에 제시한 개념들이 대단히 불충분하다는 점은 인정할 수 있다. 로크가 조광증과 정신착란(délire)을 분리할 수 없는 것으로 봤을 때 그렇다. 나는 비세트르에서 조광증에 대한 연구를 다시 시작했을 때 로크처럼 생각했다. 단한 번도 지성에 상해를 입은 적이 없었지만, 정서의 능력만 상해를 입기라

---

8) 초판 4부의 7장은 2판에서 삭제되었다.
9) 이 부분부터 초판 4부의 12장까지 2판 3부에 재수록된다.(158-161절)

도 한 것처럼 본능적인 분노에 사로잡혔던 여러 정신이상자들을 보고 나는 정말 놀랐다.

IX
착란 없는 조광증의 흥분 사례

교육을 전혀 받지 않거나 잘못 받았을 때, 비뚤어지고 훈육이 불가능한 성격을 타고났을 때 이런 종류의 정신착란에 최초의 미묘한 차이가 생길 수 있다. 다음 이야기를 보면 이 점을 알 수 있다. 한 외동아들이 마음이 약하고 관대하기만 했던 어머니 밑에서 자랐다. 그래서 아들은 갖은 변덕을 부리고 걷잡을 수 없고 무절제한 마음이 움직이는 대로 행동하는 습관이 들었다. 나이가 듦에 따라 그의 성벽은 점점 더 맹렬해졌고 더 단단해졌다. 아낌없이 돈을 퍼주었으니 그의 의지에 장애물이란 것이 전혀 없어 보였다. 누가 그를 거스르고자 한다면? 그는 갑자기 신경질을 냈고, 뻔뻔스럽게 공격하고 무력으로 짓누르고자 했다. 살아가면서 싸움질이며 주먹다짐이 끊이질 않았다. 개며 양이며 말이며 어떤 동물이라도 상관없이 분한 마음이 들면 돌연 죽여버렸다. 어떤 모임에서든, 어떤 축연에서든 그는 화를 내고, 주먹질을 주고받고, 피 칠갑이 되어 나왔다. 다른 한편 차분할 때는 분별력이 있었고, 성인이 되자 엄청난 영지의 소유자가 되어 바른 관점으로 소유지를 관리하고 사회의 다른 의무도 전부 수행했으며, 불운한 사람들에게 베푼 선행이 알려지기도 했다. 주먹다짐을 어쩌지 못하는 그의 불행한 성향의 유일한 결과는 상처를 입고, 소송을 치르고, 벌금형에 처해지는 것이었다. 그러나 잘 알려진 한 가지 사실 때문에 그의 폭력 행위도 끝이 났다. 그는 어느 날 자기에게 욕설을 퍼부었던 한 여인에게 분격해서 그녀를 우물에 던져버렸다. 법정에서 예심이 진행되었다. 그가 저지른 성마른 잘못을 기억하고 있던 수많은 증인들의 처분에 따라 그는 비세트르 정신이상자 구제원에서 종신 감금형을 받았다.

X
개별적인 관찰로 분명해진 착란 없는 조광증

나는 이런 종류의 정신이상이 가장 높은 정도로 진행되었던 한 가지 예를 제시해볼 수 있다. 예전에 기술 공예에 종사했던 사람이 지금 비세트르에 감금되어 있는데 불규칙적인 간격으로 분노 발작을 일으켰다. 발작에는 다음과 같은 징후가 두드러졌다. 우선 장(腸)에 타는 것 같은 뜨거운 기운이 일고, 거센 갈증과 강렬한 변비를 동반했다. 이 열기가 점진적으로 가슴과 목을 거쳐 얼굴까지 퍼져 색이 더 뚜렷해졌다. 열기가 관자놀이에 이르렀을 때 더욱 강렬해지고 그 때문에 이 부위의 동맥이 대단히 강하고 대단히 빨리 뛰어, 끊어지는 것이 아닐까 싶기까지 했다. 결국 신경 증상이 두뇌까지 올라오면 이 정신이상자는 저항할 수 없는 다혈질 성향에 사로잡힌다. 날카로운 도구라도 잡게 되면, 격노에 사로잡혀 눈에 보이는 첫 번째 사람을 희생시키기에 이르렀다. 그렇지만 다른 면에서는 그의 이성이 자유롭게 작동했으며, 심지어 발작 기간에도 그랬다. 그는 자기에게 묻는 질문에 즉각 대답했고 생각에 전혀 모순적인 데가 없었고, 정신착란의 징후도 전혀 나타나지 않았다. 심지어 그는 자기 상황을 심각하게 두려워하기도 했다. 자신이 이런 광포한 성향을 가졌음을 자책하기라도 하듯 그는 깊이 후회했다. 비세트르에 감금되기 전 언젠가 그는 집에서 분노 발작을 일으켰다. 그는 즉시 사랑하는 아내에게 이 사실을 알렸고, 간신히 아내에게 빨리 달아나 끔찍한 죽음을 피하라고 소리쳐 알릴 시간밖에 없었다. 비세트르에서도 주기적인 분노 발작, 간혹이지만 그가 늘 자기를 다정하고 관대하게 배려해준다고 칭찬을 아끼지 않았던 간수에 맞서 사납게 행동하는 성향이 자동적으로 일어났다. 살벌하기 이를 데 없는 잔혹성과 멀쩡한 정신이 대립하면서 그는 내적인 투쟁을 벌였고 이 때문에 간혹 절망에 빠지는 일도 있었다. 그래서 그는 이 견딜 수 없는 투쟁을 죽음으로 끝내고자 했다. 어느 날 그는 구제원의 구두 제조인의 가죽 베는 칼을 손에 넣어 가슴 오른쪽 부위와 쌀에 깊은 상처를 냈다. 이 때문에 엄청난 출혈이 일어났다. 그 뒤에 그를 단단히 감금하고 구속복을 입혀 그의 계속된 자살 기도를 막았다.

<h1 style="text-align:center">XI</h1>

동일한 조광증에 대한 다른 사례

정신착란을 동반하지 않는 조광증[10] 때문에 기이한 사건이 일어났다. 우리의 역사에서 지워버렸으면 하는 혁명기에 있었던 일이었다. 감옥 학살 때 강도들이 비세트르 정신이상자 구제원에 격분하여 쳐들어왔다. 옛날 폭정 때 희생되었던 사람들을 석방하겠다는 구실에서였다. 그들을 정신이상자들과 섞어놓았다는 것이다. 그들은 방에서 방으로 무기를 들고 돌아다녔고, 수감자들에게 질문을 던지고, 명백히 정신이상일 경우에는 지나쳤다. 그런데 사슬에 묶여 있던 감금자 한 명이 양식 있고 이성적인 말로 그들의 주의를 끌었다. 자기를 쇠사슬에 묶어두고 다른 정신이상자들과 섞어놓다니 정말 끔찍한 일이 아닌가? 별것도 아닌 광태를 보였다고 자기를 비난할 수 있느냐고 대들었다. 정말 눈뜨고 봐줄 수 없는 부당한 일이라는 말도 덧붙였다. 그는 이 외부인들에게 이런 억압을 끝내줄 것을, 자신을 해방시켜줄 것을 간청했다. 그러자 이 무장 강도들 사이에서 강한 불만의 소리와 구제원 간수를 저주하는 소리가 터져나왔다. 이들은 간수더러 그의 행동을 해명하라고 요구했고, 모든 칼끝이 간수의 가슴을 향했다. 도저히 있어서

∴

[10] 나는 주기적인 조광증(IV)에 관해 쓴 1부에서 정신착란을 동반하지 않는 조광증에 대한 다른 사례를 언급한 바 있다.

는 안 되는 학대를 했다고 간수를 규탄했다. 간수가 변명을 하려고 하자 그의 입부터 막았다. 간수는 자기 경험을 항변하면서 정신착란은 전혀 없어도 맹목적인 격노로 대단히 위험한 정신이상자들의 다른 비슷한 사례를 들었지만 아무 소용이 없었다. 그들은 욕설로 그에게 응수했다. 몸을 던져 남편을 감싸는 아내의 용기가 아니었더라면 여러 번 칼에 찔려 쓰러졌을 것이다. 그 정신이상자를 석방하라는 명령이 내려졌고 그에게 '공화국 만세!'를 여러 차례 외치도록 했다. 무장한 수많은 사람들을 보고, 떠들썩하고 모호한 말을 듣고, 술의 열기로 달아오른 그들의 얼굴을 보자 정신이상자는 격노에 사로잡혔다. 그는 억센 팔로 옆 사람의 칼을 빼앗아 사방으로 휘둘러 피를 흘리게 했다. 신속하게 그를 제압하는 데 성공하지 못했더라면 그는 이번에 인류를 배반하고 모욕했을지 몰랐다. 저 야만의 무리는 그를 방으로 데려가 호통을 쳤으니 정의와 경험의 목소리를 따라 그를 처분하려는 것 같았다.

XII
착란 없는 조광증의 특수한 성격[11]

이 조광증은 지속적이거나, 주기적으로 발작이 일어난다는 특징이 있다. 지성의 기능들, 지각, 판단, 상상력, 기억 등에는 아무런 뚜렷한 이상이 없다. 그러나 정서적인 기능에 이상이 있고, 폭력 또는 잔인한 격노 행위의 맹목적인 충동에 사로잡힌다. 그렇지만 어떤 우세한 생각, 저 치명적인 성향을 갖게 된 결정적인 원인일 수 있는 상상력의 어떤 환상이 있다고도 생각할 수 없다.

∴
11) 이 부분은 2판에서는 삭제되었다.

세 번째 종류의 정신이상

착란이 동반된 조광증

XIII
착란이 동반된 조광증은 대단히 주기적으로 발생한다[12]

주기적인 조광증에 대해서는 누구도 그것을 기술한 적이 없는데, 기회원인, 전조가 되는 증상, 발병, 진행 과정, 특이한 변종, 발작의 종료에 대한 기나긴 연구를 필요로 했다. 또한 이런 종류의 조광증은 본 저작 1부의 주제[*13]이기도 해서, 이 자리에서 제시할 수도 있었던 많은 사례를 그때 모아서 제시한 바 있다.

XIV
지속적 조광증 유형의 한 가지 발작 양상[14]

주기적 조광증 발작은 일정 기간 계속된다는 것만 제외한다면 전형적인 지속적 조광증으로 볼 수 있다. 주기적 조광증에 대한 정확한 관념은 지속적 조광증의 모든 상황을 기억해야만 제시할 수 있다. 희미한 원인들, 광태혹은 격노가 나타나는 행동의 다양성, 지성의 기능 하나나 여럿이 입은 상해, 정신착란을 생기게 만드는 수많은 대상이 있다는 점에서는 성격이 동일하다. 어느 쪽이든 조광증은 정념이 가진 더욱 격렬하고 더욱 성마른 모

∵

12) 이 부분은 2판에서는 삭제되었다.
*13) 주기적인 조광증에 대하여.
14) 초판의 4부 14장은 2판의 3장으로 옮겨졌다.(156~157절)

196

든 것, 열광이 더욱 고조시키고 더욱 걷잡을 수 없게 만들 수 있는 모든 것, 광신과 경이로운 것에 대한 애착 때문에 떠오를 수 있는 소설처럼 허무맹랑하고 공상적인 모든 것의 결과일 수 있다. 그것은 때로는 격하면서 일관성이 없는 비약, 혈기 넘치면서 비이성적인 말로 발산되는 즐겁고 쾌활한 정신착란이기도 하고, 때로는 위엄과 권세를 자랑하는 화려한 모습을 가졌다는 환상을 품는 엄청난 오만에서 비롯된 과장이기도 하다. 나는 비세트르 구제원에서 자기 말로는 방금 오만 명을 창 밖으로 던져버렸다는 한 군대의 대장을 자주 마주쳤다. 그 옆에 자기 신민과 자기가 다스리는 지방 이야기만 하는 한 군주가 있었다. 다른 곳에는 예언자 마호메트의 화신이라는 사람이 신의 이름으로 으름장을 놓고 있고, 더 멀리에는 숨 한 번 몰아쉬는 것으로 지구를 사라지게 만들 수 있다는 세상의 지배자가 있었다. 나는 어떤 정신이상자들이 그들의 상상력에 제시된 수많은 대상들을 아무렇지도 않게 횡설수설 늘어놓고, 과도한 몸짓을 하고, 말을 과장하고, 끊임없이 고래고래 소리 지르고, 자기들 주위에서 일어나는 모든 일을 전혀 보지도, 듣지도 않기라도 하는 것을 보았다. 마법 같은 것에 빠진 다른 정신이상자들은 물건을 볼 때 그들의 상상력에 비치는 형태와 색깔에 따라 본다. 앞에서 말했듯이 여러 사람이 모여 있는 것을 악마의 무리로 보고 그들을 때려죽이려고 방에서 나가려고 했던 정신이상자의 사례가 그것이다. 한 정신이상자는 자기 옷은 물론 심지어 자기 침대 짚을 독사 떼가 우글거린다고 믿고 갈기갈기 찢곤 했다. 간혹 정신착란이 격노의 상태로 여러 해 동안 지속되기도 한다. 다른 경우에는 분노 발작이 주기적으로나 어떤 우발적인 원인이 겹쳐져 재발하다가, 대개 나이가 들어가면서 결국 진정 상태에 이르게 된다. 그렇지만 간혹 분노 발작이 더 잦아지는 경우도 있는데 이는 대단히 위험한 조짐이다.

XV

착란이 동반된 조광증은 종종 치료될 수 있는가?

인류가 갖는 가장 해로운 편견 중 하나는 정신이상자들의 병을 치료 불가능한 것으로 보고, 그 병을 두뇌 조직이나 머리의 어떤 다른 부분에 일어난 상해와 관련짓는 것이다. 그런 편견 때문에 안타깝게도 거의 어디에서나 정신이상자들을 방치해놓는 일이 생기는 것이리라. 나는 정신착란성 조광증과 관련해 내가 수집할 수 있었던 수많은 사실들, 그 질환의 징후들과 관련해서 수행한 해부의 결과를 통해 이런 종류의 조광증은 일반적으로 신경질환이며, 하퍼 박사가 말한 대로 신체에 일어난 변화의 결과도, 전체적이거나 부분적으로 일어난 염증의 결과도, 두뇌 실질에 일어난 어떤 조직적 이상의 결과도 아니라고 확실히 말할 수 있다. 반대로 어느 것 하나 이들 정신이상자에게 강렬한 신경 자극이 있고, 생명력이 다시금 커진다는 점을 보여주지 않는 것이 없다. 그들은 계속 동요하고 있고, 사납게 고함을 질러대고, 폭력 행위에 이끌리는 성향이 있고, 고집스럽게 잠을 자지 않고, 시선을 번득이고, 사랑의 쾌락에 강한 열정을 보이고, 걷잡을 수 없는 혈기가 솟아오르고, 자기 힘과 자기 정신 능력이 우월하다는 무언지 모를 감정을 느끼는 것이다. 이로부터 감각의 인상과는 상관없는 관념들의 새로운 질서, 어떤 실제적인 원인도 없이 느끼는 새로운 감정, 모든 종류의 환상과 마력이 생겨난다. 그러므로 기대 요법, 즉 정신과 신체의 요법만으로 충분히 완치가 이루어진대도 놀랄 필요가 전혀 없다.

XVI

착란이 동반된 조광증의 특수한 성격

정신착란성 조광증은 발작이 규칙적으로 재발하느냐 불규칙적으로 재발하느냐에 따라 지속적인 조광증이거나 주기적인 조광증이다. 신체에서처럼 정신에 뚜렷이 나타나는 특징은 대단히 강렬한 신경의 흥분, 지성의 하나 혹은 여러 기능의 상해이며, 여기에 즐겁거나 슬픈 감정, 광태나 격노의 감정이 동반된다.

네 번째 종류의 정신이상

치매 혹은 사유[*15]의 부재[16]

XVII
간혹 사회에서 관찰되었던
광란 상태의 가장 두드러진 특징

극단적으로 가볍고 대단히 방심하는 정신, 끊임없이 반복되는 상궤를 벗어난 무례한 행동들, 라 브뤼에르의 저작에 나오는 메날크의 성격(3장)을 이루는 기이하기 짝이 없는 경솔함이 그저 소설에서나 나올 뿐인 상상의 장면 중 하나일 뿐인 것은 아니다. 관찰력이 뛰어난 의사라면 이런 치매의 첫 단계를 간혹 사교계에서도 찾아볼 수 있다. 물론 구제원에서는 수많은 모델을 찾을 수 있지만 말이다. 옛 귀족의 편견 속에서 자란 한 사람은 이제 막 오십 줄에 접어들었는데, 혁명 발발 전에 급격히 일종의 정신적 무질서 상태에 이르렀다. 그의 변덕스러움과 유치하기 짝이 없이 흥분에 사로잡혀 일으키는 착오들에 비길 것이 없었다. 그는 집에서 끊임없이 부산하게 돌아다녔고, 수다스러웠고, 소리를 질렀고, 아무것도 아닌 것으로도 격노했고,

⁙

*15) 여기서 사유(la pensée)라는 말은 해리스와 콩디야크 능이 제시한 의미로 쓴 것이다.
16) 초판의 4부 17-19장은 2판의 3장으로 옮겨졌다.(171, 173, 175절)

자질구레한 명령으로 하인을 들볶고, 갑작스러운 기행이며 자가당착으로 친척들을 고생시키면서 잠시 후에는 전혀 기억도 하지 못하는 것이다. 그는 정말 그 이상 변덕스러울 수 없을 정도로 궁정 이야기를 했다가, 자기 가발 이야기를 했다가, 자기 말(馬) 이야기를 했다가, 정원 이야기를 했다가 하는 것이었다. 상대방 대답은 기다리지도 않고 앞뒤 맞지 않고 잡다하기 이를 데 없는 그의 생각을 따라갈 시간도 주지 않았다. 대단히 신앙심이 강했던 한 여인이 그녀의 사회적 지위가 요구하는 예법을 지켜야 했으므로 자기 운명을 벗어날 수 없어서 결국 그와 결혼하지 않을 수 없었고, 그래서 더없이 심각하고 더없이 절망적인 심기증에 빠졌다.

노인성 치매는 쾌락이 고갈될 때 종종 가속되면서 좀 전에 기록한 것과 가까워진다. 그렇지만 이 경우 흥분 상태가 훨씬 덜하다는 점은 알 수 있다.

XVIII
외부 대상과 전혀 관계를 맺지 않고
내부적으로 모순된 관념들

부산하고 억제할 수 없는 변덕스러움, 감각에 아무런 인상도 새기지 않고 지성에서 태어나서 빠른 속도로 순식간에 번식하는 것 같은 관념들의 신속한 연속, 우스꽝스럽게도 끊임없이 흘러갔다 흘러오는 공상적인 대상들이 서로 아무런 관계도 없이, 중단되는 일도 전혀 없이 충돌하고 교차하고 허물어지는 일, 감동과 정서가 소란스럽게 뒤섞이고, 기쁨, 슬픔, 분노의 감정이 우연히 일어났다가, 종적도 남기지 않고 외부 대상의 인상과 아무런 관계도 맺지 않고 우연히 사라지는 일들이 내가 말하는 치매의 근본적인 성격이다. 뜨거운 애국심을 갖췄지만 개화되지 못했던 어떤 사람은 저 유명한 당통의 가장 열렬한 찬미자였다. 그가 지금 국회의원 당통에게 기소 명령이 내려졌던 입법부 회의에 참석하고 있는 것이다.[17] 그는 망연자실해서 절망에 빠졌다. 여러 날 자기 방에 틀어박혀 더없이 불길하고 더없는 멜랑콜리의 생각에 사로잡혔다. 그는 끊임없이 이렇게 반복했다. "뭐라고? 당통이 배신자라고! 더는 누구도 믿을 수 없군. 공화국은 이제 끝장이야!" 더는 식욕도 없고, 잠도 잘 수 없었던 그는 이내 완전히 정신이상에 빠졌다. 그는 구(舊) 오텔 디외에서 했던 치료를 받은 뒤 비세트르로 이송되었다. 나는 구제원의 의무실에 그를 여러 달 데리고 있었다. 그는 일종의 달콤한 몽상에 사로잡혀 더없이 괴리된 말을 끊이지 않고 알아들을 수도 없이 주절거렸다. 그는 단도 이야기를 했다가, 검(劍) 이야기를 했다가, 마스트가 떨어진 배(船) 이야기를 했다가, 푸른 초원 이야기를 했다가, 아내 이야기를 했다가, 자기 모자 이야기를 했다. 음식을 입에 넣어주어야 먹을 생각을 했고 결국 완전히 기계적인 존재가 되어버렸다.

XIX
조광증과 치매를 뚜렷이 구분해주는 사례

정신착란성 조광증과 치매를 대립시켜 이 둘이 서로 다른 점을 올바로 이해해야만 치매를 더 잘 이해할 수 있다. 정신착란성 조광증에서는 대상의 지각, 상상력, 기억이 손상될 수는 있지만, 판단 능력, 즉 관념들을 연합하는 기능은 존재한다. 예를 들면 자신이 마호메트라고 믿고, 그의 모든 행동, 그런 생각으로 자기가 하는 모든 말을 맞추는 조광증 환자는 어쨌든 실제로 판단을 내리는 것이다. 그렇지만 그는 사실무근의 두 관념을 잇는 것이기 때문에 그의 판단은 오류이다. 이런 관점에서 볼 때 판단을 잘못했다

17) 공안위원회는 당통이 이끄는 관용파와 로베스피에르가 이끄는 과격파로 대립하다가, 당통 및 당통을 지지하는 당통파가 1794년 3월에 숙청된다. 1794년 3월 29일과 30일 밤 사이에 당통, 카미유 네물냉, 들라크루아, 피에르 필리포 등이 체포되었고, 이들은 모두 4월 5일에 단두대에서 처형되었다.

는 이유로 프티트 메종에 감금한다면 대부분의 사람들은 어떻게 되겠는가. 반대로 치매에서는 옳은 판단, 그른 판단이라는 것이 없다. 관념들은 서로 고립되어, 한 관념이 나오고 그다음에 다른 관념이 나타나는데 이들 관념은 전혀 연결되지 않는다. 더 정확히 말하자면 사유의 능력이 완전히 파괴되어버린 것이다. 나는 또 내가 자주 직접 본 한 정신이상자의 사례를 언급해볼 수 있다. 그가 움직이는 모습, 그의 생각, 그의 말, 그의 정서가 일시적으로 혼란스럽게 도약해 오르는 모습보다 더 놀라운 혼돈의 모습은 없다. 그는 내게 다가와 나를 바라보고, 두서없고 극성스러운 다변으로 나를 짓누른다. 잠시 후에 몸을 돌려 다른 사람에게 가서 앞뒤가 맞지 않는 끊임없는 수다로 귀를 먹먹하게 한다. 번득이는 눈을 하고 으름장을 놓는 것 같다. 그러나 생각들 간에 아무런 관계가 없는 만큼 성마른 분노도 낼 수 없기 때문에 그의 감정은 유치한 흥분으로 급격히 비약해 올랐다가 순식간에 진정되고 사라져버린다. 그는 방에 들어가면 가구란 가구를 모두 자리를 옮기고 뒤집어버린다. 손으로 탁자며 의자를 잡고 그것을 들어 올리고 흔들고 다른 곳으로 옮기는데 아무런 계획도 없고 직접적인 의도도 없이 그렇게 하는 것이다. 우리가 눈길을 돌리자마자 그는 인접한 산책로로 벌써 멀리 나가서 또 변덕스러운 행동을 한다. 몇 마디 말을 중얼거리고, 돌들을 움직이고, 그가 꺾은 풀을 멀리 던져버리고 또 새로운 풀을 꺾는다. 그는 왔다 갔다 하다가 원래 자리로 돌아오고, 자기가 이전에 어떤 상태였는지, 그의 친구들이며, 친척들의 기억을 하나도 하지 못하고 끊임없이 부산하게 돌아다닌다. 밤에는 잠시만 잠이 들 뿐이고, 무슨 먹을 것이 보이면 멈춰서 삼켜버리고, 영구히 회전하는 생각과 정신 감정에만 이끌리는 것 같다. 그런 생각과 정신 감정은 앞뒤가 맞지 않는 것으로 생기자마자 사라지고 무가 되어버린다.

XX
치매의 특수한 성격

고립된 관념들과 가볍고 잡다한 감정이 빠르게 이어지고, 더 정확히 말하자면 중단 없이 교대되고, 혼란스러운 몸짓과 광태의 행동을 계속하고, 이전 상태를 깡그리 잊고, 감각에 새겨진 인상들로 대상을 지각하는 능력이 사라지고, 판단력이 희미해지고, 목적도 의도도 없는 활동을 계속하고, 일종의 자동적인 존재 방식이 치매에 특수한 성격이다.[18]

다섯 번째 종류의 정신이상

백치 상태 혹은 지성적이고 감정적인 능력의 부재

XXI
프랑스어 어휘로는 다양한 정신이상의 단계를 설명하기가 턱없이 부족하다[19]

『프랑스어 동의어』의 저자[20]가 사회에서 흔히들 '미친', '광태를 보이는', '엉뚱한', '백치의', '저능한' 등의 단어들의 미묘한 차이를 그려내고자 했지

---

18) 초판의 4부 17장부터 18장까지의 내용은 2판의 3부로 옮겨졌다. 피넬은 치매에 관해 다룬 이 부분에 간단한 추가 사항을 덧붙였고(부록 참조), 그리고 다시 초판의 4부 19장과 20장으로 돌아온다.

19) 초판의 4부 21장부터 24장까지의 내용은 2판의 3부로 옮겨졌다. 초판 4부의 마지막 두 장인 25장과 26장은 2판에서 삭제되었다. 그 대신 피넬은 2판 3부의 마지막 부분(183절)에 '정신이상의 다양한 종류에 대한 일반적인 고찰'이라는 제목 부분을 추가한다.(부록 참조)

20) 공디야크의 『프랑스어의 농의어 사전 Dictionnaire des synonymes de la langue française』을 가리킨다.

만 그는 이성, 신중함, 통찰력, 정신 등 점층적 단계의 마지막에 자리한 용어만을 지시하고 있을 뿐, 정신착란의 다양한 상태들의 정확한 개념에는 전혀 이르지 못했다. 그는 백치 상태를 지식의 결여로 규정하는데, 구제원에서 이를 고려해본다면 그저 지성의 기능이 됐든, 마음의 정서가 됐든 더 절대적이거나 덜 절대적인 정지라고나 해야 할 것이다. 백치 상태는 다양한 원인을 가질 수 있는데, 무기력에 빠지게 되는 쾌락의 남용, 잠이 오게 하는 약액제의 복용, 머리에 가해진 강한 충격, 강한 두려움이나 깊고 집중된 슬픔, 원칙 없는 지도로 억지로 하는 공부, 두개골 내부에 생긴 종양, 한 차례 혹은 여러 차례의 졸중, 다른 종류의 조광증 치료에서 사혈의 과노한 남용 등을 꼽을 수 있다. 대부분의 백치들은 말을 하지 않거나 분절되지 않은 음을 혼잣말로 중얼거리는 것으로 그친다. 그들의 얼굴에는 생기가 없고, 그들의 감각은 얼이 빠져 있고, 그들의 움직임은 기계적이다. 습관적인 마비 상태, 물리칠 수 없는 무기력 같은 것이 그들의 성격을 이룬다. 나는 오랫동안 비세트르의 의무실에서 스물여덟 살인 젊은 조각가가 예전에 빠졌던 과도한 방탕이나 사랑의 쾌락 때문에 무기력해졌던 것을 내 눈으로 똑똑히 보았다. 그는 항상 부동의 상태이다시피 했고 아무 말도 하지 않았다. 또는 간간히 자기도 모르게 바보 같고 멍청한 웃음소리 같은 것을 내기도 했다. 그의 얼굴에는 아무런 표정이 없었고, 이전 상태에 대한 기억도 전혀 없었다. 식욕도 보여주지 않았고, 먹을 것을 가까이 대주어야 저작(詛嚼) 기관을 움직였다. 그는 항상 누워만 있었고, 결국 치명적인 소모열[21]에 빠져 죽음에 이르렀다.

백치는 구제원에서 가장 수가 많은 이들이다. 그들의 상태는 종종 다른 곳에서 받았던 지나치게 적극적인 치료의 결과일 때가 많다. 애초부터 백치로 태어난 사람들은 간혹 두개골 형태에 결함을 갖기도 한다. 나는 이 점에

••

21) 오한을 동반하고 땀을 비 오듯 흘리며 매일 재발하는 열.

대해(3부) 두 가지 주목할 만한 사례를 기술한 바 있다.

XXII
백치 상태에 고유한 깊은 감정들

극단적으로 민감한 감수성을 타고난 어떤 사람들은 강렬하고 갑작스러운 감정이 일어날 때 대단히 깊은 충격을 받을 수 있다. 그때 모든 정신적 기능이 중지되거나 희미해져버리기도 한다. 강렬한 분노가 그런 것처럼 과도한 기쁨도 이런 설명이 불가능한 현상의 원인이 될 수 있다. 공화력 2년에 포병 하나가 새롭게 고안한 대포의 기획안을 공안위원회[22]에 제출했다. 그 대포의 효과는 가공할 만한 것이었다. 그리고 모일(某日) 뫼동에서 대포를 시험해보라는 명령이 떨어졌다. 로베스피에르는 이 발명가에게 대단히 고무적인 편지를 보냈고, 그는 그 편지를 읽자 꼼짝없이 얼어붙었다. 그는 완전히 백치 상태가 되어 비세트르로 바로 보내졌다. 같은 시기에 젊은 두 형제가 징병되어 군대로 떠났다. 피비린내 나는 전투에서 동생이 형 옆에 있다가 총탄에 맞아 사망했다. 형은 이 장면을 보고 꼼짝도 못하고 석상처럼 얼어붙었다. 며칠 후에 그는 그 상태로 부친의 집으로 돌아왔다. 그가 도착했을 때 그 가족의 셋째 아들도 동일한 충격을 받았다. 그는 작은형이 죽고 큰형은 정신이상이 생겼다는 소식을 듣고 엄청난 실의와 엄청난 마비 상태에 빠져버렸으니, 이보다 더 고대와 현대의 시인들이 그려내었던 공포로 꼼짝없이 얼어붙은 상태가 실현된 적이 없었다. 나는 이 불운한 두 형제를 비

••

22) 1793년 4월 5-6일에 공안위원회가 만들어지는데, 이는 활동이 부진했던 국방위원회를 대체하기 위한 것이었다. 공안위원회는 국민공회 의원들 가운데에서 선출되어 매달 경질이 가능한 아홉 명의 위원으로 구성되며 회의는 비공개였다. 임시 행정 내각에 위임된 행정 행위를 감독하고 촉진하는 책임을 부여받았고, 비상시에 국가 방위를 위한 조치를 취할 수 있는 권한을 가졌다. 이를 통해 지롱드파가 제거되고, 로베스피에르의 권력이 강화된다.

세트르의 의무실에서 오랫동안 바로 앞에서 지켜보았다. 더욱 가슴 찢어지는 일은 아버지가 가족에 남은 저 슬픈 자식들을 찾아와 눈물을 흘리는 것을 보는 일이었다.

XXIII
구제원에서 가장 빈발하는
정신이상 유형으로서의 백치 상태

일반적으로 가장 치료가 어려운 이런 정신이상을 구제원에서 가장 빈번하게 만날 수 있다는 점은 불행한 일이다. 비세트르 정신이상자들 전체의 4분의 1이 그들인데, 그 원인은 쉽게 지적할 수 있을 것이다. 비세트르 구제원은 입원 전에 사혈, 목욕 요법, 샤워 요법과 같이 대단히 적극적인 치료부터 받은 사람들을 수용하고 회복시키는 곳으로 간주되었다. 수많은 사람들이 쇠약해지고, 무기력해지고, 마비 상태로 이곳에 온다. 도착해서 며칠 후에 죽는 사람도 여럿이다. 어떤 사람들은 점진적으로 힘을 회복하면서 지성의 능력도 회복하지만, 다른 사람들은 여름에 재발하기도 한다. 몇몇은 특히 어렸을 때 완전한 백치 상태로 여러 달을, 심지어 여러 해를 꼬박 지낸 뒤, 일종의 조광증 발작을 일으키는데, 내적인 반작용이라고 할 수 있는 것으로 그 발작이 20일, 25일, 30일 동안 지속되는 일도 있다. 그 뒤에 이성이 회복되는 것이다. 나는 1부에서 주기적인 조광증과 관련해서 유사한 사실을 지적했는데, 그중 한 가지를 세부적으로 알리는 일이 중요할 것이다. 스물두 살의 젊은 군인이 엄청난 대포 소리 때문에 공포에 사로잡혔다. 군 입대 직후에 참여했던 피비린내 나는 전투에서였다. 그 때문에 그의 이성이 무너지고 말았다. 그는 사혈, 목욕 요법, 샤워 요법과 같은 통상적인 방법으로 치료를 받았다. 마지막으로 사혈을 했을 때, 붕대가 풀려서 다량의 피를 흘렸고, 그러고는 대단히 오랫동안 가사 상태로 있었다. 강장제와 영양식을 제공해서 목숨은 살렸지만, 무기력한 상태가 계속되어 모두 걱정했다. 부모는 자기들 보는 앞에서 아들이 죽는 것을 보지 않으려고 그를 비세트르로 보냈다. 아버지는 여러 날 뒤에 그를 방문했는데 가망이 없다고 생각했고, 그의 상태를 회복시키는 데 쓰라고 돈을 남겨주었다. 한 달이 지나자, 변비, 붉게 물든 얼굴, 쉴 새 없이 떠들어대는 조광증 발작의 전조 증상이 나타났다. 마비에 빠져 무기력한 상태를 벗어나 구제원 내부를 산책하고, 수만 가지 기상천외하고 즐거운 일에 몰두했다. 이 발작은 열여드레 동안 계속되었고, 점진적으로 이성이 회복되면서 차분해졌다. 이 젊은이는 확실한 회복을 위해 구제원에서 몇 달을 더 보낸 후, 양식과 이성을 되찾아 가족 품으로 돌아갔다.

XXIV
스위스 백치들[23]의 신체적이고
정신적인 성격에 대한 주요한 특징들

구제원 정신이상자들 중에 가장 수가 많은 단위는 분명 백치들이다. 백치들을 비교해보면 우둔함이 완전한 것인가 아닌가에 따라 다양한 단계들이 나타난다. 이 퇴화와 무능의 상태는 스위스의 백치들에게서 훨씬 더 많이 나타난다. 스위스의 백치들은 이미 그들이 아주 어렸던 시절부터 그들이 앞으로 어떤 상태가 될지 예고하고 있다. 간혹[*24] 그들은 태어난 첫 몇 해부터, 호두 한 알 크기의 갑상선종, 일반적으로 부어오른 얼굴, 균형이 맞지 않는 손과 머리의 크기, 대기의 다양한 인상에 대한 그들의 무감각, 일

..

23) 알프스산맥에 고립되어 살아가던 스위스인들 중에 백치 상태에 빠진 경우가 잦았다는 보고가 있다. 요오드 부족이 원인으로 알려져 있다.

*24) 프랑수아 에마뉘엘 포데레, 『갑상선종(甲狀腺腫)과 백치에 대한 논고 Traité du Goître et du Crétinisme』, Paris, Bernard, an 8(1799), p. 122.

상적인 마비와 무감각 상태, 필요를 채울 본능이 약하기라도 한 것처럼 젖을 빠는 데 겪는 어려움을 갖고 자음 말고 모음을 발음하는 것만 배웠기 때문에 소리를 분절하는 능력도 대단히 느리고 발전도 불완전하다. 신체가 성장해나가면서 그들의 움직임은 점점 둔하고 내단히 서툴러진다. 얼 살에서 열두 살이 되어도 지성에 결함이 있거나 지성이 전혀 없기도 하다. 이런 이유 때문에 이 어린 나이의 백치들은 음식을 입까지 가져가 씹을 줄 몰라서, 강제로 목구멍에 밀어 넣어주지 않으면 안 된다. 사춘기 나이가 되어서 걷도록 해주어도 걸음을 제대로 걷지 못하고 둔하고 비틀거리기는 마찬가지이다. 웃는 기색도 없이, 항상 얼이 빠져 고집을 부리고, 성격이라고는 뒤틀어져 있고, 반항하기 일쑤이니 어머니의 사랑이 아니고서는 참아낼 수 없다. 머리는 부조화하고 신체의 나머지 부분과 비교해보면 너무 작다. 정수리와 관자놀이는 납작하고, 돌출이 되지 않다시피 한 후두부에는 혹이 달려 있다. 눈은 작고 간혹 움푹 들어가 있기도 하는데, 돌출한 경우도 있다. 고정되고 어안이 벙벙한 시선, 크긴 해도 폭이 좁은 가슴, 가늘고 길면서도 거의 구부러지지 않은 손가락, 넓고 간혹 굽기도 한 발바닥, 대개 밖으로나 안으로 굽은 발도 볼 수 있다. 사춘기는 대단히 늦지만 생식 기관이 폭발적으로 발달하게 되니, 이로부터 지저분한 음란함과 가장 극단적인 자위행위 성향이 생긴다. 바로 이 시기가 백치가 걷기 시작하는 때인데, 이때에도 그가 몸을 이동하는 것은 먹을 것을 찾고자 하고, 불 곁에서 몸을 녹이거나 햇빛을 즐기고자 하는 욕망이 자극하는 경우로 대단히 제한된다. 그의 초라한 침대는 그의 길고 고단한 여행의 다른 끝이고, 팔을 덜렁거리고 몸통은 제대로 세우지도 못하면서 비틀거리며 그곳으로 간다. 목표를 향해 똑바로만 걸으므로, 장애물이나 위험을 피할 줄도 모른다. 자기에게 익숙한 길 말고는 다른 길로 접어들 줄도 모른다. 보통 130센티미터에서 160센티미터 키에 이르러 성장이 끝나면 백치의 피부는 갈색이 되고, 감수성은 계속 둔해진다. 그는 추위, 더위, 심지어 타격이나 상처에도 무감하다. 보통 농아인 경우가 많고, 더없이 강하고 더없이 불쾌한 냄새도 그를 거의 자극하지 않는다. 나는 양파를 날로 게걸스럽게 먹어 치우는 한 백치를 알고 있다. 그는 심지어 석탄도 먹는다. 이것은 미각을 담당하는 감각 기관이 얼마나 조잡하거나 발전이 되지 않았는지를 보여준다. 나는 시각과 촉각에 대해서는 말하지 않겠다. 이 두 감각 기관은 지성과 분별력을 담당하는 기관인데, 그에게는 그 기관의 기능이 대단히 제한되어 있거나 완전히 조야한 상태에 있음이 틀림없다. 감정의 능력은 없다시피 하고 그들을 보살펴주어도 감사의 표현도 전혀 없다. 부모의 모습이 보일 때에야 간신히 어떤 감수성이 나타날 뿐, 살아가는 데 필요한 것과 관련한 모든 것에 대해 고통과 즐거움도 보여주지 않는다. 포데레[25]가 말하기를 백치들의 신체적이고 정신적인 삶이 오랫동안 이와 같다고 한다. 자동적인 존재 방식이며 식물 같은 생장에 국한된 그들은 아무런 불안도 느끼지 않고 극단적인 노쇠에 이른다.[26]

XXV
백치 상태의 특수한 성격

백치 상태에서는 지성의 기능과 마음의 정서가 정도의 차이는 있겠지만 절대적으로 희미해지게 된다. 간혹 어중간한 분절음으로 달콤한 몽상에 젖기도 하고, 관념이 부족해서 말이 없거나 말을 잊는 경우도 있다. 대단히 유순한 백치들이 있는가 하면 대단히 강렬하고 성마른 노여움에 사로잡히

:.

25) 프랑수아 에마뉘엘 포데레(François Emmanuel Fodéré 1764-1835)는 프랑스의 의사로 1814년에 스트라스부르에서 법의학 교수로 임명된다. 1817년 출간된 그의 『착란에 대한 논고 Traité du délire』가 그의 마지막 저서이다. 피넬은 앞서 언급한 포데레의 『갑상선종과 백치에 대한 논고』, pp. 126-127에서 인용했다.

26) 초판의 4부 22장에서 24장까지 2판에 실려 있다. 이후에 나오는 25장과 26장은 2판에서 삭제되었다.

는 백치들도 있다.

XXVI
다른 종류의 복합 조광증

나는 앞서 든 모든 종류에 정신이상자 구제원에서 항상 다소 빈번히 나타나는 조광증과 간질의 합병증을 추가할 수 있을 것이다. 이것은 적어도 우리의 지식의 현 단계에서 치료가 불가능하다시피 하다. 그렇지만 나는 이 점을 지적하는 것으로 그치겠다. 그것은 거의 언제나 격노 착란이라는 세 번째 종류나 백치 상태라는 마지막 종류의 것과 결합된 간질일 뿐이니 말이다. 피상적인 반복을 피하고자 한다면 그것을 기술하는 것으로 충분할 것이다. 일반적으로 다양한 종류의 정신이상의 경우 항상 변함없이 똑같은 상태로 머물지 않는다. 즉 어떤 종류와 관련된 정신이상은 살아가는 동안 일종의 변형 같은 것을 겪을 수 있고, 다른 종류로 분류될 수 있는 것이다. 그래서 멜랑콜리 환자들이 조광증 환자가 되고, 어떤 조광증 환자들이 치매나 백치 상태에 빠지는 것을 볼 때도 있다. 대단히 드문 경우이기는 해도 간혹 백치들이 우연적인 이유로 일시적인 조광증 발작을 일으키고 그다음에는 전적으로 이성을 회복할 때도 있다. 여전히 대단히 주목할 가치가 있는 주제는 전체 정신이상자들 수에 대해 서로 다른 각각의 종류의 정신이상자들 수의 비율이 얼마냐 하는 것이다. 내가 비세트르 구제원에서 최근 실시한 조사에 따르면 구제원에 수용된 이백 명의 정신이상자들 가운데 멜랑콜리 환자가 스물일곱 명, 격노에 사로잡혔지만 착란을 동반하지 않은 환자가 열다섯 명, 조광증 환자, 즉 지속적이든 주기적이든 격노하거나 광태를 보이는 착란성 환자가 여든 명, 치매 환자가 열여덟 명, 백치 상태에 이른 환자가 예순 명이었다. 이렇게 분류하는 일은 관념에 질서와 명증성을 부여할 수 있다는 장점 외에도 구제원의 정신이상자들을 격리하는 데 대단히 큰 장점이 있다. 그래야 구제원 내부 규칙의 규정들을 결정하고, 특히 순전히 경험적인 시도를 피하고자 한다면 정신이상 각각의 종류의 본성에 맞추어 반드시 적용되어야 하는 진정한 치료 원칙들을 확정할 수 있다.

5부
정신이상자 구제원에서 세워야 할
내부 규칙과 감시

I
구제원에서 다양한 유형의 정신이상자들을
고립시키고 체계적으로 배치하는 일의 장점[1]

정신이상자 구제원은 부지의 장점에, 담장으로 둘러싸인 드넓은 공간과 널찍하고 편리한 건물의 장점을 결합할 수 있다. 내부 배치를 통해 다양한 종류의 정신이상자들을 일종의 고립 상태에 두지 않거나, 그들이 서로 교류하지 못하게 막지 못한다면 중요한 것 하나를 놓친 것이다. 정신이상자들의 교류를 막는 것은 재발을 방지하고 내부 규칙과 감시의 모든 규정의 집행을 수월히 하려는 목적도 있고, 의사가 관찰하고 기록해야 하는 연속적이고 전체적인 증상들에서 예기치 않게 발생하는 이상(異狀)을 피하려

∵

1) 초판의 5부는 2판에서는 4부로 옮겨졌다.(186절)

는 목적도 있다. 구제원에 수용된 정신이상자들을 여러 개의 공간으로 체계적으로 분할(IV부)하면 그들의 식사, 청결, 정신적이고 신체적인 요법과 관련된 개별 조치를 한 눈에 파악할 수 있다. 정신이상의 종류에 따라 필요한 것들을 미리 계산하고 예측하는 것이다. 지성의 다양한 상해는 변별적인 특징들로 포착되고, 관찰된 사실들은 그것과 유사한 다른 사실들과 결부되거나 더 정확히 말하자면 경험의 공고한 결과로 바뀌게 된다. 관찰력이 뛰어난 의사는 똑같은 자료를 갖고도 치료의 근본적인 규칙들을 끌어올 수 있고, 또 그것으로부터 더 신속한가 덜 신속한가의 차이는 있겠지만 시간이 지나고 지침을 잘 따르면 낫는 정신이상의 종류들, 너무도 단단한 상애물이 가로막고 있어서 치료가 어렵거나 치료가 불가능하다고 간주되는 정신이상의 종류들, 약효를 과장하려 들지도 않고, 그렇다고 장점을 숨기려 들지도 않는 분별력이 있고 개화된 정신을 가진 사람들이 어떤 약을 긴급하게 처방해야 하는 정신이상의 종류들을 구분하는 법을 배울 수 있다.

II
구제원에 수용된 정신이상자들을
여러 개의 공간에 배치하는 일반적인 목적

구제원을 이런 구획에 따라 분할하여 원래 용도를 충실하게 수행하는 데 적합한 건물을 짓는 것보다는 서로 다른 종류의 정신이상자들을 분리하는 것이 더 쉬운 일이다. 그러므로 건축가는 구제원을 맡았을 때 그 건물에 가능하고, 보편 규칙만을 적용할 수 있는 내부 배치를 위해 의사와 함께 협의해야 할 것이다. 그때 의사는 정신이상자들을 전수 조사하고, 이들 한 사람한 사람에 대해 상황이 허용한다면 얻을 수 있는 설명을 하나도 빼놓지 않고 기록하고, 이들을 서로 차단된 여러 구역으로 배치(IV부)해서, 감시의 수월성과 정확성을 도모하는 것은 물론 그들이 품는 환상을 상쇄하는 데 가장 적합한 장소에 놓을 것이다. 침울한 멜랑콜리 환자들은 풍경이 아름답고 식물을 키우는 데 적합한 장소에 두고, 격노에 사로잡혔거나 광태(狂態)를 보여주는 상태의 조광증 환자들은 구제원의 가장 후미진 곳에 고립시킨다. 그들이 고함을 지르고 시끄러운 소란을 피울 수 있는 조용하고 어두운 곳이다. 그리고 그들을 흥분하게 만들 수 있는 감각의 모든 자극을 피하게 해준다. 주기적으로 발작을 일으키는 조광증 환자들은 맑은 정신이 돌아올 때마다 그곳에서 내보내, 회복기의 환자들에게로 돌려보낸다. 올바로 운영되는 구제원에서 가장 중요한 것이 무엇보다 회복기의 환자들을 고립시키는 일이다. 그래야 그들의 재발을 막을 수 있고 그들을 확실하고 지속적으로 회복시킬 수 있다. 마지막으로 어느 쪽이든 치매 환자와 백치 상태의 환자가 보여주는 악화와 무능의 장면을 보지 못하게 해야 하지 않을까? 나중에 세부 사항을 언급할 때 이 원칙이 뚜렷이 드러날 것이다.

III

멜랑콜리 환자들이 흔히 갖는 지배적인 관념들과 이에 대처하기 위해 가장 자주 하게 되는 노력[2]

몽테뉴는 "환각이며 주문(呪文)이며 그런 기이한 효과들을 중요하게 믿는 것은 범속한 이가 갖게 마련인 더 무른 영혼에 보다 특별하게 작용하는 상상력의 힘의 결과인 것 같다."[3]고 말했다. 이 정확한 지적은 특히 공상적인 환영, 불안에 사로잡힌 의심, 멜랑콜리 환자들의 심약한 두려움에 적용될 수 있는데, 이런 것들을 교정하거나 사라지게끔 하는 것보다 어려운 일이 없다. 정말이지 흔히 협소한 사고방식을 가진 사람들에게 어떻게 잘못

∴

2) 초판 5부의 3장부터 6장의 내용은 2판에서는 4부 218-221절로 옮겨졌다.
3) 몽테뉴, 『에쎄』, 1권, 21장, '상상력의 힘에 대하여'.

을 깨닫게 할 수 있을까? 그들은 자기들이 생각하는 공상적인 대상들을 실재한다고 간주하는 것이다. 어떤 사람은 자기 주위에 함정과 계략뿐이라고 생각해서 자기에게 뒤치다꺼리해줄 때 오히려 화를 내기도 한다. 다른 사람은 폭군으로 변해 그에게 조금이라도 견해를 제시하거나 그의 절대적인 의지에 맞서기라도 하면 분개한다. 어떤 이들은 밤마다 명상의 시간을 갖고, 계시를 받은 사람들처럼 말하고, 신의 이름으로 대속 행위를 준비하거나 헌신적으로 금욕하여 탈진에 이른다. 어떤 이들은 여러 가지 구실로 사형 선고를 받았다고 믿고, 어떤 탁월한 방책을 써서 그들의 고집을 꺾는 데 성공하지 못한다면 음식을 완강히 거부함으로써 죽음을 재촉하고자 할 것이다. 비세트르 구제원의 한 정신이상자는 자기가 프랑스 혁명의 희생자라는 망상 말고는 다른 정신착란이 없었는데, 자신은 밤이고 낮이고 운명을 받아들일 준비가 되어 있다고 반복해서 말하며 침대에 눕기를 거부하고, 습기가 올라오는 포석 위에 누워 잤다. 그러다 보면 사지가 마비될 위험이 있었다. 간수가 질책도 해보고 당근책도 썼지만 소용이 없었다. 그래서 간수는 그에게 구속의 방법을 써볼 수밖에 없었다. 정신이상자는 줄로 침대에 꽁꽁 묶였지만 그보다 더 완강할 수 없는[*4] 고집을 부리면서 곡기를 끊는 것으로 복수하고자 했다. 권고도 해보고, 약속도 해보고, 을러보기도 하

··

[*4] 멜랑콜리 환자들은 간혹 대단히 고집스럽게 모든 음식을 거부할 때가 있다. 그래서 그것 때문에 결국 죽기도 한다. 나는 헤이슬럼(*Observations on insanity*, etc., London, 1789)이 보고한 사례를 인용하는 것으로 그칠까 한다. 스물여덟 살의 젊은이가 있었는데 아버지가 조광증 환자였다. 그가 그보다 심할 수 없는 멜랑콜리에 빠졌고, 모든 음식에 그보다 더 클 수 없는 혐오를 보였다. 그러면서 그는 끊임없이 자기가 이러다 죽을 결심을 했다는 말을 반복했다. 간혹 그에게 약간의 음식을 먹게 하는 데 성공할 때도 있었지만 정말이지 대단히 어려운 일이었다. 그는 점차 쇠약해졌고, 극단적인 영양실조 상태에 빠졌고, 결국 죽음에 이르고 말았다. 부검을 해보니 두개골과 두개골막의 밀착 정도가 대단히 적었고, 더욱이 두개골 뼈는 자연 상태보다 더 두꺼웠다. 연뇌막(軟腦膜)은 피로 부어올랐고, 두뇌의 골수 물질도 마찬가지였다. 송과선에는 사립상(砂粒狀) 결석 같은 물질이 상당히 많았다.(이 물질을 화학 실험에 맡겨보니 석회질 인산염이라고 했다.) 두뇌의 점도는 보통과 다름없었다.

는 등, 모든 수단을 동원했지만 소용없는 일이었다. 완전 금식 상태로 벌써 나흘이 흘렀다. 그때 그는 엄청난 갈증에 시달렸고 시시각각 찬물을 엄청나게 마셔댔다. 그렇지만 뜨거운 국이나, 액체가 됐든 고체가 됐든 음식이란 음식을 모두 단호히 거부했다. 그는 극단적으로 야위었고, 이 끔찍한 단식이 열흘 차가 되자 뼈밖에는 보이지 않았다. 그는 주변에 더없이 심한 악취를 풍겼다. 그래도 그의 고집은 꺾이지 않았다. 그는 보통 마시던 것만 마실 뿐이었다. 열이틀째 날에 그의 상태를 단념할 수밖에 없었다. 바로 그때 간수가 그에게 말을 전혀 듣지 않으니 찬물을 더는 주지 않을 것이라고 알리고, 찬물 대신 고깃국을 주었다. 그러자 그 정신이상자는 상반된 두 가지 충동 사이에서 흔들렸다. 하나는 뭐가 됐든 액체를 벌컥벌컥 들이키도록 하는 맹렬한 갈증의 충동이었고, 다른 하나는 자기 생명을 서둘러 끝내고자 하는 단호하고 흔들림 없는 결심이었다. 결국 첫 번째 충동이 두 번째 충동을 이겼다. 그는 게걸스럽게 고깃국을 마셨다. 그러자 곧 그것의 보상으로 찬물을 마음껏 마실 수 있게 되었다. 배가 약간 차자 기분 좋은 감각이 느껴졌다. 그리고 그날 저녁에 다시 조정된 양의 고깃국을 먹는 데 동의했다. 연일 쌀, 진한 수프, 다른 단단한 음식을 단계적으로 먹었고, 그렇게 조금씩 튼튼하고 굳센 건강의 특징을 되찾았다. 나는 본 저작의 후반부에 그에게 멜랑콜리 착란을 멈추도록 취했던 방법을 설명할 것이다.

IV
멜랑콜리 환자들에게 도움이 되는 공간 배치

인간의 본성과 멜랑콜리 환자들의 일반적인 성격에 대한 깊은 지식을 갖게 된 후로 언제나 그들을 마음 깊이 흔들어놓고, 그들의 침울한 생각을 효과적으로 달래주고, 그들의 외부 감각에 활력이 넘치고 오랫동안 지속되는 자극을 주어 영향을 미치도록 해야 할 필요를 강하게 느끼게 되었다. 이런 종류의 현명한 제도들이 여전히 고대 이집트 사제들의 공적이 되고 있다. 한 가지 가상한 목적을 위해 예술의 능숙한 모든 원천이, 화려하고 웅장한 대상들이, 감각의 다양한 즐거움이, 종교의 강력한 영향력과 마법이 아마 한 번도 펼쳐졌던 적이 없을 것이다.[*5] 이 고대 시설들은 찬미받아 마땅하지만 우리네 현대 풍속과 우리네 구제원들의 상태와 대조되기 딱 알맞다. 그 고대 시설이 갖췄던 목적은 공적으로나 사적으로 멜랑콜리 환자들을 모아놓을 때 반드시 따라야 하는 것이다. 그것은 다음과 같다. 간수는 인내심이 강하고, 다정하고, 박애의 감정을 갖추어야 하고, 환자들이 흥분하고 격분하지 않도록 예방 차원에서 지속적인 끈기를 가지고 근무해야 하며, 다양한 취향을 맞춰주는 즐거운 일과(日課)를 마련하고, 여러 가지 방식으로 신체 단련을 시키고, 거주지는 널찍한 곳으로 잡아 나무를 심고, 평온한 전원의 풍속을 온통 향유토록 한다. 가끔씩은 달콤하고 조화로운 음악을 들려주는데, 구제원에는 거의 언제나 이런 종류의 뛰어난 음악가가 들어와 있

∴

[*5] 고대 이집트는 인구가 많고 크게 번영한 곳이었다. 그 두 말단에 사투르누스에 봉헌된 사원들이 있었다. 엄청난 규모의 멜랑콜리 환자들이 그곳에 모여들었고, 일부 사제들은 환자들이 말을 쉽게 믿는 성격을 이용해서 소위 기적에 의한 치유를 도왔다. 그들은 위생학이 제시할 수 있는 모든 자연적인 수단을 동원했다. 게임이며, 신전들에서 지정했던 모든 종류의 오락 체조, 관능적인 그림들, 사방에서 매력적인 이미지들이 환자들의 눈에 노출되었으며, 더없이 아름다운 노래들, 더없이 아름다운 멜로디를 담은 음들이 그들의 귀를 매혹시켰다. 그들은 꽃핀 정원이며, 세심한 손길로 장식된 동산을 산책했다. 때로 그들은 나일강에서 화려하게 장식된 배를 타고 전원 음악회를 들으며 신선하고 맑은 공기를 마셨고, 때로 경치가 아름다운 섬에 가기도 했다. 그 섬에서 그들은 섬을 수호하는 신의 상징 앞에서 기술적으로 마련된 새로운 스펙터클을 관람하고 상류 사회도 즐겼다. 결국 매순간 희극적인 장면, 그로테스크한 춤, 종교적인 관념을 통해 다양화되고 뒷받침된 여흥의 체계가 마련되어 있었다. 적절한 식이 요법을 철저하게 따르고, 성지 순례를 위해 여행을 떠나고, 의도적으로 길을 따라 축제들이 계속 이어지게 하고, 미신을 통해 큰 희망을 갖게 하고, 사제들은 능숙하게 유쾌한 기분 전환을 마련하고 슬프고 멜랑콜리에 젖는 생각은 멀리하게 한다. 이렇게 해서 고통의 감정을 잠시 느끼지 못하게 하고, 불안을 진정시키고, 종종 유익한 변화들을 만들어 내었다. 유익한 변화들을 세심히 강조했던 것은 신뢰를 불어넣고 수호신들을 믿게끔 하기 위한 것이었다.(피넬, 『질병 분류학』 2권)

곤 하니 그만큼 음악을 마련하기란 쉬운 일이다. 음악가의 재능은 연습하지 않고 연마되지 않을 때 무기력해지고 만다.

V
자살까지 생각하는 멜랑콜리 환자에 대해
어떤 원칙을 세울 수 있는가?

인생에서 벌어지는 사건들은 너무나 불행하고 너무나 자주 반복될 수 있기에 엄숙하고 절망적인 그런 성격을 갖고, 영예, 생명, 혹은 세상에서 가장 값진 모든 것을 직접 공격할 수 있다. 그러니 극단적인 압박감과 불안의 감정, 삶에 대한 참을 수 없는 혐오, 바로 삶을 끝내고자 하는 욕망이 일어나게 된다. 뜨거운 상상력에 생생한 감수성까지 더해지고, 자기 상태를 과장하는 데 습관이 들 때, 그러니까 더 정확히 말하자면 자기 상태를 그저 멜랑콜리라는 음울한 프리즘을 통해서만 바라보는 습관이 들 때 그 진행은 훨씬 더 빨라진다. 크라이턴은 한 불행한 사람의 내력을 다음과 같이 보고한다. "제 피는 절망의 파도와 격류처럼 흐릅니다. 제 눈물에 젖은 이 빵한 조각이 저와 제 가족에게 남은 전부입니다 …. 그런데 저는 아직 살아 있네요 …. 아내와 아이가 하나 있죠. 어찌 이리 살아가게 하느냐고 저를 원망하지요 …. 누구든 인간의 의무란 것은 상황에 맞게 처신하는 것 아니겠습니까. 이성이 그렇게 할 것을 요구하고 종교는 이를 승인할 뿐이지요." 품행이 좋고 개화된 정신도 갖췄던 이 남자는 어느 날 아내가 없는 틈을 타서 자살하고 말았다. 질병이 일상처럼 지속되는 상태, 하나나 여럿의 장기(臟器)에 입은 깊은 상해, 계속 이어지는 쇠약은 고통스러운 존재 감정을 악화시키고 자살을 재촉할 수 있다. 그런데 실제로 정신이 고통을 겪는 것도 아니고, 신체가 고통을 겪는 것도 아닌 경우에 저항할 수 없는 자살 충동은 도대체 어디에서 나오는 것일까? 나는 예전에 한 저널[*6]에 이런 멜랑콜리 환자 한 명의 이야기를 실었는데 그는 내게 이렇게 말하곤 했다. "저는 복된 삶을 살고 있습니다. 아내가 있고 아이가 하나 있지요. 제겐 그들이 행복입니다. 건강도 눈에 띄게 상한 것은 아니고요. 그런데 저는 센강에 투신하러 가겠다는 끔찍한 충동에 이끌리고 있음을 느낍니다." 결국 일이 벌어졌지만, 그 일은 그저 이런 치명적인 성향을 확인해준 것에 불과했다. 스물네 살의 젊은이 하나가 내게 상담하러 찾아왔다. 건장하고 힘이 넘치는 젊은이였지만 삶에 대한 혐오가 주기적인 발작처럼 일어나 고통스러웠다. 하도 고통스러워 물에 빠져 죽거나 총으로 자살하는 것으로 끝날 처지였다. 그런데 위험을 생각해보면 두려워지는 것이다. 그렇다고 그런 끔찍한 계획을 포기한 것은 아니었지만 말이다. 그는 언제나 단호히 결심했고, 또 언제나 다시 보류했다. 이와 유사한 경우에는 단호한 억압 수단(126, 127)과 공포를 불러일으키는 위압감을 주는 장치를 사용해서 의학적 처치(VI부)와 조절 요법의 다른 효과들을 뒷받침해야 한다.

VI
가장 광포한 정신이상자들을 진정시키기 위해 다정한 태도로 일관하는 것으로 충분한가?

광태를 보이는 정신이상자들을 일상적으로 감금하고 구속 상태에 묶어두고, 그들이 위험을 일으킨다는 명목으로 근무자들의 폭력에 무방비로 맡겨놓고, 한마디로 말해서 다들 비참하다고 생각하는 생의 끝을 재촉하기 위해서 그들을 쇠막대기를 휘둘러 감시하는 것은 틀림없이 대단히 편리한 방법이기는 하다. 그렇지만 그 방법은 무지와 야만의 시대에나 적합한 것으로, 그런 조광증의 상태도 치료될 수 있는 것임을 입증했던 경험의 결과

*6) 《자연학으로 규명된 의학》, par Fourcroy, 1792.

와는 상반된다. 특히 주기적인 조광증의 경우 구제원 내부에서 정신이상자에게 제한 없는 자유를 허락하고, 그가 흥분에 사로잡혔을 때 마음껏 폭발시키도록 내버려 두거나 적어도 구속복을 입히는 것으로 억압을 제한하되, 그 정신이상자의 상태가 받아들일 수 있는 정신 치료의 다른 규칙들을 빠뜨려서는 안 된다. 정신이상자 구제원의 책임자가 위엄의 감정을 보여주고 더없이 순수하고 더없이 개화된 박애의 원칙을 견지할 때 강력한 영향력을 실행할 수 있음은 분명한 사실이다. 나는 여기서 영국의 윌리스, 파울러, 헤이슬럼, 프랑스의 디크마르, 푸시옹, 퓌생, 네덜란드 암스테르담의 광인 수용소 관리인*7)을 예로 들 수 있다. 무지하고 한정된 지성밖에 갖지 못한 사람은 정신이상자가 고래고래 소리 지르고, 상스러운 말을 내지르고, 폭력 행위를 할 때 그것을 이성이 작용한 교활한 도발이라고만 생각한다. 그러니까 근무자들이 올바르게 선택하고 엄격한 규율에 따라 자제할 줄 안다면 그들에게 극단적인 폭력과 주먹질과 더없이 야만스러운 처치가 허용되는 것이다. 반대로 현명하고 개화된 사람이라면 그렇게 폭발하는 조광증을 자동적인 충동이나 더 정확히 말하자면 신경 자극의 필연적인 결과로만 본다. 그러니까 우리는 돌(石)이 특정 중력에 이끌려 발생하는 충격 이상으로 그런 신경 자극에 화를 내서는 안 되는 것이다. 현명하고 개화된 사람이라면 정신이상자들이 자기들의 안전과 타인의 안전이 보장된다면 그들이 어떤 행동을 하더라도 온전히 이를 용인*8)하며, 그들이 필연의 법칙에만 복

∙∙

*7) 강건한 나이에 힘도 대단했던 한 광인을 가족이 꽁꽁 포박해서 수레에 실어 데려왔다. 그는 자기를 끌고 왔던 사람들을 겁에 질리게 만들었다. 그래서 누구 하나 그를 묶은 끈을 풀어 방에 데려갈 사람이 없었다. 그러자 관리인이 사람들더러 비키라고 하고 그 환자와 잠시 이야기를 나눴다. 그는 환자의 신임을 얻고 그를 묶은 끈을 풀어주고 그를 위해 준비한 새로운 거처로 가겠다는 결심을 받아냈다. 하루하루 정신 상태가 좋아졌다. 자기 자신을 믿게 되었고 마침내 정신이 돌아왔다. 그는 가족의 품으로 돌아갔고, 가족은 행복을 되찾았다. Description de la maison des fous d'Amsterdam, Decad, Phil. an 4.
*8) 나는 정신이상자들을 엄격히 감금해놓지 않을 때 장점이 있다는 판단을 아주 쉽게 할 수 있

종해야 하듯 그가 사용할 수 있는 모든 구속의 수단을 능숙하게 숨기고, 관대하게 그들의 뜻에 따른다. 하지만 그는 정신이상자들의 경솔한 탄원은 강력히 거부하거나 능숙하게 피할 줄 안다. 격렬한 조광증 발작이 일어났어도 신중한 관리를 통해 그런 식으로 사라진다. 그리고 차분해진 기간을 이용하여 동일한 발작을 단계적으로 이전보다 덜 강렬하고 덜 지속적으로 만드는 것이다.

VII
조광증 환자들이 발작을 일으키는 동안 그들을 좁은 곳에 가두어야 하는가?

페리어는 이렇게 말했다. "극단적인 격노 상태에 놓였을 때에는 팔과 다리를 움직이지 못하도록 끈으로 묶어놓아야 하지만, 이를 피할 수 있다면 삼가야 한다. 정신이상자가 흥분하고 폭력을 행사한다고 이를 주먹질로 제압해서는 안 된다. 나는 그저 그를 방에 가두고 만다. 그러면 그는 창문이 닫힌 깜깜한 곳에 머문다. 그가 후회하는 모습을 보일 때까지 귀리 물과 마른 빵만 준다. 이를 지체 없이 시행하는 것이다. 그렇지만 나는 이런 처벌을 실시하기 전에 유화책과 훈계를 시도한다." 그리고 페리어는 이렇게 추가한다. "보통 주기적으로 발작을 일으키는 이들(les lunatiques)은 깊은 영예의 감정을 갖기 마련인데, 그것이 그들의 회복에 폭력 행위를 쓰는 것보다

:.

었다. 비세트르 구제원에서 가장 광태를 보이고 가장 격노한 이들이 방에 쇠사슬로 묶여 있던 동안 그들은 밤이고 낮이고 끊임없이 동요 상태였다. 울부짖고, 소란을 피우고, 소동을 벌이기만 했다. 그렇지만 구속복이나 캐미솔을 도입하고, 정신이상자들이 자유롭게 뜰을 산책할 수 있게 되었을 때부터, 낮 동안 힘든 일을 계속하면서 흥분이 발산되었다. 물론 그들은 여전히 동요하고 괴로워하지만 위험스러운 것은 아니었다. 그럼으로써 그들은 밤에는 더욱 차분하고 더욱 편안한 상태로 지낼 수 있었다.

더 효과적이다." 확실히 격노에 사로잡힌 정신이상자들을 단단히 가두고, 암흑 속에 혼자 놓아두고, 가벼운 음식만 제공하는 일시적인 처벌만 명할 수 있다. 하지만 발작이 오래가거나 조광증이 지속되는(106) 경우에는 많이 먹게끔 해야 한다. 강력한 억압과, 의존과 구속의 상태에 두는 것으로 치료가 훨씬 빨라질 수 있다면 그것은 무엇보다 정신이상자에게 오만한 감정이 우세하거나, 그가 예전에 맡았던 요직이며 고위직을 기억하면서 오만의 감정이 부풀어 오르는 경우이다. 그럴 때 그를 완전히 혼자 고립시키는 것도 필요하지만 어떤 우월한 권위가 그런 처벌을 내린 것이고, 그것에 저항해봤자 아무 소용이 없음을 그들이 마음속에서 확신토록 하는 일도 필요하다. 한 군주[9]가 조광증에 빠졌다. 군주를 더 빨리, 더 확실히 치료할 목적으로 그의 치료를 맡은 사람에게 신중하게 조치하라는 제약을 완전히 풀어주었다. 그래서 왕권을 상징하는 모든 장치가 사라져버리고, 그 군주는 가족과 주변 사람들로부터 격리되어 외딴 성으로 보내졌다. 그는 혼자 방에 갇혔는데 방의 창문과 벽은 매트리스로 막아서 상처를 입을 수 없도록 했다. 그의 치료를 맡은 사람은 군주에게 당신은 이제 더는 군주가 아니며, 앞으로는 말을 잘 듣고 복종해야 한다고 선언했다.[10] 헤라클레스처럼 키가 훌쩍 큰 옛 시종 둘이 용무를 볼 때 감시하고 필요할 때 뒤치다꺼리를 해주는 임무를 맡았다. 그렇지만 그들은 그 군주가 두 사람의 처분에 달렸으며, 앞으로 두 사람의 말을 따라야 한다는 점을 설득하는 임무도 있었다. 두 시종은 그 군주와 있을 때 평온히 침묵을 지켰다. 그렇지만 어떤 경우에라도 힘으로 그들에게 맞설 수 없음을 확실히 느끼도록 했다. 하루는 그 정신이상자에게 걷잡을 수 없는 정신착란이 일어났다. 예전에 그를 맡은 의사가 회

∴

9) 프랜시스 윌리스가 치료를 맡은 영국 조지 3세를 가리킨다.

10) 이 대목은 미셸 푸코가 1973-1974년에 콜레주 드 프랑스의 강의 (『징신의학의 권력』, 오트르망 역, 난장, 2014, pp. 43-51)에서 주목한 바 있다. 이 분석에서 푸코는 국왕의 주치의의 명백한 "폐위 의식"에 주목한다.(p. 44)

진을 왔을 때 불퉁스럽게 맞더니 쓰레기와 오물로 의사를 더럽혔다. 이내 시종 하나가 한마디도 없이 바로 방에 들어와, 자기 역시 역겨운 오물을 뒤집어썼던 그 정신이상자의 허리띠를 거머쥐더니 완력으로 매트리스 더미에 엎어버리고 옷을 벗기고 타월로 씻기고 옷을 갈아입히고 그를 오만하게 바라보고 바로 방을 나가서는 제자리로 돌아갔다.[11] 간헐적으로 이런 비슷한 학습이 몇 달 동안 반복되었고, 다른 여러 치료 방법을 보조로 쓴 결과 그는 완전히 치유되었고, 재발은 다시 일어나지 않았다.

VIII
회복 중인 정신이상자들을 지도하고
그들의 회복을 촉진하는 데 필요한 도덕적 자질

사회가 버린 것으로 보이는 사람들이라도 다시 사회로 돌려보낼 수 있다는 대단히 근거 있는 희망이 있기 때문에 수많은 회복기의 정신이상자들이나 맑은 정신을 되찾는 기간의 정신이상자들을 꾸준히, 그리고 지치지 않고 감시하겠다는 자극을 얻게 된다. 이들 회복기 정신이상자는 구제원의 특정 장소에 신중을 기해 고립시켜야 한다. 그래야 이들이 혹시라도 재발을 일으킬 수 있는 원인들을 피하고 지적 능력을 계발하고 강화할 수 있는 일종의 정신 교육 같은 것을 받게끔 할 수 있다. 그렇지만 보통 정말 통찰

∴

11) "이제 단순히 왕이 폐위되거나 주권 권력의 특성들이 박탈당하는 것만이 아니라 주권 권력이 총체적으로 전도되는 것이죠. 왕이 이제 가질 수 있는 힘이라곤 야만적인 상태로 환원된 자신의 신체밖에 없고, 가질 수 있는 무기라곤 자신의 배설물밖에 없는데, 그는 바로 이 무기를 사용해 주치의에게 대항하게 될 것입니다. 그런데 제 생각에 그렇게 함으로써 왕은 실제로 자신의 주권 권력을 전도시킵니다. 그 이유는 왕의 왕홀과 검이 쓰레기로 대체됐기 때문만이 아니라, 매우 명확하게 역사적 의미를 갖는 몸짓이 거기서 반복되기 때문이기도 합니다. 누군가에게 진흙과 오물을 던지는 이런 몸짓은 권력자들에게 대항하는 폭동의 유서 깊은 몸짓인 것입니다."(같은 책, p. 50)

력이 있고, 의심이 많고, 성마른 성격의 사람들을 관리하려면 얼마나 신중해야 하며, 얼마나 지식이 많아야 하며, 얼마나 현명해야 할까? 그들을 어떻게 변함없고 불변하는 질서를 순순히 따르게끔 할 것인가? 정말이지 너무도 드문 신체적이고 정신적인 자질로써 그들에게 어떻게 자연스럽게 영향력을 행사해야 할까? 내가 본 저작의 2부에서 폭넓게 발전시켰던 근본 원칙들이 그것이다. 그리고 나는 유럽에서 가장 이름난 정신이상자 구제원 중 하나인 영국의 베들레헴 구제원에서 그 원칙을 재확인하면서 점점 더 확신이 섰다. 헤이슬럼은 이렇게 말한다. "이들 환자의 신뢰를 얻고, 그들이 마음속에 존경과 복종의 감정을 느끼게끔 하는 것은 정말 중요한 일이다. 이는 탁월한 분별력, 우수한 교육, 위엄에 넘치는 어조와 태도가 있어야만 얻을 수 있다. 위의 원칙을 엉터리로 적용하고, 그것이 있는지도 모르고, 지키지 않으면서 가혹하고 몰인정하게 행동하는 것으로 무마한다면 두려움을 일으킬 수는 있겠으나, 그들 마음속에는 항상 경멸뿐일 것이다. 정신이상자 구제원에서 정신이상자들에게 영향력을 확보했던 간수는 그들의 행동을 제 뜻대로 지도하고 규제한다. 간수는 단호한 성격을 타고나야 하고, 경우에 따라서는 위압적인 힘을 가진 모습도 보여야 한다. 그는 을러대는 일은 없지만 실행하는 사람이다. 그의 말이 통하지 않으면 바로 처벌, 다시 말하자면 엄격한 감금이 뒤를 따라야 한다. 정신이상자가 강건하고 힘이 세다면 간수는 여러 사람의 도움을 받아야 한다. 그래야 그에게 두려움의 마음을 일으키고 어렵지 않고 위험 없이 신속하게 복종을 받을 수 있다."*12) 헤이슬럼은 어떤 것이 됐든 폭력 행위와 체벌을 배제했다. 지성의 기능을 잃은 정신이상자가 처벌을 받을 때 무슨 느낌을 갖겠는가. 그때 처벌은 불합리하기만 한 잔혹한 행위이다. 정신이상자가 자신의 잘못을 깨달았대도 자

••

*12) *Observations on insanity with practical remarcs on the disease*, etc. by John Haslam, London, 1798.

기가 받은 처벌에 깊이 원한을 품게 되고, 그렇게 되면 그의 정신착란은 재발되거나 격화되기 마련이다.

IX
정신이상자의 이성을 다시 회복시키기 위해
주의 깊게 연구되어야 하는 적합한 관찰 방법의 사례

한창 힘이 넘치는 나이의 한 남자가 비세트르에 갇혔는데 그는 자기가 왕이라고 믿었다. 그는 항상 명령조로, 더없이 권위적인 어조로 말했다. 그는 오텔 디외에서 통상적인 치료를 받았는데 그곳 근무자들의 구타와 폭행은 계속 그를 더 흥분시켰고 그를 더 위험한 존재로 만들었을 뿐이다. 그를 관리하려면 어떤 입장을 취해야 할까? 위압적인 구속 장치를 쓴다면 그의 성을 더욱 돋울 수 있고, 관대하게 대한다면 그의 안하무인 태도가 굳어질 수 있었다. 그러므로 그렇게 까다로운 성격에 영향력을 행사하기 위한 적기(適期)를 기다려야 했다. 그리고 정말 우연히 기회가 찾아왔다. 하루는 그 정신이상자가 격분해서 아내에게 자기 혼자 온전한 자유를 누리자고 자신의 구금을 연장했다고 신랄하게 비난하는 편지를 썼다. 게다가 그는 단단히 복수하고 말겠다는 위협까지 했다. 그는 이 편지를 보내기 전에 회복기에 있었던 다른 정신이상자 한 명에게 그걸 읽어봐 달라고 부탁했다. 그는 그런 걷잡을 수 없는 격노의 표현에 찬성하지 않고 아내를 절망에 빠뜨렸다고 우정 어린 어조로 그를 나무랐다. 이 현명한 조언이 경청되고 수용되었다. 그 편지를 대신해서, 존중의 마음을 담은 온건한 다른 편지를 보냈다. 구제원 간수(퓌생)는 그 환자가 우정이 가득 담긴 질책을 고분고분 받아들였다는 이야기를 듣고 그에게 어떤 우호적인 변화가 준비되고 있으며, 그 변화의 명백한 징후가 벌써 나타났음을 알았다. 그는 신속히 그 변화를 이용하여 대화를 나누러 그의 방을 찾았다. 그리고 단계적으로 대화의 주된 주제를 그의 정신착란으로 이끌었다. 그는 이렇게 물었다. "자네가 왕이라면 어떻게 자네의 구금을 막지 못하는 겐가? 왜 자네는 온갖 종류의 정신이상자들과 함께 있는 겐가?" 그는 그날에 이어 다시 여러 날을 찾아와서 그와 이야기를 나눴다. 우정과 선의를 가득 담은 어조로 말이다. 그는 조금씩 그 정신이상자의 과도한 안하무인 태도가 얼마나 우스꽝스러운 것인지 깨닫게 했고, 오래전부터 절대 권력을 가졌다고 확신했다가 비웃음의 대상이 되어버린 다른 정신이상자를 보여주었다. 처음에 그 조광증 환자는 충격을 받았다. 그러나 이내 자기가 왕의 지위를 가졌다는 사실을 의심하기 시작하더니, 결국 자신의 공상적인 착란을 인정하기에 이르렀다. 예상치도 않았던 정신의 급변이 일어난 것은 보름 후의 일이었다. 몇 달 동안의 보호 관찰 후에 이 존경스러운 아버지는 가족에게 돌아갔다.

X
회복기의 환자들에게 대단히 유용한
다양한 신체 단련과 고된 노동

라 브뤼예르는 게으름, 나태, 한가함처럼 아이들이 갖는 대단히 자연스러운 결함들이 놀이를 할 때 사라진다고 말했다. 놀이를 할 때 아이들은 활발하고, 열성적이며, 규칙과 대칭을 좋아한다. 활기 없는 침체된 삶을 살아가던 중에 몸을 움직이고 신체 단련에 대한 자연스러운 본능을 북돋아줄 때의 회복기의 정신이상자들도 사정은 마찬가지가 아닐까? 고대와 현대 의학에서 이보다 더 만장일치로 합의하는 원칙도 없다. 기분 전환을 가져오는 운동이나 고된 노동은 정신이상자들의 엉뚱한 횡설수설을 멈추게 하고, 머리에 피가 쏠리는 것을 방지하고, 혈액 순환을 더욱 일정하게 하고, 평온한 잠을 준비한다. 언젠가 한 정신이상자가 고래고래 소리를 지르고 광태를 보이는 행동을 하는 바람에 나는 정신을 차릴 수가 없었다. 그래서 그의 취향에 맞는 밭일을 맡겼다. 그때부터 그 정신이상자와 대화를 할 때 생각의 혼란이며 장애를 전혀 발견할 수 없었다. 파리의 일부 상인들이 비세트르 구제원 정신이상자들 대부분에 손노동을 맡겼는데 그 일이 그들의 주의를 끌었고 푼돈이라도 벌어볼 생각으로 그 일에 몰두했다. 그때 비세트르 구제원을 감쌌던 차분과 평정보다 주목해볼 가치가 있는 것이 없었다. 그 시기에 나는 이런 이점을 계속 이어나가고 정신이상자들의 운명을 개선해볼 목적으로 부속 토지를 얻어보려고 행정 기관에 끊임없이 청원을 넣고 또 넣었다. 회복기의 정신이상자들에게 그 토지를 경작하게 하여 그들의 회복을 앞당기고자 한 것이다. 그런데 혁명의 격동(공화력 2년과 3년)이 불어닥쳐 이 기획은 계속 실행이 막혔다. 그래서 나는 부차적인 방식으로 만족했다. 이 원칙은 회복기 환자들 가운데에서 항상 주의를 기울여 근무자들을 선발(147)하던 간수가 쓰던 방법이었고, 동시에 암스테르담 광인 수용소 관리인이 사용한 방법이기도 했다.*13) 정신이상자 구제원 전체에 울타리로 둘러싸인 광활한 밭을 더하거나, 더 정확하게 말하자면 그 토지를 농장 같은 것으로 바꾸어 그 목적을 최대한 수행하는 것이다. 농장의 밭일은 회복기의 정신이상자들이 맡을 것이고, 경작해서 소출이 나면 그들이 먹고 그들의 경비로 쓴다. 더욱이 스페인을 보면 그곳의 중요한 구제원 한 군데에서 따라볼 만한 멋진 사례를 얻을 수 있다. 노동이 가능한 정신이상자들은 새

* *13) 투앵(Thouin)은 많은 사람을 가두는 곳에 봉급을 받는 근무자가 너무 없다는 것이 놀랍다고 말했다. 사실 상근 직원으로는 너댓 명밖에 없었다. 나머지 근무자들은 회복기 환자들 중에서 뽑았는데, 관리인의 말과 모범에 자극을 받았던 이들은 도움이 필요한 환자들에게 성심성의껏 봉사할 준비가 된 사람들이었다. 그들은 전임자들에게 똑같은 봉사를 받았으니 그만큼 더 헌신적으로 자신들이 맡은 의무를 수행했다. 봉사의 열정이 식으면 어쩌나 걱정할 필요가 없었다. 환자들만큼 간호사가 있었고, 병실마다 근무자가 한 사람씩 배치되어 환자들을 관리했기 때문이다. 이런 방식은 경제적이고 무엇보다 대단히 도덕적인 것으로 네덜란드의 모든 구제원에서 시행되었다. 그 결과 가난한 사람들이 더 잘 대접을 받는다. 프랑스에서는 근무자, 관리, 고급 간부들의 숫자가 대단히 많고 급료도 많이 받는데 네덜란드에서는 비용이 전혀 들지 않다시피 했다.

벽부터 별개의 여러 그룹으로 나뉜다. 향도(嚮導)가 각 그룹의 선봉에 서서 그들에게 할 일을 분배하고, 그들을 지도하고 감시한다. 일을 계속할 수도 있고 휴식 시간을 사이에 둘 수도 있는데 이러다 보면 하루가 다 간다. 피곤해지니까 밤에 잠을 잘 자고 차분해진다. 이와 같은 활동적인 생활을 통해 실행된 치료보다 더 자연스러운 것은 없다. 반면 손노동을 부끄러워하게 될 귀족들의 정신이상은 거의 항상 치료가 불가능하다.

XI
정신이상자의 주의를 집중할 수 있는
어떤 대상에 몰두하도록 하는 일은
회복기의 정신이상자에게 어떤 장점이 있는가?

정신이상자가 예전에 예술, 학문, 문학 분야에서 뛰어났던 사람이라면 이 분야에 대해 그가 가졌던 최초의 취향과 애정이 종종 다시 일어나기 시작할 때가 회복기이며, 이 시기에 회복의 희미한 빛이 처음으로 나타나게 된다. 그러므로 구제원 간수는 환자의 재능이 이렇게 깨어날 때를 철저히 포착해서 정신의 기능의 발전을 도모하고 가속화해야 한다. 본 저작의 2부에서 언급한 한 가지 사례가 이를 명확히 보여준다.(131) 같은 진실을 확증해주는 다른 사실들도 있다. 가끔 나는 예전에 문인이었던 자의 도저히 억제할 수 없는 수다와 끊임없이 쏟아내는 연결되지 않고 괴리된 말(言)을 따라가는 데 애를 먹곤 했다. 그런데 그는 다른 때에는 또 침울하고 비사교적인 침묵에 빠지는 것이다. 예전에 그가 쓰면서 희열을 느꼈던 시 한 편이 그의 기억에 떠올랐다. 그는 계속 주의를 기울일 수 있게 되었다. 그의 판단력이 정당하게 회복된 것 같았다. 그는 시 몇 편을 썼는데 생각을 조리 있고 정확하게 표현하는 정신뿐만 아니라, 대단히 탁월한 재치와 상상력이 멋지게 도약한 시였다. 내가 할 수 있었던 것이라고는 격려라든지 정신 수련 같은 것으로 몇 시간을 흘려보내는 것이 다였다. 내 원칙을 따라 계속된 치료가 그 회복기 환자에게 정말이지 훌륭한 결과를 만들어냈던 것이다. 혁명기에 벌어진 사건들 때문에 역시 조광증에 빠져버린 한 음악가는 앞뒤가 전혀 맞지 않는 말을 했다. 그는 말할 때 자주 단음절만 썼는데 그러면서 껑충 뛰거나 춤을 추거나 몸짓을 더했다. 이런 동작은 터무니없고 엉뚱하기가 말로 할 수 없는 것이었다. 그가 회복기에 있었을 때 희미한 기억 하나가 생각났다. 그 기억이 그가 그토록 아끼던 악기, 바이올린을 떠올리게 해주었다. 그래서 나는 그의 부모에게 아들의 완전한 회복에 대단히 유용한 이 즐거움을 마련해 주어보라고 했다. 그는 얼마 되지 않아 예전의 탁월한 역량을 되찾은 것 같았다. 그래서 그는 여덟 달 동안 하루에 여러 시간을 계속 연습했다. 그러면서 차분함을 되찾고 정신의 회복 속도가 놀랄만큼 빨라졌다. 그런데 그 시기에 우리는 같은 장소에 길길이 날뛰고 광태를 부리는 다른 정신이상자 한 명을 받았다. 그는 정원을 자유롭게 돌아다니면서 자주 음악가를 만났고 그러자 음악가의 머리가 완전히 돌아버렸다. 바이올린은 산산조각이 났고, 좋아했던 연습도 중단되었다. 이제 그의 조광증 상태는 치유가 불가능하다고 생각된다. 이 사례는 회복기의 환자들이 조광증의 행동들을 볼 때 발생하는 영향력의 비통한 사례로서 기억할 만한 것이며, 바로 이런 이유 때문에 그들을 서로 떼어놓아야 하는 것이다.

XII
회복기의 정신이상자가 보여주는 거칠고 격정적인 모습을 그린 예술 작품의 기초적인 취향을 무시했다

정신이상자들이 걸핏하면 화를 내는 성마른 성격을 가졌다는 것은 다들 알고 있는 사실이다. 심지어는 회복기의 환자들도 그렇다. 이들 대부분은 극단적으로 예민한 감정을 타고나서, 조금이라도 자기가 무시되고, 경멸받고, 무관심한 기색이 보이면 분노한다. 그리고 그들은 더없이 큰 헌신과 열정으로 받아들였던 것을 영원히 버린다. 저 유명한 르무안[14]의 제자였던 한 조각가가 아카데미 입회를 노리고 계획을 세우고 노력을 다했는데 실패했다. 그때부터 깊은 멜랑콜리에 젖어 형과 주먹다짐을 벌이는 것이 예사였다. 그의 말을 들어보면 형이 인색해서 조각을 계속하지 못하게 했다는 것이다. 그의 착란과 폭력 행위가 정신이상자로 감금하라는 터무니없는 명령으로 이어졌다. 그는 방에 갇혀서 격노하여 더없는 흥분 상태에 빠져버렸다. 모든 것을 산산조각 냈다. 그는 여러 달 동안 그 이상 난폭할 수 없는 조광증 상태에 있었다. 결국 그가 차분해지게 되자, 구제원 내부를 자유롭게 돌아다닐 수 있게 해주었다. 그의 지성은 여전히 미약했고, 무기력한 삶이 짓누르는 무게를 겨우 지탱했다. 그는 그림 공부를 했었는데 그림이 그의 상상력에 미소를 짓는 것같이 보였다. 처음에는 초상화 장르로 연습하고자 했다. 모두들 그의 계획을 열성적으로 도왔다. 그는 간수와 간수의 아내 모습을 스케치했는데 정말이지 꼭 닮았었다. 그렇지만 전혀 집중을 할수가 없어서 불안한 느낌이 들었다. 역부족을 느꼈거나, 예전에 더없이 훌륭한 모델을 연구하면서 쏟아부었던 감식안이 남아 있었기 때문인지 그만 낙담하고 말았다. 그가 재능을 보여주었고 특히 이제 시작된 그의 일을 계속하도록 하고, 사회에서 활약할 능숙한 화가를 놓치고 싶지 않다는 마음 때문에 비세트르의 회계가 그에게 그림 한 점을 주문했다. 보다 자유롭게 구성을 하라고 주제 선택은 그에게 일임했다. 그런데 그는 아직 완전히 회복된 것은 아니어서, 그 일이 자기 능력을 벗어나는 것이라고 생각하고, 주제를 정해주었으면 했고, 모델로 삼을 수 있는 정확한 데생부터 받기를 바랐다. 그의 부탁이 우물쩍 넘어갔고, 그래서 그에게 이성을 회복해줄 유일한 기회를 놓치고 말았다. 그는 격한 분노의 행동에 사로잡혔다. 그렇게 무

••
14) 장바티스트 르무안(Jean-Baptiste Lemoyne, 1704~1778)은 18세기 프랑스의 조각가이다.

시당했던 것은 사람들이 자기를 경멸하는 증거라고 생각했다. 붓이며 팔레트며 스케치를 부수고 찢더니, 앞으로 다시 그림을 그리는 일은 영원히 없을 것이라고 큰소리로 선언했다. 마음의 동요가 너무 심해서 여러 달 동안 분노의 발작이 계속되었다. 그 후 다시 차분해졌지만, 그때 무기력한 상태에 있었고, 치매와 유사한 일종의 망상에 빠졌다. 나는 그를 구제원 의무실로 불러오게 해서 생약을 처방하고 강장 요법도 써보려고 했다. 친밀한 대화도 나눠봤고, 위로가 될 만한 말도 해봤고, 신중에 신중을 기해서 의견도 제시했지만 소용없는 일이었다. 그림 일이며 예술에 대한 처음의 취향은 영원히 사라져버린 것 같았다. 권태, 삶의 혐오, 그보다 더 어둡고 무기력할 수 없는 멜랑콜리가 신속하게 진행되었다. 더는 식욕도 없고, 잠도 자지 않고, 물 설사가 계속되어 그는 결국 불행한 생애를 끝마쳤다.

XIII
구제원에서 일어난 정신착란을 감시하고
지도할 때 개별적인 규칙을 적용해야 하는가?

인생에서 중대한 사건들을 겪었기 때문이거나 급성 조광증을 치료하면서 지나치게 몸을 쇠약하게 만드는 요법을 쓰는 바람에 일어난 치매의 특징은 정신이나 정서 능력이 붕괴한다는 것이다. 그래서 이런 상태가 된 사람들을 관리하는 규칙을 확정하기 어렵고, 더욱이 약이나 정신적이고 신체적인 요법을 쓴다고 확실히 낫게 되리라는 기대도 전혀 걸 수 없다. 그 사람들이 외부 감각을 통해 받아들인 관념들은 덧없고, 미약하거나 형편없는 것이니, 그들의 지성에 어떻게 영향을 미칠 수 있겠는가?(200) 그들은 계속해서 엉뚱한 헛소리만 해대니 주의를 집중할 수가 없다. 그들에게 과거라는 것은 존재하지 않기라도 했던 것 같다. 그들이 예전에 사회에서 맺었던 관계들은 흔적도 없이 사라져버렸고, 그들은 전혀 판단할 줄 모르고, 일관되고 지속되는 정서도 갖지 못했다. 우발적인 치매의 열에 아홉은 노년기의 쇠약으로 인해 나타난 치매와 같다. 이 둘은 치료가 불가능해 보이는가? 내가 관찰했던 모든 사실(IV부)은 이 슬픈 진실을 증명하는 것 같다. 과거에 조광증을 앓았던 한 환자는 상당히 진전된 회복기에 있을 때 비세트르 구제원의 근무자로 고용되었다. 그런데 그는 근무자라는 이름으로 얻은 자유를 남용해서 수차례에 걸쳐 술과 여자를 탐했다. 그는 쇠약해지고 무기력해졌다. 조광증이 재발한 것은 아니었지만 망상 같은 것이며 정말 치매 상태에 놓인 것이다. 나는 의무실에서 정신 요법을 통해서든 강장제를 사용해서든 오랫동안 그에게 치료를 해주었다. 그렇지만 어떤 것도 뚜렷한 효과를 내지 못한 것 같았다. 재발이 일어났던 바로 그해에 그는 복수증(腹水症)으로 죽었다. 정신과 신체가 똑같이 쇠약해진 정신이상자가 종교적인 사색이나 황홀경에 빠져 흥분한 끝에 치매에 걸렸다면 백약이 무효이다. 티소[15]는 『문인들의 건강에 대한 시론』에서 이에 관한 몇 가지 사례를 들었다. 또 포레스투스[16]가 보고했던 한 가지 사실을 증거로 언급할 수도 있다. 한 남자가 학업을 계속하려고 루뱅으로 갔는데 극도로 검소하게 살다가 신학에 빠지게 되었다. 그 때문에 정신이 혼란스러웠고, 생각은 무질서하고 혼란스럽기가 이루 말할 수가 없었다. 그는 '머릿속에 성경 있고 성경 속에 머리 있다.(Bibliae sunt in capite et caput in Bibliis.)'라는 말을 끊임없이 반복했다. 가족을 만나러 가던 중에 결국 그는 지나던 길에 본 우물에 몸을 던졌다.

⁝

15) 사뮈엘 오귀스트 앙드레 다비드 티소(Samuel Auguste André David Tissot 1728-1797)는 스위스 의사로 "군주의 의사이자 의사들의 군주"라는 이름으로 불릴 정도로 유럽에서 명망이 높았다.

16) 포레스투스(Petrus Forestus, Pieter van Foreest 1521-1597)는 네덜란드의 히포크라테스라는 별명으로 불렸던 의사이다.

XIV

구제원에서 백치 상태에 빠진 다수의 개인들의 유형을 고립시켜야 하는 일의 중요성

거의 자동 기계나 다름없이 되어, 말하는 법을 잊어버리거나 말을 한다
해도 몇몇 비분절음을 발음하는 것에 불과하고, 필요의 본능만을 따르고,
간혹 그 본능에도 무감각할 때도 있고, 음식이 입에 들어올 때나 먹을 생각
을 하고, 가끔 몇 날 며칠을 부동의 자세를 하고 있어서 생각을 한다거나
정서 작용이라는 것이 전혀 없는 것처럼 보이고, 갑작스럽게 유치하기 이
를 데 없는 흥분 같은 것에 사로잡히고, 다른 사람들에 대해서나 자기 자신
에게 맹목적인 분노로 흥분하는 것이 구제원에 모인 백치 정신이상자들의
일반적인 모습이다. 그들을 감시하는 일에 얼마나 제약이 많은지 이것으로
충분히 알 수 있다. 그런데 전체 정신이상자들의 수와 비교해봤을 때 그들
은 수가 대단히 많아서(233)[*17] 구제원에서 이들을 격리해두는 공간은 상당
히 넓어야 하고, 특히 이런 퇴화된 인간의 모습이 보이지 않도록 다른 종류
의 정신이상자들과 분리해놓아야 한다. 이들에게 지시를 하면 열에 아홉은
수동적으로 따른다. 이렇게 되면 내부 규칙을 세부적으로 적용할 수 없게
되는데, 특히 근무를 엄수하는 일이 그렇다. 처벌받지 않을 수 있겠다는 기
대가 생기면 근무는 태만해지거나 야만스럽게 거칠어진다. 또한 지독하게
변덕을 부리거나, 종종 별것 아닌 이유로 격노에 사로잡혀 흥분하기 쉬운
사람들에게 감시의 초점이 맞춰져야 한다. 이들은 지성의 능력이 전무하거
나 너무 미약해서 이런 행동을 억제할 수 없는 까닭이다. 늘 무기력에 사로
잡혀 있거나 둔한 무감각에 빠져 있는 이들 중에서 감독이 보기에 조잡한

*17) 내가 비세트르 구제원 정신이상자들을 대상으로 실시한 최근의 조사에서 정신이상자 이백
명 중에 백치가 쉰두 명임을 확인했다. 다시 말하면 전체의 약 4분의 1이다.

손노동이나 채소 재배에 유용할 수도 있을 백치 몇 명을 찾을까 말까이다. 그들은 노예와 같이 맹목적으로 뒤를 쫓듯 흉내를 내게 되니, 따라야 할 모범을 제시하고 그들의 머릿속에 활동적이고 근면한 사람의 모습을 심어주는 것으로 충분하다. 그러면 그들은 바로 같은 태도를 취하게 되고 꾸준히 노력을 기울일 수 있게 된다. 나는 비세트르 구제원 내부에 식목 사업을 벌였던 특수한 환경에서 이 점을 확인했다. 제일 숙련된 사람이라도 그들보다 더 꾸준하고 힘차게 작업에 몰두할까 말까이다. 이런 정신이상자들을 감시하는 또 다른 특별한 목적은 사고로 인해 빠지게 된 백치 상태나, 몸을 너무 쇠약하게 만드는 치료를 남용해서 생긴 백치 상태와 관련되어 있다. 내가 여러 사례를 제시했듯이(101, 112) 이 때문에 급성 조광증 발작이 생길 수도 있다. 아주 사소한 것이더라도 급성 조광증 발작이 일어날 증상을 신속하게 포착해야 하고, 그 징후가 진전되는 중에 자극해서는 안 된다. 이것이 사회의 품에서 쫓겨나 완전히 무능에 빠진 사람들을 사회로 돌려보내는 가장 확실한 방법 중 하나이다.

XV
간질에 걸린 정신이상자들은 구제원의
특별한 장소에 감금해야 하는가?

일반적으로 간질 발작의 장면만큼 정신이상자들에게 공포와 혐오를 불러일으키는 것도 없다. 정신이상자들은 간질 발작을 일으킨 환자로부터 물러난다. 간질 환자에게 다가가는 일이 있다면 살의를 품은 폭력을 행사하기 위해서이다. 이때는 간질 환자를 이들의 폭력에서 서둘러 떼어놓아야 한다. 정신이상자를 수용한 모든 구제원이 따라야 하는 근본적인 한 가지 규칙은 간질 조광증 환자들을 신중을 기해서 격리하고, 그들에게 특별한 장소를 마련해주는 것이다. 그저 그들이 몸을 비틀고 경련을 일으키는 모습만 봐도 강렬한 충격이 일어나고, 강렬한 상상력을 타고난 사람들의 모방이 대상이 되므로 그만큼 더 철저해야 한다. 가장 자주 되풀이되는 사실들을 본다면 간질을 동반한 조광증은 거의 치료가 불가능하다는 점이 증명된다. 그래서 영국 베들레헴 구빈원에서 정신이상자들이 받는 치료에 간질을 동반한 조광증이 제외되어 있대도 나는 놀라지 않는다. 간질을 동반한 조광증 환자 중에 고령자는 거의 없다. 내가 작성한 관찰 일지를 살펴보면 공화력 2년에 비세트르 구제원에 있었던 열두 건의 간질을 동반한 조광증 환자들 중 극단적으로 강렬하고 빈발한 발작으로 1년 반 후에 여섯 명이 사망했다. 이런 정신이상자들을 특별히 감시하는 일은 부상과 재발로 이어지는 일을 방지하면서 그들의 안전을 보장하고, 그들을 발작에 이르게 할 수 있는 강렬한 정신질환을 세심하게 막아내고, 고단한 노동이나 꾸준한 신체 단련을 하도록 처방하면서 조치를 위반하지 않도록 하는 것으로 국한되어야 한다.

XVI
정신이상자들을 수용한 구제원에서 이들을 다루는
일상적인 순서와 일반적인 통제 방식

정신이상자들이 분노로 흥분에 사로잡히는 성향과 일어나는 사건마다 너무나 쉽게 그보다 더 불길할 수 없는 해석을 부여하고 불평을 폭발시키는 모습을 보면 이들의 상태를 격화시키지 않도록 근무 규정이 한결같아야 할 필요가 있음을 알 수 있다. 이로부터 내가 비세트르 구제원에서 엄격하게 수행되는 것을 확인했던 조치들이 비롯된 것이다. 방문(房門)의 개방 시간은 계절의 변화에 맞춰 고정되었다. 여름에는 아침 5시, 겨울에는 아침 7시 반이었다. 봄과 가을에는 낮 시간과 밤 시간을 똑같이 맞췄다. 밤에 나온 오물들을 바로 치우고 방과 뜰을 청결히 하는 데 대단한 주의를 기울였다.

아침나절에는 간수가 전체 검사를 해서 누락되거나 소홀히 된 것이 전혀 없음을 확인했다. 기상 직후에 아침 식사 배급이 이루어진다. 점심 식사는 정확히 11시에 수프와 하루 배급량의 3분의 1 분량의 빵이 제공된다. 식사 후에는 다시 한 번 방을 청결히 하는 데 주의를 기울인다. 계절에 따라 다르지만 오후 4시나 5시에는 고기가 들어가거나 들어가지 않은 식사와, 세 번째로 하루 배급량의 나머지 분량의 빵이 제공된다. 밤이 되어 종이 울리면 방문을 닫는다. 첫 번째 불침번이 자정까지 근무한다. 그의 임무는 30분씩 구제원 전체를 순찰하는 것으로 환자들을 돌보고 더없이 격노한 자들이 방을 파손하는 것을 막고 모든 재난을 예방하는 것이다. 자정부터 아침까지 다른 불침번이 동일한 임무를 수행하고 우발적으로 질병이 일어난 정신질환자들을 가려낸다. 아침이 되면 근무자의 일로 돌아가서 청결을 유지하고 해야 할 다른 일들을 수행한다. 근무자들이 매시간 성실하게 자리를 지키는 일이 절대적으로 필요하다. 그래야 말썽이 발생할 때 질서를 유지할 수 있고, 몇몇 정신이상자들 사이에서 주먹다짐이 일어나거나 조광증 발작이 예상치도 않게 갑자기 폭발할 때 우르르 몰려가 행동에 나설 수 있다. 정신이상자들이 자극을 받거나 구타당할 때도 그들에게 폭력적으로 손을 대는 것은 철저히 금지되어 있다. 일종의 학습된 전략이거나 더 정확히 말하면 격노를 일으킨 몇몇 조광증 환자들의 힘과 무모하고 대담한 행동을 무력화하고 헛된 것으로 만들기 위한 어떤 능숙한 작전 지시라고 할 것이다. 한마디로 말해서 구제원 전체를 관리하는 일은 소란스럽고 격노에 사로잡힌 사람들로 구성된 대가족을 관리하는 일과 유사한 것이다. 그들은 억눌러야 하지만 할 수만 있다면 자극해서는 안 되고 맹목적인 두려움을 불러일으키기보다는 존경과 존중의 감정으로 억눌러야 한다. 그리고 열에 아홉은 다정하게 처신해야 하지만 결코 흔들리지 않고 단호하게 그리해야 한다.

XVII
식사 준비와 배급 시 실시하는 온정적인 감시

정신이상자들이 끊임없이 동요하고, 그들이 광태를 보이고 격노에 사로잡힌 발작을 일으키는 동안 쉴 새 없이 근육 활동이 이뤄지고, 체온이 높아지고, 원기 왕성해진다는 것을 보면 그들이 왜 탐식 같은 것에 빠지며, 간혹 그런 탐식이 지나칠 경우 그들 중 몇몇은 하루에 2킬로그램의 빵을 먹기까지 한다는 점이 자연스럽게 설명된다. 내가 비세트르의 수석 의사(공화력 2년과 3년) 자격으로 처음으로 고려한 주제 중 하나, 혹은 절대로 양보하지 않았던 의무 중 하나는 분명 정신이상자들의 식사를 세심히 감시하고 비세트르 구제원의 다른 분야와 비교를 통해 경제 분야를 세부적으로 파고들어 갔던 것이었다. 나는 이 구제원에서 음식을 조리하고 배급할 때 반드시 지켜야 할 제일 원칙들에 다들 무관심했고, 미숙했고, 태만했다는 점을 발견했다. 주의 깊고 대단히 세심하게 조사해보았더니 정신이상자들이 완전히 반대 방식으로 관리받고 있었으며, 더 분별력을 갖고 더 현명하게 구제원 살림을 운영하면서 음식을 준비하는 일이 참으로 어려운 일임을 알게 되었다. 비세트르 정신이상자들의 간수에 대해 내가 이미 언급한 사항(II부)에 한 가지 중요한 증언을 추가해야 한다. 그는 비축된 식량이 상하거나 소홀히 관리되는 것을 막고, 정신이상자들의 긴급하고 예측 못한 필요를 충족시켜주기 위해 전날의 음식을 항상 비축하는 데 항상적인 주의를 기울였다. 여름에는 채소를 보관하고 조리할 때, 겨울에는 이를 보충 식량으로 도기 항아리에 보존할 때 신중을 기하고, 지방식(脂肪食) 제공일(提供日)의 고기, 지방, 골수질의 비축분을 비지방식 제공일에 분배해서 수프를 더욱 영양가 있게 만들었다.[18] 이는 수프에 들어가는 고기를 소화시키는 데 대단

∵

*18) 나는 다음의 사실을 들어 간수와 간수의 아내가 얼마나 부모와도 같은 정성을 쏟았는지

히 현명한 방법이라고 하겠다. 다시 말하면 구제원에서는 보통, 고기를 강한 불에 계속 끓임으로써, 섬유소를 함유한 부위는 가죽처럼 질기게 만들고 젤라틴은 방출되지 않게 만드는 방식으로 조리했는데 이 방법을 추방해버린 것이다. 고깃국을 배급하는 날은 이를 아침부터 준비했고, 구제원에서 먹을 분량에 맞추어 물의 양을 정확히 조절했다. 끓일 때가 있다면 단지의 거품이나 열을 가했을 때 가장 응고되기 쉬운 부분을 거둬낼 때뿐이다. 그때 장작을 치우고 냄비 주위에 벽돌로 인공적인 화덕 같은 것을 만든다. 그렇게 하면 4시간 반 동안 끓는점보다 다소 낮은 열을 고기에 지속적이고 일정하게 가하게 되어 섬유소는 즙이 많고 부드러워지고, 젤라틴이 점차 물에 녹으면서 몸에 좋고 보양도 되는 수프가 만들어진다. 이런 방식으로 불행한 환자들이 응당 받아야 할 공경과 고려를 더없이 현명하고 세심한 살림과 조화시킬 수 있었다.

••

보여주고자 한다. 그들은 일주일 내내 지방식과 비지방식을 교대로 제공했다. 비지방식이 제공되는 날에 구제원 비축분은 쌀 16파운드당 버터 1파운드 식으로 정해놓았다. 그러니까 약 이백 명의 정신이상자들에게 제공된 고기가 안 든 수프에 3.5파운드의 버터가 들어갔다. 식품 재고에 대한 추악한 계산이 이 문제, 십중팔구는 염분이 가미된 버터의 양이라는 문제와 관련되어 있다. 수프에 1파운드 이상의 소금을 넣는데, 그럴 때 400파운드의 수프에 버터 2파운드밖에 넣지 않았으니 이 수프라는 것은 뜨거운 소금물에 불과했다. 그런데 내가 맛을 볼 때마다 나는 그것이 양질의 수프였음을 알고 깜짝 놀라곤 했다. 나는 곧 간수가 취한 방식이 어떤 것인지 알게 되었다. 전날 채소와 고기 약간을 남겨서 그것으로 수프를 만들거나, 다른 곳에서 버린 뼈를 모아 그것으로 수프를 만들거나 했던 것이다. 이 뼈로 돈벌이를 하는 사람들에게 뼈를 구해 그것을 빻아 풍부하게 함유된 젤라틴을 우려내는 것이다. 쌀을 넣어 수프를 만드는 방식은 현명한 것이었다. 쌀을 물에 불리는 대신, 적은 양만 넣고 그것이 물을 완전히 흡수할 때를 기다려, 다른 단지에서 끓인 물을 새로 넣는다. 이런 식으로 계속 물을 여러 차례 부으면 조리가 다 된 것이다.

XVIII

공화력 4년에 정신이상자 구제원에서
식량 부족으로 일어났던 끔찍한 결과

더없이 광포한 전제주의라도 감히 만들지 못했을 저 끔찍한 법을 규탄하는 일은 정치에 일임하겠다. 나는 구빈원과 구제원 부동산의 양도, 더 정확히 말하자면 공공 자산의 열악한 상황에 불구이거나 병든 극빈자가 겪는 고통의 상태까지 결부시키는 지 비인간적이고 야만적인 법적 행위를 말하는 것이다. 여기서는 내가 두 눈으로 똑똑히 봤던 몇몇 사실을 질서의 친구(amis de l'ordre)들에게 보고하는 것으로 충분하다. 그 사실을 기억한다면 가장 둔한 사람이라도 고통스러워할 수밖에 없다. 정신이상자들이 필요로 하는 것을 신중하게 계산해보면 비세트르 정신이상자들이 헌법제정국민회의 시대에 하루에 보급받아야 할 빵의 양은 1킬로그램에 달했다.(106) 그리고 나는 2년 동안 이러한 유익한 조치의 장점을 확인했다. 그 뒤 나는 이 구제원의 의사를 그만두었지만 인정상 가끔 방문했는데, 그중 한 번 방문했을 때(공화력 4년 무월 4일) 일일 빵 배급량이 750그램으로 줄었음을 알게 되었다. 나는 예전에 회복기에 있던 몇몇 환자들이 조광증의 격노 상태에 다시 빠진 것을 보았다. 그들은 자기들을 굶겨 죽이려 한다고 성토했다. 계속된 기근으로 인한 유해한 결과가 점차 훨씬 더 두드러졌다. 일일 빵 배급량이 500그램, 400그램, 300그램, 심지어는 200그램까지 떨어졌다. 건빵을 눈곱만큼 배급해서 보충했는데 그것도 질이 나쁠 때가 많았다. 그 결과는 예상했던 그대로였다. 단 두 달 동안(공화력 4년 우월과 풍월) 비세트르 정신이상자 구제원의 전체 사망자 수는 스물아홉 명이었다. 공화력 2년 한 해 동안 전체 사망자 수가 스물일곱 명이었는데 말이다. 살페트리에르에 있던 여성 정신이상자들에게도 결과는 동일했지만, 그 속도가 훨씬 더 빨랐고, 더 참혹했다. 공화력 4년 무월에 물 설사와 이질이 빈발하여 사망자가 쉰여섯 명에 이르렀다.[19] 구제원의 재원(財源)이 줄지 않고 그대로였대도 이런 참혹한 사건들을 겪어야 했을까?

XIX
외부인과 정신이상자들을 만나게 할 때
반드시 제한되어야 할 사항

신체장애를 겪는 거의 대부분의 사람들의 경우, 친구들과 친지들의 동정 어린 배려와 보살핌을 받을 때 그것이 대단한 위안이 된다. 환자가 가족과 격리되어, 종종 불쾌감을 일으킬 정도로 거칠게 자기에게 다가오는 근무자들에 맡겨져 있는 구제원에서는 이런 감동적인 배려가 얼마나 더 큰 가치를 갖는가? 왜 정신이상자에게는 슬픈 예외를 두어서 이성이 완전히 회복될 때까지 그를 격리해야 하는 걸까? 정신이상자들은 가족의 품에 있을 때는 거의 치료가 되지 않는다(126쪽 이후)는 사실은 경험으로 입증되었다. 윌리스는 자기가 영국에 세운 시설에서 정신이상자들이 예전에 교분이 있던 사

• •
*19) 나는 이 시기에 관(官)의 명령으로 유행병을 정확히 파악하여 사망 원인을 조사하는 임무를 맡았다: 내 보고서의 결론을 다음에 옮겼다.
"나는 여성 정신이상자들의 관할 구역에서 지난 봄과 여름 동안 사망의 원인을 기근에서 찾아야 한다고 생각한다. 실제로 아월 1일 이전에 여성 정신이상자 1인당 일일 1.5파운드의 빵이 지급되었고, 구제원 전체에 수프를 위해 빵 100파운드가 배정되었다. 아월 1일에 빵 100파운드가 삭감되어, 여성 광인 1인당 배급량은 동월 15일까지 1파운드로 줄었다. 동월 15일부터 30일까지 배급량은 12온스에 불과했다. 화월의 첫 여드레 동안 배급량 감소는 더욱 심화되어, 1인당 빵 배급량이 8온스에 불과했다. 이 시기에 수프와 함께 건빵이 지급되었지만, 구제원 전체에 빵 200파운드가 삭감되었다. 결국 배급량이 6온스로 준 것이다. 열월 1일에는 건빵마저 지급이 중지되고, 1인당 배급량이 빵 12온스로 되돌아갔다. 남성이 됐든 여성이 됐든 정신이상자들에게 식탐이 있다는 사실은 누구나 잘 알고 있는 사실이다. 그러므로 기근이 정신이상사 구세원에 중대한 영향을 미쳤고, 그 결과는 물 설사나 치명적인 이질로 이어졌다.
공화력 4년 무월 27일"

람들과의 면회를 극단적으로 제한했다. 면회는 허용되지 않는 것이나 같았는데, 허용된 몇 차례의 경우는 격려와 보상 차원에서였다. 외국인들은 어차피 완전히 고립되어 있는 것이므로 대단히 쉽게 치료된다는 점도 주목할 만하다. 베들레헴 구빈원에서 외부인은 반드시 입장권이 있어야 들어올 수 있었고, 정신이상자가 수용될 때 가족에게 일주일에 단 두 번 면회할 수 있는 허가서를 발급했다. 프랑스에서도 역시 정신이상자 구제원에 외부인과 호사가들의 무제한의 출입을 막을 필요가 있다는 생각이 있었다. 살페트리에르 구제원 내부로 들어갈 때는 특별 허가가 필요하다. 왜 이런 신중한 조치들이 비세트르 구제원에서는 계속 지켜지지 않았을까? 비세트르 구제원에는 정신이상자들의 면회를 제한할 수 있는 방법이 전혀 없다. 언젠가 나는 발작 쇠퇴기의 한 정신이상자가 자기 방 창문 너머에서 악의적인 농담으로 그를 자극했던 자에게 그 이상 높을 수 없는 격노와 난폭한 행동에 사로잡히는 것을 보았다. 그리고 그는 다시 발작 초기로 돌아갔고 이런 재발이 1년 이상 갔다. 나는 이런 경솔한 방문 때문에 일어난 더욱 유감스러운 사례를 언급할 수도 있다. 깊은 슬픔에 빠지고 재산도 다 잃어서 정신이상자가 된 한 외국 상인이 자비 구제원[20]에서 통상적인 치료를 받고 비세트르로 왔다. 정신 치료 요법을 사용하여 급속히 빠른 이성의 회복을 보였다. 나는 그와 계속 대화를 나누었는데 대화 중에 혼란스럽거나 일관성이 결여된 생각을 조금도 발견할 수 없었다. 그런데 며칠 후에 상황이 전부 변해버렸다. 그는 출자자들이 그에게 남아 있던 집기를 하나 들고 갔다는 소식을 들었다. 또 한 여인이 그를 면회하러 왔는데 신중치 못했던 것이 그가 자기 것이었음을 모를 수 없는 장신구를 달고 왔던 것이다. 그는 깊은 한숨을 내쉬고 망연자실하여 멜랑콜리에 빠져버렸고, 멜랑콜리 상태에서 단계적으로 완전한 치매에 이르렀으니, 그의 치료는 이제 불가하다고 생각된다.

••

20) 1801년의 개혁으로 일반 환자를 받던 오텔 디외를 가리키던 다른 명칭.

XX
영국과 프랑스에서 정신이상자들을 위한 공공 감호 시설을 설립해야 할 필요성으로 제시된 원칙들의 유사성

공공 수용소와 개별 수용소에 정신이상자들을 모아놓고, 가능한 경우 치료를 확실하고 지속적이 되도록 한다는 점에 대해 영국과 프랑스에서 나온 조사 결과들이 대단히 일치한다는 점을 발견하는 일은 정말 기쁘다. 헤이슬럼은 앞에 언급한 책에서 정신이상자는 가족과 멀리 떨어져 있어야 한다고 말했다. 가족의 품에서 그는 계속 동요하면서 살아갈 것이기 때문이다. 질병이 밝혀지자마자 한 곳에 구금하여 가두어야 한다. 친지들과의 여하한 교분도 중단하고, 늘 그의 말을 따랐던 사람들도 만나지 말아야 하고, 한 낯선 사람에게 의존하여 살고 있고 제멋대로 변덕을 부릴 수 없다는 생각을 갖게 함으로써, 그가 생각을 할 수 있는 상태라면 생각하는 연습을 시킨다. 정신이상자를 친구들이나 친지들이 직접 관리할 때 거의 치료가 불가능하다는 것은 경험으로 알 수 있다. 정신이상자들이 착란 상태에 있을 때 친구들의 면회를 받으면 그들은 계속 동요하며 제어할 수 없는 성격이 점점 커진다. 그들이 외부인들보다는 친밀한 관계였던 사람들을 훨씬 더 홀대한다는 것은 잘 알려진 사실이다. 가족과 함께 있을 때는 격노해서 도대체 손을 쓸 수 없었던 정신이상자들도 구제원에 들어오면 십중팔구 고분고분하고 차분해진다. 마찬가지로 그런 이들 중 회복되어 구금 기간 동안 품행이 올바르던 몇몇 정신이상자들을 가족의 품에 너무 일찍 돌려보내면 다시금 격렬한 흥분과 착란이 돌아온다. 그러나 빠르게 회복이 진행될 때 간헐적으로 친구들이 면회를 오면 정말 좋은 영향을 주는 것 같다. 친구들의 면회는 위로가 되고 앞으로 희망과 행복의 새로운 전망을 열어준다.

XXI

기계적인 노동은 정신이상자들을 수용한 모든 구제원의 근본 원칙이다

감옥과 구제원 같은 모든 공공 수용소에서 건강, 올바른 품행, 질서를 유지해주는 가장 확실하고 유일한 보증이 기계적인 노동을 엄격하게 집행하는 규정이 되리라는 점은 더는 밝혀야 할 문제가 아니라, 만장일치로 동의하는 가장 한결같은 경험의 결과이다. 이 진리는 특히 정신이상자 구제원에 적용 가능하다. 그리고 내가 확신컨대 이런 종류의 어떤 시설이 이 근본적인 토대 위에 세워지지 않는다면 확실한 유용성을 갖고 지속될 수 없다. 나는 특히 이 점을 확신하는데, 격노에 사로잡힌 상태에 있는 정신이상자라고 해도 활동적인 일을 멀리해야 하는 이는 없다시피 하다는 사실이다. 프랑스의 국가 시설에서 아무런 이유 없이 동요하여 계속 헛된 변덕을 부리고, 처량하게도 무기력과 마비 상태에 빠져버린 모든 종류의 정신이상자들을 보는 일은 정말이지 얼마나 가슴 아픈 일인가. 어떤 방법을 썼기에 그들에게서 끓어오르는 상상력, 습관적으로 일어나는 걷잡을 수 없는 흥분, 착란에 빠져 고무되어 저지르는 모든 이상(異常) 행동들이 계속되는 걸까? 이와는 반대로 착실한 노동은 악순환에 빠진 생각을 바꾸고, 지성을 훈련시켜 그 기능을 확고히 자리 잡게 하고, 그 어떤 정신이상자들의 무리에서라도 질서를 유지시켜주는 유일한 것이며, 내부 규칙을 유지하기 위해 썼던 세세하기만 하고 종종 아무짝에도 쓸모없었던 무수한 규칙들을 절약해준다. 회복기의 정신이상자들에게 그들이 애초에 가졌던 취향이며, 그들의 예전 직업을 되찾게 하고, 헌신하고 인내할 수 있게 만들어주는 것이야말로 내게는 공고한 치료의 가장 확실한 희망과 조짐을 보여주는 주제였다. 그러나 프랑스는 한 이웃 나라의 사례를 여전히 부러워해야 한다. 아무리 강조해도 지나치지 않을 이 사례는 영국의 것도, 독일의 것도 아니고, 바로 스페인의 것이다. 스페인의 한 도시(사라고사)에는 모든 환자를 받아들이는 수용 시설이 한 곳 있다. 특히 국적이 무엇이건, 정치 체제가 어떻건, 종교가 어떻건, 정신이상자들은 모두 받아준다. 게시판에는 그저 세계 안팎의 신도들에게(Urbis et Orbis)라는 명구만 적혀 있다. 이 시설의 설립자들이 처음부터 기계적인 노동이라는 주제를 배려했던 것은 아니었다. 이 설립자들은 정신이상에 빠진 정신과 평형을 상쇄해줄 수 있는 것이 무엇일까 찾고자 했다. 밭을 갈면서 얻는 매력과 매혹, 인간이라면 누구나 밭을 비옥하게 만들어 자기가 필요로 하는 것을 마련하고자 하는 본능과도 같은 천성, 자기가 기울인 노동의 산물이 그것이었다. 아침부터 그들 중 일부는 꼭해야 할 일을 마치고, 어떤 이들은 자기 작업실로 가고, 대부분은 머리 좋고 개화된 간수의 지휘로 여러 그룹으로 나뉘어 구제원에 부속한 울타리를 두른 너른 땅의 이곳저곳으로 쾌활히 흩어지고, 계절에 따라 달라지는 노동을 경쟁이라도 하듯이 분담하고, 밀, 채소, 식용 식물들을 가꾸고, 수확하기, 철망 치기, 포도 수확, 올리브 따기에 차례로 몰두하고, 밤이면 그들의 고독한 감호 시설에서 차분하게 평온한 잠을 자는 모습을 보게 된다. 이 구제원에서야말로 그것이 가장 확실하고 가장 효과적으로 정신을 되살려주는 방법임을, 기계적인 노동을 경멸하고 오만에 젖어 이를 거부하는 귀족들의 서글픈 장점이 있다면 그들이 영원히 정신이상에 사로잡혀 도를 벗어난 행동을 하고 정신착란을 일으킬 수밖에 없다는 것임을 한결같은 경험으로 알 수 있다.

6부
정신이상자들의 의학 치료의 원칙

I
모든 의학 서적을 철학자들이 엄격하게
검열할 필요가 있는가?

몽테스키외는 "의학 서적이란 부서지기 쉬운 자연과 강력한 기술의 기념비와 같아, 더없이 가벼운 질환을 다룰 때라도 우리 눈앞에 죽음을 보게 하는 만큼 우리를 몸서리치게 하지만, 약효에 대해 말할 때는 우리가 불사의 존재이기라도 하듯 우리를 완전히 안심시킨다."[1]고 목소리를 높인다. 이 촌철살인의 비평은 프랑스 도서관을 가득 채워 장식하고 있는 수많은 의학 서적에 적용될 가치가 있는 것이다. 조광증 관련 서적에서 '두뇌의 불순'이

..

[1] 몽테스키외, 『페르시아인의 편지』, 편지 135. 파리에 온 페르시아인 리카가 수도원 도서관을 방문했을 때 신부가 그에게 여러 분야의 책을 설명해주는 부분이다.

니, '배출 전 체액의 준비'니, '병원성 물질의 자리'니, '소위 유도법[2]'이나 배척법' 등과 같은 아무짝에도 쓸데없는 용어들이 끊임없이 반복되는 것을 듣지만, 기억에는 아무것도 남지 않는다. 정신이상을 이겨내기 위해 쓰는 가루약, 농축액, 물약, 연약(煉藥), 묘약, 습포제 등을 오랫동안 조사해보면 바로 이 철학적 성찰이 옳다고 판단할 수 있지 않을까? 자극성 원인, 성차(性差), 개인의 체질, 다양한 정신이상의 유형, 질병의 주기 같은 것은 죄다 무시하고 오늘날까지도 사혈을 반복하라는 규정을 종교 교리처럼 지키는 것을 도대체 어떻게 생각해야 할까? 그런데 관찰을 통한 진실한 결과아, 편견, 가설의 정신, 현학과 무지의 절대적인 영향력, 유명인의 권위에 근거한 교리의 일탈을 혼동해서는 안 되지 않을까?

II
의학에서 통용되는 입장들은
엄격한 관찰의 과정과 구분되어야 한다

지루하기 짝이 없는 글이며 아무짝에도 쓸모없는 편집물이 홍수처럼 쏟아지고, 의학의 학파가 쓰는 언어는 우스꽝스럽기만 하고, 모든 것을 설명하겠다는 열의만 가득하다. 이런 것들이 거의 모든 학문이 공통적으로 범하는 착오이다. 고대 아리스토텔레스의 이론과 데카르트의 소용돌이 이론이 현대의 자연학에 뭐가 중요한가? 더없이 엄정한 안목을 가진 사람이 판단해본다면 의학 자체가 그 요람에서부터 가장 현명하고 가장 신중하게 걸어온 모범을 보여주고 있지 않은가? 이 모든 자질을 히포크라테스에게 찾지 못할 이 누구겠는가? 아레타이오스, 켈수스, 캘리우스 아우렐리아누스

••
2) 유도법(revulsion)은 어떤 질병에 대하여 기계적 자극, 화학적 자극, 생물학적 자극을 주어 그 질병의 증상을 확실히 드러나게 함으로써 병의 완쾌 여부를 알아보는 방법을 말한다.

와 같은 몇몇 고대 저자들이 조광증에 대해서 쓴 글들의 특징을 보면 그보다 더 순수할 수 없는 관찰의 정신이 있지 않은가? 포레스투스, 오르스티우스, 플라테르, 발레리올라 등과 같은 저자들에게서 그들의 과학적인 설명과 극단적으로 과다한 복합 약물 요법을 제거해보시라. 그러고 나면 우리는 그들에게서 이 정신질환에 정말 값진 사실들을 얻게 된다. 또한 아카데미 총서, 정기 간행물, 개인의 관찰 일지에서도 보다 정확한 다른 사실들을 찾을 수 있다. 영국의 페리어, 독일의 로이터는 몇몇 생약을 시험해보고, 연구가 바른 길로 나아가고 있음을 충분히 보여주었다. 내가 가는 길은 과학의 영역을 훨씬 더 멀리 확장하여, 그저 약만 처방하는 일이 어떤 한계에 갇혀 있는지 보여주는 것이다. 정신 요법이나 신체 요법으로 기대 요법을 보완하는 것으로 충분할 때가 많고, 그것과 다른 경우라면 이 병은 백약이 무효이기 때문이다. 그러므로 우리의 현재 지식 상태에 머물면서 내가 수행했던 과제가 그런 것이었다. 정신이상의 역사에 더없이 큰 중요성을 부여하고, 다양한 유형의 정신이상을 엄격히 구분해서 치료를 우연에 맡기거나 불필요한 치료를 하지 않도록 해야 하고, 정신이상자들을 가족 안에서 성공적으로 치료하기란 불가능하므로 정신이상자를 수용하는 기숙사나 구제원의 내부 규칙과 관리를 정확한 규칙을 적용하여 잊지 않게끔 해야 하고, 환자들을 다양한 정신이상의 유형에 따라 체계적인 방식으로 구분하여 수용하는 데 적합한 장소의 배치가 필요하다는 점을 절실히 깨닫도록 하고, 감시를 할 때 박애 넘치고 개화된 배려를 가장 먼저 생각하고, 반드시 근무 질서를 엄격히 지키도록 하고, 경험에 따라 써도 좋은 생약, 예방, 질병이 발현되는 시기, 성공적으로 치료할 수 있는 정신이상의 유형을 지적해야 하고, 지금까지 치료가 불가능하다고 간주된 극단적인 경우라도, 다른 상황이었다면 불필요하고, 해롭고, 무모한 것일 수 있는 강한 약을 삼갈 줄 알아야 한다.

III
멜랑콜리 치료는 대부분 까다롭다.
멜랑콜리 치료에 사용되는 다양한 방법들

의사들이 멜랑콜리 환자들의 상상력이 입은 상해, 그들을 지배하는 환상, 그들의 치료를 위해 시도되었던 다소 기발한 방책들[3]에 대해 보고한 개별적인 관찰들을 연관시켜본다면 크고 작은 정도의 차이는 있지만 흥미진진한 이야기들을 끊임없이 찾을 수 있을 것이다. 이런 이야기들이 의학이 사용할 수 있는 모든 방법이 좌초하게 되는 암초가 되는 경우가 자주 있으므로 구제원들에서 그만큼 더 두드러진 유사한 수많은 사례들을 제공하지 않았더라면 이런 사실들을 경박한 콩트라고 생각해버릴 수도 있었으리라. 멜랑콜리란 지성의 모든 능력을 고스란히 빨아들일 수 있는 외곬의 생각이 발휘하는 극단적인 힘이라 할 것이며, 이 때문에 멜랑콜리를 없애기란 극히 어렵다. 멜랑콜리 환자가 자기 생각에만 빠져 있으니 우리도 그와 같은 생각을 하는 척해야 할까? 그의 생각을 말도 안 되는 것으로 치부해서 환자가 성을 내게 해야 할까? 환자의 상태는 어떤 신체적인 이상(異常)에 기인

••
*3) 멜랑콜리 환자들 가운데 머리에 묵직한 물질이 가득 차 있다고 믿는 이들이 있고, 머리가 텅 비거나 메말라 버렸다고 생각하는 이들도 있다. 그들 중 한 명은 폭군의 명령으로 자기 머리가 잘렸다고 생각했다. 그를 맡은 의사는 필로도투스였는데 그 환자에게 그렇지 않다는 점을 확실히 믿게 하려고 납으로 모자를 만들어 그에게 씌웠다. 모자가 하도 무거웠으니 그는 자기 머리가 여전히 어깨 위에 붙어 있다고 확신할 수 있었다. 며칠 전에 모르는 개에게 물린 한 남자는 자기가 광견병에 걸렸다고 확신해서, 하루는 자기 형에게 그를 물고 싶어 미치겠다고 분명히 말하기까지 했다. 형은 동생의 생각을 인정하는 척하면서, 무슨 기도나 주문을 외우면 사제가 그를 쉽게 치유할 수 있을 거라고 대답했다. 사제는 이런 기발한 속임수로 그를 도왔고, 사람 말을 곧이곧대로 믿는 그 멜랑콜리 환자는 자기가 치료되었다고 믿었다. 이런 정신적인 방법에 소위 광견병 치료 약물의 복용이 더해졌다. 누구나 인정하는 이 경험을 통해 환상은 사라지고 온통 머리를 지배하는 광견병에 걸렸다는 외곬의 생각이 전혀 남지 않았다.

한 것일까? 멜랑콜리 환자의 상태는 간혹 하제(下劑)로 호전되는 경우도 있지만, 대단히 자주 그 약 때문에 무기력해져서 상태가 악화되고 격화되기도 한다. 페리어가 제시한 몇몇 사례에서처럼 무기력과 극단적인 쇠약이 두드러진 멜랑콜리를 치료할 때 기나피를 아편과 섞어서 복용하도록 한다. 피부 발진이나 배출이 중단되는가? 그때는 배액선이나 소훼제[4]가 필요하다. 그 이상 심할 수 없는 멜랑콜리에 빠진 한 젊은이의 친구들의 문의를 받은 페리어는 그 젊은이의 멜랑콜리의 원인과 관련된 여러 질문을 던졌다. 의사는 몇 년 전부터 환자가 봄이면 쉽게 등 한쪽에 포진성 발진이 생겨 어깨까지 올라오곤 했고, 발진 잠복기가 질병의 초기 진행기였음을 알았다. 그는 목에 배액선을 처방했다. 사흘에서 나흘째 되던 날 대단히 악취를 풍기는 물질이 배출되었다. 그리고 그때부터 정신 상태가 변해서 계속 호전되었다. 그다음에 꾸준히 신체를 단련하고 해수욕을 하고 강장제를 투여했더니 완전히 회복되었다.

IV
정신적 원인 때문에 일어나는 심각한 멜랑콜리를
치료한다는 명목으로 이루어진 시도

약을 복용케 하는 것보다는 정신적인 방법이며, 특히 활동적인 일에 몰두하게 하는 것으로 멜랑콜리 환자들의 슬픈 생각에 적절히 기분 전환을

4) 배액선(séton)은 상처 부위에서 고름 따위를 빼내기 위해 피하에 찌르는 세모관을 말한다. 소훼제(exutoire)는 병든 피부 조직을 태우는 치료법을 말한다. 여기서는 피부 질환이 광기의 발작을 중단시킬 수 있다고 보는 입장인데, 이런 치료를 하게 되면 부패 물질이 내장과 대뇌에서 빠져나와 몸의 표피로 퍼지고는 외부로 방출된다고 한다. 두블레는 "사혈, 하제를 이용한 배변, 목욕과 샤워로도 조광증이 가라앉지 않을 때" 이 방법을 권하고 있다.(Doublet, "Traitement qu'il faut administrer dans les différentes especes de folie", *Journal de médecine*, 1785년 7월)

마련해주거나 그들이 사로잡힌 악순환에 변화를 줄 수 있다. 그렇지만 재발을 방지하기란 대단히 어려운 일이다.

혁명이 한창 흥분의 도가니에 있던 시절에 한 노동자가 하루는 루이 16세의 재판과 사형 선고에 대해 갖고 있던 생각이 자신도 모르게 사람들 앞에서 튀어나온 일이 있었다. 그가 살던 지부에서 그의 애국심을 의심하게 되었다. 막연한 증거들과 위협적인 말들을 듣고 그는 위험을 과장하게 되었고, 하루는 덜덜 떨면서 침울하고 망연자실한 상태로 귀가하여 잠도 잘 수 없고, 식욕도 느낄 수 없고, 일하는 것도 싫어지고, 하루하루가 두려움의 연속이었다. 그는 결국 자기가 희생자가 되어 사형을 받게 되리라고 믿게 되었다. 그리고 정신착란에 빠졌다는 지탄을 받고, 구(舊) 오텔 디외에서 응급 처치를 받은 뒤 비세트르로 이송되었다. 기요틴에 머리를 잘려 죽게 되었다는 생각에 밤이고 낮이고 그는 완전히 사로잡혔다. 그는 그 무엇으로도 자기 운명을 벗어날 수 없게 되었으니 운명을 받아들일 준비가 되었다고 계속 반복해서 말했다. 내가 봤더니 근면하게 노동하고 그의 직업(그는 양복장이였다.)에 종사하게 하면 그것만큼 그의 잘못된 생각의 방향을 바꿀 수 있을 것이 없어 보였다. 그래서 나는 관공서에 부탁해서 구제원의 다른 정신이상자들의 의복을 수선하는 대가로 그에게 적은 급료를 지불해주게끔 약속을 받았다. 쓸모 있는 사람이 되기 위한 그의 헌신과 열정에 비할 것은 아무것도 없었다. 그는 일분일초도 헛되이 보내지 않았다. 이렇게 열심히 두 달여를 일하고 나니 모두들 그 사람이 완전히 딴사람이 되었다고 생각했다. 그가 생각했던 소위 사형 선고를 떠올릴 만한 아무런 불평 한마디도, 아무런 말 한마디도 없었다. 그는 다정한 관심을 갖고 잊어버렸던 것 같았던 여섯 살 아이 이야기를 하기까지 했다. 그는 아이를 정말이지 자기 옆에 두고 싶은 마음을 비쳤다. 나는 이렇게 감수성이 깨어나는 것은 정말 좋은 징조라고 생각했다. 그래서 나는 그에게 이런 즐거움을 한 번 더 마련해주었다. 그때 그의 바람(願)을 거스르는 것은 아무것도 없어 보였다. 그는 항상 새로이 용기를 내어 일에 몰두했고 항상 제 옆에 두었던 아이가 자기 삶의 행복이었다는 말을 하고 또 했다. 아무런 동요도 아무런 사고도 없이 여섯 달이 흘렀다. 그런데 공화력 5년 수확의 달에 더위가 계속되던 동안 그에게 멜랑콜리의 새로운 전조가 발견되었다. 머리가 무겁고 사지에 고통을 호소하고 몽상적이면서 침묵으로 일관하는 태도를 보였고 일하기를 싫어하게 되고 자기 아이에게 무관심했다. 더 정확히 말하자면 아이를 멀리하고 경멸의 태도로 아이를 밀어내는 것 같았다. 방 포석을 지고 계속 누워만 있으려고 고집을 부리니 이를 꺾을 수가 없었다. 사형 선고를 받아들일 생각밖에는 할 수 없다는 구실이었다. 나는 이 시기에 비세트르에 더는 계속 머물 생각을 하지 않았지만, 저 불운한 자에게 쓸모 있는 사람이 되려는 희망까지 포기하지는 않았다. 내가 그해 내내 어떤 방책을 썼는지 아래에 적어보겠다. 비세트르 정신이상자 구제원 간수가, 어떤 시기에 입법부 위원회가 앞에서 말한 ***에 대한 증거 조사차 비세트르를 방문할 것이라는 소식을 미리 알았다. 그자가 혐의가 없다는 것이 밝혀진다면 그를 석방한다는 것이었다. 그래서 나는 세 명의 젊은 의사와 계획을 꾸몄고, 그중 가장 근엄하고 가장 위엄 있는 풍채를 한 자에게 주연 배우 임무를 맡겼다. 위원회 요원들은 검은 옷을 입고 권위를 나타내는 장식을 잔뜩 달고 탁자 주위에 정렬해서 그 멜랑콜리 환자를 출두하게 했다. 그에게 직업은 무엇인지, 과거의 품행은 어땠는지, 즐겨 읽던 신문들은 어떤 것인지, 애국심은 강한지 질문을 던졌다. 피고는 자기가 했던 말, 자기가 했던 일을 죄다 털어놓고, 자신은 죄가 있다고 생각하지 않으니 확정 판결을 내려달라고 했다. 이 소위원회의 재판장은 그의 상상력을 더욱 세차게 뒤흔들어놓으려고 큰 목소리로 다음과 같은 판결을 내렸다. "의회에서 전권을 위임받은 본 위원들은 정해진 형식에 따라 앞에서 말한 ***의 법적 심의를 진행했고, 본 위원들은 그에게서 더없이 순수한 애국심의 감정밖에 찾을 수 없었음을 인정한다. 그러므로 그에게 제기된 모든 소송의 무죄를 선고하며 그가 완전한 자유를 회복하고 가족에게 돌아갈 것을 명령한다. 단 그가 한 해 동안 여하한 노동도 완강히 거부했으므로 우리는 그가 6개월간 비세트르에 남아서 정신이상자들을 위해 그의 일을 수행하는 것이 좋겠다고 판단했다. 우리는 본 구제원 간수를 본 판결의 집행 담당자로 임명하여 책임을 지고 이를 실행토록 한다." 그러고는 말없이 퇴장했다. 무엇하나 그 정신이상자의 정신에 새겨진 인상이 그보다 더 깊을 수 없었음을 보여주지 않는 것이 없었다. 그 날부터 그는 일을 다시 시작하게 해달라고 부탁했고, 이는 참으로 좋은 징조였다. 그는 간절하게 아이가 돌아오도록 해달라고 간청했다. 이제 추진력을 얻었으니 그에게 남은 일은 육체노동을 지속하여 그 추진력을 유지하는 것뿐이었다. 그런데 계속 습기 찬 포석 위에서 누워 자던 고집스러운 습관 때문에 사지가 완전히 마비되어버렸다. 활동을 못 하게 되니 바로 예전 착란의 흔적이 되살아났다. 의회의 이름으로 그에게 선언한 확정 판결이 그저 단순한 농담처럼 경솔하게 이루어졌다는 것 때문에 착란이 다시 도졌다. 그때부터 나는 그의 상태가 더는 치료 불가능하게 되었다고 생각했다.

V

인간 정념들 간에 균형을 이루게 하는
기술이야말로 의학에서 가장 중요한 분야이다

도덕철학의 원칙은 인간의 정념을 완전히 없애는 것이 아니라 그 정념을 서로 대립시키는 법을 가르치는 것으로, 정치처럼 의학에도 똑같이 적용된다. 그것이 사람들을 통치하는 기술과 환자들을 치료하는 기술이 만나는 유일한 사례인 것은 아니다. 차이라는 것이 하나 있다면 그것조차 의학의 장점이 된다. 의학은 가장 높은 곳에서 내려다보이는 전망 좋은 곳에 위치해 있고, 인간을 사회 제도와는 무관하게 그 자체로 고려하고, 약을 쓸 때는 종종 자연의 성향을 거스르거나, 그 성향을 보다 강력한 정서로 상쇄하지 않도록 한다. 한 젊은이가 멜랑콜리에 빠졌다. 불행하게도 사랑이 반대에 부딪혀 쇠약해진 것이다. 아레타이오스를 찾아가 진찰을 받았지만 그는 즐기는 것 말고 약이란 게 없다는 말을 들었다. 오리바즈는 양성(兩性)의 결합이 멜랑콜리 환자들에게 유용하다고 추천했다. 포레스투스는 금욕이 강요될 때 정신이상이 일어나기 쉽다는 점을 인정했다. 그런데 간혹 환자가 자신의 증상을 우리 의사들에게 속일 때 그 집중된 증상을 찾으려면 얼마나 대단한 통찰력이, 얼마나 대단한 섬세함이, 얼마나 대단한 능숙함이 필요한가. 갈레노스[5]와 에라시스트라토스[6]가 이 점에 대해 제시한 사례들은 정말 놀랍고 정말 잘 알려진 것이므로 이를 지적해두는 것으로 충분하다. 경련 증상이 잘 일어나는 한 여인의 진찰을 맡는다면 거의 언제나 신비의 베일로 어떤 정념을 감춰두기가 다반사이다. 유력한 한 남자가 사랑을 잃었고, 곧 다소 심각한 멜랑콜리에 빠졌다. 이것을 어떤 의사는 '안으로 집어넣은 야망'이라고 천재적으로 표현했다. 바스티유 함락 때 제일 먼저 진격에 나섰다가 나중에 비세트르에 정신이상자로 갇힌 병사에게 필요했던 것은 목욕과 샤워 요법이 아니라, 대위가 발급한 인가서(認可書)였다. 간혹 상황이 우호적일 때 새로운 정념이 멜랑콜리를 밀어내 치유되기도 한다. 한 부유한 상인이 불운을 겪었는데 회복하기 쉬운 불운이기는 했다. 그러나 그의 상상력이 그 불운 때문에 대단히 심각한 타격을 입었다. 그래서 그는 이제부터 재산을 홀딱 잃고 굶어 죽게 되었다고 생각했다. 그에게 아직도 엄청난 재산이 남아 있음을 상기시켜준들, 그의 금고에 들어 있는 재화를 눈앞에 펼쳐본들 헛일이었다. 그가 보기에 그것은 겉만 그럴듯한 가짜였고, 자기가 극단적으로 가난해졌다는 생각이 계속해서 그의 머리에서 떠나지 않았다. 그 시대는 독일이 종교 개혁으로 격동의 시대를 겪던 때였다.

••

*5) Lib. de Precognitione ad Posthumum, cap. 6.
*6) Valer. Maxim, lib, 5, cap. 7.

포레스투스가 처방한 약재며 더없이 솜씨 좋은 방식으로도 얻을 수 없었던 것을 교황주의 옹호에 열성적으로 투신해서 얻었다. 그 멜랑콜리 환자는 밤이고 낮이고 작업에 몰두해서, 최선을 다해 미사 성제(聖祭)를 옹호하는 논설과 글을 썼더니 멜랑콜리가 완전히 치료되었다.

VI
멜랑콜리로 인한 자살 성향을, 감정을 격화시켜 중화할 수 있는가?

자살에 이르게 하는 멜랑콜리 발작의 재발을 예방하기 위해 쓰는 몇몇 생약의 효과는 경험으로 입증되었다. 하지만 종종 그것만으로는 부족하며, 동시에 마음 깊은 곳에서 올라오는 생생한 감정이 견고하고 지속적인 변화를 만들어낸다는 장점이 있다는 점 역시 경험으로 입증되었다.

꼼짝없이 집에서만 일을 하는 한 노동자가 1783년 10월 말경에 식욕이 없고 이유 없이 극도로 슬픔에 젖게 되었다고 내게 진료를 받으러 왔다. 센 강에 투신하러 가는 성벽을 갖게 되었는데 그걸 주체를 못 하겠다는 것이다. 위장 질환 증상은 분명했기에 완하제(緩下劑)를 처방해주고, 며칠간은 유장(乳漿)을 복용토록 했다. 배(腹)는 훨씬 편해졌다. 겨우 내내 죽을 생각 때문에 전혀 괴로워하지 않던 그 멜랑콜리 환자가 여름 동안에는 그렇지 않았다. 다들 그가 완치되었다고 생각했는데, 늦가을 무렵 발작이 재발했다. 침울하고 어두운 베일이 온 자연에 드리워졌다. 센강으로 달려가 생을 끝내고자 하는 저항할 수 없는 충동이 다시 나타났다. 그는 자기가 깊이 사랑하는 아내와 아이를 남기고 떠날 생각밖에 없다고 말했다. 이런 본성에서 나오는 감정과 자기 삶을 끝장내기 위해 무기를 들게 하는 격렬한 착란 사이의 이 내적 투쟁이 이번에는 오래 지속되지 않았다. 그가 스스로 죽겠다는 계획을 실현에 옮기면서, 자신의 맹목적인 절망을 뒤따랐다는 더없이 명백한 증거를 우리는 곧 접하게 되었다.

걸핏하면 폭음을 하고 최근에야 삼일열에서 회복되었던 한 문인이 가을 무렵 자살 성향의 공포에 사로잡혔다. 그리고 자살을 하는 데 적합한 여러 방법 중 무엇을 택할까 끔찍하리만큼 차분하게 고민하고 있었다. 그가 런던으로 여행을 갔을 때 그의 깊은 멜랑콜리와 생을 단축하고 말겠다는 확고한 결심이 새로이 힘을 얻어 커진 것 같았다. 그는 아주 늦은 밤 시간을 선택했고 런던 다리 하나 위에 서서 템스강에 몸을 던지려고 했다. 그런데 그가 도착했을 때 도둑들이 그가 가진 것을 모두 빼앗기 위해 공격했다. 그는 가진 것이 별것이 없거나 거의 없다시피 했다. 그는 화가 났다. 그는 너무도 무서웠고 너무도 혼란스러웠지만 도둑들의 손에서 벗어나려고 정말 노력을 했다. 싸움이 끝나자, 당장 그 멜랑콜리 환자의 정신에 일종의 급변 같은 것이 일어났다. 그는 자기가 그곳에 왜 왔는지 처음에 세운 목적을 잊고 집으로 돌아갔다. 고뇌에 차 있던 것은 예나 지금이나 같지만 음울한 자살 계획은 완전히 사라졌다. 그는 완벽히 치유되어, 10년 전부터 파리에 머무르면서[7] 자주 생활이 불안정하기는 했지만 삶의 혐오가 아주 사라졌다. 멜랑콜리의 광기가 예상치 못한 공격을 받았을 때 생긴 공포의 인상으로 사라져버린 것이다.

∴

[7] 나는 여기에 저항할 수 없는 자살 성향을 동반한 멜랑콜리가 비슷한 방식으로 치료된 다른 사례를 덧붙일 수 있을 것이다. 오랫동안 자살 생각에 고통을 받았던 한 시계공의 사례이다. 그는 자기도 모르게 한 시골집으로 가야겠다고 마음먹었다. 그곳에서는 장애물을 만나지 않을 것이었다. 어느 날 그는 권총을 장전하고 작은 숲속으로 들어갔다. 그런데 조준을 잘못해서 뺨 부분이 깨지는 것으로 끝났다. 피가 엄청나게 흐르자 그는 흥분했다. 그러는 동안 목동이 그를 발견해서 집으로 데려가 치료를 해주었다. 상처가 다 낫기까지는 시간이 오래 걸렸다. 그런데 그의 정신의 태도가 근본적으로 바뀌었다. 그 사건 때문에 일어난 충격 때문이었든지 그가 너무 많이 피를 흘렸기 때문이었든지 알려지지 않은 다른 이유 때문이었든지 그 이후로 그는 과거의 자살 욕구를 전혀 갖지 않게 되었다. 이 시례기 모방할 만한 것은 절대 아니지만 이것으로 갑작스러운 공포나 대단히 격렬하고 마음속 깊은 곳의 감정 변화가 자살에 이끌리는 사람의 마음을 사로잡는 불길한 성향을 변화시킬 수 있음을 알 수 있다.

VII
착란을 동반하지 않는 조광증 발작을
투약 없이 치료할 수 있는가?

의학에서 필요 이상의 약을 쓰는 것을 막을 수 없으니, 항상 경박한 사람들이 이 임무를 훌륭히 이행하는 것을 본다. 조광증의 의학적 치료를 예로 들 수 있다. 원인이 뭐가 됐든 목욕, 샤워, 여러 차례의 사혈, 진경제(鎭痙劑) 과다 투여로 조광증을 치료한다. 조광증을 치료하는 데 정신이나 신체의 요법으로 충분하다는 것이 경험으로 확인되었을 때조차 말이다. 착란이 동반되지 않는 조광증 격노를 구제원에서는 조리 있는 광기(192)라고 부르는데 격노가 계속 지속되든, 계절의 순서와는 무관하게 쉽게 주기적이고 규칙적으로 반복되든 이런 경우는 사정이 다르다. 내가 보기에 그것은 통상적인 방법이 전혀 통하지 않으며, 가장 센 약을 투여한대도 마찬가지이다. 이 정신이상자들 중 한 명은 거의 8년을 꼼짝없이 갇혀 지냈다. 그는 끊임없이 흥분하고 소리 지르고 을러대고 묶인 손을 풀어주면 모든 것을 산산조각으로 부쉈다. 그러면서도 조금도 상상력에 오류가 생겼거나 조금도 지각, 판단, 추론에서 이상이 일어났다는 증거를 보이지 않는 것이다. 더없이 강렬한 주기적인 발작이 쉽게 일어나는 다른 정신이상자들은 발작이 곧 일어나리라는 것을 느끼면, 자기들이 긴급히 격리되어야 할 필요가 있음을 알린다. 그들을 사로잡은 흥분이 쇠퇴하고 종료되면 이를 알리고 차분해진 기간 동안 자기들이 저지른 잘못을 기억한다. 치료가 이루어졌음을 분명히 밝혀줄 수 있는 근본적인 고려 사항은 발작이 재발된 시기가 다양해서, 어떤 환자들에게는 뒤늦게 나타나고, 다른 경우에는 대단히 짧은 간격으로 나타난다는 점이다. 나는 18개월 동안 차분한 상태였다가 6개월 동안 발작이 지속되는 경우도 보았다. 세 명의 정신이상자들은 죽을 때까지 계속 이런 방식으로 발작과 차분한 상태가 이어졌다. 네 번째 정신이상자는 깊은 슬픔의 결과로 지속적인 조광증에 빠졌다. 다른 정신이상자는 착란을 일으키지는 않았지만 자신을 향한 맹목적인 분노에 사로잡혀서, 1년 중 11개월 반 동안은 차분한 상태에 있었지만, 나머지 보름 동안은 제 옷을 찢고 자기를 죽일 듯 때리는 격노 상태에 있었다. 이런 종류의 정신이상은 다른 환자들에게는 다양한 시기에 어떤 고정된 규칙 없이 주기적으로 발작이 재발하는 특징이 있다. 그러나 아무리 다양하더라도 내가 관찰했던 모든 환자는 일반적인 유사성을 따랐다. 정말 아무것도 아닌 원인으로도 극단적으로 성마르고 화부터 내는 성격이라는 공통점이 있었고, 간혹 더없이 교묘한 악의를 갖기도 하고, 호랑이나 야수와 같은 끔찍한 본능을 보이기도 했다. 의학에서 아편과 같은 진경제, 상당량의 장뇌, 환자를 갑자기 찬물에 집어넣어 깜짝 놀래키는 목욕, 발포제, 뜸, 심한 사혈 같은 강력한 수단을 사용해야 한다면 그것은 지금껏 치유가 불가능하다고 간주되고 항상 박명(薄命)으로 귀결하는 조광증의 경우에서이다. 나는 지금까지 아편과 카스토레움[8]의 경우 불완전한 시도밖에 할 수 없었다. 나는 위의 시도에 완전을 기할 수 있도록 구제원의 정신이상자들을 체계적으로 치료하는 시설을 기대하고 있다.

VIII
소위 악마에 들렸다는 사람들에게 갖는 생각

빙의(憑依) 망상 혹은 악마가 행하는 마법에 대한 맹목적인 믿음이 17세기 중반에 출판된 요하네스 비에르[*9) 10)]의 저작에서 나타난대도 전혀 놀랍

---

8) 카스토레움(Castoreum)은 북아메리카산 비버의 포피선(包皮腺)을 말려 가루로 만든 것으로 특이한 냄새가 나므로 향료로 쓰이고, 진통제로도 쓰인다.

*9) Joannis Wieri, *opera omnta*, in-4°, Amstellodami, 1660.

10) 요하네스 비에르(Jean Wier 1515-1588)는 악마에 홀린 여인들이 마녀가 아니라 멜랑콜리 환자였음을 처음으로 밝힌 16세기 독일 의사이다.

지 않다. 그의 저작은 의학만큼 신학에서 언급되어야 마땅하다. 어떤 대단히 꼼꼼한 저자가 마귀 쫓기의 주문, 악마에게 허락된 미래를 예언하는 능력, 악마가 사람 모습을 하고 행하는 믿을 수 없고 사악한 마술, 악마가 세상에 모습을 드러내기 위해 여기저기에서 빌려온 유명 인물들의 특징을 기술하고 있어도 이를 용서해야 한다면 그것이 그 시대의 오류들이었기 때문이다. 분별 있는 미드[11]는 이렇게 말했다. "어떤 사람이 자기 옷을 찢고 벌거벗고 걸어가고, 공포에 사로잡혀 닥치는 대로 때려 부수고, 자기 몸에 깊은 상처를 내고, 대단히 격노하여 더없이 강력한 사슬을 끊고, 그보다 더 외진 곳이 없을 장소에 틀어박히고, 무덤가를 배회하고, 자기가 마귀에 들렸다고 소리 지르는 것은 모두 광기의 행동일 뿐이다." 그리고 그는 이렇게 덧붙인다. "성서에서 마귀 들린 자들에 대해 말하는 것이 고작 이런 것이다." 더욱이 소위 악마 들림, 더 정확히 말하자면 멜랑콜리 환자나 조광증 환자들이 받았다고 주장하는 계시에 대한 생각들을 정당하게 단순화해 보려면 정신질환자들의 구제원에 들어가 보기만 하면 된다. 그러나 나약한 정신의 소유자들에게 비슷한 망상을 불러일으키는 데 더없이 끔찍한 성벽을 동반한 정신착란 없는 조광증보다 더 적합한 것이 어디 있겠는가? 이 조광증은 맹목적으로 더없이 난폭한 행동을 일으키는 충동과 이성의 능력의 행사, 지성 기능의 자유로운 실행과 정서 능력에 일어난 그보다 더 클 수 없는 혼란 사이의 투쟁과 같은 것이다. 그래서 이런 조광증에 정신 치료의 규칙들(II부)을 적용하여 처벌을 받게 하거나 그릇된 생각을 수정해보려고 해봤자 헛된 일일 것이다. 이때 정신이상자는 자신을 통제할 수 없으며, 제정신을 갖고 있는 동안 자신의 해로운 성향을 증오한다는 점을 인정하기 때문이다. 내가 다음에 말하겠지만 가장 강력한 진경제를 사용하고, 매혹적인 음악을 들려주거나, 마음 깊이 작용하는 어떤 생생한 감동을 마련해

••

11) 리처드 미드(Richard Mead 1673-1754)는 조지 2세의 주치의였다.

주면 지속적인 변화를 만들어낼 수 있다. 어떤 시대에도 사제들은 이 점을 세심히 이해했고 브장송에서는 매년 이를 실천에 옮긴다. 생 쉬에르 축일의 행사가 그것인데 마귀 들린 자의 자격으로 정신이상자들이 몰려드는 것으로 유명하다. 그들은 정말 먼 곳에서 치료받으러 온 사람들이다. 높은 곳에 위치한 원형 극장에 수많은 관객이 자리한다. 몇몇 마귀 들렸다는 사람들은 병사들이 통제하고 있는데 이들은 격노하는 모습과 공포감을 주는 몸을 뒤트는 모습을 보면 동요한다. 사제들은 예복을 입고 엄숙하게 구마 의식을 실행한다. 속세 사람에게는 보이지 않는 교회 내부에서 전쟁 음악의 특징이 드러나는 멜로디가 흘러나온다. 신호가 떨어지면 깃발 같은 것이 하늘 위에 솟는다. 더 자세히 말하자면 생 쉬에르의 이름으로 피로 붉게 물든 천인데, 성채에서 대포 소리가 날 때 세 번 보여준다. 한데 모인 사람에게 깊은 충격이 전해지면 그들은 극도의 열광에 사로잡혀 '기적을! 기적을!' 하고 외친다. 매년 사제들이 정해진 기간에 이런 화려하고 장엄한 스펙터클을 제공해서 빙의 망상을 치료한다는 능력을 과시한다. 실제로 몇몇 정신이상자들이 비슷한 경험으로 치유되었다. 개화된 의사라면 이런 종교 의식에 대해 올바로 판단할 수 있겠지만 시대와 장소를 막론하고 사제들이 경이로운 스펙터클과 강력하고 지속적인 자극을 통해 인민의 존경을 얻고 그들을 통제하는 기술에 얼마나 능수능란했는지에 대해서는 박수를 보내야 한다.

IX

**정신이상 치료를 위해 약의 종류를 구분하지 않고
처방하는 것은 의학 발전에 공헌하는 일인가?**

앞에 들었던 조광증은 통상적인 방법으로는 치료가 너무 어렵고, 그러므로 앞으로 수많은 시도가 이루어져야 한다. 그런 조광증의 역사를 따져보면 고대인이 됐든 현대인이 됐든 가장 잘 듣는다고 선전된 약이 자연스럽게 제시되기 마련이다. 그러니까 원산초, 완하제 혹은 진경제 등이다. 그렇지만 지금까지 종류를 전혀 고려하지 않고 시행된 정신이상의 치료가 간혹 과도했고, 유용했던 적은 드물고, 자주 해롭기까지 했음을 부정할 수 있을까? 조광증을 단순히 정신 치료가 듣는 조광증, 정신 치료가 듣지 않는 조광증, 약효가 나타나고 능숙하게 시행된 다른 방법이 듣는 조광증, 신체적인 결함 때문에 생겨, 의술이나 자연의 방책으로는 치료가 불가능한 조광증으로 정해보려고나 했는가? 그러니까 목적이 더 확실하고 수행해야 할 시도들이 덜 모호한 새로운 길을 열기 위해, 내가 매일 기록한 일지의 결과를 따라 한 해 동안 약을 쓰지 않고 수행했던 치료 내역을 표로 제시하고자 한다. 그리고 나는 이 표에 같은 해에 사망한 사람들의 기록을 덧붙일 것이다. 그러면 가장 치명적인 조광증의 종류는 무엇인지 판단할 수 있게 된다. 그다음에 몇 가지만 지적하면 가장 낫기 어려운 조광증은 무엇인지 알게 된다. 이렇게 그저 사실들을 제시만 해봐도 사혈의 반복, 목욕 요법, 샤워 요법이라는 적극적인 조광증 치료법을 판단해볼 수 있다. 지금은 자비 구제원으로 부르는 구(舊) 오텔 디외에서 치료를 받고 비세트르와 살페트리에르 구제원으로 이송되기 때문이다. 나는 이 표를 여섯 개의 칸으로 나누었다. 첫 번째 칸은 정신이상자가 구제원에 들어온 달을 가리킨다. 두 번째 칸에는 나이, 세 번째 칸에는 직업, 네 번째 칸에는 정신이상을 일으킨 원인, 다섯 번째 칸에는 정신이상의 종류, 여섯 번째 칸에는 재발 여부를 기록했다. 나는 한 칸을 더 만들어 정확히 언제 치유되었는지에 대해서는 기록하지 않았다. 재발을 피하기 위해 여섯 달에서 여덟 달의 회복기 혹은 보호 관찰의 기간을 두기 때문에 전반적으로 한 해를 가리키는 것으로 충분하기 때문이다.

공화력 2년 한 해 동안 신체 단련이나 정신 및 신체 요법을 통해
비세트르 정신이상자 구제원에서 치유된 정신이상자들의 표

입원 시기	나이	직업	정신이상의 원인	특별한 종류	재발 (일어난 경우에)
1790년 11월	45	정원사	거부된 사랑	정신착란을 동반한 주기적인 분노	사랑하는 사람을 보고 두 번 재발
1792년 7월	22	수공 노동자	과도한 노동	상동	
1790년 11월	22	군인	급성 발열 후유증	우발적인 정신착란	
공화력 2년 상월	21	상동	상동	상동	
공화력 2년 우월	24	상동	공포	정신착란을 동반한 주기적인 분노	2주의 재발
공화력 1년 풍월	50	상동	과도한 야망	상동	세 번의 재발
공화력 1년 풍월	24	상동	상동	상동	조기 퇴원으로 인한 재발
공화력 1년 아월	36	양복장이	재산 상실	상동	
공화력 1년 아월	28	뱃사공	질투	상동	퇴원 후 재발
공화력 1년 화월	56	양복장이	슬픔	멜랑콜리	
공화력 1년 수확월	44	농부	일사병	정신착란을 동반한 주기적인 분노	퇴원 전까지 세 번의 발작
공화력 2년 포도월	46	상인	재산 상실	멜랑콜리	
공화력 2년 포도월	64	농부	슬픔	정신착란을 동반한 주기적인 격노	
공화력 2년 수확월	25	무두장이	상동	강렬한 조광증 치료 후에 회복기	
공화력 2년 열월	46	상동	상동	상동	
공화력 2년 열월	56	가발 제조사	공포	상동	
공화력 2년 열월	25	군인	과다한 야망	상동	
공화력 2년 열월	22	상동	포병 굉음 공포	정신착란을 동반한 주기적인 격노	

* 이외에도 완치되어 구제원 근무자로 고용된 일곱 명의 정신이상자가 더 있지만 이들은 이전 해의 치료자 수에 포함되어야 함.

X
상기 표를 고려하여 이끌어낸 추론

앞에서 제시한 사실들은 반복된 사혈, 목욕 요법, 샤워 요법이라는 적극적인 조광증 치료에 대해 어떤 증언을 하고 있는가? 이 표에서 끌어낼 수 있는 추론은 단순한 것이다. 이런 적극적인 치료를 받고(248) 비세트르로 이송된 수많은 정신이상자들 가운데 공화력 2년 동안 회복기에 접어들어 상태가 더는 변하지 않았던 사람은 고작 네 명뿐이었다. 다른 사람들은 구제원에서 대부분 조광증 발작 후에 들어온 사람들처럼 정도의 차이는 있지만 길고 강렬한 발작을 일으켰던 이들로서, 정신이나 신체 요법을 따르고 내부 질서 유지를 위한 단순한 규정을 엄격히 이행한 것만으로 치료되었다. 치료된 정신이상자 열여덟 명 중 열일곱 명은 퇴원 후에도 재발이 전혀 일어나지 않았다. 부모가 강제로 퇴원을 요구하지 않는 한 여러 달의 보호 관찰하에 두면서 신중을 기했기 때문이다. 단 한 건의 재발은 구제원에서 퇴원한 후 일어났다. 질투 때문에 일어난 멜랑콜리의 경우였으니 예상했던 결과였다. 나는 치료된 정신이상자들에 대해 설명을 좀 해야겠다. 이들은 구제원 입원 시기가 3, 4, 5년에서 7년까지 되었는데, 푼돈 벌이라도 해볼까 해서든 더 확실히 회복하기 위해서든 오랫동안 구제원 안에서 근무했던 회복기 환자들이었다. 나는 치료된 정신이상자들의 다양한 나이와 직업에 대해서 특별히 더 생각하지는 않겠다. 그런 것이야 그 자체로 주어진 것이니 말이다. 그렇지만 더없이 열정적이고 더없이 민감한 사람들을 불행히도 조광증에 걸리게 만드는 성향을 애통해하지만 말고 이 질병을 일으키는 가장 일반적인 원인들에 대해서는 일별해볼 수 있다. 앞의 표를 고려해보면 중요성이 적지 않은 다른 한 가지 진실이 도출된다. 그것은 직접적으로 약 처방을 삼가는 것이다. 더없이 소란스럽고 길길이 날뛰는 조광증의 경우 그것이 주기적이고, 계절의 변화를 따르는 경우 그저 정신이나 신체 요법만으로도 가장 확실하고 가장 항구적인 방식으로 치료된다. '원산초를 찾으러 안티쿠라에 가지 않아도 되는 것이다.'

XI
정신적인 원인 때문에 일어나고 착란을 동반하는 주기적인 조광증은 신체적이거나 정신적인 요법만으로 치료되는 일이 자주 있다

나는 앞의 표에 예전에 회복되어 구제원 근무자로 고용되었던 일곱 명의 다른 정신이상자들을 넣어볼 수도 있었고, 이를 통해 정신이상의 기원이 거의 항상 공포가 됐든, 가족의 슬픔이 됐든 정서적인 변화로 귀결되며, 정신이상의 성격은 착란을 동반한 주기적인 격노 같은 것이며, 반복된 사혈, 목욕 요법, 샤워 요법을 이용한 처치는 이런 정신이상의 진행을 전혀 늦추지 못하고, 이렇게 치료된 경우, 일반적으로 발작 기간 동안 정신 요법과 신체 요법을 따르고, 차분한 기간이나 회복기 동안 대단히 활동적이고 능동적인 생활을 했던 결과이므로 앞에 든 그런 처치는 과잉이라는 점을 보여줄 수도 있었다. 나는 공화력 3년의 첫 여섯 달 동안 치료된 아홉 건을 조사해도 결과는 같았음을 알았다. 우연히 발생한 원인, 정신이상의 종류, 십중팔구 완전한 치료에 이르는 방법도 같았다. 그러나 먼젓번 조사와 같이 치료 사례 중에 지속적인 조광증, 정신착란을 동반하지 않는 격노라고들 부르는 것, 간질을 동반한 복합 조광증, 치매, 백치 상태의 경우는 없었다.[*12] 반대로 공화력 2년에 사망한 정신이상자들의 명부를 일별해보면 폐결핵, 이질, 괴혈병, 모든 음식의 고집스러운 거부, 간질을 동반한 조광증, 대단히 적극

* *12) 나는 대단히 드문 경우이지만 우발적인 백치 상태였다가 급성 조광증 발작으로 치료된 몇몇 사례를 앞에서 제시했으므로(I부와 V부) 여기서는 다루지 않았다.

적인 처치 때문에 일어난 쇠약의 상태, 졸중, 예기치 않은 사고로 인한 심각한 상처, 가을 끝 무렵에 발작이 갑자기 재발되는 극단적인 무기력 상태처럼 조광증과는 무관한 우연한 질병이 원인이었음을 알 수 있었다. 공화력 2년 동안 비세트르 구제원의 의무실에서 숨을 거둔 스물일곱 명의 정신이상자 가운데 다섯 명은 그보다 더 심할 수 없는 간질 발작으로, 일곱 명은 이송되자마자 극단적인 무기력 상태에 빠져서, 세 명은 졸중을 일으켜, 또 다른 세 명은 폐결핵 때문에, 두 명은 괴혈병으로, 또 다른 두 명은 음식이란 음식을 모두 고집스럽게 거부했기에 기아 상태로 죽었다. 두 명의 정신이상자에게는 이질이 치명적이었고, 다른 두 명은 사고로 죽었는데, 한 사람은 주먹다짐 끝에 가슴에 주먹을 맞고 죽었고, 다른 사람은 이송되기 전에 받았던 타박상과 뇌좌상(腦挫傷)으로 죽었다. 지금 내가 더없이 상세하게 보여준 등록부의 여러 세부 사항을 살펴본다면 구제원에 가장 많은 다섯 종류의 정신이상 가운데, 정신착란을 동반한 주기적인 조광증만이 가장 자주 치료되었음을 알 수 있다. 멜랑콜리는 거의 치료가 되지 않으며, 지속적인 조광증, 치매, 백치 상태, 특히 간질을 동반한 복합 조광증도 마찬가지이다. 혁명의 격동이 더없이 맹렬히 불어닥쳤던 시기에 내가 비세트르에서 구할 수 있었던 극히 제한된 수단들을 통해 얻은 결과가 이러하다. 그러나 구제원의 입지, 그곳의 과거의 용도, 내가 투약을 시도하기 전이나, 민간요법 같은 것을 피하기 위해 반드시 수행해야 한다고 생각했던 근본 목적을 더욱 발전시켜 지적하는 일은 중요하다.

XII
정신이상자들을 예전에 다뤘던 방식과 그들의
회복기 동안에 이루어진 치료를 구분하기란 어렵다

다른 모든 분야도 그렇지만 의학에서도 단순하고, 자연스럽고, 건전한 이성에 부합하는 방식에 주목하곤 한다. 그것이 학문의 진보에 유용한 만큼 인류의 행복에 기여하기 때문이다. 그 방식을 서둘러 받아들이고자 했던 것 같지만, 전혀 그렇지 않았다. 성급했든, 지식의 부족 때문이든, 옛 방법을 맹신적으로 따르는 맹목적인 타성 때문이든, 우리가 들어섰던 길은 에움길이었고 모호한 길이었고 뒤얽힌 길이었던 것이다. 이런 성찰은 당연히 정신이상자들을 돌보기 위해 파리에 세운 공공 구제원에도 적용된다. 가장 개화되고 가장 박애주의적인 사람들에게 이들 시설을 감시하는 임무를 맡겨 엄격한 질서를 유지하도록 하는 것처럼 단순한 일은 없다. 그리고 그는 의사가 정신이상의 이해와 연구, 정신이상의 다양한 종류들의 구분, 기대 요법을 통해 치유될 수 있는 조광증인지, 동반된 증상이 위험하고 심각하여 치료를 하려면 모든 다양하고 강력한 수단을 동원해야 하는 조광증인지에 대한 결정을 쉽게 하도록 돕는 것이다. 같은 의사가 처음의 치료 결과를 계속 추적할 필요가 있다. 그래야 그 치료를 다시 하고, 변화를 주고, 상황에 따라 여러 시점에서 중단하고, 정신이상의 초기부터 말기까지 그것이 이성의 완벽한 회복으로 끝나든, 치유불능 상태의 발현으로 끝나든 정신이상의 단계적인 진행 과정과 다양한 형식을 정확히 기록할 수 있게 된다. 반대로 이런 순서와 까마득한 과거에 쓰던 순서 사이에는 뚜렷한 대립이 보인다. 자비 구제원 혹은 구(舊) 오텔 디외는 목욕 요법, 샤워 요법, 사혈을 반복하는 방법으로 정신이상자들을 치료하는 유일한 시설로 남아 있다. 질병에 별 차도가 없거나 전혀 효과가 없어 보인다면 그 가난한 환자를 회복기 환자[*13)]나 치유 불가자의 이름으로 비세트르로 보낸다. 그러면서 질병이 치료되는 건지, 치료가 되지 않고 형태가 바뀌는지, 죽게 되었는지 나중에라도 알아보지도 않는다. 이와 달리 비세트르의 의사는 그 정신이상자

*13) 마찬가지로 여성 정신이상자들은 구(舊) 살페트리에르라 불렸던 여성을 위한 국립 시설로 이송된다.

가 응급 치료를 받는 동안 어떤 일이 있었는지 전혀 알 수 없는 데다가, 더욱이 필요하다고 생각할 때 그 치료를 다시 시작할 여건도 되지 못해서 자기 경험에 따라 몇 가지 약들을 쓰는 것으로 그치거나, 더 정확히 말하자면 정신이상을 치료하기 위한 방편도 없고 그럴 능력도 없이 그저 지켜보고 있을 수밖에 없을 때가 많다. 내가 공화력 2년과 공화력 3년의 대부분의 기간에 비세트르 수석 의사로 있던 상황이 바로 그랬다. 내가 약을 쓰는 데 그토록 신중을 기했던 이유가 그것이다. 더욱이 어디로 가야 할지 알려주는 나침반도 내게 없었다. 다양한 종류의 정신이상을 구분할 줄도 몰랐고 정신이상의 종류에 대한 확장된 지식을 갖추지 못했다는 말이다. 그저 정신이상자들을 감시하는 간수가 헌신적이고 총명했던 덕에 내 주된 관심은 주기적이거나 지속적인 조광증의 내력, 정신 치료의 원칙, 질병 종류들의 판별, 정신이상을 치유 불가능하게 만들 수도 있는 신체의 상해(傷害)에 집중되었다. 몇몇 생약을 써보거나 너무도 잘 알려진 약을 반복적으로 복용케 하는 일은 후순위에 두었다. 이를 위해서는 더 좋은 시절이 와서, 의학 치료의 모든 분과가 합의하고 통합될 수 있게끔 올바로 조직된 시설이 세워지기를 기다려야 한다. 나는 고대인들과 현대인들이 행했던 모든 시도들이나, 내가 해보았던 시도들*14)에 한 가지 개념을 부여해야 하고, 특히 내가 일원으로 있었던 의학 위원회로부터 정확한 보고서 작성을 맡았던 샤랑통의 시설을 알려야 한다.

..
*14) 비세트르 수석 의사 자리에 임명되기 전에 나는 이미 정신이상자들을 다섯 해 동안 관찰한 결과를 의사 협회에서 발표했다. 바로 그 보고서에서 여러 개별적인 사실들을 가져와 본 저작에서 이용했다.

XIII
정신이상자들을 수용한 구제원의 상태와 진행을 알리는 데
필요한 개괄적인 도표를 만들기 위한 일반적인 순서

나는 의과 대학 위원회에서 샤랑통 구제원 시설에 대해 작성하도록 내게 맡긴 조사 보고서에서 발표했던 것과 똑같은 표를 예로 들 수 있다. 샤랑통 구제원에 있던 정신이상자들의 의학적 치료는 앞서 언급한 바 있는 저명한 의사 가스탈디와 역시 앞에서 언급한 바 있는 쿨로니에의 내부 관리를 통해 이루어졌다. 쿨로니에는 분별 있고, 개화되고, 솔직하고 순수한 박애심을 타고난 분이었다. 이 표는 아흔일곱 명의 정신이상자들에 대해 설명하고 있고, 공화력 7년과 공화력 8년의 10개월 동안 구제원의 활동을 보여준다. 이 표는 다음과 같은 순서로 된 열여섯 칸으로 나뉜다. 1. 정신이상자의 이름 이니셜. 2. 구제원 입원 시기. 3. 기질. 4. 직업. 5. 최초 발병 시기. 6. 알 수 있다면 그 질환을 일으킨 신체나 정신의 기회 원인. 7. 정신이상의 특별한 종류. 8. 사용된 치료법의 주요한 특징. 9. 재발을 피하기 위해 마련된 보호 관찰과 회복의 기간. 10. 치유되었다면 치유된 시기. 11. 정신이상자들이 치유되지 않은 경우와 치유 불가로 추정된 경우의 조사. 12. 사망한 경우 사망 시기. 13. 우발적인 사망이든, 조광증에 의한 사망이든 사망의 개별 유형. 14. 여전히 의학적 치료를 받고 있는 정신이상자들에 대한 기록. 15. 구제원 퇴원 후 재발 여부.

이 표로부터 구제원 정신이상자들 전원이 자연스럽게 내가 비세트르에서 가정했던 일반 구분에 따라 상이한 다섯 종류로 나뉜다는 결과가 나온다. 그 다섯 가지는 단순하거나 심기증을 동반한 멜랑콜리, 정신착란을 동반하지 않거나 생각에 조리가 있는 조광증 격노, 정신착란을 동반한 조광증, 치매, 백치 상태이다. 정신이상을 일으켰던 신체나 정신의 기회 원인들을 조사해보니 내가 비세트르에서 얻었던 것과 결과가 같았다. 그중 갑작스러운 공포, 유즙 분비 전이, 자위행위, 옴이나 발진성 피부병의 영향이 원인이 된 경우를 제외한다면, 발병 원인의 확실한 정보를 얻을 수 있었던 일흔한 명 중 다섯 명은 쾌락의 남용, 또 다섯 명은 유전적인 성향, 일곱 명은 이루어지지 못한 사랑, 서른한 명은 집안에서 일어난 슬픔이 그 원인이었다. 어떤 의학적 치료를 썼는지 표시하는 칸을 보면 정신이상자가 언제 힘을 내거나 언제 힘이 약해지는지, 그의 취향은 무엇인지, 그의 성격은 어떤지, 정신이상을 일으킨 원인의 본성은 무엇인지, 정신이상의 종류는 무엇인지, 그 주기는 어떠한지에 따라 얼마나 세심하고 통찰력 있게 다양한 치료가 이루어졌는지 알 수 있다. 의사 가스탈디는 실제로 여러 다양한 경우에 구토제가 됐든, 하제가 됐든 완하제를 썼고, 사혈, 목욕 요법, 샤워 요법, 피를 묽게 하는 약액제, 발포제, 정신의 분산, 선별 독서, 위안이 되는 말들, 신체 단련, 기계적인 일, 강장 요법, 진경제를 사용했다.

건물의 배치가 의학 치료의 효과와 개화되고 온정 넘치는 배려를 조성하는 데 큰 도움이 된다는 점은 잘 알려져 있다. 한편으로 널찍하고 아주 다양하게 구획된 건물, 다양한 종류의 정신이상자들을 고립시키는 데 적합한 안락한 방들, 샤워와 목욕을 위한 특별한 장소, 흔히들 '깜짝 놀래키는 목욕'이라고 부르는 요법을 위한 찬물 저수조, 무슨 식물이라도 경작할 수 있는 울타리로 둘러싸인 땅, 특별한 산책장, 끝없이 펼쳐진 지평을 한눈에 볼 수 있도록 높은 곳에 설치된 테라스, 마른강(la Marne) 유역, 이런 것들이 이 구제원이 이용하는 장점들이다. 이 구제원을 운영하는 사람들의 정성을 뒷받침하여 정당하게 이들 장점은 높은 평가를 받을 수 있다. 아울러 이 구제원의 사망률을 언급할 수 있다. 스물두 달 동안 이 비율이 14:97이었으니, 거의 1:7인 셈이었다. 치유된 환자가 서른셋이었으니, 전체 아흔일곱 명 중 약 3분의 1에 해당된다. 이 결과는[15] 런던 베들레헴 구빈원의 비율과 유사하다.

∵

*15) 헤이슬럼은 10년 동안 베들레헴 구빈원에서 치료한 정신이상자들의 보고에서 총인원 천육

XIV
사혈 요법은 어떤 상황에 한해 시행하게 되는가?

간혹 사혈은 정말 무분별할 정도로 과도하게 남용될 수 있어서 사혈의 시행 대상과 사혈의 시행 주체 중에 누가 더 미친 사람인지 모를 정도이다. 그것이 대단히 적극적인 치료를 받은 후에 자주 극단적으로 우둔해지고 백치 상태로 귀결하는 정신이상자의 모습을 볼 때 자연적으로 떠오르는 생각이다. 그렇지만 내가 사혈을 전혀 시행하지 말아야 한다고 주장하는 것은 아니다. 단지 사혈이 남용된다는 점에 반대할 뿐이다. 판 스비에텐이 언급하는 스위스 젊은이는 아주 심한 더위에 바다 여행을 했는데 질 좋은 술을 지나치게 마셨다. 그래서 사혈을 반복한 결과 대단히 신속하게 치유되었다는 점에 놀랄 필요는 없다. 일상적이거나 습관적인 출혈이 멈추고, 그런 일이 조광증의 상태 이후에 즉각 나타난다면 전체적이든 국지적이든 거머리나 박피된 흡반[*16]을 이용해서 피를 배출하는 데 대단히 주목할 만한 장점이 있음이 분명하다. 조광증 발작이 가까워졌음은 간혹 얼굴이 극단적으로 붉어지고, 얼이 빠진 채 눈이 돌출되고, 끊이지 않고 말을 늘어놓을 때 분명히 알 수 있다. 구제원에서 상당량의 사혈로 간혹 발작의 재발을 예방할 때가 있음을 경험으로 알 수 있었다. 그러니 내가 환자에게 그렇게 건강에 좋은 방법을 시행하지 않을 수 있을까? 다른 한편, 대단히 확실한 치유를 얻는 데 기대 요법의 방법만으로 충분하다는 점이 증명(1부)되었다고 주기적인 발작이 진행되는 동안 사혈의 시행을 주저해야 할까? 반면 사혈은 조광증을 치매나 백치 상태로 악화시킬 수 있고, 사혈이 몸에 해롭게 되므로

:.

백예순네 명 중 오백일흔네 명이 치유되었고, 그러므로 천아흔 명이 아직도 정신이상 상태에 있거나 치유 불가 상태로 추정된다고 지적했다.(*Observation on insanity*, 1798)

*16) 내가 앞서 언급한 영국 저자는 사혈보다는 머리에서 머리털이 난 부분을 밀고 그 위에 박피된 흡반 여섯에서 여덟 개를 사용하는 것을 선호했다.

내가 멈춰 서야 하는 경계가 어디인지 그 무엇으로도 정할 수 없다. 단순한 멜랑콜리든, 심기증을 동반한 복합적인 멜랑콜리든 이런 피의 배출을 견딜 수 없다. 무기력하다는 것이 그의 성격이 되었으니, 이때 유용한 것은 강장 제밖에 없기 때문이다. 어떤 예방 조치 없이 사혈을 고려해서 이를 다시금 여러 차례 시도하는 일이 허용되는 것은 규칙적으로 반복되는 조광증 발작, 지속적이고 고질적인 조광증, 간질을 동반한 조광증의 경우에서이다. 이런 정신이상은 대단히 치료가 어렵고, 더없이 심각한 증상, 더 정확히 말하자면 십중팔구 죽음으로 끝나는 증상을 동반하는 경우가 많다. 나는 샤랑통에서 사망한 열네 명의 정신이상자들 중에 열 명이 졸중 발작으로 목숨을 잃었음을 지적해야겠다. 한 정신이상자가 어떤 비슷한 질병에 이끌리는 성향이 있다면 이를 감시해야 하지 않겠는가? 무엇보다 발(足)에 사혈을 하면 죽음으로 끝날 수 있는 이런 결과를 예방할 수 있지 않겠는가?

XV
하제의 용법과 효과를 규정하는 상황들

고대인들에게 대단히 중요했던 교의 하나는 성신착란에 원산초를 쓰고, 원산초를 선별하고, 준비하고, 관리하고, 약효를 촉진하고 유해한 결과를 피하도록 하는 데 적합한 예비약과 예방 조치를 취하는 데 있었다. 이 준하제 (峻下劑)가 간혹 과다 배출, 고질적인 구토, 경련, 내장의 염증은 물론 죽음에 이르게 할 수도 있음이 경험으로 증명되었기 때문이다. 이런 세부 사항을 알려면 내가 『체계적인 백과사전』에서 주제 순으로 배치한 '원산초', '원산초 요법' 항목을 참조하기 바란다. 이 약은 더는 사용되지 않게 되었으나 아쉬울 것이 전혀 없음이 분명하다. 약의 처방이 맹목적인 민간요법이 되어버렸기도 했고 모든 견고한 토대, 즉 정신이상의 증상과 다양한 종류의 역사적인 지식이 결여되었기 때문이기도 하다. 이제 화학과 식물학이 진보하여 개화된 의학은 하제와 구토제[17]를 훨씬 더 정확히 선별할 수 있다. 여러 생약이 있고, 그 생약의 약효가 아무런 위험도 동반하지 않고 정확히 규정 될 수 있으니 말이다. 나는 주기적인 조광증 발작을 언급하면서(I부) 그 발 작이 대부분 내장이 극도로 예민해지고 변비 같은 것이 선행되어, 늦지 않 게 치커리 탕약에 하제 소금을 넣어 다량으로 복용하면 배가 편해지고 가 까워진 폭발적인 발작의 전조들이 전부 사라진다는 점에 주목했다. 정신이 상자가 내장 질환이 생겨서 의무실로 옮겼을 때 내가 완하제를 복용케 하 여 치료했음은 비세트르 구제원에서는 너무나 잘 알려진 진리와도 같았다. 특히 계절의 변화에 영향을 받고 불규칙한 주기로 발작을 일으키는 조광증 일 때는 십중팔구 발작이 가까워졌다는 조짐이 보이기 마련이다. 또 나는 조광증 발작이 진행 중이거나 약화되고 있을 때 자동적으로 설사가 났다면 급성 배변의 모든 성격을 가졌다는 것이고, 곧 치유가 이루어지겠다고 내 다볼 수 있으니 이 환자를 신중을 기해 치료하면 된다는 점에 주목했다. 이 점에서는 내가 수행한 관찰과 영국에서 이루어진 관찰이 일치한다.[*18] 그러

..

17) 구토제와 하제는 고대부터 체내의 공간을 비우는 데 썼다. 히포크라테스학파의 의사들은 인간의 몸속에 커다란 공간이 두 군데 있다고 밝혔는데 흉부와 위장이 그것이다. 배출한 다는 말은 위쪽(구토)이나 아래쪽(배변)으로 배출한다는 말이다. 무슨 병이든 불순물 때문 에 생기는 질병을 퇴치할 목적으로 이 두 가지 배출만 처방되었다.

*18) 헤이슬럼은 설사를 통해 정신이상이 치료되는 경우가 많다고 말한다. 페리어(*Medical histories*) 역시 구토제 복용으로 상당한 치료를 본 한 가지 정신이상의 사례를 보고했다. 며칠간 구토제가 하제처럼 작용한 것이다. 스물다섯 살의 건강한 한 여인이 최근 몇 년 사 이에 조광증 환자가 되어 격노의 상태에 빠졌다. 그녀에게 소량의 구토제 주석(酒石 tartrite antimonié de potasse)을 복용케 했는데, 이는 그저 계속 구토하도록 하기 위한 것이었다. 또 머리에 발포제를 붙였다. 이레에서 여드레 동안 붙여놓았더니 그 뒤에 증상이 눈에 띄 게 완화되었다. 그래도 치유는 아직도 먼 일이었다. 그래서 보름 동안 유장(乳漿)에 구토제 를 섞어서 복용시켰고, 소량의 산화마그네슘을 주어 배를 편하게 만들었다. 이렇게 치료 한 뒤 밤에 취침할 때 아편 처방을 추가했고, 치료는 준하제 투여로 마무리되었다. 한 달 간의 보호 관찰이 끝나자 그녀는 완치되어 맨체스터 구빈원으로 보내졌다. 그녀가 입원한 지 넉 달 후의 일이었다.

나 이 두 관찰은 내장의 과민성의 정도와 하제의 투약이라는 다른 관점에서 보면 서로 구분된다. 영국에서는 하제를 적게 처방하지만 프랑스에서는 눈에 띄는 효과를 보려고 과다하게 처방한다. 이는 두 나라에서 정신이상을 일으키는 원인이 서로 다르기 때문이다. 영국인들은 십중팔구 무절제한 생활 방식과 포도주나 다른 술을 과도하게 마셔서 정신이상이 생기지만, 프랑스인들은 대개 정서적인 문제들 때문에 정신이상이 생긴다. 나는 얼굴빛이 창백하고, 고대인들이 '흑담즙(atrabile)'으로 불렀던 것의 모든 성격을 갖추고 있는 것 같은 이들 멜랑콜리 환자에게 하제를 썼을 때 정말이지 제대로 된 결과를 얻지 못했다는 점을 인정한다. 이들 정신이상자는 일반적으로 대단히 의심이 많고 대단히 까다로운 사람들이라 심지어 의무실에서조차 무엇으로도 그들에게 지속적이고 체계적인 치료를 할 수 없었다. 지속적인 조광증이나 간질을 동반한 조광증과 같은 난치성 정신이상에 하제를 쓰는 일에는 더 많은 시도가 필요하다.[19)]

XVI
진경제(鎭痙劑)를 시도했던 경험으로부터 얻은 결과들

오스트리아 빈 소재의 한 정신이상자 구제원 의사 로이크터가 수행한 방식을 알릴 필요가 있다. 그가 어떤 약들을 시험해봤다는 점에서, 그리고 그의 방식이 내가 수행한 방식과는 근본적으로 다르다는 점에서 말이다. 그는 구제원 내부 규칙 유지를 위한 규정들, 정신이상의 징후들에 대한 역사적 연구, 정신이상을 상이한 종류로 나누는 구분, 정신이상자들을 격리된 구역으로 배치하는 일, 병리해부학 연구들을 전혀 고려하지 않은 것 같다. 그는 그저 일반적인 조광증 착란과 멜랑콜리 착란만을 구분했을 뿐, 치료

∙∙
19) "그러나 이 두 관찰은 …"부터 15장 끝까지의 부분은 2판에서 생략되었다.

에는 아무런 차이도 두지 않았다. 이 질병을 치료하는 데 보통 어떤 방법들을 쓰는지 빠르게 일별하면서 그는 구토제의 사용, 피를 묽게 하는 신맛 나는 약액제, 사혈, 발포제, 밤에 불면증을 예방하기 위해 처방하는 마취제나 아편을 대단히 간략하게 하나하나 점검했다. 그는 질병이 지속되면 만성이 될 우려가 있으므로 보다 효과적인 치료로 신속히 넘어가야 한다고 덧붙였다. 바로 이런 목적으로 그는 진경제의 사용을 시도했다. 처음에는 여섯 명의 조광증 환자들에게 사향(麝香)을 써보았다.(그렇지만 그는 그들이 어떤 성격의 조광증이었는지는 전혀 언급하지 않는다.) 사향 15그레인(0.7그램)부터 1스크뤼플(1.3그램)까지 투약되었는데 양홍(洋紅) 시럽을 가미한 환약의 형태로 썼다. 그다음에는 여러 다른 보조 수단을 써서 땀을 내도록 했다. 이 약을 석 달 동안 계속 썼는데 이를 통해 얻은 결과는 온 구제원에 대단히 강하고 대단히 역겨운 냄새가 배었다는 것뿐이었다. 그 후 진경제 대신 장뇌로 바꿨다. 로이크터에 따르면 장뇌는 혼합제 형태로 초산(醋酸)과 섞었을 때 효과를 볼 수 있다고 한다. 그래서 그는 점심 식사 후, 식초를 증류하여 복용시켜보았다. 매일 1온스 반 분량을 15분 간격으로 수저로 떠먹게 했다. 한 달이 지나고, 두 달이 지나고, 고작 석 달 만에 정신이상자 아홉 명이 치유되긴 했지만 이런 시도가 얼마나 완전치 못한 것인지는 분명히 알 수 있다. 질병의 특이한 성격을 규정하지 않고 처방한 것이니 의학의 진보에 전혀 공헌하지 못한 것이다.

장뇌의 효력에 대한 실험 결과에 두드러지게 나타난 한 가지 모순은 처음에 질병을 일으켰던 원인의 성격을 아는 것으로 그쳐서는 안 되는 필요성을 뚜렷이 보여준다. 언제나 그 질병의 종류의 성격으로 거슬러 올라가야 하는 것이다. 스코틀랜드 의사 데이비드 키니어는 《철학회보》[20]에서 장뇌를 투약해서 조광증이 치유된 네 가지 사례를 들었다. 다른 영국 의사 페

⋮

[20] *Abrégé des Transact. Philosoph. Med. et Chirurg.*, Paris, 1791.

리어는 이 질병의 치료를 위해 장뇌를 용량을 달리하여 사용했지만 전혀 성공하지 못했다고 말했다. 빈의 의사 로이크터 역시 그의 실험만 따져본다면 페리어의 의견과 같았다. 누구는 어떤 종류의 조광증을 치료하기 위해 장뇌를 사용했고, 또 다른 누구는 여러 상이한 조광증을 치료하기 위해 장뇌를 사용했던 것이 아니라면 이러한 의견의 불일치가 말하는 것은 무엇일까? 이는 이런 실험은 정신이상의 여러 종류를 구분하면서 다시 시작해야 한다는 점만을 보여줄 뿐이다. 이런 방식을 따라서가 아니라면 조광증 치료에 아편이 효과적인 것인지를 보다 정확히 결정할 수 없게 된다. 트랄리아노스의 알렉산드로스의 방식은 우리에게 불확실해 보이고, 페리어는 상이한 용량의 고무 수지를 반복해서 실험한 결과,[*21] 그 방식이 전혀 근거가 없다고 주장했음은 잘 알려져 있다. 가능만 했다면야 나야말로 그의 방법이 확실히 승리를 거둘 수 있음을 증명하는 데 더없이 적합한 사례의 증인이었다. 더없이 강렬한 간질 발작을 일으키곤 했던 한 조광증 환자가 있었는데 발작이 끝난 지 정말 얼마 되지 않아서 갑자기 다시 발작을 일으켰다. 경험상 이는 얼마 후 죽음을 맞게 되리라는 너무도 확실한 한 가지 증상임을 알 수 있다. 나는 발작이 일어나고 사라지는 간격을 이용해서 처음에는 아편 0.2그램을, 다음에는 0.4그램을 음식에 섞어 먹게끔 했다. 그렇지만 계속 이어지는 발작 증상의 강도에는 전혀 변함이 없었고, 다섯 째 되는 날에 환자는 그보다 더 끔찍할 수 없이 몸에 경련을 일으키며 사망했다. 두

••

*21) 그렇지만 나는 무기력과 극단적인 쇠약을 동반한 멜랑콜리 치료에 기나피에 아편을 섞어 복용케 하는 방법을 인정한다. 지나치게 강력한 조광증 치료 뒤에 이어지는 우발적인 백치 상태의 경우에서도 그렇다. 페리어는 열여섯 살의 젊은 남자를 언급하는데 그 남자는 침묵으로 일관된 착란 같은 것이 있었다. 얼굴 모양은 일그러졌고, 피부는 누르스름하고, 맥박은 약하게 뛰고 활기가 없었다. 페리에는 굵은 기나피 연약(煉藥) 두 개에 2그레인의 아편을 섞어 아침저녁으로 복용하도록 처방했다. 며칠 동안 눈에 띄는 변화는 거의 없어 보였다. 그러나 보름 후에 대단히 뚜렷하게 회복이 진행되었고, 결국 완치되었다. 다리가 붓는 증상이 뚜렷이 나타나는 다른 나머지 질환은 겨자 분(粉)으로 마찰하면 낫는다.

개골을 열어보았더니 2온스에 달하는 불그스레한 장액(漿液)이 중간 크기의 구멍에 차 있었음을 알게 되었다. 이 실험과, 다른 유사한 실험을 통해 내가 유사한 민간요법을 얼마나 끔찍하게 생각했는지 다들 알 것이다.

XVII
냉수욕이나 온수욕은 어떤 효과가 있는가? 특히 정신이상의 경우 놀라도록 만들기 위한 목욕 요법은 어떤 효과가 있는가?

스물 두 살의 강건한 체질의 소유자였던 한 젊은이가 혁명 중의 여러 사건에 휘말려 역경을 겪었다. 미래의 불행을 과장했고, 깊은 슬픔에 빠져, 잠을 이루지 못하다가, 갑자기 더없이 지독한 조광증 격노에 사로잡혔다. 그는 그가 살던 도(道)의 한 도시에서 급성 조광증 치료를 받았는데 특히 사지를 묶어놓고 갑작스럽게 찬물에 담그는 목욕 요법이 과도했다. 그의 착란은 자기가 오스트리아 장군이라고 믿는 것이었는데, 그는 끊임없이 명령조로 말했고, 목욕 요법을 했을 때 그의 격노가 배가(倍加)되었던 것도 자신의 권위와 지위에 마땅히 보여주어야 할 존경을 모두들 망각하고 있다고 생각했기 때문이며, 그로서는 이는 비난받아도 당연한 것이었다. 같은 방식의 치료로는 그의 상태가 악화되기만 했다. 그래서 그의 부모는 아들을 파리 소재의 기숙사로 보내, 내게 치료를 맡기기로 결정했다. 우리의 첫 만남 때 그는 대단히 흥분했고 대단히 사나워 보였다. 그의 신뢰를 얻으려면 그가 품은 환상에 맞춰줄 필요가 있음을 느꼈다. 그래서 항상 공손하고 존경하는 태도를 취했고, 그에게 명령을 내리기보다는 항상 그의 명령을 수용할 준비가 되어 있는 모습을 보였다. 나는 목욕 요법 이야기를 더 이상 하지 않았다. 그를 다정히 대했고, 아름다운 정원을 언제든지 산책할 수 있는 자유를 주고, 피를 맑게 하는 약만 처방했다. 기분을 선환할 수 있는 대상을 마련해주고, 신체 단련을 하게 했고, 간격을 두고 그와 친밀한 대화를 나눴더니 그는 조금씩 차분해졌다. 그달 말이 되니까 그는 내게 더는 오만함도 경계심도 보이지 않았다. 이성의 회복이 천천히 이루어졌다. 석 달 후에 나는 그에게서 더 이상 예전의 착란 흔적을 찾지 못했다. 그런데 가을이 지나고 다음 봄이 찾아올 무렵, 신경 흥분 같은 것이 나타날 기미가 보였다. 기세등등한 시선, 다변(多辯), 혈기가 나타난 것이다. 그래서 나는 하제가 들어간 유장(乳漿)을 보름 동안 간헐적으로 복용케 했다. 그리고 예전의 반감이 다시 일어나지 않도록 몸을 청결히 해야 한다는 말로 미지근한 물로 목욕을 가끔 시켰다. 그렇게 발작의 폭발이 예상되었으므로 보호 관찰을 하기 위해 계속 같은 기숙사에 1년을 더 머물게 했다. 그는 기숙사를 나와 시골로 돌아가, 2년 전부터 하루의 절반은 연구실에서 공부하고 나머지 절반은 밭을 일구며 보낸다. 처음에 있었던 정신착란 증상은 조금도 보이지 않았다.

이미 언급한 영국 저자가 말하기를 찬물 목욕 요법은 열에 아홉 다른 약과 함께 썼다. 그래서 찬물 목욕만으로는 이 요법이 어느 지점까지 조광증 치료에 좋은지 결정하기란 어렵다. 다른 모든 치료를 배제하고 목욕 요법만 쓰는 일은 거의 없다시피 했기 때문에 이로부터 확고한 추론을 이끌어 낼 수 없는 것이다. 영국 저자는 "그렇지만 여러 경우 찬물 목욕 요법이 단기간에 마비 증상을 일으켰는데, 특히 정신이상자가 격노 상태에 있고, 다혈질 체질일 때 그랬다."는 말을 덧붙였다. 페리어는 어느 정도 확신이 서 있었던 것 같다. 그는 멜랑콜리의 경우에는 찬물 목욕 요법을, 조광증의 경우에는 더운물 목욕 요법을 지지하면서도 더운물 목욕 요법으로 의미 불명(équivoque) 상태가 된 어느 조광증 환자의 사례만 들고 있다. 그래서 그 환자에게 강장제를 차례로 쓰고, 아편과 장뇌를 과다하지 않게 복용케 했고, 결국 전기 요법으로 신속히 치료했다고 한다. 뒷받침된 토대가 너무도 허약하다면 불확실성과 의혹은 일소되기보다 오히려 지속되지 않을까? 시행해본 시도들이 모든 종류의 정신이상의 구분에 따라 이루어지지 못했으므로 경험만 갖고는 여전히 목욕 요법이 정신이상에 좋은가 나쁜가를 정확히 규정할 수 없는 것이다. 마지막으로 대단히 심한 격노 상태의 조광증에 빠진 한 여인의 예를 들어보자. 그녀는 스물다섯 번 연속으로 미지근한 목욕 요법을 받았다. 그러자 정신박약이 찾아왔다. 조광증 대신 치매 같은 것이 생겼다. 내가 직접 본 사실에 따르면 한 가지 확실한 점은 미지근한 목욕 요법을 적절히 사용하면 발작의 폭발을 예방할 수 있다는 것이다.

흔히 조광증 환자에게 미지근한 목욕 요법, 샤워 요법, 다른 약들을 죄다 써보아도 낫지 않을 때 깜짝 놀래키는 목욕이 조광증 치료에 좋다고들 했다. 갑작스럽게 찬물의 자극을 받을 때 얻게 되는 효과 외에도, 정서적인 충격, 보다 정확히 말하면 총체적인 동요가 일어남으로써 생기는 장점 때문이다. 이런 동요가 조광증 환자가 빠지는 관념의 악순환을 변화시키는 데 좋다. 열정적이었던 반 헬몬트는 자신의 저작에서 정신이상자를 치료하기 위해 갑작스럽게 물에 빠뜨려 몇 분간 계속 잡아두었을 때 지속적인 효과를 보았다고 적었다. 그렇지만 이런 식의 방법을 시행할 때 얼마나 조심해야 하며 얼마나 신중해야 하는지 모르는 사람은 없다. 더없이 위급하고 더없이 극단적인 경우에만 허용될 수 있는 것이다. 그런 경우란 규칙적이고 주기적인 조광증의 강렬한 발작, 만성이 된 지속적인 조광증이나 조광증을 동반한 간질에 국한된다. 이런 종류의 조광증은 십중팔구 치유가 불가능하고, 결국 그것으로 죽음에 이를 때가 많다.

XVIII
충동적으로 감정을 분출함으로써 정신이상을 치료하는 법

분별력을 가진 사람들이 의학을 바라보는 방식에 한 가지 커다란 일치섬이 있다. 흔히 생각하듯이 이런 일치점에서 중요한 것은 약 처방을 늘리는 것이 아니라, 정신과 신체의 요법의 모든 방책을 능숙히 결합하는 것이라는 데 있다. 특히 만성 질병에서 느리고 지속적인 변화를 만들어내거나, 어떤 이에게 자기 보전을 위한 노력에 기울이기 마련인 본성을 자극하고자 할 때 그렇다. 그런 노력은 자신에게 적합한 것이라, 기대하지도 않은 치료에 이르기도 한다. 고대의 의사들과 현대의 의사들도 간혹 정신이상이 결국 정맥류(靜脈瘤), 치질의 발생, 이질, 갑자기 쏟아지는 출혈, 간헐열로 귀결한다는 점을 알고 있었다. 하지만 느리고 점진적이든, 예상치도 않은 갑작스러운 것이든 정신이상의 이런 결과들은 움직이지 않고 무기력하게 가만히 앉아 살아가고, 침울하고 말없이 쇠약해진 상태에서 절대 생기지 않는다. 이들 결과는 환자의 체질과 성격, 정신이상의 종류, 각자 진행 정도의 차이가 있는 정신이상의 단계를 종합적으로 현명히 고려한 방법을 썼을 때 비롯된다. 이로부터 신체 단련, 음악,*22) 독서, 머무는 곳을 바꿔보기,

∴

*22) 나는 발레리올라(*Observ. med.* lib. IV)의 저작에서 가져온 한 가지 사례를 언급할 수 있다. 이 이야기에 명민한 정신이 가득 들어 있으니 언급할 가치가 있다. 그렇지만 이 사례에 들어 있는 약의 처방만은 빼야겠다.

한 젊은이가 강렬한 사랑에 빠졌지만 이루어지지 않게 되자 이성을 잃고 말았다. 젊은이의 부모는 절망에 빠져 의사에게 신중과 지식이 허락할 수 있는 방책을 가리지 말고 모두 써달라고 간청했다. 우선 정신이상에 빠진 이 젊은이를 사랑하는 사람을 떠올릴 수 있는 장소에서 멀리 떼어놓는 것이 필요하다고 판단되었다. 그래서 그를 풍경이 아름다운 쾌적한 시골로 보냈다. 이 즐거운 체류 기간 동안 부족한 것이 전혀 없었다. 멋진 정원, 엄청나게 넓은 공원, 아름다운 초원, 분수, 흐르는 맑은 물 등 모든 것이 갖춰져 있었다. 대기는 장미, 도금양, 레몬나무 꽃, 기타 향기 좋은 식물들의 향기를 머금고 있었으니, 산책이 심심할 수 없었다. 환자가 일상적으로 드나드는 사교계에는 사람이 많았는데, 친척이나 선별된 친구들이 모였다. 게임, 여흥, 음악 콘서트가 끊이지 않고 이어졌다. 사랑의 착란이 여흥을 제공하는 수많은 대상에 가려 사라지는 것 같았다. 그런데 이따금씩 과거의 기억들이 떠올라 저 불행한 젊은이는 처음의 정신착란에 다시 빠지곤 했다. 사람들은 그곳보다 더 먼 곳으로 그를 멀리 보내야 한다고 생각했다. 그를 멋진 성(城)으로 보내, 그곳에서 의사의 좋은 치료를 서둘러 받게 했다. 그러나 이 환자는 느린 열과 소모열로 무척 쇠약해진 상태였다. 그래서 진통제와 원기를 북돋는 강장제를 썼다. 이에 더해 족욕, 미지근한 목욕, 머리 위로 쏟아지는 샤워 요법을 썼다. 어떤 날에는 목욕하는 동안 음악 콘서트를 들려주거나, 유쾌한 독서와 대화를 마련해주었다. 정신착란 발작이 점진적으로 줄어들더니 그는 힘과 건강을 회복했고, 결국 이성의 힘을 되찾게 되었다.

여행이 마련하는 대단히 강력한 영향이 나온다. 본서가 보고한 거의 모든 사실은 정신적 원인으로 인한 정신이상은 너무도 자주 건강에 좋은 자연의 효과로 치료될 때가 많음을 증명한다. 물론 자연이 방해를 하지 않을 때의 이야기이다. 이제 정신이상의 원인이 물질적이거나 신체적일 때 그 방책들은 어떤 것인지 두 가지 사례를 들어 살펴보겠다.

　구(舊) 정부 시절 수렵부(狩獵部)에 배속된 한 젊은이가 옴에 걸린 개들에게 수은이 함유된 고약을 붙이고 마사지를 해주는 임무를 맡았다. 그래서 자기도 옴 같은 것에 걸려서 아주 작은 부스럼이 났다. 그는 황수정 혹은 황화물 고약을 붙이고 몸을 문질렀다. 그랬더니 피부 질환은 나은 것 같았다. 그런데 그에게 이내 지독한 정신이상의 징후가 나타났다. 그는 때로는 광태를 보이는 행동을 하고 앞뒤가 전혀 이어지지 않는 생각을 두서없이 지치지도 않고 끊임없이 지껄이고, 때로는 침울한 침묵에 빠져 있기도 했다. 구(舊) 오텔 디외에서 통상의 처치를 두 달간 받았지만, 결국 모두 실패했고, 아무런 변화도 일어나지 않았다. 그는 포부르 앙투안 기숙사로 옮겨져 1788년 겨울을 났다. 그래서 내가 그를 관찰할 기회를 얻은 것이다. 처음에는 통상적인 방법을 썼고 밤에는 완하제와 하제에 진정제를 섞어 복용케 했더니 더 평온해졌다. 봄이 되자 식물의 맑은 즙을 내서 복용케 하고 미지근한 물로 목욕 요법을 오랫동안 계속했다. 이 시기가 지나자 피부 이곳저곳에 이동성 염증 질환이 나타났다. 간혹 경골(脛骨) 중간 부분에 붉은 종기가 발견되기도 해서 피부연화제 국소약을 붙였다. 그런데 이 종기는 곪기는커녕 사나흘 후에 사라져버렸다. 그러더니 팔, 허벅지, 다리에 계속해서 굵직한 농포가 나타났는데 소량의 진물이 나오다 말라버렸다. 이어서 가슴에도 질환이 생겼다. 가슴에 압박이 일어나 호흡이 곤란해지고 천식 같은 것이 나타났는데, 그것 덕분에 정신을 되찾은 것 같다. 그때 간헐적으로 차분해지는 것이 보였다. 이런 교차가 반복되면서 8개월이 흘렀다. 지성의 기능이 실행되고 있다는 대단히 뚜렷하고 지속적인 변화는 없었다.

하루는 미지근한 물로 목욕을 했는데, 오른쪽 이하선(耳下腺)에 부종(浮腫)이 보였다. 다음날 종기가 대단히 단단해지고 붉어져서 피부완하제를 붙였다. 7일 차에 파동(fluctuation)의 증상이 나타났고, 종두 칼을 대어보니 화농성 물질이 흘러나왔다. 20여 일 동안 화농의 양이 많아졌다가 흉터가 생겼다. 이때 이런 성격의 진행 과정이 전혀 모호하지 않았던 것이, 농양이 멈추자 이성이 완전히 회복되었고, 환자는 완전히 지성을 회복하여 기숙사에서 나왔고, 4년 후에 그를 다시 만났을 때도 계속 회복상태가 유지되었기 때문이다.

나는 또한 황달로 멜랑콜리가 끝난 한 가지 사례를 보기도 했다. 한 보석세공인이 원인불명의 조광증 발작을 일으켜서 포부르 앙투안 기숙사로 옮겨졌고, 나는 그리로 불려 갔다.(1786년의 일이다.) 그는 순순하고 평온한 정신착란 같은 상태였고, 낮은 목소리로 말하고 가벼운 미소를 띠면서 거의 항상 정원이나 자기 방을 서성거리곤 했다. 질문을 하면 정확히 대답했고, 평소처럼 식사했고, 밤 동안에는 평온을 유지했다. 그러다가 봄과 가을에 심각한 멜랑콜리 발작이 일어났다. 그때 한 달 반 동안이던가 두 달 동안이던가, 침울하여 아무 말도 하지 않았고, 질문을 해도 답하지 않았고, 얼굴 모습은 이상하게 변하고 어두운 색조를 띠었다. 이 두 계절에 하제를 복용케 하고, 샤워와 찬물 목욕 요법을 실시하고, 식물에 맑은 즙을 내어 마시도록 했다. 그렇지만 이런 약을 썼어도 그저 일시적으로 완화되고 말았던 것 같았다. 5년 동안 약 처방을 받았지만 정신 상태에는 지속적이고 뚜렷한 차도가 보이지 않았다. 1791년 10월 중순경에 갑자기 황달이 생겼다. 원인 불명의 황달이었는데, 그 본성상 몸에 유익했던 것 같다. 치료는 레몬 즙을 넣어 시큼하게 만든 피를 묽게 해주는 약액제를 복용케 하는 것으로 국한되었고, 황달은 두 달 계속되다가 점진적으로 사라졌다. 바로 이 시기부터 이성이 회복되어 다시 재발하지 않았다.

XIX

정신이상의 치료가 어떤 경우에 끝났는지
결정하는 일의 어려움과 중요성

어떤 특정한 경우에 정신이상이 치료 가능한가의 문제는 그것이 답하기 어렵고 복잡한 만큼 대단한 흥미를 일으킬 수 있는 문제 중 하나이다. 분명 영국에서든, 프랑스에서든 종교적인 멜랑콜리, 간질을 동반한 조광증, 백치 상태, 규칙적인 주기로 반복되는 조광증이 사망에 이르지 않고 끝나는 경우는 대단히 드물다는 점은 경험으로 알 수 있다. 그런데 신중하게 생각해서 이런 경우가 절대로 치료 불가하다고 확실히 말할 수 있을까? 불규칙적인 주기로 반복되는 조광증은 많은 경우 치유 가능(112)하다지만 치료를 실패로 끝내는 정황들은 얼마나 많은가? 우리는 의사들의 법정에 호소해야 한다. 자주 법으로 금치산 선고를 하고, 부부관계를 끝내고, 상당한 재산이나 세습 재산*23)이 다른 사람들의 손으로 넘어가고, 간혹 왕위가 이양되는 일도 문제가 된다. 정신이상의 실제적인 성격을 이해하고, 미래를 예측하려면 얼마나 방대한 지식이 필요하며 얼마나 대단한 분별력이 필요한 것일

∵

*23) 더없이 애지중지하던 아들 하나를 징용으로 잃은 농부가 깊은 슬픔에 빠져, 잠을 이루지 못하고, 이내 이성의 혼란을 보였다. 그에게 남은 한 아들이 아버지를 방에 가두고 재산을 차지했고, 더없이 가혹하게 다뤄서, 불행한 아버지는 그보다 더 강력할 수 없을 정도로 격노하게 되었다. 아버지를 비세트르로 이송하라는 명령이 떨어져서 이행되었다. 조광증 발작은 여름 내내 대단히 격렬하게 계속되었다. 그러나 가을 끝 무렵 평온을 되찾아 겨우내 유지되었다. 봄이 되어 신경이 흥분될 기미가 보이자마자 완화제를 제공해서 뒤이어 나타날 수 있는 발작을 미리 막았다. 나는 가을 정도면 그가 가족 품에 돌아갈 수 있겠다고 판단했다. 그의 아들에게 편지를 썼지만 답장이 없었다. 우편으로 두 번 편지를 더 써서 해당 행정구역으로 보냈지만 더 성공적이지 못하기는 같았다. 이 불운한 농부의 운명에 대단히 관심을 가졌던 어떤 사람이 세 번째 편지를 맡았다. 그 편지에서 나는 아버지가 완치되었으며, 즉각 아비의 재신을 회복시킬 것을 밝혔다. 아들은 지방 공무원에게 영향력을 행사했지만 이는 바로 실행되었다. 이듬해 이 선량한 농부가 자기 땅에서 수확한 과일 바구니를 들고 찾아와 내게 감사의 말을 전했을 때 참으로 큰 감동을 받았다.

까? 외적 충동에 복종하지 않으려면 얼마만큼 견고한 도덕이 필요한가? 나는 결정이 더 쉽고 단순하게 이루어졌던 몇 가지 사례를 제시해보겠다.

결혼한 지 몇 년 된 정원사가 한 사제와 자기 아내가 부정한 관계를 맺고 있다고 의심해서 질투의 고통을 겪기 시작했다. 그는 과도하게 술을 마셔서 슬픔을 잊고자 했다가 더없이 심한 조광증 상태에 빠졌고, 구(舊) 오텔 디외에서 통상적인 처치를 받은 뒤 비세트르로 이송되었다. 발작은 여러 달 동안 지속되었다. 그렇지만 차분해진 기간마다 완벽하게 이성을 사용할 수 있었으므로 원내 근무의 일들을 그에게 맡겼다. 그러자 술에 탐닉하던 습관이 더 쉽게 붙었고, 술을 과도하게 마시다 보니 처음 질투가 생겼을 때의 격노와 불신이 다시 생기는 것을 느끼게 되었다. 아내가 이혼을 요구했으니, 나는 아직 다소 치유의 희망이 있는지 없는지 확실히 밝히지 않을 수 없었다. 이 정신이상자가 자기 집에서 나중에 다시 발작을 일으킬 여지가 있고, 그의 성향이 워낙 술에 탐닉하는 것이었고, 취하면 분노가 폭발하고 폭력 행위를 했기 때문에 나는 주저하지 않고 가족의 안전을 해치지 않으려면 그를 계속 감금 상태에 두어야 한다는 의견을 제시했다.

거짓 술책에 휘말려 불운한 상태에 빠졌던 옛 상인이 결국 정신이상자가 되고 말았다. 그런데 그는 한 가지 점에서만 정신이상을 일으켰다. '당구대 교역으로 부자가 되는' 것이었다. 이 생각에 조금이라도 반대를 하면 그는 격노에 사로잡혔다. 다른 모든 주제에 대해서 그는 자유롭게 이성을 사용하고 있음을 보여주었지만, 나는 그것으로는 충분히 긍정적인 증거가 되지 못한다고 생각했다. 그래서 이의 신청이 여럿 들어왔고, 행정부에 탄원서가 들어갔고, 장관들에게도 진정서가 보내졌다. 그는 자기가 아내의 희생자였다는 구실을 들어 아내에게 끊임없이 저주와 협박을 퍼부었다. 자주 대화를 반복해보니 나는 그의 특별한 착란이며, 증오와 폭력의 성향이 있음을 알게 되었다. 나는 걱정스러워서 이 내력을 정부 기관에 보고했다. 그래서 구제원에서 일어난 분란의 모든 결과가 중단되었다. 그는 일흔이 훨씬 넘었으니 처음에 가졌던 정신이상에 노인성 치매 같은 것이 더해지기 시작했다. 나는 무기한 감금의 필요성을 주장하는 내용의 보고서를 작성했다.

XX
국가의 중대사가 된 조광증 논의의 주목할 만한 사례

한 가정의 가장이며, 엄청난 재산의 소유자를 정신이상자인지 아닌지, 그의 상태가 치료 불가능한지 가능한지 결정하는 일은 언제나 중요한 사안이다. 그런데 문제가 되는 사람이 국왕이라면 똑같은 일이라도 법률적으로 다뤄졌을 때 완전히 다른 이해관계를 갖게 된다. 이 문제의 해결이 정부의 교체를 초래할 수 있는 데다가 한 국가 전체가 불행에 빠지느냐 번영을 구가하느냐에 영향을 미치기 때문이다. 1789년에 영국이 처한 상황이 그랬다. 한편으로는 내각과 현 정부 인사들의 두려움, 다른 한편으로는 섭정 의회를 바랐던 사람들의 야심과 술책이 모든 사람을 동요하게 만들었고, 이 때문에 영국 의회에서 더없이 심각한 격론이 벌어졌다. 개화된 소수의 의사들이 가려져 국왕의 치료를 맡았다. 더 자세히 말하자면 이들은 특별히 정신과 신체 요법의 모든 분야와 약 처방의 임무를 맡은 윌리스 박사를 보조하는 일을 담당한 것이다. 그랬으니 흔히 경멸의 뜻을 담아 경험주의자라고 불렸던 의사들 쪽에서 질투가 생겼고 음모가 다시 증가하게 되었다. 보름 전부터 법률 보고서를 작성했고, 의회는 증상이 단계적으로 감소하는지 판단하기 위해 새로 의사 한 명을 더 요청했다. 의회 내부에 위원회가 조직되어 의사들 한명 한명의 의견을 따로 모으고, 이로부터 여론을 선도할 수 있는 결과를 끌어내는 임무를 맡았다. 이 보고서[24]야말로 의학 철학의 역

---

*24) 「국왕폐하께서 병중(病中)이실 때 치료를 맡았던 의사들의 의견을 검토하도록 설치된 위원회 보고서 Report from the committee appointed to examine the Physicians who have

사에 실려야 마땅한 대단히 희귀한 자료라 하겠다. 보고서에는 교활한 신중함, 애초에 반대부터 하자고 정한 의도, 그보다 더 교묘할 수 없이 제시된 예방책이 동시에 확연히 드러나 있다. 처음으로 질문을 받은 페피 씨는 국왕의 상태가 의회에 나설 수도 없고, 공무를 볼 수 없으며, 국왕의 병이 언제까지 계속될지 전혀 예측이 불가하지만, 예전에 비하면 더 마음의 평정을 찾았음을 확인할 수 있었고, 이제 곧 국왕이 회복하리라는 점을 더 확신을 갖고 말할 수 있다고 밝혔다. 월리스는 더욱 단호한 어조로 말했다. 그는 국왕이 자기 치료를 받는 다른 모든 환자와 같은 경우였다면 전혀 의심하지 않고 그가 곧 회복하리라는 점을 확신했다. 그렇지만 그는 언제 회복이 될지 확실히 정할 수는 없다고 덧붙였다. 월리스에 따르면 국왕 폐하는 보름 전에는 무슨 책이든 한 줄도 읽을 수 없는 상태였지만, 지금은 여러 페이지를 읽고 독서 내용에 대해 대단히 훌륭한 의견을 내놓을 수 있다는 것이었다. 국왕 폐하께서 매일 드리는 공보(公報)에 한두 번 서명을 하지 않았던 것은 일부러 의도된 침묵을 보여주면서 '한 거물의 영향'을 넌지시 알렸던 까닭이라고 그는 분명히 말했다. 다음에는 워렌 박사가 나서서, 국왕이 회복되고 있다는 징조가 전혀 없고, 차도를 보여주는 징후도 전혀 없다고 말했다. 그는 또한 며칠 전부터 몇 시간 동안 정신이 돌아올 때가 있다는 점에 주목했지만, 그렇다고 그것이 계속 희망을 가질 근거는 전혀 못 되며, 한마디로 말해서 웨일스의 군주에게 기대했던 확실한 치료는 전혀 실현 가능성이 없다고 밝혔다. 더욱이 워렌 박사는 월리스 박사의 편지와 보고서가 진실에 부합하지 않는다고 항의했다. 그다음에는 공보의 형식과 표현을 두고 여러 언쟁이 있었다. 공보 하나는 이런 표현으로 작성되었다. "국왕 폐하는 어제 차분한 하루를 보냈다. 푹 주무셨으며, 오늘 아침에도 편안

··

attended his majesty during his illness, touching the present state of his majesty's health」, Lond., 1789.

하셨다."*25) 윌리스 박사는 이 보고서가 불충분한 데다 증상의 감소와 가까운 시일 내에 이루어질 치료의 희망을 전혀 지적하지 않았다는 점을 들어 반대 목소리를 높였다. 심각한 갈등을 야기한 다른 주제도 있다. 어떤 공보는 다음의 문장으로 끝난다. "국왕 폐하는 오늘 아침에 어제와 같은 상태였다." 의사 한 명이 이의를 제기하고 더 분명하게 '계속 회복 중이다.'는 표현으로 대체해야 한다고 했다. 세 번째 의사는 '오늘 아침 편안한 상태셨다.'라는 다른 표현을 써야 한다고 주장했다. 그렇지만 여기저기서 절대 고쳐서는 안 된다고 항의했다. 이번엔 베이커 박사가 나설 차례였다. 그는 회복의 징후가 전혀 보이지 않는다고 확언했다. 그는 그 나이가 되면 이런 질병에서 전혀 회복되지 못한다는 의견이었다. 그는 국왕 폐하의 상태도 항상 그 모양이라고 생각했다. 서너 시간 잔 것을 '푹 주무셨다.'고 썼다고 목소리를 높였다. 레이놀즈 박사는 신경을 써서 모든 입장을 아우르고자 한 것 같았다. 그는 국왕 폐하가 전반적으로 양호한 건강 상태에 있으며, 결국 '회복(amandement)'에 이르곤 하는 유리한 상태에 계시지만, 주(主)질환에는 아직 아무런 변화도 보이지 않았다고 말했다. 의견들이 이렇게 이리 기울었다 저리 기울었다 하는 중에 정부가 가장 유리한 의견을 선택해서, 윌리스 박사가 성공에 이르렀던 것은 당연한 일이었다. 몽테뉴라면 서로 상반된 의견들 가운데에서 태어나는 학문이야말로 무익하고 추측에 불과한 학문이라고 목소리를 높였을 것이다. 나라면 이렇게 말하겠다. 그것은 음모의 소용돌이에 빠져, 재능과 지식과 아주 잘 어울리는 솔직한 어조와 강건한 성격을 잃은 요직에 앉은 사람의 무능이자 변덕스러운 교만이라고 말이다.

⸫

*25) "His majesty passed yesterday quietly, has had a very good night, and is calm this morning."[원문에 영어로 되어 있음.]

XXI

회복기의 정신이상자들을 집으로 돌려보낼 때
반드시 취해야 하는 신중한 조치들

구빈원 의사는 궁정 의사와는 달리 성(城)에 살거나 특혜의 근원에 이르는 이점을 누리지 못하는 것은 물론, 고위직이며 부(富)를 가졌다는 부러움을 한 몸에 받는 사람도 아니다. 그렇기는 해도 구빈원 의사가 꾹 눌러 참아야 하는 혐오가 있는가, 미리 내다봐야 하는 음모와 암암리에 벌어지는 술책이 있는가, 변덕이란 변덕은 다 받아줘야 하고 언제라도 기이한 충동을 들어줘야 할 필요가 있는가? 그는 선행을 베풀자고 개화되고 열정을 가진 것인가? 그는 자기 분야에는 더없이 강력한 영향력을 실행한다. 자기 생각을 감추지 않을 수 없게 하는 것이 전혀 없다. 그의 생각은 항상 가상한 목적을 향한다. 고통을 약화시키고 눈물을 닦아주는 일이 그것이다. 이런 즐거움을 희생해서 다른 즐거움을 얻은들 무슨 소용인가? 회복기의 정신이상자가 어떤 상태인지 자기 의사를 밝혀야 할 때, 그는 공보에 쓴 비비 꼰 문장이며 교묘히 피해 가는 표현을 거칠 필요가 없다. 정신이상자가 사회로 돌아가야 한다고 판단한다면 더없이 꼼꼼하게 진찰해보고 그렇게 해도 좋다고 분명히 말하면서, 공공의 안전을 해치지 않도록 주의 사항을 알려주는 것이다.

극단적으로 예민한 감수성과 그로 인한 가까운 시일 내의 재발의 경향이 일반적으로 회복기 정신이상자들의 특징을 이룬다. 회복기임이 확인된 경우에 하는 말이다. 격하게 일어나는 공포, 분노로 인한 흥분, 깊은 슬픔, 여름이라는 계절, 지나친 폭식, 심지어는 구속이나 구금의 상태에서 독립적인 자유로의 급격한 변화, 이런 것들이 정신이상자들에게 다른 상황이었다면 결코 일어날 수 없을 충격을 주고, 오래전부터 그런 충격이 중단되지 않을 만큼 습관이 들지 않았을 때 조광증 발작이 재발할 수 있다. 그래서 정신이 상 환자는 회복기에 접어들었다고 가족이 너무 조급하게 생각했을 때 재발해서 구제원에 여러 차례 다시 들어오는 것이다. 프랑스 근위병 소속의 한 척탄병은 바스티유 함락 시 처음으로 공격에 나선 선봉장이었는데 끝없는 야망의 열광에 사로잡혔다가, 빛나는 희망을 잃고, 더없이 강렬한 조광증 발작에 빠졌다. 그는 비세트르에 도착해서 그런 광포와 착란 상태로 넉 달을 더 있었다. 그런 뒤 차분해졌고, 어머니는 아들의 이성이 완전히 회복되기도 전에 그를 서둘러 데려갔다. 그래서 가족과 함께 살아가면서 다시 발작을 일으켰고, 그래서 그를 구제원으로 다시 데려와야 했다. 신중치 못한 결정이 두 번 반복되었고 결과는 모두 동일했다. 어머니는 경험을 통해 깨닫게 되어 더 이상 때가 되기 전에 회복기의 환자를 데려가겠다고 간청하지 않았다. 두 해가 흘러서, 그는 평온해져 발작도 없게 된 초겨울에 구제원에서 퇴원했고, 더는 재발이 없었다.

여름이 오면 불규칙적인 조광증 발작이 일어날 수 있고, 그보다 훨씬 더 드문 일이지만(97) 간혹 추위가 다시 찾아올 때 그럴 수도 있다. 그러므로 그런 계절이 다가오면 구제원에서 퇴원했던 회복기 환자들을 위해 어떤 예방책을 쓰고, 내복(內服)용이든 부착용이든 완하제의 도움을 받도록 하는 것이 신중한 일이다. 정말 열심히 일하는 한 농부가 뜨거운 열기가 내리쬐는 동안 작열하는 태양의 자극을 심하게 받아 조광증에 빠졌다. 그는 비세트르에서 거의 1년을 지낸 후 회복되었고, 매년 봄이 되면 피를 묽게 하는 완하제를 복용하고 목욕 요법을 하라는 권고를 듣고 가족에게 돌아갔다. 이를 신중하게 지켰기에 이후 2년 동안 발작을 예방할 수 있었다. 그런데 그가 세 번째 해에 이 권고들을 무시했더니 재발되었다. 그는 구(舊) 오텔디외의 통상적인 처치를 받고 다시 비세트르에 들어왔다. 다섯 달 동안 대단히 격렬한 조광증이 이어졌다. 느리게 회복이 진행된 후 그는 다시 가족에게 돌아갔다. 지난 사례가 그에게 대단히 강력한 교훈이 되어서, 그에게 재발 예방에 적합한 방법을 다시 한 번 권고해줄 필요가 없었다.

올바로 관리되는 구제원들의 값진 장점들 중 하나는 정신이상자들에게 그들을 통제하고 그들의 의지와 변덕을 굴복시키는 우월한 힘에 복종해야 한다는 확신*26)을 생생하게 새긴다는 데 있다. 물론 그런 일이 가능한 정신 이상자들을 두고 하는 말이다. 정신이상자들에게 끊임없이 이런 생각이 들 게끔 하면 그들의 지성의 기능에 자극이 일어나고, 사리에 맞지 않는 헛소리를 더는 하지 않게 되고, 점진적으로 자기 자신을 통제하는 데 익숙해지게 되니, 이것이 치유를 향한 첫걸음인 셈이다. 그들을 시기상조로 내보내, 너무 일찍 가족 품에 돌려보내면 자기 변덕에 구속 없이 자유롭게 빠져들어도 된다는 생각이 들어서 그들은 이내 선을 넘게 되고, 이렇게 되면 치료가 무너지거나 강력한 정서 작용이 일어나 처음의 정신이상으로 돌아가고 만다. 언젠가 나는 회복기의 정신이상자 한 명을 봄이 되면 퇴원시켜달라는 부탁을 계속 받았다. 다음이 내가 보고서에 기록한 거부 사유이다. "나는 구제원에 구금되어 있는 *** 씨를 세심히 진찰했다. 비록 전기인(前記人)이 자유로이 이성을 사용할 수 있는 것처럼 보이나 나는 그를 퇴원토록 하는 일은 신중치 못한 조치라고 생각한다. 사실 그는 감금되어 있던 첫 석 달

••

*26) 뒤클로의 『회상록』에 등장하는 한 가지 일화를 본다면 정신이상자들에게 엄격함과 구속의 요법을 부과할 필요가 있다는 점이 나타난다. 이 역사가는 콩데 공의 아들인 앙리 쥘 드 부르봉 공에게 일어난 사례는, 국왕(루이 14세)의 풍채가 정신에 일으키는 자극을 가장 잘 보여주는 것이라고 말한다. 그는 우울한 기분이 자주 오르곤 했는데, 왕자가 아닌 사람들 이었다면 이를 광기라고 부를 수 있을 것이었다. 그는 가끔 자기가 개로 변했다고 생각해서 젖 먹던 힘을 동원해서 짖어댔다. 하루는 국왕의 방에 있을 때 이런 발작이 일어났다. 국왕과 같이 있었기 때문에 그의 광기가 사라지지는 않았지만 위압에 눌렸다. 환자는 창문 쪽으로 가서 머리를 창문 밖에 내놓고 개가 짖을 때처럼 얼굴을 찌푸리고 최대한 목소리를 억눌렀다 …. 그가 항상 루이 14세 보는 앞에 있었다면, 참고 자제하는 것이 습관이 되어 조광증에서 치유되었을지도 모를 일이다.(『루이 14세와 루이 15세 치세의 회상록 Mémoires secrets sur les règnes de Louis XIV et de Louis XV』)

동안 광포한 정신착란 상태에 있었고, 지난해 초겨울이나 되어서야 차분해 보였을 뿐이다. 그가 회복되었음을 정확히 판단하도록 여름에 보호 관찰을 수행해야 한다. 지금 그가 집으로 돌아간다면 특히 아직 단단히 여물지 못한 이성으로서는 자유를 회복하고 부모와 친구를 다시 만난다는 기쁨이 지나칠 것이므로 재발의 위험이 있다고 충분히 추정할 수 있다. 그러므로 나는 그를 구제원에서 퇴원시키는 일을 늦가을경까지 늦춰야 한다고 생각한다 …." 비세트르, 공화력 2년 아월 15일. P***.

조광증 완치 증명서를 쓸 때 신중에 신중을 거듭해야 한다면 이는 공공의 안전이 위협받을 수도 있는 중대한 문제이기 때문이다. 그래서 나는 아래에 내 기록에서 뽑은 두 가지 사례를 넣고자 한다. "나는 비세트르에 정신이상자로 구금된 스물두 살의 J. R.이 지난 1년여 동안은 물론 여름 동안에도 이성이 흐려졌음을 보이는 어떤 흔적도 더는 보이지 않았으므로 조광증에서 완치되었다고 볼 수 있음을 증명합니다 …." 비세트르, 공화력 2년 수확월 10일. P***.

"나는 비세트르에 정신이상자로 구금된 스물한 살의 T. D.가 지난 넉 달여 기간에 이성이 회복되었다고 간주될 수 있는 모든 증거를 보여주었음을 증명합니다. 그의 정신이상이 급성 질환에 수반된 것이었고, 구제원에 쇠약한 상태로 입원했고, 그의 이성과 건강 모두 완만하게 계속 좋아지면서 회복되었으므로 그가 완치되었음을 보다 확실히 생각할 수 있습니다." 비세트르, 공화력 2년 수확월 20일. P***.

황달(119), 급성 결체 조직염 발진, 정맥류, 치질로 인한 출혈, 사일열 등의 발현으로 치료된 경우 그 치료가 확실하다는 점은 경험으로 확증되었다. 간혹 치매나 백치 상태로 있는 동안 발생하는 급성 조광증 발작(112)도 마찬가지이다. 의사는 위급한 급성 질환을 해결할 때처럼 이 다양한 경우에서 확신을 가져야 하고 재발이 되면 어쩌나 두려워해서는 안 된다.

XXII
꾸며낸 조광증과 이를 간파하는 방법들

조광증은 악마 들림, 간질, 강경증 및 다른 신경질환처럼 사기로 속일 수도 있다. 순진하게 속여보려는 것이거나 이득이 있을 것을 기대하고 꾸민 일일 수도 있고, 범죄를 위해 그렇게 하기도 한다. 능숙하게 모방된 조광증인지, 정말 질병의 상태인지 구분하는 기술은 의학에서 대단히 섬세하고 대단히 수행하기 어려운 지점이 될 때가 간혹 있다. 나는 이 자리에서 누가 봐도 알 수 있는 형편없는 책략을 말하는 것도 아니고, 비에르스[27)가 언급한 사례처럼 다른 사람 말을 곧이곧대로 믿어서 속이는 일이 식은 죽 먹기인 사람들 사이에서나 일어날 수 있는 교묘하고 세련된 작업을 말하려는 것도 아니다. 나는 대극장에서 쏟아지는 조명 빛 아래에서 가장(假裝)된 질병에 대해 말하는 것이다. 안톤 데 양[28)이 언급한 사례에서처럼 더없이 개화된 성직자들의 증언에 따라 악마에 들렸다고 생각된 한 여인에 대한 이야기이다. 그녀를 빈 구제원으로 이송했는데 사기였음이 드러났다. 간혹 범죄를 저질러 수감된 수인이 법의 처벌을 피할 목적으로 지성의 능력에 이상이 생겼다는 시늉을 하고, 불명예스러운 형벌보다 정신이상자 구제원에 감금되는 것을 선호할 때가 있다. 예전에 진짜 조광증 상태가 형무소에서 오랫동안 감금되어 있는 동안 나타났다면, 의사는 그가 조광증 상태에 있음을 확인해야 했다.

마흔다섯 살의 한 남자가 그의 정치적인 입장이 문제가 되어 비세트르 감옥에 수감되었는데 여러 가지 광태를 보이는 행동을 하고, 간헐적이지만 터무니없는 말을 해서 결국 정신이상자들의 방으로 이송되는 데 성공

:

*27) *Historia festiva figmenti faeminae demoniacae... Wieri op. med.* pag. 344.
*28) Anton de Haën, *Meth. med.* tom. XV.

했다. 내가 비세트르 구제원에 근무하기 전의 일이었다. 내가 근무를 시작하고 몇 달 동안 나는 그의 상태를 보고하는 임무를 맡았다. 나는 여러 차례 그의 방을 방문했다. 매번 방문할 때마다 그는 우스꽝스러운 짓을 했는데 모두 좀 새로운 것이었다. 때로는 머리를 묻고 내 질문에 대답을 회피하기도 했다. 그전에는 조리가 맞지 않고 전혀 연관이라고는 되지 않는 수다로 나를 괴롭혔다. 다른 경우에 계시를 받은 자의 어조로 위대한 인물인 척하기도 했다. 이렇게 다양한 역(役)을 맡고 있으니 나는 그가 조광증에 대한 이야기를 읽어본 적이 없고, 조광증에 걸린 사람들의 성격을 제대로 연구하지 않았음을 알게 되었다. 더욱이 빛나는 시선도, 광대뼈 부분의 홍조도, 신경이 자극되는 동안 정신이상자들이 보여주기 마련인 얼이 빠진 모습도 나는 찾아볼 수 없었다. 가끔 나는 밤에 그가 자는 방에 귀를 기울여보기도 했다. 그는 차분하게 잘 잤고, 이는 구제원 불침번의 보고 사항과도 일치했다. 언젠가 그는 방 청소 중에 방을 벗어나 막대기를 들고 근무자들에게 무기처럼 썼다. 눈에 확 띄는 행동을 해서 자기가 폭력적이고 분노하고 있다고 생각하게 하려는 것이었다. 한 달 동안 모든 사실을 수집해본 결과 확실히 조광증 성격이 있다는 점이 전혀 보이지 않았다. 하지만 조광증 성격을 흉내 내고자 하는 열의만은 대단했다. 나는 그의 책략에 전혀 속지 않았지만, 그가 정치 사범으로 구금형을 받았으므로 새로운 사실들을 더 수집한다는 구실로 보고서 제출을 미뤘다. 몇 달 후에 열월 9일의 사건이 일어나그에게 부과한 처분도 끝났다.

공화력 3년 포도월에 스물두 살의 젊은이가 비세트르 감옥에 구금되었다가 의무실에 환자로 왔다. 내가 처음 몇 번 봤을 때 그는 정말 침울하고 말수가 적었다. 열이 없어서 나는 위(胃)에 부담이 가지 않는 가벼운 음식을 처방해주고 말았다. 나는 그의 상태의 원인이 깊은 슬픔에 있다고 확신했다. 그런데 이후에도 상태에는 전혀 변화가 없었다. 질문을 받아도 대답하지 않았고, 간혹 한숨 섞인 애처로운 소리로 대답했다. 간호사들의 보고에 따르면 그는 식욕도 없고, 잠도 자지 않았고, 밤이면 극단적으로 동요했다고 한다. 이 수인(囚人)은 종종 소스라쳐 일어나 홀을 배회하곤 해서, 격노해 있는 그를 침대로 끌고 와야 했다. 내 방문 동안 그는 정신 나간 표정으로 뛰어오르고 간호사 한 명을 완력으로 잡아서 땅에 쓰러뜨렸던 것이 두 번이었다. 시선은 고정되어 움직이지 않았고, 가끔 한숨을 내쉬면서 어떤 부인의 소식을 묻곤 했다. 상복부가 극단적으로 예민해서 이불의 무게조차 힘겹게 견딜 정도였다. 나는 그의 상태를 확인해야 했고, 나는 그가 불행한 사랑으로 인한 결과로든, 구금으로 인한 깊은 슬픔으로든, 아니면 이 두 원인이 결합해서든, 더없이 명백한 조광증 상태에 있다는 점을 주저 없이 적었다. 이것으로 그를 정신이상자들의 숙소로 이송하라는 결정이 내려졌고, 그는 후일에 있을 모든 소추를 면했다.

정신이상 상태인지 아닌지를 확인하는 것처럼 대단히 중요한 문제에서 같은 방법으로 검토하고 정확한 결과를 얻기 위한 명확한 규정이 여전히 갖춰져 있지 않다는 점에 다들 놀라는 것도 당연하다. 자연사 연구에서 수행된 것과는 다른 어떤 방법을 지적할 수 있을까? 관찰된 사실이 여러 정신이상 중 한 가지(IV부)나, 처음 여러 종류들의 어떤 결합에 해당하는지 살펴보는 것 말이다. 나는 여기서 복합 조광증의 몇몇 사례를 보고할 수 있겠지만 그중 한 가지만 특징적으로 그려보는 것으로 그치겠다. 스물여덟 살 된 여인의 사례이다. 그녀는 금발이었고 외모에 표정이라는 것이 전혀 없었다. 그녀의 정신이상 상태의 최초 기원은 어머니가 임신 중에 겪었던 격렬한 두려움이었다. 그녀는 자동인형처럼 계속해서 같은 자리에 머물렀고 조음 기관이 잘 형성되어 있었어도 말을 할 수 없었다. 그녀에게 모음 e와 o 발음을 해보게 하는 일이 대단히 어려웠다. 정서적인 능력은 완전히 사라져버린 것 같았고, 그래서 백치 상태에 있는 것 같았다.(199) 그렇지만 그녀가 보여주는 두세 가지 행동을 언급해야 하는데, 이런 행동은 그녀가 이성적으로 판단해서 한 행동임에 틀림없었으니, 이를 통해 그녀가 완전한 백치 상태에 있다고는 가정할 수 없었다. 거의 매일 아침 그녀는 기계적이라고 할 수 있을 격노의 발작을 일으켰다. 그녀에게 구속복을 벗겨준다면 보이는 사람에게 닥치지 않고 달려들어 이빨과 손톱으로 더없이 사나운 폭력적인 행동을 저지를 수 있었다. 그러나 사람들이 그녀를 잡자마자 발작이 멈추고 그녀는 후회하는 모습을 보여주고 애원하듯 손을 모으고 순종한다. 이것이 비착란성 조광증의 특징(206) 아닐까?

XXIII
조광증에 대해 이루어진 본 연구 결과를
판단할 때 가져야 하는 관점

정신이상에 대한 내 작업과 내 연구 결과에 올바른 판단을 내리기 위해 마지막 한 가지 고려 사항이 반드시 필요하다. 그것은 내 출발점, 내 도착점, 구제원에서 내가 따랐던 개별적인 정황들을 고려하는 일이다. 구제원에 이송된 남성 정신이상자들과 여성 정신이상자들은 이미 다른 곳에서 사혈, 목욕 요법, 샤워 요법이라는 치료를 개별적으로 받았던 이들이다. 이런 사전 치료가 있고 나서 회복기의 환자든, 치유가 불가한 환자든 남자 정신이상자들은 비세트르로, 여자 정신이상자들은 살페트리에르로 보낸다. 늘 관찰되는 사실들을 통해 나는 이렇게 구금된 이들 중 몇몇은 재발되는 일 없이 회복되고, 다른 이들은 도착하자마자 사망하고, 또 어떤 이들은 더없이 강렬한 조광증 발작을 겪고, 더 많은 수의 사람들은 치료 불가의 치매 상태에 빠진다는 점을 입증했다. 유사한 시설에서 정확히 사망률의 표를 작성하고, 정신이상자들 중 치료된 이들의 정확한 비율을 확정하고, 어떤 종류의 조광증에서 다른 종류의 조광증으로 변한 다양한 경우를 정확히 결정할수 있었다. 그러므로 나는 내 힘닿는 한 정신이상의 다양한 종류의 연구, 어떤 치료약의 약효 검증, 구제원 정신이상자들의 정신적이고 신체적인 요법의 원칙의 확증이라는 연구 목표에 몰두했다. 족쇄를 풀어주고, 말도 못할 혐오를 제거하고, 이들 공공시설의 혼란에서 발생한 장애물을 극복했다는 것이 벌써 대단한 일이다. 본고에 제시된 핵심적인 기초들만 갖는다면 앞으로 이 분야에서 가장 개화된 국가들보다 더 우월한 시설을 갖추는 데 충분하다. 그것이면 모든 관심을 공공의 유용성이라는 중요한 목표에 기울이는 튼튼한 정부가 나타나기를 기다릴 필요도 없다.(1판 끝)

부록

2판의 추가 사항

1부[1]
정신이상 여부를 결정하는 데
적합한 이유들

11. 정신이상자를 의사의 치료에 맡기기 전에 환자의 예전 상태를 알리는 기본 정보들이 정확하고 진실하고 명확히 진술된 것일 수도 있지만, 또한 불완전하고 모호하고 간혹 전혀 무가치한 것일 수도 있다. 이들 중 정확하고 진실하고 명확히 진술된 지식만 고려할 가치가 있으며, 이들 정보를 연관 지음으로써 얻게 되는 여러 결과들은 그 정보들의 수가 많고, 새로운 사실들이 발견되어 끊임없이 확인되고, 자기 눈으로 관찰한 것이거나 가장 확실히 믿을 수 있는 기록에서 가져온 것이므로 그만큼 더 확실한 것이다. 이런 방식으로 우리는 정신이상이 간혹 신체가 입은 상해나, 선천적으로 가진 성향을 기원으로 하며, 가장 자주는 마음의 정서(affections morales)가 대단히 격렬하고 대단히 강하게 벽에 부딪혀서 생긴다는 점을 알게 되었다. 이들 일반 원인 중에는 빈번히 나타나는 원인들도 있지만, 거의 나타나

∴

1) 2판의 1부는 완전히 새로 쓴 것이다.

지 않는 원인들도 있다. 그런데 빈번히 나타나는 원인들이 무엇인지 아는 일이 중요한 것은 체계적인 치료법을 선택하기 위한 것도 있지만 정신이상 일반의 정확한 역사와 그 다양한 종류의 내력을 기록하기 위한 것이다.

12. 신체적인 자극이나 마음에 생겨난 정서가 갖게 되는 에너지는 결정적인 원인의 강도(强度)만큼이나 개인의 감수성에 달렸다. 더욱이 개인의 감수성은 선천적으로 가진 성향이며, 나이, 성별, 환경, 생활 방식, 질병력에 따라 엄청나게 다양*2)해진다. 가장 자주 반복된 관찰에 따르면 감수성은 여성의 인생 몇몇 시기에 극단적으로 예민해진다. 사춘기, 임신, 출산과 흔히 폐경기라고 부르는 시기가 그렇다. 그러니 이 경우 조금이라도 마음에 동요가 일어도 대단히 혼란에 빠지게 되는 것이다! 한 여성 정신이상자3)가 구제원에 들어왔을 때 환자의 예전 상태에 대해 얻은 기본 정보들에 십중

∴

*2) 정신이상자들이 예전에 어떤 상태였는지에 대한 정확한 정보는 민중 계급에 속한 정신이상자들을 치료하는 구제원보다는 사설 시설에서 더 많이 수집할 수 있다. 그런데 이 사설 시설 중 한 곳을 관리하는 에스키롤 박사는 다음과 같이 말했다. "내 치료를 받으러 온 거의 모든 정신이상자는 환자가 되기 이전, 그리고 종종 아주 어렸을 때부터 지성적인 기능과 능력, 정서적인 면에서 불규칙한 면을 보였다 … 과도하게 오만했던 이들이 있는가 하면 불같이 화를 내는 이들이 있었다. 화를 잘 냈던 이들은 종종 슬퍼했고, 오만했던 이들은 우스꽝스럽게 유쾌해했다. 어떤 이들은 학습에 안타깝게도 취약했고, 다른 이들은 시작한 일은 고집스럽게 시행하려 했지만 끝까지 해내지 못했다. 좀스럽고, 꼼꼼하기가 이루 말할 수 없고, 두려워하고, 소심하고, 우유부단한 사람이 여럿이었고, 십중팔구는 발작이 일어나기 직전 얼마 동안 지성과 정신 기능의 능력이 배가(倍加)되곤 했다. 대부분은 신경병을 가졌다. 여성들은 경련이나 히스테리성 경련이 쉽게 일어났고, 남성들은 경련, 꿈틀거림, 마비가 쉽게 일어났다 … 처음부터 갖고 있거나 나중에 얻게 된 성향들에 마음에 어떤 정서 작용이 일어날 때 폭발적인 격노나 멜랑콜리의 쇠약이 일어난다."(『정신이상의 원인, 징후 등으로 고려된 정념에 대하여 *Des Passions considérées comme causes, symptômes, etc., de l'Aliénation mentale*』)

3) 비세트르 근무의 경험과 관찰을 자주 인용한 초판과 달리 2판의 추가분은 대개 살페트리에르 여성 정신이상자 구제원의 근무 경험과 관찰과 관련되어 있다. 그래서 추가분에는 원문에 정신이상자의 여성형을 자주 사용한다. 본 번역에서는 이후 문맥상 반드시 필요한 경우에만 남성 정신이상자, 여성 정신이상자로 구분하고, 구분할 필요가 없다고 생각할 때에는 초판에서의 번역을 따라 '정신이상자'로 옮기기로 한다.

팔구 그 질병의 유사한 기원이 예고되고 있다는 점에 놀라야 할까?

13. 정신이상은 정말 자주 정념이 강렬하고 강한 벽에 부딪혔을 때 시작되므로, 한 영국 저자(크라이턴)는 이성에 일어난 정신이상을 다룬 한 저작을 발표하면서 그 책 거의 대부분을 인간 정념에 고유한 증상들과 성격, 다양한 강도의 차이, 신체 기관에 가해지는 더 강렬하거나 덜 강렬한 효과를 기술하는 것으로 만족했다.[4] 그러므로 의학의 이 분과는 부분적으로 고대의 현자들이 마음의 정서에 대해 쓴 세심한 사변들 중, 그들이 영혼의 질병이라고 본 것을 실현시키도록 하는 학문이다. 이 용어에 어떤 의미를 부여하더라도 마음의 정서가 이 질병의 가장 빈번한 원인이 된다는 점이 더욱 확실하다. 그리고 나는 정신이상자를 위해 마련된 공공시설이나 개별 시설 및 진위를 의심할 수 없는 확실한 세부 사항을 가득 담은 보고서 검토를 통해서 셀 수 없이 많은 사례들을 얻었다.

I
태어날 때부터 가졌거나 유전적인 정신이상

14. 조광증이 유전적으로 이전되지 않는다는 의견을 받아들이기란 어려울 것 같다. 어느 곳에서든, 어떤 가계(家系)의 구성원들 몇몇이 계속 여러 세대를 거치면서 조광증에 걸렸던 점에 주목해본다면 말이다. 이는 대중의 여론, 공공시설이나 개별 시설에 정기적으로 기록된 사항들, 영국과 독일 이상으로 프랑스에서 출판된 관찰 논집을 보면 증명되는 사실이다.

15. 유전에 의한 정신이상은 지속적이거나 간헐적일 수 있다. 최근 살페

---

[4] 키케로의 『투스쿨룸』, 나이와 경험이 성숙기에 이른 저 훌륭한 천재가 도덕의 주제에 대해 쓴 다른 저작들을 머릿속에서 생각해보지 않고서 인간의 정념을 영혼의 실병이라고 말할 수는 없다. 수많은 불행을 낳고 고대 로마 공화정을 무너뜨리는 것으로 귀결했던 정념의 떠들썩한 갈등과 정치적 격동의 시기만큼 철학 연구에 적합한 시기가 언제일까!

트리에르 구제원에 들어온 여성 정신이상자는 치매 상태의 어머니를 여의고, 자신도 지속적인 조광증에 걸렸는데 백약이 무효였다. 파리 근교의 한 마을에 살았던 다른 여인은 몇 년 동안 여름은 구제원에서, 겨울은 가족과 함께 보냈다. 그녀의 조광증은 간헐적이었다. 선천적 조광증 발작이 엄습하고 재발하는 일이 교대로 반복되었는데, 간혹 갑자기 발현되는 경우도 있었지만, 자극을 일으키는 원인이 생겼을 때 발현되는 경우도 있었다. 때로는 극단적으로 격렬한 상상력으로 인해, 때로는 불안하고 심약한 공포에 사로잡히는 성격이나, 천성적으로 지성이 약해서 그보다 더 기이할 수 없게 조합된 관념들의 점진적인 비논리성이 나타나면서 모든 것을 아름답게 그리(畵)고, 그보다 더 환상적일 수 없는 장면이 만들어지기도 한다.

16. 한 부인은 자기 어머니, 고모 한 분, 누이와 사촌누이가 지속된 기간은 다들 달랐어도 여러 시기에 조광증 발작을 일으켰는데, 그녀 역시 젊었을 때 극단적으로 불끈하는 성격이어서 조금이라도 자신에게 반대를 하는 일도 참을 수 없어 했다. 그녀는 스물한 살에 결혼했는데, 대단히 화를 잘 내는 성격이 되었고, 그보다 더 비관적일 수 없는 의심에 사로잡혔다. 그렇지만 정말 행복한 결혼 생활이 이어지던 첫 5년 동안은 동요도 일어나지 않았고, 생각에도 비논리적인 데가 전혀 없었다. 결혼 6년째에 아이 하나가 중병에 걸리자 그녀는 절망에 빠졌다. 그때부터 착란성 상상력, 공상의 대상이 일으킨 빈번한 공포, 전혀 근거가 없는 만큼 더 강렬하고 더 과장된 질투가 생겼다. 이내 조광증이 나타났다. 더없이 강렬한 동요, 몸 안에서 느껴지는 불타는 열기, 계속적인 불면, 광태를 보이는 몸짓과 말들을 하게 된 것이었다. 며칠 지속되다가 한 달 멈춘 뒤 정신이상은 다시 재발했다.

17. 어머니가 정신이상을 겪었던 한 젊은이는 사교계에 들어갔을 때부터 강한 벽에 부딪히고 깊은 슬픔을 겪게 되었다. 그는 걸핏하면 화를 내고 극단적으로 성마른 성격을 갖게 되었다. 의심이 많아지면서, 자기가 온갖 종류의 박해의 대상이 되었다고 생각했다. 팸플릿, 캐리커처, 연극 작품에서

자신을 조롱하고 있다고 믿기까지 했다. 그의 상상력은 그 이상 높을 수 없을 정도로 고양되었고, 여론이 그의 명예를 실추시킨 뒤에 그를 죽음에 몰아넣는 끔찍한 계획이 세워졌고, 자기와 가까운 사람들도 이런 그의 추방에 연루되었다고 확신했다. 그에 따르면 자기에게는 배신자며 괴물이라고 부르는 자들에게 멋지게 복수하는 일밖에 남지 않았다. 그리고 그는 이렇게 격노가 고양된 상태로 길거리로 나와 행인들을 위협했으니, 끔찍한 사건을 방지하기 위해 그를 감금하지 않을 수 없게 되었다.

18. 선천적인 조광증이라도 나이가 들어야 발달할 수 있다. 그리고 인생의 다른 환경들로 인해 뒤늦게 조광증이 폭발하게 된다. 치매 상태에 빠진 아버지를 둔 한 남자는 쉰 살 때까지 이구동성의 찬사를 받으며 공직을 수행해왔는데, 그때 무절제한 성적 쾌락에 빠지고 말았다. 그는 부리부리하고 활력에 넘치는 시선을 하고, 방탕한 장소들을 드나들면서 무절제한 행동에 탐닉하고는, 사교계 친구들에게 돌아와서는 그 이야기를 순수하고 흠 없는 매혹적인 사랑 이야기로 그려주는 것이었다. 그의 정신이상이 점점 커지게 되자, 결국 그를 가두지 않을 수 없었다. 그런데 혼자가 되자 상상력이 걷잡을 수 없이 자극되었다. 그는 천상의 아름다움을 가진 이들과 맛보았던 쾌락을 뜨거운 열정을 가득 담아 그려냈다. 그는 그들이 얼마나 아름다웠고 미덕으로 가득한 이들이었는지 말하면서 희열을 느끼고, 사랑의 여신을 위해 신전을 세우도록 하고 싶었고, 자기 자신이 신의 반열에 올랐다고 믿었다. 이것이 착란을 동반한 강렬한 격노의 시작이었다.

19. 처음부터 정신이상자로 태어난 사람들의 착란의 정도는 다양할 수 있다. 우발적인 조광증의 경우에서처럼 이성이 완전히 무너져버리는 특징이 두드러질 수도 있다. 내가 정신과 신체 상태를 확인하는 일을 맡았던 정신이상자들 중 한 명은 내 질문에 전부 어긋난 답변만을 했으니 감각 기관에 자극이 가해질 때 아무런 관념도 생기지 않는 것 같았다. 아무런 구분 없이, 밑도 끝도 없이 예전에 알았던 사람들 이름만 반복하는 것이었다. 그

는 끊임없이 말을 했지만 그러면서도 어떤 내적 감정도, 자기 존재의 감정도, 자기가 살고 있는 곳에 대한 감정도, 바깥에서 가졌던 관계에 대한 감정도 보여주지 못했다. 판단력을 가졌다는 흔적이 전혀 없는 것이다. 그의 기억에 남은 모든 것은 전혀 형태가 없는 혼돈으로 드러날 뿐이었다.

II
잘못된 교육이 이성의 착란에 미치는 영향

20. 아이들의 교육 방향을 완전히 거꾸로 잡을 수 있고, 그렇게 이루어진 교육의 결과와 아이가 선천적으로 가진 약한 지성이 결합되면 후자보다는 전자가 원인이 되었음을 의심해볼 수 있다.

21. 내가 법적 검진을 맡았던 두 미성년자 형제 이상으로 충격적인 사례를 거론하기 어려울 것이다. 아주 어린 나이에 고아가 된 이들은 기이할 정도로 대조적인 방식의 교육을 받고 자랐다. 한편으로는 여자 가정 교사가 더없이 여성적으로 유약하게 키웠고, 다른 한편으로는 거칠고 화를 잘 내고 침울한 성격의 남자 교사가 극단적으로 엄격하게 키웠다. 이런 식의 교육이 가져온 해악이었든 애초에 아이들이 갖고 태어난 기질 때문이었든 이 둘의 지성은 발달되지 않은 채로 남았고, 타고난 신체도 허약했으니 여러 질병에 쉽게 걸렸다. 그래서 사춘기에 정말 치매라고 할 수 있는 성격이 나타난 것도 당연한 일이었다. 내가 두 사람을 진찰했을 무렵 그들은 둘 다 스무 살에서 스물두 살 청년의 보통 키였지만, 그들의 약하고 손상된 지성은 서너 살 아이의 본능에 가까워 보였다. 유아들의 놀이에 대한 취향이며 몸짓이며 말도 같았다. 두 사람의 언어는 그저 끝없는 수다 같았는데 단어들의 첫 음절만 들렸고, 그래서 종종 전혀 이해가 되지 않았다. 그들은 자동적인 습관처럼 애처로운 장면을 연출하며 하루를 마치곤 했다. 그들은 방구석에서 명상에 잠겨, 격한 마음을 토로하고 한숨과 오열 속에서 아주

어렸을 때 안타깝게 돌아가신 부모를 생각하고, 그들의 여자 가정 교사가 아낌없이 베풀어주었던 배려를 감사해하며 말하곤 했다. 그렇지만 남자 교사의 가증스러운 이름을 말할 때에는 항상 공포심과 저주의 감정을 싣는 것이었다.

22. 라 브뤼에르는, 전 생애를 아이들에게 자신이 맞을 죽음을 애도할 이유를 마련해주는 것으로 보내는 이상한 아버지들이 있다고 말했다. 공공 교정 시설과 정신이상자들을 위한 시설에서는 이 책에 주석을 붙이기에 안성맞춤인 여러 사례들을 끊임없이 제공해주지 않던가? 나는 어린 나이에 무방비로 만나게 되는 부도덕성의 교훈에 대해 말하는 것이 아니다. 어떤 잔학무도한 행동들은 규정을 완전히 벗어나는 것이며, 인류의 명예를 더럽히지 않으려면 그런 행동에 베일을 씌워야 할 것이다. 그렇지만 정말 가벼운 죄에 얼마나 자주 끔찍한 비난을 가하곤 하는지! 흥분한 어조로 심술궂은 말을 하고, 협박을 하고, 주먹질을 하면 젊은이를 걷잡을 수 없게 자극하게 되고, 모든 혈연관계를 끊게 하고, 비뚤어진 성향을 갖게 하고, 더없이 분명한 정신이상을 재촉하는 것이다! 한 젊은 처녀는 가족에게 언제나 구박과 그보다 심할 수 없는 거친 대접을 받았는데, 그녀는 다른 언니가 사람을 기쁘게 하는 기술에서 자기보다 능수능란해서 항상 어머니의 애정을 독차지한다고 생각했다. 끊임없이 수치심에 사로잡히고 슬픔에 짓눌렸던 그녀는 더 이상 잠을 잘 수 없고, 이성의 완전한 착란에 빠져서, 결국 살페트리에르로 들어왔다. 여러 달의 치료가 끝나고 완전한 회복기에 들어서, 가족에게 돌아가게 되었을 때 그녀는 정말 가슴이 미어지도록 민감하게 자신의 슬픈 운명을 서러워하고 재발 가능성에 공포를 보였다.

23. 멜랑콜리에 빠지는 강렬한 성격을 가진 사람은 아주 어렸을 때부터 차가운 신중함과 계산된 위선의 습관을 갖게 될 수 있다. 겉모습만 보고 믿어버렸다면 지성이 약해서 그런 것이라고 생각해버릴 수도 있을 것이다. 최근에 나는 열일곱 살 젊은이의 법적 보고서를 작성하는 일을 맡았는데, 그

를 아주 어렸을 때부터 맡은 교사는 신앙심 깊고, 대단히 엄밀하고, 걸핏 하면 성을 내는 사람이었다. 그는 내게 올 때 경계심과 의심의 태도를 보였다. 슬그머니 바라보고 확신이 부족한 태도를 보면 그랬다는 것을 알 수 있었다. 그의 어머니가 아들에게 몇 가지를 물어보았지만 소용없는 일이었다. 그는 의자에 앉아서 이리저리 움직이면서 가만히 있지를 못했고 앞뒤가 맞지 않고 밑도 끝도 없는 몇 마디로 답변을 하고 벗어나려고 하는 듯 보였다. 지성이 약한 탓일까 아니면 미리 계획한 강제된 침묵인가? 첫 번째 면담만으로는 내가 갖게 된 의혹과 의심을 날려 보내기에 어림도 없어서, 나는 판단을 보류해야겠다고 생각했다. 이후에 그의 상태를 여러 차례 관찰하게 되면서 이 젊은이가 굉장한 통찰력과 교활한 정신의 소유자임을 알게 되었다. 그는 미성년의 기간을 어서 벗어나 자기 몫의 재산을 누릴 수 있기를 애타게 기다리고 있었다.

24. 이와는 극단적으로 반대되는 사례라면 덜 위험한 것으로 봐도 될까? 부모의 맹목적이다시피 한 사랑, 끝없는 배려 같은 것 말이다. 불같은 상상력과 드높은 성격의 소유자였던 한 처녀는 자기 생각을 거슬렀던 사람 없이 자랐다. 그녀가 선택한 배우자도 결혼 초기 몇 년 동안 그녀에게 정성과 배려를 아끼지 않았다. 그녀는 남편의 이런 열정이 영원하리라 믿었지만 점점 주춤거렸다. 그녀가 의심을 하고 질투의 고통을 받게 되자 결국 더없이 격노한 정신착란이 폭발했다. 몸에 밴 방탕과 쾌락, 소설의 탐독, 타락한 풍속의 사교계, 여자들에게 잘 보여 마음을 사려는 유혹이 종종 이런 사건을 일으키곤 하던 원인이었다.

25. 정신이상자들을 관리하는 기술과 젊은이들을 교육하는 기술 사이에는 얼마나 유사성이 많은가! 어느 쪽이든 꿈쩍도 하지 않는 단호함이 필요하지만 그것은 거칠고 밀어내는 방식과는 전혀 다른 것이다. 사려 깊고 정다운 친절이 필요하지만 그것은 온갖 변덕이란 변덕은 다 들어주는 유약한 호의와는 전혀 다른 것이다. 이성이 정해놓은 것을 어떤 끔찍한 운명이 그

토록 희귀한 것으로 만들어 심지어 기적으로 보게끔 만들어버리는 것일까?

III
생활 태도가 극단적으로 불규칙할 때 정신이상이 발생한다

26. 생활 방식이 더없이 별나고 이상 행동이 계속될 때 그것이 종종 확실한 정신이상의 전조가 되는 것은 아닐까?

27. 더욱이 화학에 재능이 있었고, 깊은 지식으로 뛰어난 젊은이가 있었는데 그 젊은이 말로는 얼마 전부터 한 가지 발견을 계획하고 있으며 그것으로 벼락부자가 될 수 있을 것이었다. 그의 상상력은 고양되었고, 그는 여러 날을 실험실에서 나오지 않고 일하기로 결심했다. 일에 더 잘 전념하고, 잠을 쫓고, 그가 생각하는 높은 수준까지 오르도록 다양한 종류의 자극제를 준비했다. 한 젊은 여가수가 그와 함께 칩거 생활을 했다. 그는 독주(毒酒)를 반복적으로 사용했고, 방향성(芳香性) 물질들과 잿물로 산화한 염화물 냄새도 차례로 호흡했다. 그는 자기 연구실에 오드코롱이라는 이름의 물질을 자주 뿌리기까지 했다. 이 모든 방법이 반사 풍로에서 발산되는 열과 결합될 때 그의 신체와 정신의 능력이 최고 수준으로 자극되었음을 상상할 수 있다. 그래서 일주일 후에 그에게 그보다 더 격할 수 없는 착란이 일어났다는 점에 놀랄 필요가 없다.(내 책 『질병분류법 Nosogr.』 3권에서 그의 나머지 이야기를 찾아볼 수 있다.)

28. 대단히 부자였던 한 젊은이는 교육을 받던 여러 시기 동안 자연학, 화학, 문예에 차례로 몰두했다. 극단적으로 허영심이 강했던 그는 앞으로 가장 높은 두각을 나타내는 길을 걷게 되리라고 예감했다. 오랜 여행을 떠나 전혀 알려지지 않다시피 지역에서 공부하겠다는 계획 이상으로 그에게 확신을 심어주기에 적합한 것이 없었다. 이 여행 이야기를 책으로 쓰게 되면 그는 사교계에 알려질 것이다. 이 책은 새롭게 발견된 사실, 호화로운

활판 인쇄, 아름다운 데생으로 주목받아 마땅하리라. 저명한 화가 몇 명이 어디서나 그를 수행했다. 그는 낮의 피곤을 달래고 밤에 잠을 자지 않도록 커피를 과도하게 마셨다. 가끔 지적인 여행을 떠나 수집품을 정돈하거나 기록을 남겼다. 그리고 여러 날을 방을 뜨겁게 난방하고 고집스럽게 연구에 몰두했다. 또 감각이 충분히 자극되지 않으면 어쩌나 걱정했고, 그래서 술을 과도하게 마시게 되었다. 곧 그의 뜨거운 상상력이 그를 다른 극단으로 몰아갔다. 그는 자기가 얼마나 단식을 할 수 있을지 시험해보고 싶었다. 그는 믿을 만한 몇몇 하인들만 데리고 역마차에 틀어박혀, 갈아탈 때만 멈추고, 몇날 며칠을 잔뜩 쟁여온 커피와 독주만 마시고 음식이라고는 전혀 먹지 않았다. 이렇게 돌아다니다가 갑자기 쉬게 되었다. 그는 한 달을 침대에 누워 지냈고 서둘러 간소한 식사를 할 때나 자리에서 일어났다. 기이한 일들에 대단한 취향이 있었는데, 다른 경험을 해보고 싶었다. 비위생적이라는 점에서 너무도 유명했던 한 도시를 골라 그곳에서 체류하기로 했다. 유해한 자극을 피하려고 한 달 동안 매일 기나피를 다량 복용했다. 그는 다시 원래 살던 곳으로 돌아왔다. 몽상에 사로잡힌 그는 잠을 자면서 보내는 시간을 영원한 상실의 시간으로 보고, 여러 위인들이 보여주었던 모범에 자극되어 아주 늦게 잠자리에 들고 엄격한 명령을 내려 아침 일찍 깨워달라고 했고, 억지로라도 잠자리에서 일으키도록 했다. 이 시기에 갑작스러운 슬픔을 겪은 데다, 강한 벽에 부딪히게 되어 안 그래도 흔들리는 이성이 다시금 동요하게 되었고, 강렬한 정신착란이 드러나고 말았다.

29. 아주 어린 나이 때부터 한 여인은 쉽게 피부 질환이 일어났고, 불규칙적으로 몹시 흥분한 몸짓에 빠지곤 했다. 그래서 그녀의 극단적으로 유동적인 모습과 변화무쌍한 성격에 대해 내게 의견을 물어 온 적이 있었다. 이성 발달 초기부터 그녀는 두서없이 무작위로 독서하는 습관을 들였다. 그녀는 차례로 소설, 시, 역사, 극작품에 관심을 기울였는데, 며칠 낮과 밤 대부분 동안 그 모두를 교대로 전광석화처럼 섭렵했다. 월경이 너무 일찍

찾아왔고 집안의 깊은 슬픔이나 다시금 장애물에 부딪히는 일이 생기면 주기가 불순해졌다. 그랬으니 극단적인 성마름, 흥분, 강렬한 고함, 간혹 불규칙적인 경련이 일어났다. 정말 잘 어울리는 결혼으로 행복이 그녀에게 미소 짓는 것 같았다. 그렇지만 언제나 우유부단한 성격도, 한 극단에서 다른 극단으로 나아가는 누구도 막을 수 없는 기질도 여전했다. 가끔 며칠 동안 동요가 지속되었고, 계속 걷고, 피곤해서 기진맥진해지기까지 할 때가 있고, 다른 경우에는 어두운 침체에 빠지고, 은둔하고자 하는 막을 수 없는 욕망에 사로잡히고, 무기력한 마비 상태에 놓이고, 음식을 선택하고 식사 시간을 정하는 데 아무런 규칙이 없을 때가 있었다. 어떤 날들은 아무것도 먹지 않고 보냈고, 다른 날들에는 무절제한 식욕이 뚜렷이 드러났는데, 그때마다 식욕을 기꺼이 채워주었으니 종종 소화 불량 상태에 과음을 하게 되었다. 종종 같은 날에 차가운 무기력 상태에 있다가 부모에 대한 자식의 애정 토로, 시에 대한 열광, 종교적 광신으로 갑자기 이행하기도 했다. 또한 중요한 대상을 놀이처럼 생각하고 사소한 대상을 진지하고 더없이 진지한 주의를 기울여 다룰 때가 자주 있다. 심기증 징후들과 신체적 질병 때문에 정말 능숙한 의사들, 경험에만 의존하는 돌팔이 의사들, 노파들이 차례로 아무 소용도 없는 치료 계획을 제안했고, 치료가 차례로 시작되었다가 중단되고, 밑도 끝도 없이 되풀이되곤 했다. 결국 전혀 모호하지 않았던 정신이상이 아주 이상한 방식으로 드러났다. 1년의 여섯 달은 동요하고, 끊임없이 달리고, 쓸데없고 공상적인 계획을 생각해내는 데 보냈고, 나머지 여섯 달은 깊은 마비 상태, 침울한 절망, 자살에 대한 더없이 강렬한 충동이 두드러졌다.

IV
정신이상을 결정하는 데 적합한 발작적 정념

30. 일반적으로 정념은 신체적이고 정신적인 감수성의 생소한 변형들로서, 우리는 이런 변형들을 외부에 나타나는 증상들을 통해 그것의 변별적인 성격을 분간하여 확정할 수 있다. 정념들 중에 분노, 공포, 극심한 고통, 갑작스러운 즐거움과 같은 정념들이 서로 상반되어 보일지라도 그것들 모두는 무엇보다 안면 근육이 다양한 방식으로 경련을 일으킨다는 특징을 갖고, 그때 뚜렷이 눈에 띄는 모습들이 외부로 드러난다. 그런 모습들에 대해 제일급의 시인들, 조각가들, 화가들이 심오한 연구를 했다. 숙련된 해부학자라면 내가 말하는 정념들을 표현할 때 쓰이는 근육이 따로, 동시에 혹은 연속적으로 움직이는 것을 보고도, 그것이 우리를 동요하게 만들 수 있는 모든 정념의 표현임을 알려줄 수 있다.

31. 이 정념은 분노를 자극하는 대상의 본성, 그 대상에 더해지는 부수적인 생각들, 어떤 다른 정념과의 결합, 개인의 감수성 강도에 따라 정말 상이하게 표현될 수 있다. 그러나 정념이 복합적이지 않고 단순할 때 화가들과 진정한 관찰의 정신을 가진 사람들은 그것에 다음과 같은 특징을 부여하는 데 동의한다. 붉고 타오르는 얼굴이나 납빛을 띤 창백함, 빛이 나면서도 정신 나가 보이는 눈동자, 치켜 올라간 눈썹, 이마에 생긴 주름, 특히 가운데 쪽으로 앙다문 입술, 분노와 경멸같이 보이는 웃음, 간혹 이(齒)가 갈리는 소리가 들리기도 하는 턱의 조임, 목과 관자놀이 부분에서 부풀어 오르는 힘줄이 그런 것이다.

32. 분노로 반복되는 흥분은 항상 판단력에 해롭다. 그럴 때 판단력은 자유롭게 실행될 수 없게 된다. 극단적으로 성마른 성격은 간혹 정신이상의 전조일 때가 있고, 그런 사람은 정신이상에 걸리기 쉬운 강력한 성향을 갖는다. 이는 특히 월경 중이나 출산 후유증을 앓는 여성들이 우려할 만한

것이다. 내가 살페트리에르 구제원에서 기록한 잦은 사례들이 이 점을 증명한다. 이것이 습관적으로 반복되면 멜랑콜리 환자들은 결국 격노의 착란이나 마비와 치매 상태에 빠질 수 있다. 대단히 활력에 넘치고 더욱이 하인들을 잘 대해준다고 칭찬이 자자한 여인이 있었는데, 그녀는 오래전부터 정말 아무것도 아닌 일로도 지나치고 제한 없는 분노에 사로잡히곤 했다. 단순한 경우에, 지시를 내렸는데 실행이 조금 늦었을 때, 일하는 사람들이나 아이들이 사소한 실수를 저지른다면 격렬한 흥분이나 소란스러운 싸움이 뒤를 이었다. 그녀의 이런 성향은 불행한 파국을 맞게 되었으니, 이성이 완전히 이상(異常)에 빠지고 말았음이 드러났다.

33. 공포나 격한 두려움, 그리고 극에 달한 절망, 이 모두를 완전히 동의어로 볼 수는 없어도, 적어도 안면 근육의 경련이라는 점에서는 확실한 일치를 보인다. 위에서 아래로 이마에 주름이 잡히고, 눈썹이 처지고, 눈동자는 수축되고 번득이고 계속 움직이고, 콧구멍은 벌름거리고 크게 열리고 위로 들쳐진다. 간혹 혼란이 너무 깊어 그 때문에 이성의 착란이 일어나는 경우도 있다. 시기는 전부 달랐지만 세 명의 젊은 처녀들이 아주 짧은 기간에 정신이상이 되어 구제원에 들어왔다. 한 사람은 흰 옷을 입었다는 소위 환영 같은 것을 보고 정신이상에 빠졌는데, 사실 그것은 젊은이들이 밤에 그녀가 보도록 가져다 놓은 것이었다. 다른 사람은 한때 강렬한 천둥소리 때문에, 마지막 세 번째 사람은 못된 곳에 몰래 들어갔다가 공포가 일어나 정신이상에 빠졌다.

V
허약성이거나 억압적인 정념들

34. 슬픔, 증오, 두려움, 후회, 회한, 질투, 선망과 같은 정념들은 사회에 엄청난 무질서와 악의 씨앗이 되지만, 또한 예술을 풍요롭게 했으니, 제일

급의 화가나 조각가들의 걸작에 확연히 나타난다. 정념들은 어떤 다른 정념과의 결합, 개인의 감수성, 여기에 덧붙여진 부수적인 관념들 또는 결정 원인의 격렬한 정도에 따라 다양한 정도의 강도와 무한한 세밀한 차이를 가질 수 있다. 그러나 정념이 정신이상으로 변하려면 정말 높은 강도로, 한 정념에서 다른 정념으로의 갑작스러운 이행이나 반대 방향에서 온 충격을 받은 경우뿐이다. 일반적으로 깊은 슬픔이 외부로 드러날 때 나타나는 특징은 무기력한 감정, 근력의 엄청난 감소, 식욕 상실, 창백한 얼굴, 충만이나 억압의 감정, 간혹 오열로 끊어지는 호흡 곤란, 다소 깊은 마비 상태, 침울한 마비 상태나 더없이 강렬한 착란 등이다.

35. 성격이 그대로 드러나고, 역경을 겪을 때나 번영을 구가할 때 한결같은 마음 상태를 유지하는 일은 언제나 찬사를 받아 마땅할 것이다. 그러나 자주 매혹적인 시로 장식되곤 하는 이런 지혜로운 충고는 신체의 질병, 특히 그 충고를 잊었을 때 생길 수 있는 이성의 착란을 생각해본다면 다시금 중요해진다. 이것이 의학이 도덕을 뒷받침하게 되는 유일한 사례는 아니다. 특히 멜랑콜리 환자들은 자기들의 고통의 감정을 과도할 정도로 강하게 느끼곤 한다. 그런 성격을 가진 여성이 얼마 전에 아버지를 여의었는데 땅에서 데굴데굴 구르고, 머리를 뽑고, 모든 자연에 저주를 퍼붓고, 절망에 잠겨 인간 종이 멸절되기를 바라는 것 같았다. 큰소리로 울부짖음과 고함을 질러대는 것이야말로 최고도에 오른 착란이라고 할 수 있지 않은가?

36. 이성은 간혹 어느 정도 우위에 서서 불행과 싸울 수 있으며, 쓰디쓴 슬픔의 깊고 반복된 자극이 아니고서는 무너지지 않는다. 한 젊은 여인은 성격은 나약했지만 교양 있는 정신의 소유자였다. 그런데 갑작스레 전혀 예상치도 않게 가족이 전부 재산을 잃고 아버지까지 돌아가시자 그녀는 그만 비탄에 잠기고 말았다. 그녀의 어머니는 절망에 사로잡혀 식욕을 잃고 잠도 이루지 못하다가 결국 정신이상자가 되었다. 이런 일이 일어나 기숙사비까지 내야 했으니 그 젊은 처녀는 800프랑의 연금을 포기했다. 자기 손

으로 일을 해서 먹고 살아야 하는 처지가 되었으니 결혼의 희망도 사라져 버렸다. 이렇게 쌓이고 쌓인 재앙이 정신의 기능을 고스란히 빨아들여 그녀는 멜랑콜리로 인해 마비 상태나 같은 상황에 놓였다. 그녀는 살페트리에르 구제원에서 8개월간 부단한 치료와 처치를 받고서야 겨우 회복되었다.

37. 인간이 영위하는 가정생활에서는 악덕과 미덕의 영원한 대립이 두드러진다. 오랜 세월 동안 안정적이고 화목하게 번영하는 가족이 있는가 하면, 방탕, 갈등, 내색하지 않은 고뇌가 만들어내는 끔찍스러운 모습으로 보는 이들의 눈시울을 뜨겁게 적시는 가족들은 또 얼마나 많은가! 특히 사회의 하위 계급에 속한 가족들이 그렇다. 내가 나날이 기록한 일지를 보면 구제원에서 치료받는 가장 많은 정신이상의 사례들이 이러하다.*5) 여기를 보면 천성이 적극적이어서 열심히 일하고 저축해서 기껏 마련해놓은 돈을 온갖 방종에 탐닉하는 남편이 고스란히 털어먹는 것을 보는 여인이 있고, 저기를 보면 근면한 남자를 파산하게 만든 태만하고 비천한 여인이 있고, 다른 곳을 보면 공동으로 파산에 빠져버렸으니 누구랄 것 없이 경멸받아 마땅한 부부가 있는가 하면, 둘 중 하나가 정신이상이 생기는 바람에 곧 살아갈 방도를 전부 잃은 경우도 있다. 나는 이런 종류의 사례들을 대놓고 제시하지는 않겠다. 그중 몇몇 사례는 인류에게 영광이 되지만 대부분의 사례는 그보다 더 혐오스러울 수 없는 모습을 보여주고 있으니 인류에게 불명예가 될 것 같아서이다.

38. 간혹 이루 말할 수 없이 끔찍한 사건으로 인해 절망과 정신이상에 빠지기도 한다. 이런 종류의 사례들 가운데에서 한 농부의 딸 이야기를 언급해볼 수 있다. 그녀는 여전히 구제원에 머물러 있다. 그녀는 방데 전투[6]

..

*5) 특히 월경 직전이나 월경 중일 때, 또는 출산 직후에는 어떤 흥분이든 위험하다. 흥분이 한데 집중할 때 정신이상이 빈발하게 되는데 남성들보다 여성들에게서 더욱 그렇다.
6) 1793년 프랑스 서부 방데 지방에서 일어난 반혁명 폭동으로 내전으로 발전하여 혁명군과 맞섰다.

동안 오빠들과 부모가 살육당하는 모습을 보고 나서는 공포에 사로잡히고 정신착란을 일으켰다. 그녀는 살육은 모면했지만 결국 방치되어 살아갈 방도를 모두 잃었다.

39. 우리가 익혔던 어떤 원칙이나, 상상력을 강력하게 엄습한 반대 방향의 몇몇 생각들이 내적 투쟁이며, 강렬한 마음의 동요를 일으킬 수 있다. 그렇게 되면 결국 이성의 착란으로 귀결하고 만다. 엄격한 도덕 원칙을 따르면서 성장한 젊은 처녀는 스무 살이 되자, 자기가 열네 살 때 순결을 지키겠다는 서원을 했던 것이 신중치 못했던 일임을 깨달았다. 그녀는 심한 양심의 가책을 달래는 데 가장 적합한 종교 의식 절차를 치른 뒤, 결혼하는 데 동의했다. 그렇지만 신앙 서적을 읽고 멜랑콜리에 잠겨 명상을 하다 보니 다시 매일 불안감이 느껴지고 후회가 들었다. 그래서 그녀는 고독에 잠겨들고자 했다. 그녀는 간혹 눈물을 흘리고 한숨과 오열을 하면서 '나는 불행한 여인이며 결혼을 하지 말았어야 했다.'는 말을 반복하는 모습을 보였다. 그녀가 다정한 배우자가 아니었던 것은 아니어서 네 아이의 어머니가 되었다. 넷째 아이의 수유 기간 동안 갑작스런 노여움에 사로잡혀 상태가 악화되었고, 불안감이며 멜랑콜리가 나날이 심각해졌다. 종종 가슴이 심하게 뛰고 가사 상태에 빠지기도 했다가, 결국 격노를 동반한 정신착란이 생겼다.

40. 한 번 혹은 여러 번의 원정(遠征)을 다니며 전쟁의 피로가 쌓이고, 생활이 더없이 고단하고 힘들고, 더위며 추위며 허기를 견디고, 쪽잠을 자고 간혹 여러 날 밤을 새우게 되면 남성의 원기가 신체에 전해지기 쉽다. 그래서 케사르는 그런 방법으로 약해지고 망가진 몸을 고치거나 강화하곤 했다. 그렇지만 이런 방법들이 갑자기 중단되고, 무기력한 휴식으로 이어지게 되면 신체는 물론 정신도 쇠약해지게 되니, 생명의 모든 기능이 침체에 빠지고, 자기도 모르게 슬픔에 잠기고, 심약해지고, 누구도 막을 수 없는 두려움이 계속 일어나게 된다. 이로 인해 단계적으로 심기증이 나타나는데 그

것이 조광증 판정을 받는 경우까지 이를 수 있다.

41. 대단히 뛰어났던 한 군인이 기병대에서 50년 동안 매우 적극적으로 군복무를 마치고 만년을 아름다운 시골에서 보내게 되었다. 시골 생활은 군복무의 생활과 천양지차여서 그는 거기서 부유하고 안락한 삶을 즐기게 되었다. 그러자 이내 호흡 기관과 소화 기관에서 부진(不振)이 느껴졌다. 더욱이 나이를 더 먹을수록 이들 기관이 점차 약화되었고, 그 결과 주기적으로 점액의 대량 분비가 일어났다. 그리고 다양한 신경질환에 쉽게 걸렸다. 사지에 경련이 일어나고, 수면 시 소스라치는 일이 여러 번이었고, 악몽을 꾸고, 간혹 손발에 간헐열이 일었다. 이런 장애는 곧 정신 상태로까지 번졌다. 처음에는 정말 별것도 아닌 일이 원인이 되어 끔찍한 마음의 동요가 일어나는 것부터 시작되었다. 예를 들어 누가 어떤 병에 대해 말하는 것을 들으면 이내 자기가 그 병에 걸렸다고 믿었다. 친구들끼리 모인 친밀한 사교 모임에서 정신이상에 대해 말하는 것을 들으면 자기가 정신이상자라고 생각하고 침울한 몽상과 불안에 잠겨 방에 틀어박혔다. 그에게 두려움과 위험 신호가 아닌 것이 없었다. 집에 들어오면 천장이 무너져 내리지 않을까, 자기가 파멸에 빠지지 않을까 노심초사였다. 싸우러 갈 때나 마음속에 명예의 목소리가 들리지 않는다면 다리(橋)를 건널 때마다 두려움을 느꼈다. 이것이 조광증 상태로 건너갈 준비가 된 심기증 상태가 아니겠는가?

42. 대단히 활동적인 삶을 영위하다가 습관적으로 한가한 상태로 갑자기 넘어갈 때 수많은 부차적인 상황에 따라 신체나 정신에 다양한 징후들이 일어날 수 있다. 퍼펙트 박사(『광기 연보 Annales of Insanity』)의 보고에 따르면 쉰여덟 살에 무역으로 엄청난 재산을 얻었던 한 영국인이 시골로 은퇴해서 흔히들 '유유자적(otium cum dignitate)'이라고 부르는 상태를 최대한 누리고자 결심했다고 한다. 이런 행복한 변화가 이루어진 지 네 번째 되는 달에 그 영국인은 의기소침해지고 위장에 발작성 수축을 느끼기 시작했다. 더는 식욕이 없었고, 생각은 맑지 못했고, 경동맥의 박동이 불규칙해지고 격렬해

졌고, 복부는 수축되어 팽팽하게 당겨지는 것 같고, 머리와 왼쪽 늑골 하부에 통증이 일어났다. 그때부터 일과성(一過性) 열이 느껴지고, 발열성 갈증, 소화 불량, 기이하고 온통 광태가 보이는 태도며 행동이며 말을 하다가, 결국 정말 멜랑콜리 착란이 일어났다.

VI
이성을 혼란시키는 데 적합한 것으로
간주된, 기쁘거나 확장된 정념들

43. 화가들과 조각가들은 얼굴이 환히 퍼지고 어떤 근육이 동시에 수축하면서 밖으로 드러나는 이들 정념의 변별적인 특징들을 진실하면서도 활력이 넘치게 표현한다. 나는 여기서 기쁨, 오만, 사랑, 황홀한 매혹, 숭배의 대상에 대한 예찬처럼 극단적으로 강한 힘으로 이성을 혼란에 빠뜨리는 정념들에 대해서만 말하겠다. 어떤 한계를 벗어나지 않는 유사한 정서도 지성에 새로운 활력을 전하고 지성의 기능을 더욱 강렬하고 생생하게 만들어주는 것 같다. 그러나 이런 정서가 더없이 높은 정도에 오르거나 장애물에 부딪혀 날카로워졌을 때 강력한 정신이상이나 일시적인 정신착란, 마비 상태나 뚜렷한 정신이상이 나타날 수 있다.

44. 대단히 강렬한 기쁨과 예기치 않은 행운의 상태도 정신이 나약한 사람들을 강력하게 뒤흔들고, 나아가 이성의 착란을 가져올 수 있다. 그렇지만 착란은 강력한 반대에 부딪히거나 깊은 슬픔이 일으키는 반대 방향의 충격들이 연속될 때 생기는 것이 아닐까? 나는 최근에 강렬한 성격을 타고난 젊은이에 대해 문의를 받은 적이 있다. 그는 대단한 감수성의 소유자였는데 쾌락을 남용하는 바람에 쇠약해졌다. 그러고는 공부를 과도하게 열심히 했다. 그런 상황에서 그는 상속을 받아 엄청난 부자가 되었고, 그러자자기가 세상에서 대단히 중요한 일을 수행하도록 부름을 받았고, 모든 종

류의 영예와 품위를 누릴 수 있는 사람이라고 생각했다. 그는 점점 더 낭비가 심해졌고, 시골에 여러 채의 집을 짓는 데 모든 신경을 쏟았다. 그러다 보니 근심이며 역경이 끊이지 않았다. 그는 극단적으로 성마른 사람이 되었다. 자기 영지와 영지를 관리할 생각뿐이었다. 그러니 잠을 잘 잘 수가 없었고 자기 소유의 밭을 거닐어보려고 밤에 일어나기까지 했다. 새로 갖게 된 부(富)가 주는 도취의 광경을 누려보고자 했던 것이다. 징후가 심각해졌고 정신 장애가 점점 커졌다. 작년 겨울에 그는 도시로 다시 돌아왔는데 머리가 완전히 돌았고 더없이 격노한 착란 상태에 빠져 있었다.

45. 곧 재산이 들어오리라는 생각이 만들어낸 예상된 기쁨일 뿐인 희망은 상상력을 마음껏 발휘할 수 있게 해주고 더없이 강력한 유혹을 일으킨다. 특히 상상력이 오만과 허영의 대상에 집중될 때 그렇다. 그 결과 무엇보다 젊은 시절이나 성숙한 나이일 때 자기 자신에 대한 하늘을 찌르는 자존심과 자기에게 마땅히 높은 자리가 주어져야 한다는 확신이 생긴다. 그래서 갑작스럽게 불행해지거나 해로운 사건이 일어나게 되면 강렬한 동요를 겪게 되고 누가 봐도 확실한 정신이상이 생길 수 있다. 이 질병의 치료를 맡은 사설 시설에서 이런 사례들은 정말 드물지 않다.

46. 정신이상이 발작 기간 동안 또 발작 특유의 징후로, 주제넘은 어조와 오만한 마음이 일으킨 과장된 태도와 결합하는 일이 정말 다반사로 일어난다. 이런 병폐가 어렸을 때부터 정말 높은 단계에 이르렀고 원래 체질적으로도 그랬다면 조금씩 커가다가, 고조되고, 실제 조광증의 원인이 될 수 있다. 중년의 남자가 있었는데 키가 컸고, 품행이 엄격하고 격한 흥분에 사로잡히는 만큼 말이 거칠고 불퉁스럽게 대답을 해서 눈에 띄는 사람이었다. 그의 태도와 얼굴에서 보이는 특징은 거만한 모습이며, 걸핏하면 화를 잘 내고 그보다 더 음울할 수 없는 정신과 거만한 모습이 새겨져 있었다. 계속 불안해했고, 자기 주변의 모든 사람에게 가혹하게 쏘아붙이거나 욕설을 해댔다. 그의 야만적인 인간 혐오는 거래에서 큰 손해를 봄으로

써 더 커졌고, 바로 그때 조광증이 드러났다. 그는 자기가 거래하던 은행가는 물론 다른 은행들에도 엄청난 액수의 어음을 발행했다. 바로 직후에 그는 광기를 일으켜 감금되었다. 자기가 구금된 곳에서도 오만함만은 버리지 않았고, 교만에 찬 아시아 폭군처럼 명령을 내리곤 했다. 그는 결국 자신이 영국 국새상서에, 바타비아의 공작에, 강력한 군주라고 믿게 되었다.(퍼펙트 박사, 『광기 연보』)

47. 정신이상자들을 수용하는 구제원에는 성사 직전까지 갔던 결혼이 갑자기 장애물에 부딪히는 바람에 이성의 착란을 일으킨 열여덟에서 스무 살의 젊은이들이 자주 들어온다. 간혹 강렬하고 부산한 착란일 때가 있고, 다른 경우에는 그보다 침울할 수 없는 멜랑콜리가 일어난다. 마비며 백치 상태라고 해야 할 상태가 드러나는 일도 드물지 않게 볼 수 있다. 어떤 경우는 중간중간에 의식이 주기적인 간격으로 돌아오는 조광증이 나타난다. 극도로 순수한 감정이 처음으로 느낀 사랑의 격정의 특징이 되어 이성의 착란을 일으킬 수 있다. 어느 젊은 여공이 자기 창문 앞을 종종 지나가던 한 남자를 보고 맹렬한 사랑을 품게 되었다. 물론 그와 말 한마디 나눈 적이 없었다. 정신이상이 일어난 동안 그녀는 사랑의 대상의 이미지만 생각했다. 다른 남자들에게는 엄청난 반감을 드러내어, 그녀의 불운한 여자 동료들에게 건장한 남자 모습이 비치면 그녀들을 변장한 남자로 생각해서 구타를 하기까지 했다. 다른 젊은 여인은 결혼이 성사 중에 있었는데 남편 될 사람이 미리 애정 표현을 요구하자 자신이 큰 모욕과 능욕을 당했다고 생각했다. 그녀는 정말 깊은 슬픔을 느꼈고, 그 때문에 이성의 착란을 일으켰다.[7]

∙∙

[7] 나는 대단히 아름다웠던 한 젊은 여인의 예를 떠올릴 때면 언제나 마음이 아프다. 그녀는 그 이상 강렬할 수 없는 정신착란 상태로 구제원에 들어왔다. 연인의 유혹에 넘어가 임신 9개월 차 되던 시기에 버림을 받았다. 석 달 후에 그녀의 격노는 차분해졌지만 기운 없는 마비 상태에 있었고 저항할 수 없는 자살의 성향이 뒤를 이었다. 어느 날 아침 그녀는 능숙하게 목에 끈을 감고, 감시를 피하기 위해 침대 속으로 들어갔다. 거의 질식사 수준에 놓였다가 그

48. 한 젊은이는 열렬히 사랑했던 여인에게 결혼 약속을 받아낼 수 없었는데, 부모가 자기 구혼을 경멸하듯 거부했음을 알았다. 그는 말이 없어지고, 모든 즐거움에 무감각해지고, 의심과 슬픈 예감만을 품고 살았다. 정말 아무것도 아닌 것으로도 화를 냈고 낙담하다가 난처함에 어쩔 줄 모르다가를 반복하는 것이었다. 친구들의 모임이 점점 견디기 어렵게 되었고 그는 결국 멜랑콜리 착란에 이르렀다.

49. 간혹 끊임없이 재발하는 안으로 쌓이는 동요, 마음의 성향과 종교적인 양심의 가책 사이에서 벌어지는 일종의 내적 투쟁이 멜랑콜리 착란이나 조광증 착란을 일으키기도 한다. 엄격한 교육을 받고 자랐던 열여섯 살의 젊은 처녀가 자수를 배우러 한 노동자의 집에 거처를 정했다. 그녀는 처음에 그곳에서 같은 나이의 젊은 남자에게서 세심한 배려를 받게 되었고, 그의 유혹을 고스란히 받았다. 그러자 교육을 받아 갖게 되었던 신앙의 감정이 강렬하게 다시 깨어났고, 마음에서 생긴 애정과의 내적인 투쟁 같은 것이 일어났다. 그리고 멜랑콜리가 근심스럽고 당황스럽게 이어졌다. 더는 식욕이 없고, 잠도 잘 수 없고, 격노한 착란이 드러났다. 그녀는 구제원에 들어왔고, 경련의 몸짓을 하다가 이성의 착란을 보이다가를 반복했다. 그보다 더 앞뒤가 맞지 않는 생각에 사로잡힐 수가 없었다. 그녀는 종종 비분절음을 내지르고 문장이라고 해봤자 중간중간 끊어진 것이었는데 그런 방식으로 '신과 유혹'에 대해서 말하는 것이었다. 첫 달 내내 음식을 먹이는 데 정말 어려움을 겪었다.

..

치지 않고 끈기 있게 치료를 해서 목숨을 살렸다. 정신이 돌아오자마자 그녀는 자기 목숨을 구해준 사람들을 사납게 쳐다보더니 끔찍스러운 도움으로 자신의 불행한 인생을 연장시켰다고 맹렬히 비난했다.

VII

멜랑콜리 체질, 더없이 극단적인 착란이 일어나는
빈번한 원인과 그보다 더 과장될 수 없는 생각

50. 영국인이 침울하고 멜랑콜리에 빠지곤 한다는 비난은 오히려 그들의 성격이 에너지를 갖추었다는 영예를 부여하는 일은 아닐까? 이런 특질 중 하나는 다른 특질에 종속된 것 같고, 영국 소설을 읽으면서 하게 되는 추측은 영국인들의 더없이 어둡고, 도무지 그 끝이 보이지 않는 멜랑콜리의 사례들이[*8] 그들의 풍부한 의학 관찰 논집을 통해 부인할 수 없는 증거가 되고 있으니 말이다. 내가 이미 언급했던 영국 의사는(『광기 연보』) 정말 주목할 만한 멜랑콜리의 변이들을 공개했다. 이 저자는 서른 살의 여인 이야기를 하고 있는데, 친구 한 명이 죽자 절망하여 끔찍한 공포에 빠지고 말았다. 그녀는 종종 밤낮으로 한마디도 말하지 않고 지내고, 펑펑 눈물을 흘리다가 소리 높여 고함을 지르다가를 반복했다. 그녀의 얼굴은 창백해지고 부어올랐다. 낙심한 태도로 분절되지 않은 소리를 간신히 내곤 했다. 또 다른 영국 여인은 광신 때문에 착란을 일으켰는데 무기력에 빠져 만사를 무관심으로 일관했다. 그보다 더 불길할 수 없는 예감과 끊임없이 되살아나는 공포가 그녀에게 커다란 혼란을 일으켰고, 삶의 무게가 견딜 수 없이 그녀를 짓눌렀다. 같은 저자가 상기하는 흑담즙 기질을 가진 한 불행한 인물이 보여주었던 장면보다 비통한 것이 없다. 그는 외딴 곳에서 스스로 목에

..

*8) 대단히 폭넓은 서신 교환과, 참고할 만한 논문들의 빈번한 발표를 들으면서 나는 정말 많은 유사한 사례들을 갖추게 되었는데, 이를 공개하는 것은 불필요하고 경솔한 일이기도 할 것이다. 멜랑콜리의 빈번한 사례들은 구제원에서 얻는다. 그 사례들을 떠올릴 때마다 이후에 이 서글픈 기억들과 이 정신질환을 중단시키기 위해 다소 유리하게 사용된 방식을 대립시킬 수밖에 없다. 그 정신질환들의 원인을 흔히 초자연적인 이유를 동원해 찾으려 들기에 그만큼 더 다루기 까다로워지는 것이다.

상처를 냈고 자기가 흘린 피에 젖은 채 발견되었는데, 정신이 나간 시선이 곧 감길 태세였다!

51. 순수한 의학적 보고를 통해 지나치게 열광적인 신앙심을 고려해본다면 그것이 나약한 정신을 가진 이들에게 강력한 에너지로 작용할 수 있으므로, 그로 인해 지성의 기능과 삶의 다른 현상들이 혼란을 일으키고, 그들을 건강한 상태로 회복시키려면 신체적이고 정신적인 여러 수단에 도움을 구할 필요가 있다. 이것이 구제원이나 조광증 치료를 맡은 다른 수용 시설에서 발견되는 사실들로부터 나온 즉각적인 결과이다. 성격의 다양성, 질병으로 인해 일어날 수 있는 부차적인 생각들, 다른 정념들과 뒤얽히거나 그 정념들이 가하는 타격에 따라 더없이 강력한 정신적 충동, 정도의 차이에 따라 이성의 착란이 일어날 수 있으니 그만큼 더 풍부한 만병의 근원이라고 하겠다. 지구에 존재하는 다양한 민족들의 종교들이 이러한 사례를 제공할 수 있다.

52. 비난받아 마땅한 어떤 폐습의 사례들을 우리들 가운데서가 아니라, 다른 곳에서 취하는 것이 아마도 신중한 일일지 모르겠다. 그래서 나는 영국에서 감리교도나 청교도 광신도 무리가 약한 정신을 가진 사람들에게 어떤 영향을 일으켰는지에 대해 주목하는 것으로 그치겠다. 개종자를 만들고, 그들의 배타적이고 개탄스러운 교리를 은밀히 전파하기 위한 이들 광신적인 신봉자의 열정에 비할 것이 없다. 그들은 언제나 자기들 미약한 인간들에게 영원한 고통을 주어 처벌할 준비가 되어 있는 끔찍한 복수의 신에 대해서만 말한다. 이미 언급한 저자는 여러 다른 사례들 중에 예전에 식도락에 탐닉했던 대단히 유쾌한 기질의 남자의 예를 들었다. 그랬던 그가 검소하고 광신적이었던 한 감리교도와 자주 대화를 나누면서 의기소침해지고 더없이 깊은 멜랑콜리에 빠졌다. 곧 극단적인 불안과 단계적인 쇠약이 그 뒤를 이었다. 그는 불안에 떨고 심약해졌으며, 잠을 이룰 수 없었고, 끊임없이 한숨을 내쉬면서 강력한 자살 충동을 동반한 분명한 정신이상에 빠졌다.

53. 같은 저자는 유사한 다른 사례들 중에 천성이 쾌활하고 상상력이 풍부하고 즐거움에 탐닉하되, 과하지는 않았던 남자의 예를 보고하고 있다. 그는 검소하고 멜랑콜리 기질을 가진 감리교도와 몇 번 만났다가 생각이 완전히 바뀌어버렸다. 그는 누구에게나 허락된 즐거움을 전부 거부하고, 고독에 빠져, 영원한 고통을 받는 일을 피할 수 없는 운명이라고 생각했다. 모든 존재의 주인인 신은 증오심에 차 있고, 복수심에 불타고, 자기가 창조한 허약한 피조물을 처벌하고 고통을 주면서 더없는 기쁨을 얻는 존재로 그에게 제시되었다. 이런 암울한 생각 때문에 절망과 같은 상태에 빠졌고 뚜렷한 자살 성향이 생겼다. 얼굴은 창백하고 납빛이 되었고, 밤에도 거의 잠을 이루지 못했고, 계속 깊은 한숨만 내쉬었다. 퍼펙트 박사는 몇몇 강장제를 썼고, 여기에 보다 개화된 신앙심과 보다 위안이 되는 교의를 갖춘 관리자의 더없이 현명한 의견이 다행스럽게도 결합되었으니, 정신과 신체의 요법으로 두 달의 치료 끝에 그는 완전히 회복되었다.

54. 지나치게 열광적인 신앙심, 파괴적인 광신이 가져오는 양심의 가책, 또는 종교적인 공포 때문에 생긴 정신이상의 경우들은 구제원에서 다반사로 볼 수 있다. 내가 매일 기록한 일지에는 이런 종류의 수많은 세부 사항이 들어 있지만 여기서는 다루지 않겠다. 간혹 예전에 선서사제에게 한 번이나 여러 번 고해했던 기억 때문에 후회하고 극단적으로 난감했던 일도 있고, 다른 경우는 공화국이 지정한 형식에 따라 결혼했다가 여러 해 뒤에 그것 때문에 겁을 집어먹은 일도 있으니 말이다. 양심의 가책을 지나칠 정도로 느끼는 사람들 중에는 예전에 정말 즐겁게 소설을 읽었던 일을 뼈저리게 후회하기까지 하는 이들이 있다. 다른 곳에는 극복할 수 없는 나태의 성향에 낭비벽이 더해져 곤궁에 빠진 사람이 열광적인 신앙심을 갖는 것으로 재물의 혜택을 보충하려 드는 것이다. 간혹 극단적인 오만과 종교생활에 대한 엄청난 헌신이 결합될 때가 있다. 한 재단사의 아내가 그런 경우였다. 그녀는 옷을 잘 차려입은 아이들을 데리고 하루의 일부를 교회에서 보내

면서, 정말 너그러웠던 남편은 더없이 경멸하며 대하더니, 결국 자기 앞에 무릎을 꿇고 자신을 섬겨, 자기에게 넘치게 깃든 초자연적인 은총 및 그녀의 특권을 허락받은 영혼을 볼 것을 요구했다. 좋은 가문 출신의 다른 여인은 남편이 불운에 빠지자, 확실한 위로를 찾았는데, 처음에는 오랫동안 명상하고 열성적으로 기도하면서 찾다가, 나중에는 자기가 신의 품속까지 오른다고 믿는 황홀한 매혹에서 그녀의 위로를 발견했다. 그런 황홀이야말로 분명한 정신이상의 초기였을 뿐이었다.

55. *** 양의 유년 시절은 유순하고 애정이 넘치는 신앙심과 강렬한 상상력을 그 특징으로 했다. 그녀는 대단히 깊은 종교 감정과 고독의 추구로 불행한 마음과 혁명의 혼란기에 부모를 여읜 마음을 달래려고 했다. 그러다가 스물두 살경에 여러 가정사와 큰 재산에서 비롯하기 마련인 자질구레한 일들 때문에 다시 혼란에 빠졌다. 다른 걱정이 계속 일어났다. 줄을 잇는 소송, 약한 체질 때문에 어쩔 수 없이 독신으로 살아갈 수밖에 없겠다는 비통한 전망, 추정 상속인들이 꾀바르게 제안한 비슷한 여러 생각들, 변덕과 더없이 냉정한 무관심밖에 보이지 않았던 사교계에서의 고립이 그런 것들이었다. 한 교활한 남자가 그녀의 명상과 은둔의 취향을 공유하는 척하고, 그녀의 불안을 확고한 것으로 만들어버리는 것 같았다. 이런 약한 정신의 소유자에게 더욱 강한 영향력을 행사하기 위해 그는 비밀리에 그녀를 신비주의 교파에 가입시켰고, 어떤 비교(秘敎)적 의례를 통해 두 사람이 앞으로 결혼이라는 파기할 수 없는 관계로 결합되었고, 배우자의 자격으로 갖게 되는 모든 권리를 누릴 수 있다고 그녀에게 확신을 심어주게 되었다. 소문이 갑자기 퍼져나가, 자신들에게 돌아가야 할 상속이 가로채였다고 생각한 친척들의 신랄한 비난이 일었다. 큰 재산을 가졌던 이 희생자가 얼마나 큰 혼란에 빠졌을지 상상이 된다. 그녀는 자신의 뜻과는 반대 방향에서 가해진 강한 충격을 받자, 정다운 신앙심에서 새로운 위안을 찾았다. 열심히 교회에 나갔고, 단식, 고행(苦行), 은둔을 마다하지 않고, 열성적으로 기도했다.

그녀는 상상력이 점점 더 불타올라 결국 조광증이 생겼다.

VIII
정신이상을 일으키는 어떤 신체적인 원인에 대하여

56. 정신이상을 일으키는 데 적합한 신체적인 원인들 하나하나마다 그것에 해당하는 개별 사례들을 언급하는 일은 쉽지만 또 불필요한 일일 것이다. 그런 사례들은 여러 관찰 눈집에 수도 없이 들어 있으며, 공공시설이나 개별 시설에서 유사한 사례들을 얼마든지 얻을 수 있기 때문이다. 다양한 종류의 무절제 때문에 생기는 심기증, 만취의 습관, 배출이나 내부 출혈의 갑작스러운 중단, 출산, 여성의 폐경기, 여러 종류의 열(熱)로 인한 후유증, 통풍, 비강진(粃糠疹)성 피부 질환이나 어떤 다른 피부 질환의 중단, 머리에 가해진 강한 충격, 두개골의 선천적 기형을 정신이상을 일으키는 우발적인 원인으로 꼽아야 한다.

57. 그런데 습관이 되어버린 성적 쾌락의 극단적인 남용의 사례를 드는 일은 중요하다. 혈기 왕성한 나이대에서 유용한 교훈을 얻을 수 있기 때문이다. 대단한 부자 아버지를 둔 신체 건강한 한 젊은이는 열여덟 살 무렵에 다 자라서, 감각이 극단적으로 끓어오르는 그 시기에 뜨거운 성격이 맹렬히 타올라, 자기 성벽에 탐닉하기 시작했다. 대규모 공장에 젊은 여공들이 매일 모여 있으니 그에게는 쉬운 일이었다. 그때 그는 종종 도를 넘어 지나칠 정도로 밤이든 낮이든 언제라도 쾌락에 탐닉하는 습관이 들었다. 그가 스무 살이 되자 다른 종류의 무절제가 뒤를 이었는데 이 역시 건강을 해치기란 마찬가지였다. 과도한 방탕에 빠져 음란한 장소에 수시로 드나드는 일이었다. 성병이 치료되었다가 다시 걸렸다가 했다. 그 때문에 몸이 쇠약해지고 다른 피부 질환도 생겼다. 교제 목적으로 밤이고 낮이고 1년 네 계절을 가리지 않고 계속 역마차를 타고 빈번히 여행을 해야 했다. 순서도 규정

도 지키지 않고 수은 치료 요법이 시작되었다가, 중단되었다가, 재개되었다. 그래서 가장 두드러진 심기증의 증후들이 생겼다. 소화가 어렵고 힘들어지고, 위장에 가스가 차서 대단히 불편하고, 신트림이 나고, 내장이 교대로 죄어왔다가 이완되었다가 하고, 주기적으로 결장에 격통(激痛)이 찾아오고, 극단적으로 심약해지고, 삶에 대해 혐오가 일고, 여러 번 자살 시도를 했던 것이다. 그는 종류를 가리지 않고 민간요법이라면 무턱대고 신뢰하고, 약의 효과를 맹목적이고 유치하기까지 할 정도로 쉽게 믿는 사람이었기에 스물다섯 살에 벌써 그동안 과도하게 남용한 쾌락 때문에 완전히 무능해졌고, 이성은 계속 조락(凋落)을 거듭했다.

58. 간혹 정반대의 무절제, 즉 강력하게 자극되었으나 채워지지 못한 성향들도 이성의 완전한 착란을 가져올 수 있다. 약한 멜랑콜리와 왜 그런지 알 수 없는 것도 아니고, 그 이유를 모르는 것도 아닌데도 생겨난 모호한 불안이 강한 체질과 민감한 감수성을 타고난 스무 살 여인의 특이점이 되었다. 더없이 세련된 연애 이야기를 그린 소설들을 손에서 놓지 않고, 연애 장르를 다룬 모든 예술 작품에 열정을 품고, 젊은 남성들과 여성들이 수시로 만났으니 무엇 하나 그의 상상력을 불타오르게 하지 않는 것이 없었다. 특히 남성들은 개개인이 가진 매력과 여성을 추켜올려 주는 유혹으로, 여성들은 위험천만한 사례들과 신중치 못한 속내 이야기로 그녀를 유혹했다. 그 시절은 정말 세련된 애교가 원칙이 되었던 때이고 진지하게 몰두해야 할 일이었다. 별것도 아닌 배려의 말로도 그녀의 오만한 마음이 우쭐해졌으니 그런 말들을 듣는 일이 자신이 거둔 확실한 승리라고 생각하게 되었다. 그녀는 새로운 연애 사건이 생겨 앞선 연애 사건을 잊게 만들 때까지 그 승리를 계속 유지하거나 그것을 자신의 몽상의 대상으로 삼았다. 한 가지 과오가 피할 수 없는 것으로 보였거나, 적어도 걱정해야 할 것이었다. 그래서 부모는 서둘러 정략결혼을 시키려고 했다. 남편감으로 고른 사람은 장년(壯年)의 남자로 키도 훌쩍 크고 강한 체질을 가졌지만, 그녀의 욕망을 채워주기

보다는 들쑤셔 놓기만 한 것 같다. 젊은 부인의 멜랑콜리는 침울한 질투로 변했다. 남편의 신체 기관이 약해져서 그랬던 것을 남편의 부정(不貞) 때문이라고 돌렸다. 그녀는 쇠약해지고, 얼굴 모습도 망가지고, 생각에 조리가 전혀 없는 끊임없는 수다가 나타났으니, 그것은 조광증이 생겼다는 명백한 증상이자 전조였다.

59. 내 매일의 기록, 확실한 관찰들의 논집, 더없이 저명한 학자 집단의 보고서들에 수록된 사실들, 어느 것 하나 정신이상을 일으킬 수 있는 신체적 원인들이 얼마나 다양하고 많은지 증명하지 않는 것이 없다. 여성 정신이상자들의 구제원에서 가장 빈번히 등장하는 한 가지 원인은 생리가 중단되거나 불순해졌을 때 여기에 대단히 강렬한 마음의 정서가 결합된 것이다. 본 저작의 뒷부분에 이와 관련된 특별한 사례들을 언급할 기회가 자주 있겠지만 여기서는 다음 사례만 언급하기로 한다. 서른 살 먹은 여인은 체질이 약하고 민감한 성격이었는데 오래전부터 히스테리 발작이 쉽게 일어났다. 그녀가 연인의 구애에 결국 무너져 임신을 했고, 애정을 다해 아이를 키웠다. 그리고 여러 불행한 일들이 연이어 일어났다. 연인은 그녀를 저버리고, 아이는 죽었다. 얼마 후에는 저축해놓았던 돈까지 전부 도둑맞았다. 그것이 그녀의 유일한 재산이었는데 말이다. 그녀는 더없이 깊은 슬픔에 빠졌는데, 그러자 그때까지 규칙적이었던 생리가 중단되었다. 금세 잠이 깨고 잦은 꿈으로 깊은 잠을 잘 수 없었다. 식욕이 전혀 없었고, 이내 격노 발작과 이성의 완전한 착란이 함께 드러났다. 그녀가 구제원에 들어온 것이 그런 상태였다.(나는 본 저작의 다른 부분에 그녀가 받은 치료와 그 치료로 얻은 성공을 보여주겠다.)

60. 정신이상을 일으키는 그보다 훨씬 더 빈번한 다른 이유는 출산 후유증인데, 더없이 다양한 형태의 조광증을 일으킨다. 살페트리에르 구제원에서 여러 사례가 있었다. 이런 종류의 개별 사례를 여럿 들 필요는 없을 것이다. 나는 일반적으로 여성들이 인생의 거의 모든 시기에 극단적으로 민

감한 감수성과 신체적이고 정신적인 성향 때문에 신경에 충격이 가해지고 이성의 완전한 착란에 너무도 쉽게 노출된다는 점을 지적하는 것으로 그치겠다. 적어도 이것이 내가 여성 정신이상자들의 구제원에서 수행한 관찰들을 통해 항상 얻은 결과이다. 어린 시절에 젖을 먹거나 젖나가 간니가 나는 시기에 정말 별것도 아닌 원인 때문에 종종 경련을 일으키고, 그로 인해 백치 상태나 치매가 발생했다고 내가 기록해둔 사례들이 얼마나 많던가! 끓어오르는 사춘기, 즉 열네 살부터 스물두 살의 시기에 지성의 기능에 깊은 충격을 가하는 새로운 원인들과 다른 위험들이 생기는 것 같다. 뜨거운 기질의 격렬한 폭발, 소설의 독서, 부모의 반대나 신중치 못한 열의, 불행한 사랑이 그것이다. 결혼은 끊임없이 되살아나는 정신의 고통이 마침내 정박하는 확실한 항구로 보이지만, 결국 결혼도 그 고통을 임신이나 출산 중의 사고, 집안의 슬픔, 예기치 못한 역경, 내적 분열, 실재하거나 상상의 대상에 일어난 질투 등의 다른 고통으로 대체하는 것이다.[*9] 갱년기에 대해서는 언급하지 않겠다. 그 시기는 고상한 정신을 가진 사람이 방탕한 삶의 매혹과 경박한 쾌락의 영향력을 순수한 향유로 대체하는 경우가 아니라면, 그보다 더 슬플 수 없고 그보다 더 멜랑콜리적인 특징으로밖에 그려낼 수 없다. 천성적으로 슬픔에 잘 빠지는 한 여인은, 흔히 폐경기라고들 하는 것의 정말 강렬한 징후가 왔을 때야, 그때가 되었구나 싶었다. 그녀의 주치의

* *9) 한 영국 저자는 자궁 위치의 신체적 영향으로 조광증이 발생한 기이한 사례를 보고하고 있다. 한 젊은 부인이 오랜 산책으로 몸이 뜨거워진 후에 경솔하게 냉수를 엄청나게 많이 마시고, 야외에서 습기가 올라오는 땅 위에 앉아 있었다. 다음날 머리와 등에 통증이 일어났다. 그리고 오한, 불안, 고열이 동반되었다. 그녀는 바로 기억 상실, 무력, 권태를 호소했다. 뒤이어 착란 상태가 나타났다. 전에 썼던 약도 이 병에 듣지 않는 것 같았다. 통상적인 월경 기간에 발열 증상이 다시 나타났고, 그 뒤에 끝없이 계속되는 수다, 엉뚱한 몸짓, 정신이상 상태가 명백히 드러났음을 전혀 의심할 수 없게 만든 상상력의 혼란이 일어났다. 한기(寒氣)의 작용으로 수축되었던 자궁 혈관을 다시 풀어주는 일은 정말 어려운 일이었다. 월경이 다시 시작되자 조광증은 바로 치료되었다.

는 멜랑콜리에 젖는 성격을 타고난 사람이었는데 그녀에게 되지도 않는 위로의 말을 했고 시시한 약이나 처방해주고 말았으니 그녀의 실망은 절망까지 이르렀다. 그 결과 불안이 끊임없이 반복되고, 불면이 찾아오고, 일시적인 착란이 교대로 생겼다. 가슴의 통증만큼이나 마른기침, 체중 감소, 근육 경련 수축이 걱정스러웠다. 갑자기 무시무시한 꿈, 마비 상태, 극단적인 쇠약이 나타났다. 그녀는 한 명의의 의견을 따랐다. 그는 확신하는 어조로 대화했고, 용기를 북돋고자 했고, 복잡하지 않은 요법이며, 다양한 신체 단련을 처방했고, 여러 가지 여흥을 즐겨보라고 권했다. 그러자 그녀는 다시 치분해지고, 착란이 재발하지 않고도 힘이 솟았다. 그런데 여러 시기에 자궁 내 출혈이 되풀이되자 다시 걱정이 생겼고 이성이 착란을 일으키는 일들이 반복되었다. 규정을 따르지 않고, 몸가짐은 어떻게 해야 할지 생각도 못했다. 그녀는 여러 의사들, 심지어는 경험만 따르는 의사들에게 차례로 진찰을 받았다. 그러다 여러 가지 약을 과다 복용해서 새로운 증상이 생겼고 당혹스러움은 더욱 커졌다.[*10)] 단 한 가지 생각, 곧 죽겠구나 하는 생각이 지성의 모든 기능을 흡수해버리는 것 같았다. 정신이상이 뚜렷이 드러난 것이 바로 이 시기였다.

61. 정신이상을 일으킬 수 있는 신체적 상해와 관련된 고찰들은 다른 곳에서 다룰 것이다. 그리고 그 목적은 특히 다양한 치료 원칙을 확정하려는 데 있다. 이런 종류의 여러 개별 사례를 강조하는 일이 덜 중요하다면 그로부터 똑같은 종류의 정신이상들과, 정도의 차이는 있지만 마음에 나타난 격렬한 정서로 인해 발생하는 정신이상에서 볼 수 있는 것과 유사한 다양성들만이 귀결하기 때문이다. 사실 가장 지속적인 관찰을 통해 알 수 있는

<hr>

*10) 앞서 언급한 영국인 저자의 저작(『광기 연보』)에 유사한 사례들이 여럿 들어 있다. 저자가 보고하는 관찰 XXXV에는 내가 방금 제시한 사례와 유사한 특징들이 많지만 마른기침을 하거나 잠을 이루지 못하는 등의 다혈증 증상을 특징으로 하는 다른 경우들도 있다. 이 경우에는 안염, 두통, 심각한 쇠약, 심지어 마비 상태도 일어난다.

것은 조광증, 백치 상태, 멜랑콜리, 치매가 모두, 강하고 격렬하게 부딪힌 정념과 깊은 슬픔처럼, 머리에 가해진 충격, 출혈의 중지, 겉으로 나타나지 않지만 속에서 퍼지는 통풍의 결과일 수 있다는 점이다. 지성이 입은 다양한 상해, 동요나 격노의 정도, 착란의 대상과 관련된 조광증의 다양성은 결정 요인의 강도나 개인의 성향에 달린 것 같다. 일반적으로 여성의 조광증 발작은 과묵하다가 수다를 멈추지 않다가 하는 반복, 일시적인 흥분, 고함, 울부짖음, 다양한 움직임들이다. 종종 간수가 강한 목소리의 어조를 취하고, 위협적으로 쏘아보고, 그저 구속복을 채우기만 해도 그녀들을 원래 질서로 되돌리는 데 충분하다. 그러니 남성의 조광증 격노와는 얼마나 다른가! 남성은 자기 힘이 더 세다는 깊은 감정을 갖고 흥분하고, 과감하게 공격하거나 저항하고, 미리 준비된 진압 수단이 없다면 간혹 더없이 비극적인 장면을 연출하기도 한다.

2부
정신이상의 신체적이고 정신적인 특징

62. 관념학은 자연과학과 수학이 따랐던 단호하고 엄정한 방식과 비교해본다면 분명 여론에서 점수를 잃을 수밖에 없었다. 그렇지만 관념학이 정확하고 안정적인 원칙들을 갖추어 최고의 자리까지 오르지 못한다고 해서, 그 학문을 잊고, 보다 실험적으로 만드는 일을 소홀히 하고, 인간 지성의 기능들의 연구가 정신이상의 역사와 다양한 결과를 연구하는 일처럼 더 깊이 파고들어야 하는 다른 연구 분야와 얼마나 밀접하게 결합되어 있는지 무시해야 할까?

63. 나는 기하학자들의 의견을 따라 사유를 분석하는 것과 같은 용어를 의학에 적용시킨 것 사이에 얼마나 큰 간격이 있는지 따져볼 수 있다. 그런데 어떤 대단히 복잡한 대상을 나누고, 그 대상을 구성하는 부분 하나하나를 따로 떼어 고려하는 기술에 어떤 이름을 부여할 수 있을까? '인간 지성'과 '의지'라는 말은 그 아래에 지성이나 정서의 다양한 작용을 포함하는 총칭적이고 추상적인 용어가 아닌가? 이 작용들에 고립적이거나 여럿이 결합

된 착란이 일어나면서 다양한 종류의 정신이상이 생기는 것이다. 그러므로 이들 작용의 실제 성격들을 세심하게 확정하는 일이 중요하다.

64. 정신이상자들에 대한 내 관찰의 결과들이 관념학의 원칙들에 좋은 영향력을 행사해서, 관념학의 방향을 바꾸게 할지도 모르겠다. 조광증의 본성에 대한 모든 형이상학적 논의는 빗나갔고, 내가 강조했던 것은 지성과 의지가 입은 다양한 상해들의 내력을 제시하고, 그 상해들에 대응하는 신체적인 변화 양상들에 대한 것뿐이었다. 그런 양상들은 뚜렷한 징후들, 무절제한 몸의 움직임, 말(言)의 비일관성이나 불합리성, 이상하고 엉뚱한 몸짓으로 외부로 드러나는 것이다. 그러므로 정신이상의 역사는 다시금 자연과학의 영역에 들어가게 되며, 그만큼 더 마땅히 진지한 연구의 대상이 된다. 자연과학을 기초로 하지 않는 치료는 위험스러운 시행착오들로 그치거나 맹목적인 경험주의로 귀결하기 때문이다.

65. 친척 한 명에게 정신이상이 일어났을 때 가족의 혼란과 슬픔에 대한 증언이라면 나는 얼마나 많은 사례를 언급할 수 있을까! 정신이상이 치료 가능한 경우라도 이 질환이 순조롭게 끝날 수 있게 하려면 얼마나 많은 상황들이 적절한 조화를 이루어야 하는가! 의학의 힘은 여러 경우에 대단히 제한된 한계를 갖는다. 의학이 쓸 수 있는 방책만큼이나 그 한계를 아는 것이 중요하고 그것도 마찬가지로 유용한 교훈을 줄 수 있는 것이다.

66. 정신이상자들을 대규모로 모아둘 때에나 그들이 보여주는 여러 착란의 비율이며, 질병을 일으키는 기간 이전의 상태, 계절의 연속, 성별에 따라 이 질병이 취할 수 있는 모든 형태로 그들을 살펴볼 수 있다. 그러나 정도의 차이는 있지만 안(內)을 들여다보기 어렵게 하는 베일이 이런 사실들을 덮어버린다. 이 연구들의 다양한 대상이 확정되지 않았고, 그 대상을 관찰하는 기술이 무시된다면 그 사실들을 어떻게 올바로 이해할 수 있을 거며, 그 사실들의 진정한 성격을 어떻게 구분할 거며, 그 사실들을 어떻게 연계할 수 있을 것인가? 일정한 방법을 따르지 않는다면 매년 조사를 해서

그것으로 일반적인 정보를 끌어낼 수 있을까? 내가 이 책에서 지성이나 정서 기능의 다양한 상해에 대해 내가 수행했던 관찰 결과를 덧붙이는 것은 이 방법을 확인하고 다소나마 빛을 전파하기 위함이다. 그런 상해들을 통해 정신이상의 다양성과 여러 종류의 특징을 제시할 수 있다. 상해들 여럿이 결합되거나 뒤섞여 있을 때조차 나는 이를 고립적으로 고려함으로써 그것을 더 잘 이해하고, 고유한 특징을 통해 구분하는 법을 배우려고 했다.

67. 품행이 엄정하고 개화된 한 행정관이 수행하는 직무는 우리가 그에게 어떤 찬사를 보낸대도 부족하고, 비난을 가할 때라도 훨씬 더 신중해야 마땅하다. 일반적으로 정신이상자들을 법률적으로 검토하면서 오류를 피하기 위해서 기한 신중한 조치들을 존중하는 것 말고 우리가 무얼 할 수 있겠는가. 하지만 그들이 가진 정신이상의 진정한 성격과 다양한 단계를 확정하기 위해 넘어야 할 어려움이 정말 얼마나 많은가! 나는 몇 달 전부터 완전한 회복기에 접어든 사람들이 매일 똑같은 진찰에 짜증을 내면서, 일부러 자기들의 상태와는 다른 어조와 말들을 쓰고, 반항이든 엉성한 잔꾀든 말을 일부러 조리 있게 하지 않고, 주저하지 않고 치료 불가능한 자로 밝혀지도록 하는 것을 보았다. 사람들은 정신이상자들에게 그들의 상태가 어떤지 묻고자 하지만, 정신이상자들은 받은 질문을 회피하고, 종종 미리 계획된 침묵으로 일관하거나, 반대 의미로 대답하기도 한다. 질병의 쇠퇴기에 그들의 더없이 깊은 곳에 자리한 생각을 드러내도록 하려면 몇 달 동안 그들의 말과 행동을 연구하고, 그들의 신뢰를 얻고, 그렇게 해서 흉금을 털어놓게끔 해야 한다. 그다음에 의사로서 정확한 내력을 기록하고자 한다면 다양한 대상에 익숙해져야 한다. 그것이 앞으로 다룰 2부의 내용이다.

I
정신이상에서 신체적 감수성의 상해

68. 크라이턴 박사를 따라 신체의 감수성과 민감성을 관찰해서 얻은 어떤 결과들을 공리(公理)의 이름으로 제시하는 것은 분명 지나치게 멀리 나아가는 것이다. 공리라는 용어는 기하학과 같은 엄격하고 정확성을 필요로 하는 학문에서나 적합해 보이기 때문이다. 그러나 크라이턴 박사가 심장, 폐, 내장, 신장, 자궁 등 신체 내부 부분들의 신경에 가해질 수 있는 다양한 자극에 대해 고찰한 내용은 질병의 상태는 물론 건강한 상태에도 훌륭히 적용될 수 있다. 이런 생각이 우리에게 용이한 소화, 몸에 좋은 공기의 호흡, 안락, 원기에 대한 생각을 갖게 해준다. 불편, 무기력, 다양한 질병에서 확정되지 않은 방식으로 변화를 겪는 고통처럼 상반된 상태에서도 마찬가지이다. 그렇지만 나는 여기서 조광증에 관련된 고찰들로 국한하겠다.

69. 간혹 조광증의 발병은 놀랍도록 다양하게 나타날 수 있다. 경련의 움직임이나 신체와 사지에 강렬한 충격이 일어날 수 있고, 얼굴 모습이 일그러지기도 하는데 여기에 말의 완전한 상실이나 극단적인 다변, 큰소리로 지르는 고함, 분격, 입에 문 거품이 동반되기도 한다. 이들 징후가 극단적으로 강력하기 때문에 우리는 간혹 추론을 잘못할 수 있고, 악성 열이나 불규칙한 급성 발열(fièvre ataxique)을 보고 조광증 진단을 내릴 수도 있다. 원인이 같더라도 어느 쪽이라도 일으킬 수 있는 것은 물론, 이들 질병이 강렬한 동요, 격노 착란, 마비 상태와 신경 흥분 상태의 교대 등의 성격을 가질 수 있기 때문이다. 여기에 간혹 두드러진 맥박 상승, 혀 마름, 창백하고 초췌한 얼굴, 비지속적인 선잠, 음식의 절대적 거부가 나타나기도 한다. 이때 처음부터 구분을 하기란 정말 어려운 일이다. 불확실성에 집중하려면 질병을 여러 날을 두고 관찰하지 않으면 안 된다.

70. 상당수 조광증 발작에서 체내 열이 어느 정도까지 오르는지 파악하

기는 어렵다. 때로는 복부에서, 다른 경우에는 머리에서 일어나고, 더 자주는 몸에 밴 습관처럼 일어난다. 그래서 이들 정신이상자는 깃털을 채운 매트리스나 그저 보통 매트리스에서라도 누워 지내는 것을 형벌처럼 느끼는 것이다. 그래서 그들이 몸을 식힐 요량이기라도 하듯 밤새 마룻바닥이나 돌 위에 누워 지내는 것을 선호하고, 그렇지 않고 이를 못 하게 하면 아주 싫어하는 모습을 보여준대도 놀랄 일은 아니다. 예전에는 비슷한 경우에 날뛰는 조광증 환자를 밤이고 낮이고 구속복과 가죽 띠로 침대에 맹목적으로 묶어 붙잡아 두고자 했다. 나는 그 환자가 눈에 불을 켜고, 얼굴이 시뻘겋게 상기되어 묶인 띠를 풀려고 몸부림치는 것을 보았다. 하루 종일 그를 일으켜놓지 않고, 야외로 산책하도록 배려를 하지 않다가 곧 졸중 발작을 일으키면 어쩌나 걱정이 되었다. 나는 혁명의 격동이 벌어지는 동안 비세트르 구제원에서 내 치료를 받던 불행한 정신이상자가 빠졌던 극단적인 고통의 상태를 기억할 때마다 마음이 아프다. 그는 강한 불길이 내장을 불태우는 것 같다고 고통이 가득 실린 어조로 내게 호소했다. 나는 차가운 음료를 상당히 많이 마시게 했지만 소용이 없었다. 그 당시 나는 정신이상자들을 치료하는 데 적합한 수단이랄 게 전혀 없었으니, 미지근한 목욕 요법을 반복해서 시켜줄 수도 없었다. 그렇지만 지금 나는 이 요법을 사용해서 얼마나 큰 도움을 받고 있는가.

71. 이렇게 몸 내부에 열이 일어난다는 모호하지 않은 다른 증거는 어떤 남성과 여성 정신이상자들이 그보다 더 혹독할 수 없고 대단히 오래 지속되는 추위를 대단히 쉽고 의연하게 견딘다는 데서 찾을 수 있다. 공화력 3년 설월에, 온도계가 영하 10, 11도에서 16도까지 내려갔던 며칠 동안에도, 비세트르 구제원에 있던 한 정신이상자는 양모 이불을 쓰고 있을 수가 없었다. 그래서 그는 얼음장처럼 차가운 자기 방 마룻바닥에 앉아 있었다. 아침에 그의 방문을 열자마자 그는 잠옷 바람으로 뜰로 달려가, 얼음인지 눈인지를 한 움큼 쥐더니 자기 가슴에 문지르고, 환희라도 느끼듯이 그것이 녹

아내리도록 하는 것을 보았다. 삼복더위에 시원한 공기를 마시기라도 하는 것 같았다. 그러나 지나치게 일반적인 명제를 세우는 일은 삼가야 한다. 동요가 덜하고 사납기가 덜하거나, 발작 쇠퇴기에 이른 많은 정신이상자들은 추위에 대단히 민감해서 겨울이면 난로 주위로 몰려들거나, 추위가 지나치게 가혹할 때 손과 발이 동상에 노출되기도 한다.

72. 여러 조광증 환자들에게 고유한 신경 흥분의 주목할 만한 다른 예는 잠을 이루지 못하고 근력이 극단적으로 증가한다는 것이다. 이는 고대부터 알려진 진실이지만, 모든 종류의 정신이상과 정신이상의 모든 주기에 지나치게 일반적으로 적용되었다. 나는 이렇게 힘이 경이롭게도 발현되었던 사례들을 보았다. 더없이 강한 끈으로 묶어놓았는데 조광증 환자가 힘을 주자 너무도 쉽게 끊어져버렸으니 말이다. 대단히 큰 저항이 무너졌다는 사실보다 그렇게 쉽게 끈이 끊어질 수 있었다는 것이 더욱 놀라웠다. 그때 그는 자기 힘이 우월하다고 생각해서 대담해지게 되니 얼마나 더 위험한 존재가 되겠는가? 다루기 쉬운 어떤 물건이나 살인무기라도 쥐게 되면 그에게 다가가는 사람들에게 얼마나 큰 위험이 되겠는가! 이로부터 다양한 방책들과 환자를 무력화하고 비극적인 장면들을 피할 수 있는 일종의 전술이 나오는데, 이 점에 대해서는 나중에 말하겠다. 그런데 이런 근육 수축의 에너지는 조광증 증상의 쇠퇴기에도, 어떤 주기적인 발작에서도 나타날 수 없다. 그때는 오히려 마비 상태와 졸중의 전조들을 동반한 합병증이 맹위를 떨친다.

73. 조광증 환자들은 가혹한 추위만큼 극단적인 허기와 갈증도 참을 수 있을까? 이 문제는 사실들을 통해 확정해야 한다. 대부분의 조광증 발작의 특징은 기이한 탐식이 불규칙적으로 반복되거나, 음식을 먹지 않아서 뒤이어 체력 약화가 나타나는 데 있음을 누구나 알고 있다. 정신이상자의 힘을 고갈시키도록 엄격한 식이 요법을 치료의 근간으로 삼았던 외국의 구제원[1]

··

1) 나폴리 정신이상자 구제원을 말한다.

사례가 언급된 바 있다. 더운 환경의 영향과 그 나라에서 자연스럽게 얻을 수 있는 음식을 먹으며 살아가는 방식으로 이 원칙이 마련될 수 있다. 그렇지만 이 식이 요법의 장점이 정확한 관찰로 확증부터 되어야 한다. 그러나 확실히 우리네 북쪽 고장에서는 그 치료법보다 더 해롭고, 더 건강에 나쁜 것이 없을 것이다. 혁명의 여러 사건들의 결과로 생긴 경험을 비교해본 결과, 비세트르 정신이상자 구제원에서 식량 부족으로 죽음에 이르지는 않았어도 그 때문에 조광증이 격화되고 연장되었다는 점이 확인되지 않았는가?[*2]

74. 정신이상자들은 게걸스러운 식욕을 갖기도 하고 음식에 대한 싫증이나 혐오를 보이기도 한다. 후자의 경우 식욕이 다시 돌아올 때까지 고집스럽게 모든 음식을 거부하는데 이렇게 음식을 혐오하게 되는 이유는 독이 들지 않았을까 하는 의혹, 종교적 교리들의 극단적인 현양이나 조광증 환자들에게 흔히 나타나는 반감들 중 하나일 수도 있다. 어떤 조광증 발작이 처음으로 발병하거나 재발해서, 정신이상자가 완전히 정신착란에 빠져 자기 존재의 감정도, 필요도, 자기가 살아가는 장소도 느끼지 못할 때 입(口)은 자동적으로 닫히고 이(齒)를 악물어서, 간혹 액체로까지 만들어 음식물을 집어넣으려는 확실히 준비된 노력조차 헛된 것으로 만들어버리곤 한다. 어떤 경우에 멜랑콜리 환자는 같은 성격의 극단적인 저항을 보인다. 지성의 모든 기능을 흡수해서 절대로 변하지 않는 원리를 기준으로 삼은 것처럼 보이는 외곬의 생각으로 쌓아올려졌으므로 그만큼 더 그 저항을 막기 어렵다. 그래서 간혹 이 정신이상자들은 결국 영양실조와 쇠약에 빠져 이내 죽

∴

*2) 프랑스 혁명 이전에 비세트르 구제원에서 하루 빵 배급량은 고작 1파운드 반에 불과했다. 빵은 아침에 나눠주었다. 더 정확히 말하자면 빵은 받자마자 즉시 소비되어, 환자들은 하루의 일부를 굶주린 착란 상태로 보냈다. 1792년에 배급량이 2파운드로 늘고, 아침, 정오, 저녁에 세 번 제공되었으며 정성껏 만든 수프가 곁들여졌다. 등록부를 정확히 작성하면서 알게 된 것은 이것이 사망률 차이를 만든 원인이 되었다는 점이다. 1784년에 구제원에 수용된 정신이상자들 백열 명 중 절반 이상인 쉰일곱 명이 죽었다. 1788년에는 백한 명 중 아흔세 명이 죽었다. 반대로 공화력 2년과 3년 사이에 전체 정신이상자의 8분의 1만이 사망했다.

음에 이르기도 한다.

75. 활동적이고 부지런하고 정말 다정한 성격의 한 여인이 부단한 노력을 기울이고 누구도 비난할 수 없는 품행으로 도박, 음주벽, 더없이 광적인 방탕에 탐닉하는 남편의 타락한 생활을 고쳐보려고 했지만, 백약이 부효였다. 몇 년 후에 결국 그녀와 아이들은 그보다 더 클 수 없는 곤궁에 빠지고 말았다. 그랬으니 극단적으로 실망하게 되고, 더없이 깊은 슬픔을 갖게 되고, 다정하고 정다운 신앙심에서나 헛된 희망의 빛을 구할 뿐이었다. 잠을 이룰 수 없었고, 머리에 착란이 일어났고, 음식이란 음식을 완전히 거부했으니 이는 지속적인 자살 계획을 보여주는 일이었다. 그녀는 그런 상태로 살페트리에르로 이송되었는데, 그 뒤 예전에 그녀의 이웃들로부터 그녀의 개인적 품성에 대한 호감과 존경을 보여주는 증언들을 많이 들었다. 그녀는 완전히 곡기를 끊어 죽음에 이르겠다는 계획을 바꾸지 않았다. 그래서 젖병을 이용해서 액체로 만든 약간의 음식이라도 취하도록 하는 데 간혹 성공하기는 했지만 이는 극히 어려운 일이었다. 그녀는 죽기 나흘 전에 자기를 면회하러 온 남편에게 이렇게 말했다. "심은 대로 거둔 것이니 누리세요. 당신은 바라는 건 다 갖고 사셨죠. 전 이렇게 죽을 텐데."

76. 간혹 완전한 백치 상태, 마비와 무감각 상태가 너무 두드러질 때 이런 종류의 정신이상자에게는 동물의 본능조차 없다. 일곱 살의 어린 소녀는 위협을 받든 애정의 표시를 받든 무감각해 보였다. 자기에게 먹을 것을 가져오는 여자 근무자를 전혀 알아보지 못하다시피 했다. 음식을 먹게 해도 아무런 즐거움을 보이지 않았고, 허기를 느끼는 동안조차 그녀에게서 음식을 거둬가는 것을 무관심하게 바라보았다. 입에 음식을 넣어주는 동안만 음식이라는 실체를 알아차릴 뿐인 것 같았다.

77. 다른 어린 소녀는 점심 식사를 가져오면 기쁘게 그것을 바라보고 게걸스럽게 먹었다. 그녀에게 음식을 거둬가려는 척하면 그녀는 큰소리를 지르고 위협의 몸짓을 하기도 했다. 그런데 허기가 채워지고 나면 나중 생각

은 전혀 하지 않고 남긴 음식을 거둬가는 것을 무심히 보았다. 마지막으로 나는 훨씬 더 발달된 본능의 사례를 언급할 수 있다. 한 젊은 여성 백치의 경우인데 긴급한 필요의 본성을 분절음을 통해 표현하여 마실 것과 먹을 것을 부탁했다. 배가 차면 남은 음식을 간수하고, 그것을 거둬가려고 하면 화를 냈다. 그녀는 돈으로 먹을 것을 얻을 수 있다는 사실을 알고 있었다. 그녀는 외부인들을 보면 음식을 부탁하고 이렇게 받은 음식을 감사의 뜻으로 자기를 담당하는 근무자에게 주었다.

78. 종종 정신이상의 변별적인 성격 하나를 이루곤 하는 광적인 정념을 덮어두어야 할까? 남성과 여성의 생식 기관에서 일어나는 물리적 흥분을 말하는 것인데, 여기에 더없이 음탕한 몸짓과 더없이 외설적인 말이 동반된다. 이런 흥분은 정신이상이 지속되는 동안에만 일어나므로 그만큼 더 신체의 내적 성향에 달린 것이다. 나는 점잖은 품행으로 존경받는 사람들이 조광증 상태에 있던 일정 기간 동안 불행히도 방탕한 여인들을 찾고, 회복이 되면 신중하고 그 이상 단정할 수 없을 정도로 원래 성격을 회복하는 것을 보았다. 나는 극단적인 경우에 이런 정서가 다음의 방식으로 전개되는 것을 보았다. 처음에는 아무런 이유 없이 즐거워하고, 시선이 번득이고, 화장방(化粧房)에서 관능적으로 치장하고, 불안한 눈으로 두리번거리고, 손이 떨리고, 뱃속에 둔중한 고통을 느끼고, 가슴 내부에서 타는 듯한 뜨거운 열이 생기고, 초점 없는 눈이 쉴 새 없이 움직이고, 안절부절못한다. 발작이 최고조에 다다랐을 때 추잡하고 외설적인 말로 가득한 수다, 울부짖음, 선동적인 몸짓, 대단히 음탕한 몸짓, 광적인 흥분, 관능적 착란의 환상이 생긴다. 이런 맹렬한 격분에는 어쩔 수 없이 억압책을 쓸 수밖에 없다. 그다음에는 침울한 휴식이나 더 정확히 말하면 무기력의 상태가 이어진다. 그때 몸은 극도로 마르고, 색광(色狂)에 빠져 녹초가 되고, 마비 상태가 되고, 치매에 이른다. 그 뒤에 건강이 단계적으로 회복된다. 간혹 이 질병이 주기적이 되기도 하는데, 그때 환자의 인생은 관능의 착란과 더없이 우둔한 무감

각이 교대하면서 흘러간다.

79. 살페트리에르와 같은 대형 구제원의 경우 여성이 한데 모였을 때 지나치게 빈번하게 나타나는 어떤 악습의 수많은 사례들이 생길 수밖에 없다. 나는 수음에 대해 말하는 것인데, 이 유감스러운 습관은 종종 사춘기 이전에 든 것이다. 그보다 더 신중하고 정숙할 수 없는 젊은 처녀들이 조광증 발작이 뚜렷이 드러나는 신경 흥분의 결과로 그런 습관이 들 수 있다. 그 경우 이 나쁜 행위는 일시적이고 회복기에 완전히 사라질 수 있다. 나는 그런 사례를 많이 보았다. 그렇지만 또 계속되어 만성 질환처럼 될 수도 있고, 엄밀한 감시로도 이 진행을 막지 못한다면 일종의 전염병처럼 다른 여성 정신이상자들에게 전해질 수도 있다. 간혹 이 상태가 정말 고질적이 되면, 정신이상자들은 우둔한 마비 상태나 극단적인 쇠약과 기진맥진에 빠지곤 한다. 여러분은 구속복을 입혀 이런 종류의 맹목적인 격노를 억누르고자 하는가? 그렇다면 그 여성 정신이상자는 화를 내고, 흥분하고, 수만 가지 방책을 찾아 우리가 취할 수 있었던 모든 예방책을 쓸모없는 것으로 만든다. 특히 겨울에 이런 성향의 유감스러운 결과들이 나타난다. 그때 이 쇠약 상태에 괴혈병이 동반되어 결국 죽음에 이르게 되니 말이다.

80. 자연에 반(反)하는 다른 악습도 여성 정신이상자들의 구제원에서 일어난다고 추정된다. 그것은 똑같이 방탕한 여성 두 명의 협력을 필요로 하는 것으로, 때로 타락한 품행 때문에 생기고, 자연스럽게 우정 어린 이끌림이라는 거짓 외관을 쓴 내밀한 관계가 일어나게 된다. 간수는 항상 경계하여, 최근에 구제원에 들어온 소박한 품행과 순박한 순진함을 갖춘 젊은 처녀들에게 나쁜 행동들이 전파되지 않도록 막아야 한다.

81. 유사한 악습들도 조광증 치료를 막는 커다란 장애물이다. 가장 강력한 증상을 몰아내는 데 성공했을 때조차 정도의 차이는 있지만 이성에 나타나는 뚜렷한 쇠약, 더 정확히 말하면 치매의 상태가 뒤를 잇는다. 이 상태에 노동의 혐오와 다른 도착적 성향이 결합되면 사회에서 수행해야 할

일상적인 의무를 해낼 수 없게 되고 그들은 영원히 구제원에 갇혀 나갈 수 없게 된다. 그때 수치심은 모두 사라지고 악이 숨김없이 모습을 드러낸다. 방탕에 빠진 이 불행한 희생자들은 더없이 혐오스러운 말을 하고, 우리가 취할 수 있는 모든 억압 수단을 무시한다. 그때 남은 일이라고는 그녀들의 사례가 다른 환자들에게 영향을 미치지 못하도록 격리된 방에 그들을 고립시켜, 그들이 멍한 상상력으로 갖게 되는 모든 추잡한 언행을 그저 방치하는 것뿐이다.

II
정신이상에서 외부 대상의 지각 장애

82. 조광증 발작의 최초 발병이나 재발 양상은 정말 다양하다. 그렇지만 이 변화가 두드러지게 나타나고 정신이상자가 자기 내면의 상태를 밖으로 드러내는 곳은 얼굴 모습과 표정이다. 정신이상자는 간혹 머리를 치켜들고 시선을 하늘에 고정하기도 한다. 그는 낮은 목소리로 말하고, 배회하는데, 그러다가 깊은 명상의 표정을 짓다가 이성적인 감탄의 표정을 짓다가 하면서 멈춰 선다. 어떤 경우에 그의 얼굴은 붉고 그의 시선은 번득이고, 그는 끝나지 않는 다변을 늘어놓는다. 다른 경우에 그의 얼굴은 창백하고, 일그러진 얼굴 표정에 시선은 불확실하고 혼란스러워 보이니, 과도한 음주로 취하기라도 한 것 같다. 안면 근육에 조금씩 경련이 나타나고, 더 강력한 표현이 비친다. 시선은 고정되고 위협적이며, 말(言), 목소리의 어조, 몸짓을 보면 흥분의 성격이나 맹목적인 격노의 성격이 드러난다.

83. 한 멜랑콜리 환자를 설득해보려고, 그를 끊임없이 괴롭히고 지배하는 외곬의 생각들의 연쇄에서 그의 주의를 돌리게 하려고 정말 자주 헛된 노력들을 한다. 그 환자는 자기 자신에게만 집중한다. 시각이나 청각 기관에 들어온 새로운 자극들은 지성의 자리로 전혀 이동하지 않는 것 같다. 그

의 시선은 비사교적이고, 그의 태도는 음울하고 말이 없고, 그의 시선은 납빛이고 수척하다. 그가 미래에 대해 몰두하는 생각은 불길한 일이 일어나리라는 전조뿐이다. 그는 강렬히 고독을 찾고, 깊은 한숨은 그의 슬픔과 극단적인 불안을 드러내는 모호하지 않은 증상들이다. 그러므로 그는 자기를 둘러싼 모든 것에 관심이 없고, 아무것도 보지 않고, 아무것도 듣지 않고, 기억이 새긴 개별적인 관념 속에 빠져, 그 관념들 때문에 생기는 마음의 동요에 몰두하는 것이다.

84. 치매와 백치 상태에서 항상 생기 없고 무표정한 외관의 특징만 보이는 것은 아니다. 나는 완전히 백치 상태가 되어버린 일곱 살 아이의 예를 들 수 있다. 피부는 진홍빛 색을 띠었고, 머리와 눈썹은 검었고, 두 눈에 극단적인 강렬함이 비쳤고, 외모만 봤을 때는 건강한 지성을 갖춘 모습이었다. 또 나는 간혹 관념이 거의 완전히 부재하다시피 하면서도 시선은 생생하고 활기에 넘치고 웃음 가득한 얼굴을 보이는 경우도 봤다. 그렇지만 한 젊은 처녀는 완전히 반대의 경우였다. 그녀는 간니가 나던 시기에 반복적인 경련의 움직임이 생겼는데 그것 때문에 말을 못 하게 되었고 지성의 기능도 상실했다. 무표정한 시선은 고정되어 있지만 하나의 대상만을 향한 것은 아니었다. 간혹 시각과 촉각 사이에 불일치가 있었다. 그래서 새로운 대상이 나타나서 그녀의 주의를 끄는 것 같을 때 이 두 감각이 그 대상을 함께 향하지 않았다. 내가 알던 한 백치는 처음에는 채색된 이미지나 단단한 사물을 제시하면 그것을 바라보았다. 그런데 그는 마치 시선의 축이 전혀 그 대상을 향하지 않기라도 한 듯 그것에 손을 내미는 방식이 이상했다. 그때 그의 시선 자체는 길을 잃거나 막연히 방에서 가장 밝은 부분 쪽을 향하는 것이었다. 이렇게 생긴 감각은 너무도 모호하거나 아예 없는 것이나 다름없었다.

85. 감각 기관의 기능들이 조광증의 상태를 일으켰던 다양한 원인들에 따라 손상될 수 있다. 습관이 되어버린 무절제, 과도한 열의와 연구, 조광

증으로 바뀌어버린 심기증 상태처럼 말이다. 그때 이 상해들은 두통, 실신, 현기증이 더해져 악화될 수 있다. 그러나 일반적으로 시각과 청각은 조광증 상태에서 극단적으로 민감해진다. 아주 조그만 자극으로도 그들을 흥분시킬 수 있는 것이다. 그러므로 급성 조광증 상태에 놓인 정신이상자들이 차분한 상태로 회복될 때까지 어둡고 조용한 장소에 격리되어야 한다는 점을 경험으로 알 수 있다.

86. 어떤 백치 상태의 경우에는 특히 청각의 감수성이 둔해 보인다. 정신이상자는 자기 안에서 놀라움이나 두려움의 감정을 자극할 수 있는 소리들을 통해서가 아니면 마비 상태에서 깨어날 수 없으니 말이다. 그렇지만 간혹 특별히 다른 경우들이 있다는 점도 주목받았다. 나는 청각 기관이 음(音)의 자극은 물론 심지어 아주 작은 소리에도 대단히 민감했던 일곱 살 소녀를 본 적이 있다. 그런데 그녀는 분절음은 물론 그녀와 대화하면서 취했던 다양한 어조들, 예를 들면 흥분의 어조, 위협의 어조, 정다운 호의의 어조 등을 전혀 구분하지 못하는 것 같았다.

87. 백치 상태나 치매의 여러 경우에 모든 것은 신체 기관에 일어나는 물리적 자극에 국한되어, 그것으로부터 지성이 가질 수 있는 진정한 지각은 나타나지 않는 것 같다. 내가 종종 관찰했던 이런 종류의 여성 정신이상자는 얼이 빠진 눈을 하고 머리를 고정하지 못하고 사방으로 휙휙 돌렸다. 그녀는 질문을 받아도 전혀 대답하지 않았고, 아무 말도 하지 않거나 그저 아무런 의미도 없는 몇몇 단음절을 저도 모르게 흘릴 뿐이었다. 더욱이 그녀는 외부로 나타나는 어떤 표시도 내보이지 않으므로 욕망, 혐오, 분노를 드러내는 일이 없었다. 다시 말하면 그녀는 생각도 하지 않는 것처럼 정념도 갖지 않는 것 같았다. 또한 그녀는 아무 이유 없이, 직접적인 아무 목적 없이 끊임없이 동요했다. 열여섯 살의 젊은 처녀는 유아기 상태에 머물러 있는 것 같았다. 그녀의 가슴과 성기는 전혀 발육이 이루어지지 않았다. 그녀는 계속 침대에 누워서, 팔다리를 굽히고, 머리는 가슴 쪽으로 숙이고, 몸

전체를 끊임없이 동요 상태에 두었다. 그녀는 기계적으로 '엄마'라는 말만 반복했는데, 그 말에 무슨 생각이 결부된 것이 아니었고, 그녀의 어머니에 대해 질문을 해도 전혀 이해하지 못하는 것 같았다. 이렇게 계속 연장된 유년의 결과는 어떤 것이 될까?

88. 조광증은 마음이 느끼는 정서 및 관념의 완전한 상실이 아니라, 이들 정서와 관념의 극단적인 불안정성이며 이 둘이 급히 이어진다는 점이 특징이 될 수 있다. 스물두 살의 젊은 처녀가 짝사랑 때문에 이성의 착란에 이르렀다. 계속 격렬한 시선을 유지하고, 섬광처럼 빨리 이 생각에서 저 생각으로 넘어갔다. 간혹 다정하고 무척이나 정숙한 표현들일 때도 있었고, 그 다음에는 외설적인 말을 내뱉고 전혀 숨김없이 사랑의 쾌락을 도발했다. 바로 다음에 그것은 허영으로 한껏 부풀어 오른 과장된 표현이 되어, 그녀는 거만하게 명령조로 말했다. 바로 그녀는 자기가 여왕이라고 믿고, 당당하고 위엄이 넘치는 거동으로 자신의 불운한 동료들을 경멸적으로 바라보았다. 충고를 하고, 훈계를 해보았지만 어느 것 하나 쓸모가 없었다. 그녀는 아무 말도 듣지 않는 것 같았고, 순간 일시적인 욕망에 무너져 간혹 신속하게 달리고, 노래하고, 소리 지르고, 춤추고, 웃고, 자기 주변의 사람들을 때렸다. 그렇지만 이 모든 것은 아무런 의도도 없고 악의도 없는 행동이었다. 그녀는 일종의 어린애 같은 유치한 본능으로 이런 사소하고 엉뚱한 짓들에 빠져드는 것이다.

89. 조광증 환자들의 관념은 기이하고 간혹 극단적으로 변덕스럽다는 특징이 있는데, 다른 변별적인 차이들을 고려하지 않는다면 치매의 성격도 그렇다. 이 정신이상자들 몇몇은 동요의 상태에 있을 때 끊임없이 같은 말을 반복하고, 몇 달, 그리고 몇 년을 고스란히 이 한정된 영역 안에 갇혀 있는 듯하다. 다른 경우에 정신이상자는 매일 대상을 바꾸기도 한다. 그리고 아침마다 한 가지 특별한 생각이나 어떤 계열의 생각에 골몰하고, 하루 종일 지배적인 관념에 해당하는 몸짓과 움직임을 반복하고 있으니 감각 작용

은 신체의 자극에 따라 이루어지는 것 같다. 이 경우 정확하게 말하고 답하고, 동요나 격노에 빠지지만 관념들은 즉각적으로 연관시키고 있으니, 상반된 두 극단이 양립하는 것 같은 다른 조광증 환자들과 두드러지게 대조된다. 대단히 빈번히 나타나는 조광증의 다른 변이는 정신이상자가 자신이 헛소리를 하고 착란에 사로잡힌 순간 동안에도 한 대상에 주의를 집중하고, 이성과 양식(良識)으로 가득 찬 편지까지 쓸 수 있는 경우이다. 마지막으로 동일한 정신이상이 다른 변이의 경우나 다른 주기에 있을 때 더없이 부조리한 말과 더없이 앞뒤가 맞지 않는 생각들이 격렬한 방식으로 연속되지만, 그런 생각들이 이루어지기가 무섭게 전혀 흔적을 남기지 않고 사라져버리기도 한다. 나는 지난해 갱년기에 이르러, 고질적인 조광증 상태로 있었던 한 남자의 정신이상 상태를 확인해달라는 요청을 받았다. 나는 그가 자유롭게 산책하곤 했던 널찍한 정원에서 그를 만났다. 나는 그에게 무슨 질문을 하든 불필요한 일이라는 것을 알았다. 그는 아무런 감각 작용도 수용하지 않기라도 하듯, 그의 지성에 달려드는 생각들을 계속 따르는 것이었다. 때로 분절되지 않는 음을 낮은 목소리로 웅얼거리고, 다른 경우에는 목적 없이 의도도 없이 특정 대상에 시선을 고정하거나, 날카로운 고함을 지르면서, 자신에게 들어오는 공격을 저지하고 상대에게 위협을 가하는 것 같았다. 보통 그는 제지를 받으면 사나워지고 흥분하는 모습을 보였다. 그렇지만 그는 스스로 필요한 것을 마련하고, 더욱이 신경 써서 몸단장을 하고 품행도 단정했다.

90. 조광증의 다양한 시기에 따라 생각은 강렬하거나, 명확하거나, 혼란스러울 수 있다. 종종 첫 번째 시기가 지나서, 조광증이 여전히 강력한 상태에 있지만 정신이상자가 자기 존재 감정은 유지하고 있을 때, 그의 말을 들어보면 너무도 눈에 띄는 사유가 나타나며, 너무도 기발하고 너무도 날카로운 비교를 하는 것이 놀랍다. 그는 논쟁하고 다른 사람들을 논박하는 일을 즐긴다. 사람들이 그에게 부정확하거나 규칙에서 벗어난 말을 하

면 그는 하나도 놓치지 않고 세심하게 이를 지적한다. 어떤 사건 이야기를 할 때 그는 열정적으로 표현하고, 계시를 받고 신에 들린 듯 초자연적인 태도를 보인다. 이 정신이상자는 흥분이 가라앉으면서 어조가 보다 차분해지고, 그의 생각은 더욱 침착하게 이어지고 새로운 양상을 띠기도 하지만, 그때 강렬하고 힘찬 정도는 덜하다. 몸짓은 활력이 덜하지만 더욱 자연스럽고 더욱 진실하다. 반론을 받아도 더 끈기 있게 참아낸다. 그가 더 이상 쉽게 흥분하지 않게 되고, 이성이 조금씩 힘을 되찾는 것이 보인다. 그렇지만 조광증이 졸중의 전조 증상과 복합되었거나 치매로 악화할 위험이 있는 경우 환자의 생각은 혼란스러워지는 것 같다. 한 대상을 자주 정말 다른 대상으로 간주하는 것이다. 가끔 우리가 사는 곳과 더 멀리 떨어진 다른 장소를 구분하지 못하고, 아주 단순한 수(數)의 계산도 힘들어지고 쉽게 실수를 저지르곤 한다. 정말 단순한 경우가 아니면 동전의 가치가 얼마인지 판단할 수 없고, 동전을 셀 수도 없다. 자기 인생의 여러 시기에 대한 생각들이 뒤엉키고 정말 오래된 일과 최근의 일이 쉽게 나란히 놓인다. 정말 간단한 문장들이 자기 의지와는 상관없이 누락되고 훼손되므로, 그때는 정신이상자가 말하는 주제가 무엇인지, 그 주제들은 어떤 관계인지 종종 알아맞혀야 한다.

III
정신이상에서 사유의 상해

91. 일반적으로 건강한 사람의 지성은 대단히 활동적인 기능을 할 수 있다. 감각 기관에 강력한 자극을 일으키거나 기억을 통해 그 이미지가 그려지는 한 대상에 외곬으로 몰두하는 기능이 그것이다. 일정 기간 동안 이런 주의가 지속되고, 중단되고, 여러 차례 반복적으로 되풀이될 수 있으며, 교양을 쌓아 발전되어, 생각은 더욱 명확하게, 기억은 더욱 정확해질 수 있

고, 더욱 강력하고 더욱 정확하게 판단을 내릴 수 있게 해주므로, 그것은 우리가 얻은 지식과 천재의 산물의 가장 견고한 토대가 되는 것이다. 어떤 강한 정념, 사랑, 야망, 증오가 하나가 될 때 새로운 에너지가 더해져 주의를 기울이게 되니, 인류의 역사에서 너무도 눈부시게 나타나는 모든 위대한 사건의 동기가 바로 이것이다.

92. 조광증의 강도가 최고조에 오르고, 가장 앞뒤가 맞지 않고 소란스러운 생각들이 빠르게 이어져 지성에 덮쳐올 때, 완전히 주의를 집중할 수 없게 되고, 자기 존재의 내적 감정과 판단력도 마찬가지 상태가 된다. 자기 자신을 전혀 돌아볼 줄 모르는 정신이상자는 자기가 외부 대상들과 어떤 관계를 맺고 있는지 모른다. 그의 몸짓과 말을 통해 보면 그의 내부에 감각기관에 가해지는 자극들로 생길 수 있는 것과는 다른 질서의 생각들이 일어나고 있음을 관찰할 수 있다. 두서도 없고 연관도 없는 이 생각들은 자동적인 방식으로 생겨나고, 나타나자마자 즉각 사라지고, 격류처럼 사나운 흐름을 따르는 것 같다. 나는 이런 종류의 한 가지 사례로 내가 최근에 정신 상태를 확인해줄 것을 부탁받았던 남자를 언급할 수 있을 것이다. 나는 그에게 다양한 질문을 던졌고, 그가 예전에 다정하게 사랑했던 친척 두 사람도 마찬가지로 질문을 했지만 소용없는 일이었다. 그는 두서도 없고 밑도 끝도 없이 '나무', '모자', '하늘' 등과 같은 단어들을 말하고 시선을 다른 데로 돌렸다. 그다음에 그는 낮은 목소리로 분절되지 않은 음들을 우물거리다가, 갑자기 성난 어조로 목소리를 높이고 하늘을 향해 시선을 고정시키고는 날카로운 고함을 질러대다가, 결국 이내 차분해졌지만, 그래도 상상 속의 여러 대상에 대해 그보다 더 앞뒤가 맞지 않을 수 없는 방식으로 멈추지 않고 말했다.

93. 지성의 기능에 크고 작은 정도의 차이의 혼란이 일어난 여러 사례들을 분명 언급할 수 있다. 그런 혼란이 일어나서 조광증 환자들은 특정 대상에 주의를 기울이지 못하는 것이다. 그러나 또한 여러 조광증의 경우 상상

력에 어떤 착란이 일어났대도 정신이상자들은 그들의 생각 대부분을 서로 이어지게 할 수도 있고 그 생각들 중 몇 가지에 강력하게 집중할 수도 있다. 그들은 추론하고, 그들의 이해관계를 검토하고, 종종 가족의 품으로 돌려보내 달라고 간곡하게 청하기도 한다. 그리고 그들은 반박을 받으면 이에 응수한다. 어떤 이들은 허무맹랑한 횡설수설을 늘어놓으면서도 대단한 주의를 집중할 수 있어서 부모나 정부 기관에 양식과 이성을 완전히 갖춘 편지를 쓸 수도 있는 것이다![3] 나는 어느 날, 대단한 교양을 갖추었던 사람에게 다음날 내게 편지를 써줄 것을 약속받았다. 그래서 편지를 받았는데 그가 그보다 더 터무니없을 수 없는 말들을 늘어놓던 순간에 쓴 그 편지는 양식과 이성을 완전히 갖춘 것이었다. 구제원에서 '조리 있는 광기'라고 부르는 조광증의 한 변이의 특징은 무엇보다 생각의 극단적인 일관성과 정확한 판단력에 있다. 그때 정신이상자는 마치 건전한 이성을 누리고 있기라도 하듯이 읽고, 쓰고, 성찰할 수 있다. 그러나 종종 더없이 폭력적인 행동을 할 수도 있는 것이다. 나는 그들 중 몇몇이 옷이나 침대보 같은 손에 닿는 모든 것을 맹목적인 격노에 사로잡혀 부숴버리는 습관을 그대로 간직하고 있는 것을 본 적이 있다.

94. 이와 달리 극복해야 할 다른 극단이 있는데, 더 정확히 말하면 이는 정신이상의 특별한 속성 중 하나로, 멜랑콜리 환자들이 밤이고 낮이고 한정된 대상에 주의를 집중하는 일이다. 그 집중은 분노, 증오, 상처 입은 자부심, 복수의 욕망, 깊은 슬픔, 삶의 극단적인 혐오, 저항할 수 없는 자살 성향과 같이 어떤 강렬한 정념을 동반하고 있으므로, 다른 방향으로 돌릴

[3] 자기 머리가 바꿔치기를 당했다고 터무니없이 믿었던 한 보석상은 동시에 영구 운동이라는 공상에 심취했던 자였다. 우리는 그의 부모가 아들에게 챙겨 보내줬던 도구들을 사용할 수 있게 해주었고 그는 더없이 열심히 일에 몰두했다. 예상되었던 발견은 이루어지지 않았다고 생각했지만 그가 노력한 덕에 정말 기발한 기계가 나왔다. 더없이 심오한 결합이 만들어낸 필연적인 결과였다.

수가 없다. 비슷한 주의력 중에 뜻대로 중단할 수도 방향을 바꿀 수도 없는 경우는 순전히 수동적인 것으로 보인다. 예전에 가지고 있다가 잃었다고 믿는 재산, 자기를 희생자로 만든 노골적인 박해, 지성의 영역에서만 존재하는 고뇌의 상태, 다른 모든 공상적인 관념이 가져다주는 회한들이 이를 자극한다. 종종 이 외곬의 착란의 원인은 종교적인 공포에서 나오기도 하고, 냉혹한 복수의 신과 우리가 받아 마땅하다고 믿는 영원한 징벌에 대한 생각에서 나오기도 한다. 그 때문에 멜랑콜리 환자의 저 우울한 환상들을 일소하고, 항상 지고한 존재의 불변의 의지와 인간의 헛된 말을 항상 맞세울 준비가 되어 있는 환자의 확신을 얻는 일이 정말 어려운 것이다.

95. 누구보다 주의력을 기울일 줄 아는 사람이라면 지성이 연마된 정도에 따라 대단한 차이들을 경험할 수 있으며, 대기 구성, 계절, 환경, 생활 방식, 마음에 나타난 정서, 대부분의 질병에 따라 대단한 다양성도 느낄 수 있다. 그렇지만 치매와 백치 상태의 변함없는 성격 하나는 인간의 이런 능동적인 기능이 완전히 불가능해지고, 혹시라도 그들이 자신의 상태가 어떠한지 깨닫게 된다면 탄식하지 않을 수 없을 무능의 상태로 강력하게 만들어버리는 데 있다.

96. 나는 열네 살 젊은이의 정신 상태를 확인해줄 것을 의뢰받았는데, 그는 아주 어렸을 때부터 여러 번 극단적인 부주의에 빠지는 성향이 있었다. 그는 주의를 기울이도록 시켜야 감각 기관에 자극을 받는다. 그런데 이런 자극은 한순간만 남고, 어떤 대상이 빈번하게 반복되어야만 그 대상의 관념이 새겨지는 것이다. 그에게 기이하게 보이는 모든 것이 그의 기억에 더 잘 새겨진다. 그에게 읽고 쓰는 법을 결국 가르쳐는 주었으나 대단히 힘든 일이었다.

97. 대단히 혈기왕성한 어떤 조광증 환자들은 생각이 자유로워, 특정 대상에 주의를 기울일 수 있다. 대단히 동요하고 쉽게 횡설수설에 빠지는 사람들이라도 자기 취향에 부합하는 여러 대상을 주의 깊게 고려하고, 건강

한 이성을 갖고 있음을 두드러지게 보여주는 모든 것을 일시적으로는 드러낼 수 있다. 그러나 일반적으로 조광증 환자는 극단적으로 변덕스러워서 한 대상에서 종종 그것과 전혀 관련이 없는 다른 대상으로 빠르게 넘어가곤 한다. 조광증이 쇠퇴기에 접어들었다는 것은 그가 중요하게 알아야 하고, 일관된 작업에 몰두해야 하는 모든 것을 전보다 논리적으로 성찰하는 능력이 더 뚜렷이, 그리고 편하게 드러날 때 알 수 있다. 그때 빠른 속도로 회복이 진행된다. 아이들을 교육할 때 따라야 할 원칙이 바로 이런 경우에 있지 않은가? 간혹 탁월한 정신을 가진 학생들은 선생들이 미숙하고, 그 선생들이 가르치는 따분한 원리들과 지겨운 형식에 싫증이 나면 전혀 발전을 볼 수 없는 것 같다. 어렸을 때부터 재봉 일에 취향을 들였던 여성 정신이상자들이 구제원에서 질병의 쇠퇴기에 접어들었을 때 과거의 습관을 쉽게 되찾고, 가만히 앉아서 하는 노동에 주의를 집중하는 일이 자주 관찰된다. 반면에 그런 노동은 농업의 고된 수고와 근면한 삶에 익숙한 농촌 출신의 다른 여성들에게는 끔찍할 수밖에 없으니, 그녀들은 무기력해지고 활기를 잃고, 모두가 원하는 결말인 회복기를 향해 느린 걸음으로 나아가거나 심지어 치료 불능이 될 수도 있다. 하물며 젊었을 때부터 경박한 취향에 빠져, 예술의 도야 혹은 자연과학 연구에 전념할 수 없는 부자들은 이성을 회복할 때 얼마나 많은 장애물을 겪는 것일까!

IV
정신이상에서 관념들의 결합의 원칙과 기억의 상해

98. 정신과 신체의 다양한 원인들 때문에 생기고, 다양한 질병에서 나타나는 우수의 상태처럼 기억이 극단적인 활기를 띠는 경우는 여기서 논의할 자리가 아니다. 나는 그저 이전의 생각이 정말 상이한 두 가지 방식으로 지성에 재현될 수 있다는 점만을 지적하고 넘어가겠다. 그 한 가지 방식은 의

지의 도움은 전혀 없이, 간혹 과거 생각을 잊고자 노력하기까지 하는데도 떠오르는 일종의 내적 성향에 따른 것이고, 그것과 다른 방식은 말 그대로 적극적인 것으로서, 어떤 예전의 관념들을 이미 경험한 바 있어서 기억에 떠오르는 다른 대상과 맺는 다양한 관계나 결합을 통해 상기시키는 지성의 힘이다. 이것이 관념의 결합의 원칙으로 귀착하는데, 이 원칙은 인간 지성의 기능의 문제를 깊이 연구했던 모든 저자가 일반적으로 수용하는 것이다.[*4]

99. 정신이상에서는 기이한 관념들의 연합도 불쑥 일어날 수 있다. 그런 이유로 더없이 심각한 오류가 생기거나 더없이 유치한 환상들이 일어나기도 한다. 멜랑콜리 환자였던 한 부인의 착란을 일으키는 외곬의 대상은 바로 악마였다. 그것을 제외한다면 다른 모든 관계에서 그녀의 지성은 대단히 정상적이었다. 그녀는 하인들이 인형극을 보러 갔다고 심하게 꾸짖었다. 대중이 즐기는 이 여흥에 악마가 깃든다는 구실이었다. 그녀는 센강을 통해 가구 배달을 시켰는데, 정작 가구가 집에 도착하자 그녀는 그것을 받지 않겠다면서 남편에게 마귀가 든 그 가구들을 팔아버리라고 강요했다. 그녀의 구실은 가구들이 샤투 다리 밑을 지나왔다는 것이었다. 민중 사이에서는 그 다리를 악마가 지었다고들 했다. 그들 사이에서 도는 한 의견에 따르면 예전에 루비에에 마법사들이 있었다고들 했다. 그래서 그 부인은 남편이 그 도시 사람들과 어떤 거래도 하지 못하게 했다. 그녀가 드나들던 사교계

⁙

[*4] 지각들 중에는 동시에 수용되는 지각들이 있고 규칙적인 순서에 따라 이어지는 지각들이 있는데, 이 지각들이 관념들의 자연스러운 결합을 이룰 수 있으며, 종종 지성에 통합되곤 한다. 그런데 우리는 하나나 여럿의 지각이나 관념을 그것들과 연합한 지각이나 관념으로부터 분리할 수 있으며, 그 지각이나 관념이 새롭게 결합되면 다른 자리를 마련해주게 된다. 이 결합이 다수의 관계에 기초할 것이므로 그만큼 더 결합은 단단해질 것이다. 이를 가리켜 '추상화하다'라고 하는데, 이것이 자연사에서 사용되었고 의학에서도 사용되는 분류의 다양한 방법들의 기초가 된다. '추상화'라는 말은 관념들이 결합하는 원리에서 비롯한 필연적인 결과로, 영국과 프랑스의 저자들이 생각했던 것처럼 지성의 최초의 작용을 가리키는 것이 전혀 아니다.

에서 누가 악마라는 이름을 말하기라도 하면 그녀는 바로 혼란에 빠지고, 얼굴이 붉어지다 창백해지기를 반복하는데, 그녀는 그 말을 더없이 불길한 전조의 징후로 받아들였다.

100. 예순 살이 된 한 부인은 오랫동안 정신 집중을 계속한 결과 기이한 멜랑콜리 같은 상태에 빠졌다. 그녀는 보고 듣는 모든 것을 요술과 관련지어 생각하는 것이다. 그녀는 선물로 받거나 선물로 주는 자기 소유의 모든 금과 은이 가짜이거나 아무런 가치가 없고, 그녀가 먹는 모든 음식에 양념이 지나치게 들어갔고, 모든 사람이 자기를 속이기로 합의했고, 그녀에게 약속한 모든 것 또는 그녀에게 말한 모든 것이 진실과는 반대되고, 한마디로 말해서 이승에서는 모든 것이 허위와 거짓일 뿐이라고 생각했다.

101. 몇몇 정신이상자들에게서 조광증이 최고 수준에 오르게 되면 관념들은 일관성을 잃고 관념들의 연합도 무너지는 것 같다. 그들은 간혹 한 생각에서 그것과는 정말 관계가 없는 다른 생각으로 급히 넘어가며, 그들이 하는 말은 너무도 기이하고, 전혀 예상치 못한 대조를 보이거나, 그들의 무질서한 관념에 고스란히 대응하는 혼란스러운 연합을 나타낸다. 내가 관찰했던 한 조광증 환자는 내가 앞에 있다는 것도 깨닫지 못했는데 차례로 '칼', '태양', '모자' 등의 단어들을 말했고, 그가 보고 있다고 믿는 하늘 위의 대화 상대자에게 분노에 차고 수다스럽게 대답하고, 날카로운 소리를 지르고, 낮은 목소리로 말하고, 격분하고, 웃고, 노래하고, 그보다 시시때때로 변할 수 없고 그보다 앞뒤가 맞지 않을 수 없는 변덕스러운 모습을 보여주었다. 더욱이 이것이 구제원에서 매일 마주치게 되는 여러 정신이상자들의 운명인 것이다.

102. 지성의 다른 모든 기능처럼 기억도 강렬한 조광증 발작 기간 동안 중단되는 것 같다. 발작이 쇠퇴기에 접어들었을 때나 기억은 자유롭게 활동을 재개하게 된다. 정신이상자에게는 자기가 일으킨 착란의 기억도, 자기가 보였던 광태로 가득한 행동의 기억도 전혀 남아 있지 않다. 그는 등록부

에 기록된 만큼만 자기가 구제원에 머물렀음을 알 수 있을 뿐이다. 젊은 처녀가 사랑했던 삼촌 한 분의 집에서 자랐다. 삼촌이 그녀에게 모든 조건이 딱 들어맞아 보이는 결혼 계획을 알렸다. 그때가 생리 기간이었는데, 그녀는 정말 혼란스러웠고 머리에 강력한 충격을 느껴서 이렇게 격렬히 소리 질렀다. "내가 미친 것 같아요." 이내 그녀는 슬픔 때문에 마비와 정신이상 상태에 빠졌고, 그 때문에 살페트리에르 여성 정신이상자 구제원으로 이송되었다. 그녀는 말을 더는 하지 못하게 된 것 같았고, 하루 대부분을 방구석에 쭈그리고 앉아서 보냈다. 자기가 살고 있는 곳이 어디인지 구분하지 못하는 것 같았고 자기 존재의 내적 감정이란 것이 없었다. 그해 내내 치료의 성공 여부는 점점 의심스러워졌다. 그러다 그녀의 이성은 점진적으로 회복되기 시작했다. 이 정신이상자는 이전 상태의 기억을 완전히 잃어서 자기가 구제원에 들어온 시기는 정신착란이 멈춘 6주 전의 일이라고 주장했다.[*5]

103. 그렇지만 간혹 정신이상자들이 길길이 날뛰며 동요했던 기간에 일어났던 모든 일을 고스란히 기억한다는 사실을 묻어두어서도 안 된다. 그들은 정신이 명확해진 시기나 완전히 치료가 된 시기에 그때 일에 통렬하게 후회하는 모습을 보여주고, 그 상태에서 자기들을 보았던 사람들을 만나지 않으려고 한다. 질병으로 인해 의지와는 무관하게 행한 일들에 대해 비난이라도 받을까봐 말이다. 발작적으로 조광증 착란을 겪는 젊은 여성 정신이상자가 있었다. 손에 닿는 것을 모조리 찢고 자기 앞에 다가오는 모든 사람에게 폭력을 행사했으니, 구속복을 입히지 않을 수 없었다. 이런 억압 수

..

[*5] 세간에 널리 알려진 대로 한 부인이 조광증에 걸려 스물일곱 해를 감금되어 있다가 똑같은 변화가 정신에 일어나게 되었다. 옷을 찢고, 벌거벗은 채 있고, 더없이 혐오스러운 오물로 몸을 더럽히기까지 했던 그 스물일곱 해 동안 그녀의 착란과 격노가 계속되었다. 정신착란이 멈췄을 때 그녀는 깊은 꿈에서 깬 것 같았고 자기가 정신이상에 빠지기 전에 아주 어린 나이였던 두 아이의 소식을 물었다. 그리고 그녀는 아이들이 몇 년 전에 결혼했다는 사실을 이해할 수 없었다.

단을 쓰자 그녀의 격노는 곧 가라앉았다. 그렇지만 그녀는 자기가 예전에 보여준 흥분을 정말 뼈저리게 기억했다. 그래서 그녀는 그보다 클 수 없는 후회를 내보였고, 자기가 더없이 엄격한 벌을 받아 마땅하다고 생각했다.

104. 더욱이 그 어떤 조광증 발작에서라도 기억이 얼마나 다양하게 변할 수 있는지, 기억이 얼마나 강렬한 힘을 얻거나 잃을 수 있는지에 대해서 아무리 감탄해도 지나치지 않다. 공부를 너무 많이 한 나머지 이런 상태에 빠지고 말았던 젊은이는 자신의 통찰력을 고스란히 보존하고, 그 통찰력을 자신이 환상의 원인을 더욱 심화하는 데 요긴히 사용하는 것 같았다. 그 때 과거의 생각들이 너무도 생생히 되살아나서, 지금 앞에 있는 대상의 자극이 모호해져 버리기까지 했다. 그는 다른 사람들과는 다른 세상에 살고 있는 것 같았다. 자기가 질병 때문에 사물들의 이런 새로운 질서를 따르게 된 만큼 다른 사람들에게 자신을 이해시키기란 불가능할 것이라는 말도 했다.[6] 비슷한 경우에 과거의 기억이 강렬히 되살아나기도 하는 것 같다. 차분해진 기간 동안 잊었던 일이 더없이 강렬하고 선명한 색채로 되살아나는 것이다. 나는 정신이상 치료를 맡은 공공시설이나 사설 시설에서 그런 경우를 여러 차례 확인했다.

105. 졸중 발작에 이어지는 일종의 정신이상과 착란은 정도 차이는 있지만 십중팔구 기억력 감소나 상실로 이어진다. 또 이런 상해는 관념을 표현

∴

[6] 저 유명한 프랜시스 윌리스의 치료로 회복한 정신이상자는 자기가 경험한 발작의 내력을 다음과 같이 말했다. "저는 격한 흥분에 사로잡히는 발작이 일어나기를 인내심을 갖고 끊임없이 기다렸습니다. 발작은 정도의 차이는 있지만 보통 열 시간에서 열두 시간 정도 계속되곤 했는데, 발작이 지속되는 동안 천복(béatitude)의 기쁨을 누리곤 했기 때문이었습니다. 뭐든지 쉽게 할 수 있어 보였고, 머릿속으로도, 실제적으로도 어떤 장애물도 저를 막아 세울 수 없었습니다. 단번에 놀랄 만큼 완벽한 기억력을 갖게 되었습니다. 라틴 저자들의 기나긴 문장들도 기억이 났습니다. 보통의 경우 그런 경우 각운을 찾기도 어려웠는데 말이죠. 발작 기간 동안 저는 산문을 쓰는 것만큼 빠르게 시를 썼습니다. 저는 쾌활랐고 악의적이기도 했죠. 모든 종류의 술책도 능수능란하게 쓸 수 있었으니까요 …."(*Bibliothèque Britannique*)

할 때 사용하는 용어들에 국한될 수도 있다. 나는 한 공증인의 상태에 대해 의견을 밝혀야 했는데 그는 졸중 발작을 일으킨 후로 자기 이름은 물론, 아내며 아이들이며 친구들 이름도 잊었다. 그렇지만 혀를 자유자재로 쓸 수 있기는 했다. 그는 더 이상 읽고 쓸 줄 모르게 되었지만 예전에 감각에 자극을 주었던 대상들과 공증인의 직업과 관련된 대상들은 기억하는 것 같았다. 도대체 찾을 수 없었던 소송이나 계약서가 들어 있던 서류철을 그는 손가락으로 가리켜 보였고, 다른 신호로써 그것들 안에 자기 예전 생각의 끈이 보존되어 있다는 점을 보여주었다.

106. 백치 상태는 기억의 퇴색이 더욱 두드러진 사례이다. 나는 한 예로 열여섯 살의 젊은이를 들 수 있다. 그는 감각 기관을 통해 외부 대상의 자극을 받아들이지만, 그 생각을 전혀 보존하지는 못했다. 그래서 그 순간이 지나면 전부 잊었다. 그의 긴급한 필요와 관련된 것 말고 그의 주의를 고정시킬 수 있는 것은 아무것도 없는 것 같았다. 그의 성을 돋우고, 위협하면 소리를 지르고 벌벌 떨면서 멀어졌다. 그렇지만 금세 다시 돌아오는 걸 보면 모두 잊은 것 같았다. 그에게 취했던 것과 같은 어조로 단순한 질문을 하면 대답했지만, 기억력의 한계 때문에 두 개의 관념을 비교할 수는 없었다. 허기를 느낄 때 그에게 먹을 것을 준다면 선택을 못 하는 것 같았다. 그때는 가장 가까운 곳에 있는 것을 선호했다.

V
정신이상자들의 판단의 상해

107. 라 브뤼에르는 "세상에 드문 것은 다이아몬드와 진주이고, 그보다 더 드문 것은 분별력의 정신이다."라고 말했다. 사회에서 마주치는 사건들에서 이 슬픈 진실이 적용된 사례를 매일같이 만나게 되지만, 학문과 문학의 분야에서도 마찬가지로 이 진실은 주목할 만하다. 학문과 문학의 순수

한 원천이 정도의 차이는 있어도 허구, 상상력의 순진한 비약, 거드름, 더 없이 과장된 우쭐함이나 거짓된 관념들을 이상야릇하게 뒤섞어놓은 것에 물드는 일이 종종 있기 때문이다. 그렇지만 나는 여기서 질병의 상태와 관련된 판단력의 상해를 고려하는 데 그치겠다.

108. 조광증 초기 상태나 심지어는 진행 중에도 몸짓, 생각, 말, 얼굴의 특징, 마음에 나타나는 정서 사이에 정말 앞뒤가 맞지 않고 뒤죽박죽인 무질서가 흔히 발견되는데, 이것으로 우리는 지성의 다른 기능들처럼 판단력이 완전히 무너져버렸던 더없이 완벽한 이미지를 경험하게 된다. 특히 여성들 중에서 간혹 정신착란이 최고도에 이르렀을 때 안면 근육의 경련적인 움직임, 찌푸려진 인상, 길길이 날뛰는 흥분, 심지어 간헐적으로 날카로운 고함이나 더없이 시끄러운 울부짖음이 더해지는 경우도 있다. 정신이상자들을 수용하는 공공시설이나 사설 시설에서 이런 장면은 흔히 볼 수 있다.

109. 판단력에 상해가 있었어도 차분한 상태일 수 있고, 대단히 조리 있는 추론의 모습을 하고 있을 때도 있다. 정말 관련이 없는 두 관념 사이에서 부정확하거나 우스꽝스럽기까지 한 관계가 나타나는 것이다. 나는 이런 종류의 한 정신이상자의 치료를 맡았는데 그는 발 드 그라스의 원형 지붕이 보이는 집에 살았다. 그는 이 건물을 튈르리 공원으로 이전해야 하며, 이렇게 이전하는 데 두 사람이면 충분하다고 주장했다. 그는 두 사람의 힘과 저 육중한 건물의 저항력 사이에 등식(等式)이 성립함을 알았다고 생각했다. 저 커다란 건물에 들어간 돌 하나하나의 무게를 추산하면서 그 두 힘이 얼마나 균형이 맞지 않는 것인지 여러 예를 들어 설명했어도 헛일이었다. 그는 그 일이 가능하다고 계속 판단했고 자기가 그 일을 맡겠다고 제안하기까지 했다. 곧 다른 종류의 광태들이 뒤를 이었다. 이 정신이상자는 자기가 프랑스의 모든 숲의 소유자라고 믿었다. 그리고 그 자격으로 국고에서 인출할 수억 리브르의 위임장에 서명했다. 그의 생각은 점점 강렬해져서, 결국 자기가 유럽에서 가장 강력한 실력자라고 믿기에 이르렀다.

110. 정신이상자들의 구제원에서는 말로만 판단해본다면 판단력은 온전히 갖추고 있으면서 광태며 격노의 행동을 보이는 조광증의 사례도 볼 수 있다. 정신이상자는 호사가들의 질문에 더없이 정확하고 분명하게 답한다. 그의 생각에 앞뒤가 맞지 않는 것은 전혀 볼 수 없었다. 그는 책도 읽고, 완벽하게 건강한 지성을 갖추기라도 한 것처럼 편지도 썼다. 그러나 기이할 정도로 대조적으로 자신의 옷을 갈기갈기 찢고, 간혹 이불이나 침대 짚도 그렇게 찢었다. 그러고는 자신이 일으킨 착란과 흥분에 대해 그럴싸한 구실을 붙이는 것이었다. 이런 종류의 조광증은 드물지 않아서 이를 '조리 있는 광기'라는 저속한 이름으로 부른다.

111. 강한 열의와 오묘한 결합은 멜랑콜리 환자의 변함없는 숙명인 것 같고 그것으로 그는 판단을 내릴 때 참으로 드문 정확성과 영속성의 성격을 확보할 수도 있게 된다. 그를 지배하고 그를 외곬으로 만들어, 언제나 어떤 한계를 넘어서는 데 적합한 사람으로 만드는 마음의 정서에 끊임없이 흔들리지 않는다면 말이다. 교양을 쌓은 정신을 갖고, 기가 막힌 기억력의 소유자인 남자가 콩디야크의 저작들을 대단히 열심히 공부했고, 그 저작에 깊이 젖어들어, 다른 모든 학문의 근원과 개요를 그 저작에서 찾았다고 믿고는, 역사, 자연학, 화학, 심지어 수학 분야의 다른 모든 책은 불필요하므로 불살라야 한다고 주장했다. 그의 상상력은 점점 더 고양되었고, 그는 자신이 이 교의를 전파하고 지상에 널리 알리도록 하늘이 보낸 사람이라고 믿게 되었다. 그는 모든 위인처럼 박해받게 되리라고 예상했다. 그리고 어느 날 자기를 정신이상자 수용소로 보내겠다는 위협을 받자 그는 이에 기뻐하는 것 같았고, 그것이 그에게는 승리의 증거나 마찬가지였다. 그는 미소를 지으며 이렇게 말했다. "그거 좋군요! 바로 이제 내 적들이 나를 두려워하는 것이로군요. 그들은 내 원칙이 이 지구상에 퍼져가니까 증오와 복수의 노력을 배가하는 것이로군요."

112. 이성과 광태, 분별력과 진정한 착란같이 상호 배제하는 것처럼 보

이는 주제들이 뒤섞이는 어떤 정신이상의 본성이 무엇인지 파악할 수는 없다. 7년 동안의 착란에 사로잡혔던 정신이상자는 자신의 상태를 완벽히 알고 있었고, 자기 상태가 자기와 맞지 않는 것이었으니 자신을 올바르게 판단했다. 그는 착란 상태에서 벗어나기 위해 노력하고 싶었지만, 또 한편 그는 자기가 치료 불가능하다고 확신했다. 그의 생각과 말이 앞뒤가 맞지 않는다는 점을 그가 깨닫게끔 했고, 그는 선의를 갖고 이 점에 동의했다. 그렇지만 그는 자신의 성향이 너무도 강력하게 지배하고 있어서 거기서 벗어날 수 없다고 대답했다. 그리고 그는 자기가 내린 판단의 진실 여부를 보증할 수는 없지만 이를 바로잡는 것은 그의 역량을 벗어나는 일이라고 덧붙였다. 그의 지성은 다른 관점에서 보면 훨씬 더 변질되어 있었다. 그는 공동의 규정보다는 자신이 우선이라고 믿었고, 자신이 행동에 나서서 다른 사람들에게 가까이 다가갈 결심을 한다면 틀림없이 광태를 보이는 행동부터 시작했을 것이고, 그 결과 자기로서는 엄청난 죄를 짓거나 심지어 잔혹한 일들도 저질렀을 것이라고 생각했다. 예를 들어 그가 코를 푼다면 코가 손수건에 그대로 남을 것이고, 면도를 한다면 목을 벨 것이고, 걷고자 시도만 해보아도 두 다리가 유리 깨지듯이 부서질 것이라고 믿었다. 가끔 며칠 동안 엄격한 단식을 하기도 했는데 구실은 그가 먹은 음식이 틀림없이 목에 막히리라는 것이었다. 이렇게 지속적이고 기이한 판단 착오를 어떻게 생각해야 할까?

113. 한 저자가 섬세히 말했듯 판단력은 건강한 지성을 갖춘 사람이나 정신이상자나 모두 동일하다. 콩세르바투아 학생과 누트카섬의 음악가를 비교하는 것도 마찬가지의 경우이다. 두 사람에게 실제 혹은 가상의 일치점을 통해 관념을 비교하는 능력은 동일하다. 그러나 그들의 지각은 서로 다르고 판단력도 다르다. 한 정신이상자는 세상의 통치권이 제 손에 있고, 자기 목소리로 계절이 바뀌고, 자기가 마음만 먹으면 갠지스강의 물을 말려버릴 수 있다고 판단한다. 그가 이런 방식으로 판단하는 것은 그의 사유에 나타난 지각이 그를 비슷한 결론을 끌어내도록 만들기 때문이다. 판

단의 오류는 단지 이 능력이 실행되는 재료에서나 나오는 것이다. 사실들이 충분히 많지 않거나 사실들을 너무 성급하게 검토했다면 판단은 부정확하고 거짓이 된다. 문명 사회에서는 매일같이 그런 예를 얼마나 많이 볼 수 있는가! 더없이 건강한 지성을 갖춘 사람이라도 자기가 충분히 알지 못하는 것에 대해서 말하거나, 판별을 위해서는 자기가 가진 것보다 더 많은 사실을 필요로 하는 한 주제에 대해 의견을 개진한다면 그런 판단의 오류에 쉽게 빠지지 않겠는가? 간혹 거짓 지각과 착각을 일으키는 지각이 정신이상자들의 지성을 엄청난 영향력으로 지배하므로 그들은 저항할 수 없는 힘에 휘둘려 자기 안에서 느끼는 것에 부합하는 판단을 내리지 않을 수 없게 된다. 더구나 그 판단은 신체 상태에서 일어난 강력한 변화를 원인으로 할 수도 있다. 간혹 강력한 억압이 일어나 판단력의 착란을 막는 데 이르기도 한다. 과도한 신앙심 때문에 조광증에 빠져버린 한 젊은 처녀는 극단적인 격노에 사로잡혀 광태를 보이는 상태였다. 그녀는 더없이 오만하게 명령을 내리고, 자기 뜻에 조금이라도 저항하는 죄인들을 벌하도록 하늘에서 불벼락을 내려달라고 기원했다. 동요, 협박, 저주가 그보다 더 강렬할 수 없었다. 무엇 하나 그녀를 자극하고 흥분하게 만들지 않는 것이 없었다. 그녀를 방으로 데려가 구속복을 입혀 움직이지 못하게 했다. 몇 시간 후에 구제원장이 그녀를 찾았고, 하늘에서 불벼락을 내려달라고 했던 것을 두고 그녀에게 농담을 했다. 물론 그녀는 움직일 수 없게 만드는 옷에서 벗어날 수 없었다. 저녁부터 그녀는 훨씬 더 차분해졌고, 그때부터 치료는 일사천리로 진행되었다.

114. 조광증 쇠퇴기나 조광증이 치매로 끝날 우려가 있을 때 정도의 차이는 있지만 기억의 뚜렷한 퇴색, 좀 전에 가졌던 생각과 그 생각을 표현했던 말을 신속하게 망각하게 되는 판단력의 쇠약이 관찰된다. 질문을 던져 놓고 대답을 받고는, 다시 질문을 여러 차례 지겹도록 반복한다. 정신이상자가 지나치게 일찍 가정으로 돌아간다면 가정생활은 끊임없는 걱정과 불

안의 연속이다. 별것 아닌 대상들이라도 그녀의 손이 닿으면 질서 없이 놓이고, 소홀해졌다가, 다시 취해지기도 하지만, 그 대상이 애초에 놓였던 장소의 흔적은 전혀 남지 않게 된다. 시기들을 혼동하고, 거리(距離)의 개념은 극히 모호해져서 눈앞에 있는 사물과 멀리 떨어진 사물이 연결되는 것이다. 현재 몰두하고 있는 대상 이전의 사건들, 심지어 그것과 관련이 없는 사건들이 지성에 나타나는데, 간혹 뭉텅 잘리거나 완전히 모습을 바꾸고, 기쁘거나 슬픈 정서가 동반되기도 한다. 그때 이를 표현하는 데 사용하는 말들은 절제되지 않고 터뜨리는 박장대소, 우는 소리, 불평의 소리와 함께 주기적으로 반복된다. 감각 기관에 새로운 자극이 일어나 이런 기생적인 생각을 몰아내야 끝나는 것이다. 이런 혼란에 빠져 있을 때 판단력은 얼마나 미약하고 불확실한가! 어떻게 대상들을 서로 비교하고 그 대상들의 일치점을 포착할 수 있을까? 빈약한 판단력은 고유명사를 수식하는 속사들의 부조화를 보아도 잘 드러난다. 두서없고, 분별력도 없고, 언제나 가장 과장된 표현들을 동반한다.

115. 간혹 백치 상태나 치매의 경우 빈약한 판단력이 실행되고 있다는 신호들과, 모방의 능력에서 비롯한 결과를 구분하기가 대단히 어려울 때가 있다. 나는 여기서 예전에 소위 아베롱의 야만인[7]의 주제로 불거졌던 논의를 재론할 생각은 없다. 그 야만인의 정신 능력을 계발시키기 위해 기울였던 헌신은 언제나 더없이 위대한 찬사를 받아 마땅하니 말이다. 그를 농아들과 아무리 떨어뜨려 놓아본대도, 그의 빈약한 지성을 발전시키는 데 배려를 아끼지 않는 일은 그래도 중요하지 않은가? 그런데 가장 지적으로 둔한 아이들에게서 모방의 힘이 갖출 수 있는 폭 전체를 무시할 수 있을까? 내가 종종 직접 관찰했던 젊은 여자 백치는 자기 앞에서 일어나는 것을 보

---

7) 프랑스 의사 이타르(Jean Itard 1775-1838)가 5년 동안 프랑스 남부 아베롱에서 발견된 빅토르라는 이름의 '아베롱의 야만인'을 재교육했던 일을 말한다.

고 그걸 전부 따라 하지 않으면 안 되는 성향이 있었는데 이는 정말 특별한 것이었다. 그녀는 사람들의 말을 듣고 그것을 전부 기계적으로 따라 하고 다른 사람들의 몸짓과 행동을 더없이 정확히 모방했다. 예절 같은 것은 전혀 신경 쓰지 않았다. 같은 종류에 속한 다른 여성 정신이상자는 시키는 일은 모두 맹목적으로 수행했는데 자기 행동이 이성적인 것인지 광태를 보이는 것인지 판단하지 않고 그렇게 했다. 그녀는 펄쩍펄쩍 뛰고, 마음껏 웃거나 울고, 사람들이 시키는 대로 얼굴을 이렇게 찡그리고 저렇게 찡그렸다. 강하고 건장한 남자만큼이나 아이에게도 그렇게 쉽게 복종하는 것이었다. 지성이 대단히 둔했던 한 아이는 숲이나 오두막을 한동안 배회했는데 처음에는 허기 때문에 거친 음식을 먹다가, 이후 점차 더 맛깔스러운 음식에 익숙해졌다. 도토리와 감자를 날로 먹다가, 밤(栗), 익힌 채소, 심지어 고기도 먹게 되었다. 그것으로 그의 지성과 사회적 품행에 대단히 긍정적인 추론을 도출할 수는 없었지만 말이다.

VI
정신이상자들에게 고유한 감정과 정신질환

116. 분노를 격노나 일시적인 조광증(ira furor brevis est)으로 봤던 사람은 대단히 진실한 생각을 표현한 것이다. 그가 조광증 발작들을 수도 없이 관찰하고 비교해볼 수 있었으므로 그의 생각이 그만큼 더 심오한 것이었음을 알 수 있다. 일반적으로 조광증 발작은 걷잡을 수 없는 정도의 차이는 있지만 장기화된 흥분의 형태로 나타난다. 이 발작의 진정한 성격은 생각의 혼란이나 기묘하고 기이한 판단 이상으로 성마른 본성에서 비롯한 감정의 동요에 있다. 그래서 탁월한 관찰의 기술을 자랑했던 아레타이오스와 캘리우스 아우렐리아누스의 저작에서는 조광증을 '격노'라는 말과 동의어로 보곤 했다. 이들이 이 용어를 지나칠 정도로 확대 해석했던 의미를 받아들여

야 한다. 간혹 격노를 동반하지 않는 발작이 관찰될 때는 있으나, 정신 능력의 변화나 저하가 일어나지 않는 경우는 거의 없다시피 하기 때문이다. 혁명의 사건들로 말미암아 조광증에 걸린 한 사람이 있었는데 그는 발작이 일어나지 않을 때는 언제나 아이를 소중하게 아꼈지만, 일단 발작이 일어나면 그 아이를 거칠게 대했다. 나는 아버지를 깊이 사랑하는 젊은이가 주기적인 발작이 일어나는 동안은 아버지를 모욕하고 심지어 폭력을 행사하려고까지 하는 것을 본 적이 있다. 그렇지만 그의 발작에 격노가 동반된 적은 전혀 없다. 나는 안정기에는 대쪽같이 정직한 사람이라고 알려졌지만 발작이 일어나면 저항할 수 없는 도벽이 일어나 요술을 부리듯 슬쩍 훔치는 걸로 유명한 사람들의 사례도 언급할 수 있다. 한 정신이상자는 대단히 유순하고 다정한 성격을 가졌지만 발작 기간 동안에는 악의로 가득한 악마에 씌운 것 같아서, 시도 때도 없이 악의적인 행동을 하면서, 동료를 방에 가두고, 화를 돋우고, 때리고, 무슨 주제든 그것으로 싸움을 벌이고 주먹다짐을 했다.[8] 같은 종류의 다른 사례 하나도 마땅히 알려질 필요가 있다. 주기적인 조광증에 걸린 사람의 예인데 그것도 아주 고질적이었다. 발작은 보통 한 달에 여드레에서 열흘까지 지속되었고 그때는 그의 타고난 모습과 완전히 다른 대조적인 모습이 나타났다. 정신이 맑은 기간 동안에는 외모가 차분했고, 태도는 다정하고 신중했고, 질문을 받으면 소심하지만 정확하게 대답했고, 예의 바른 태도를 갖추었고, 정직하기로는 대단히 엄격했고, 다른 사람들을 바로잡아 주고자 열망했으며, 자신의 질병이 치료되기를 강렬히 소망했다. 그러다가 발작이 재발하면 특히 얼굴이 붉어졌다. 머리에 열이 펄펄 끓고 심한 갈증을 호소했다. 거동은 성급해지고, 목소리에는 힘이 넘치고 거만한 어조가 실렸고, 시선은 정말 대담했다. 그때 그는

··
8) 2부 6장 처음부터 이곳까지의 내용은 초판 1부 7절(본 번역 pp.98-99페이지)에서 가져온 것이다.

자신에게 다가오는 사람들을 위협하고 자극하고 과도하게 그들과 맞서 싸우고자 하는 더없이 강렬한 성향을 느끼는 것이다.

117. 격노를 동반하지만, 착란은 일어나지 않고 조리 있게 생각하는 조광증의 사례들은 남성에서나 여성에서나 모두 전혀 드물지 않게 나타난다. 그 사례들을 보면 의지의 상해와 지성의 상해가 종종 뗄 수 없는 것이지만 그 둘이 서로 얼마나 다를 수 있는지 알게 된다. 의지와는 전혀 무관한 이런 성향들이 가질 수도 있을 어마어마한 에너지를 생각할 때마다 두려워진다. 나는 예전에 비세트르 구제원에서 로크와 콩디야크가 일부 정신이상자들을 설명한 개념들을 따라 본다면 수수께끼처럼 보일 수 있는 한 조광증 환자를 관찰한 적이 있다. 그의 조광증은 주기적이었고, 몇 달 동안 차분한 기간을 가진 후 정기적으로 발작이 재발했다. 갑작스럽게 재발된 발작은 복부 안에서 뜨거운 열을 느끼면서 나타난다. 다음에 열은 가슴으로 옮겨갔다가 마지막으로는 얼굴로 옮겨간다. 그때 뺨은 붉어지고, 시선이 번득이고, 머리를 지나가는 정맥과 동맥이 강렬하게 팽창한다. 그리고 광포한 격노에 사로잡혀 저항할 수 없는 성향으로 처음으로 눈에 보이는 사람을 때려죽이려고 무슨 도구나 공격 무기를 잡는 것이다. 그는 끊임없이 살인 본능의 광포한 충동과 중죄를 짓는다는 생각이 들 때 갖게 되는 격렬한 공포 사이에서 내적 투쟁이 벌어진다고 말하곤 했다. 기억, 상상력, 지성에는 정신착란의 흔적이 전혀 없었다. 그는 엄격히 감금되고 있던 동안 그의 살인 충동은 절대적으로 의지와 무관하게 일어나는 어쩔 수 없는 것이고, 자기가 아내를 너무도 사랑하지만 그녀도 자신의 충동의 희생자가 될 뻔해서, 그때는 그녀에게 달아나라고 간신히 알릴 시간밖에 없었다고 고백했다. 정신이 맑은 기간 동안 멜랑콜리에 젖은 똑같은 성찰이며 똑같은 후회의 생각이 돌아왔다. 그는 인생이 너무 혐오스러워 위해 행위를 통해 여러 번 목숨을 끊어버리려고 시도했었다. 그는 이렇게 말하곤 했다 "우리를 그렇게 인간적으로 대해주는 구제원 간수를 제가 무슨 이유로 목을 조르겠

습니까? 그렇지만 제가 광포한 순간에 사로잡히면 다른 사람들이나 마찬가지로 저는 그에게 달려가서 가슴에 단검을 꽂아 넣고자 하는 욕망뿐입니다. 이런 불행하고 저항할 수 없는 성향 때문에 절망에 빠져, 제 목숨을 끊어버리려고 했던 것이에요."

118. 어떤 조광증 발작 기간 동안은 지성의 기능이 그러하듯 마음의 정서가 완전히 중단되는 것 같고, 이런 무감각한 마비 상태 동안에는 일시적인 백치 상태와 똑같은 성격을 갖는다. 고정되고 무표정한 시선, 기계적인 부동 상태, 침묵, 활력 넘치는 몸짓의 부재, 모든 종류의 음식에 대한 절대적인 무관심 같은 것 말이다. 다른 경우에 정신이상자는 경악하는 태도로, 이성의 가물거리는 희미한 빛만을 간직한다. 그는 자기 주변의 모든 것을 볼 때 혼란스러워하고 불안해하며, 간헐적으로 자기도 모르게 반쯤 분절된 소리나 탄식 소리를 내며, 언제라도 격노의 행위로 터질 준비가 된 내적 동요를 보여준다. 조광증 발작의 다른 변이 가운데 기쁜 정서, 슬픈 정서, 기쁜 생각, 슬픈 생각이 끊임없이 나타났다가 사라졌다가 하고, 위협적인 몸짓을 취했다가 호의적인 태도를 취했다가 하는 것을 볼 수 있다. 그때 얼굴 모습을 보면 흡사 움직이는 그림처럼 일시적인 정념들, 희망, 공포, 증오, 복수의 욕망이 교대로 나타난다. 그런 것들이 섬광처럼 드러났다가 이내 아무런 흔적도 남기지 않고 사라져버린다. 조광증의 이런 변이를 폭넓게 고려해본다면 마르지 않는 수다, 극단적인 다변, 앞뒤가 맞지 않는 말(言)을 늘어놓으면서 강렬하고 흥분된 감정이 예기치 않고 불규칙하게 반복되는 경우도 여기 포함된다. 맹목적인 격분 같은 것에 좌지우지되는 것 같아 보이고, 날카롭게 소리를 지르고, 무례하거나 외설적인 말이며, 모든 종류의 모욕이나 저주를 쏟아내고, 시선은 번득이고, 입에는 거품을 물고, 더없이 잔인한 성향을 띠는 정신이상자들을 바라보는 것처럼 끔찍한 일은 없다.

119. 영국인들이 불행한 일이기는 해도 멜랑콜리 환자들이 보이는 극단적으로 어쩔 줄 몰라 하는 모습이며, 무기력이며, 절망을 표현하는 데 적합

한 강렬한 표현들을 풍요롭게 가졌다는 점에 찬탄을 보내야 할지 모르겠다. 영국 소설과 시는 별도로 치더라도 의학 서적에서도 그렇다. 항상 강하고 집중된 정념과 고독에의 열정적인 추구를 동반하는 이 외곬의 착란은 정신이상자들의 구제원에서 흔하디흔한 것이다. 멜랑콜리 환자들 여럿이 깊은 몽상에 사로잡힌 채 뜰을 서글프게 산책한다. 어떤 이들은 후미진 구석에 혼자서 쭈그리고 앉아 있고, 다른 이들은 마음의 성향과 내세에 겪게 될 고통에 대한 공포 사이에서 내적 투쟁을 경험한다. 어떤 이들은 모든 음식물의 절대적인 거부나 자살로 이어지는 비극적인 사건으로 신속하게 죽기만을 갈망한다. 다음 사례는 내게 정말 놀라워 보였다. 집안의 다섯 아이들을 부양하는 어머니가 가난에 빠져, 너무도 싫었지만 정부에서 교구마다 극빈자에게 배급토록 하는 구호물자를 요청하러 갔다. 가혹하게 추운 겨울이었다. 배급을 맡은 사제는 거칠게 그녀를 밀어내더니, 혁명 기간에 자기 아이들에게 공화국 시민의 세례만 시키고 교회에 데려온 적이 한 번도 없었다고 그녀를 꾸짖었다. 사제는 그녀에게 비난을 퍼붓고, 경솔하게도 그녀와 그녀의 가족에게 엄청난 불행이 닥칠 것이라고 악담을 했다. 그러자 그녀는 얼빠진 모습으로 집에 들어와서 남편에게 모든 것이 끝장났으며, 그들은 곧 감옥에 갇힐 것이고, 최후의 형벌을 받게 되리라고 알렸다. 그녀는 잠을 잘 수 없었고, 일종의 마비 상태에 빠져, 물리칠 수 없는 혐오감으로 모든 종류의 음식을 거부했다. 그녀는 그런 상태로 살페트리에르로 왔고, 넉 달간의 치료 후에 이성이 회복되었다. 치료에 대한 세부 사항은 다른 곳에서 다룰 것이다.

VII
정신이상에서 상상력의 오류나 일탈

120. 나는 지성의 기능들의 연속적인 질서에서 상상력이 점하는 지위와

관련된 문제는 배제하고,*9) 그것을 다른 모든 문제의 보충으로 간주한다. 이 문제는 예전의 지각, 기억, 판단력, 마음의 정서를 자기 뜻에 따라 배치하여, 도덕을 다룬 작품들에서처럼 소설, 예술, 학문에서 자기 뜻에 따라 다소 정확한 그림을 구성하는 것이다. 나는 취향의 엄격한 원칙과 모순될 수 있고 그 원칙들을 타락하게 만들 수 있는 이 기능의 착란을 지적하는 임무는 비평가들에게 맡겨두겠다. 내 목표는 그 착란을 정신이상과의 관계에서 밝히고 반복된 관찰 결과와 여러 사례를 제시하여 명백하게 밝히는 것뿐이다. 이런 마법 덕분에 눈앞의 대상이 왜곡되거나 미화되고, 간혹 본성을 완전히 바꾸는 것처럼 보일 때도 있다. 간혹 부재하는 대상들도 너무 강렬한 색채로 재현되므로 그 대상이 지금 내 눈앞에 있다는 내적 확신을 갖기도 하므로, 이 때문에 그보다 더 잘못되고 기이할 수 없는 판단을 일으키는 것이다.

121. 여러 달 전부터 차분한 상태였던 정신이상자가 산책을 돌다 갑자기 조광증 발작에 빠졌다. 그의 눈은 번득여 눈에서 튀어나올 것만 같았다. 얼굴이며 목과 가슴 윗부분은 붉다 못해 자줏빛을 띠었다. 그는 네 발자국 거리를 두고 태양을 마주보고 있다고 생각했다. 그는 머릿속이 강하게 부글부글 끓는 것을 경험했다고 말하면서 자기 방에 자신을 신속하게 가둬달라고 요청했다. 격노를 자제할 힘이 더는 없다는 것이었다. 그는 발작 기간 내내 격렬히 동요하고, 자기 바로 옆에서 태양이 보인다고 생각하고, 정말 쉴 새 없이 말을 했고, 더욱이 그의 생각은 혼란과 무질서밖에 보여주지 못했다.

∴

*9) 나는 의학에서 밝혀져야 할 사실들에 또다시 모호한 내용을 덧붙이지 않으려 한다. 나는 인간 지성 기능의 본성, 연쇄, 연속적인 발생에 대한 내 고찰과 여전히 이론의 여지가 있는 관념학의 모든 이론을 세심하게 구분해야겠다. 그보다는 이들 다양한 기능이 겪을 수 있는 상해들에 대한 엄격한 관찰 결과로 만족하고, 뚜렷한 증상들로써 그 상해를 구분하는 법을 배우는 것이 더 신중한 일이다.

122. 종교의 멜랑콜리에 사로잡힌 어떤 여인들은 밤에 환영을 보거나 심지어 낮에 환영을 보기도 하는데 이는 구제원에서 대단히 흔한 일이다. 그녀들 가운데 한 명은 밤이면 자기 방에서 혀를 날름거리는 불(火)의 모습을 한 성모 마리아를 본다고 믿었다. 그녀는 자기와 대화를 나누고 고통에 빠진 그녀를 위로하러 내려오는 저 하늘의 군주를 자기 방에서 당당히 맞이하도록 제단을 지어달라고 요구했다. 다른 여인은 교양을 갖춘 이였는데 혁명의 사건들로 인해 깊은 슬픔과 조광증 착란에 빠졌다. 그녀는 끊임없이 구제원 정원으로 산책을 나가서, 하늘을 향해 시선을 고정하고 근엄하게 걸어가고, 예수 그리스도와 천상의 조신(朝臣)들이 저 하늘 높은 곳에서 예배 행렬을 이루어 나아가면서 아름다운 멜로디의 찬송가를 부르는 것을 본다고 믿었다. 그녀는 그 행렬을 따라가려고 근엄하게 앞으로 나아갔다. 그녀는 그 대상으로 감각에 충격을 입기라도 한 것처럼 그 행렬이 정말 사실이라고 확신하고 손으로 가리켜 보였다. 그리고 그녀에게 그렇지 않다고 설득하려 드는 사람들이면 누구에게라도 격렬한 분노에 사로잡혔다. 그때 이는 어떤 회상 같은 것이 아니라 직관적인 지식이자, 진정으로 내면에서 느끼는 매혹이었으니, 그 효과는 시각 기관에 강렬한 자극이 가해졌을 때 일어날 수 있는 것과 유사한 것이다.

123. 아테네항(港)의 광인의 사례를 많이들 언급한다. 그는 항구에 자기 소유라고 믿는 배들이 들어가는 것을 보면서 즐거워했다. 그렇지만 숨겨놓은 자산이나 보물을 소유하고 있다고 믿게끔 하는 이런 종류의 환상만큼 흔한 것도 없다. 더욱이 세상 어디에 영예, 위엄, 부를 꿈꾸지 않는 곳이 있던가? 혁명의 사건들로 인해 자기 재산의 대부분을 잃은 여인이 정신이 완전히 나가서 여성 정신이상자들의 구제원으로 보내졌다. 처음에 그녀는 끊임없는 수다에 빠져 있었고, 착란이 극단으로 치달으면 무생물에 대고 앞뒤가 맞지 않는 말들을 늘어놓고 그보다 더 시끄러울 수 없이 고함을 지르고 울부짖는 것이다. 그녀는 자기가 루이 14세의 손녀라고 믿고는 자신이

왕위에 올라야 한다고 주장했다. 그녀의 상상력으로는 그녀의 바람이 곧 실현될 것 같았다. 그녀는 상상 속이지만 돈을 들여 용병 군대를 거느렸다. 한 외부인이 구제원에 왔을 때 그녀는 그것이 그에게 명예로운 일이며, 그가 안으로 들어올 수 있었던 것은 자기가 그렇게 명령을 내렸기 때문이었다고 말했다. 구제원에서 불운한 그녀의 동료들은 후작 부인, 공작 부인들이었다. 이들은 그녀 뒤를 따라 걷고 그녀가 지고한 권위의 어조로 내리는 명령을 받들었다.

124. 간혹 조광증 발작은 상상력을 최고도로 확장하고 풍요롭게 만들기도 하는 것 같다. 그리고 종종 기이하고 일관성 없는 홍수 같은 말을 쏟아내고, 다른 경우에는 훌륭한 감식안에 따라 정확한 질서를 보여주는 말을 할 때도 있다. 정신이상자가 대단히 놀라운 생각들, 대단히 기발하고 흥미로운 비교들을 하는 것을 본다면 그에게 열광과 영감의 초자연적인 모습이 보이기도 한다. 과거의 기억이 그의 눈앞에 수월히 펼쳐지는 듯했고, 차분해졌던 시기에 잊었던 것이 더없이 생생하고 활기찬 색채로 그의 머릿속에 다시 나타났다. 나는 예전에 비세트르 구제원 의사였을 때 한 식자(識者)의 방 앞에 멈추곤 했다. 그는 발작 기간이면 강렬하고, 위엄에 넘치고, 더없이 건강한 판단력을 갖추고 대단히 깊이 공부한 사람에게서나 기대할 수 있는 순수한 언어로 혁명의 사건들에 대해 연설을 했다. 그렇지 않은 다른 시기와 그가 차분했던 시기에 그는 그저 평범한 사람이었다. 그가 이렇게 고양되고 거기에 지고한 힘을 만나거나 신성한 자연에 합류한다는 공상적인 생각이 더해지면 이 정신이상자의 강렬한 즐거움은 그보다 더 감미로울 수 없는 향유까지, 행복의 도취와 매혹에까지 이르렀다. 파리의 어느 기숙사에 감금된 정신이상자는 발작 기간이면 자기가 예언자 마호메트라고 믿고 신의 어조로 명령을 내리는 태도를 취하는 것이었다. 그의 용모에는 빛이 났고, 그의 거동은 위엄으로 가득했다. 혁명의 사건들을 기념하기 위해 파리에서 대포를 쏘는 축포식 날, 그는 그것이 자기를 찬양하기 위한 것이

라고 확신했다. 그는 자기 주변 사람들에게 침묵을 지키라고 했고, 스스로 기쁨을 주체할 수 없었다. 내가 다른 고려들을 하지 않았다면 나 역시 과거 예언자들에게 깃든 초자연적인 영감의 대단히 진실한 이미지를 그에게서 보려 들려 했을지도 모르는 일이다.

125. 정말 기이해 보여서 더없이 확실한 증언으로 뒷받침되지 않으면 의혹을 불러일으키게 되는 사실들도 있다. 나는 시적(詩的) 흥분에 대해서 말하는 것이다. 시행을 낭송했을 때 그것이 회상 같은 것으로 전혀 간주되지 않았을 때조차 거기에 어떤 조광증 발작의 특징이 있다는 말들을 한다. 나는 한 조광증 환자의 우아한 낭송을 들은 적이 있다. 오래전부터 그의 기억에서 지워졌던 호라티우스와 베르길리우스의 다소 긴 시구를 섬세한 분별력을 갖고 낭송했다. 그는 학업을 마친 후 미국 식민지에 20년 동안 머물렀다. 그저 재산을 불리기 위한 것이었는데, 혁명이 초래한 역경 때문에 그는 이성의 착란에 빠져버렸다. 그런데 내가 이미 언급한 영국 저자는 대단히 민감한 체질에 신경질환에 쉽게 빠지는 한 젊은이가 정신이상자가 되어, 그가 착란을 일으키는 동안 해조(諧調)를 맞춰 영어 시행으로 수월히 자신의 생각을 표현했음을 증명했다. 이전에 시에 전혀 재능을 보여주지 않았던 젊은이였는데 말이다. 판 스비에텐 역시 한 여인의 다른 사례를 언급했다. 그녀는 예전에 손노동에 종사했었고 그녀의 지성은 단 한 번도 교육을 받아 풍요로워진 적이 없었지만 조광증 발작 동안에는 정말 시를 쉽게 써냈다.

126. 간혹 더없이 건강한 이성을 갖춘 사람에게도 정확한 범위에 포함시키기가 대단히 어려운 지성의 기능인 상상력은 문명사회에서는 대단히 자주 광란에 빠지고, 우스꽝스럽고, 애통한 수많은 장면들을 만들어낸다. 그러니 상상력은 정신이상에서 나타나는 환상과 착란과 기상천외한 의견들의 더없이 풍요로운 보고(寶庫)가 될 수 있지 않을까? 상상력은 실재하거나, 기이하고 환상적인 대상에 부합하여, 정도의 차이는 있지만 앞뒤가 맞

지 않고, 진실이거나 거짓이고, 즐겁거나 슬픈 그림들의 형태로 기억이 불러내는 불완전한 다양한 감각들을 연결하거나 혼동한다. 그리고 간혹 더없이 기괴한 괴물과도 같으면서도 더없이 멜랑콜리에 젖은 전체를 제시할 때도 있다. 혁명 첫 해의 일이었는데, 출산 후 경고의 종소리가 울리는 것을 들은 여인이 혼란에 빠지고, 동요하고, 더없이 불길한 착란에 빠졌다. 그녀는 그보다 더 강렬할 수 없는 공포를 느끼고, 자기 주변에 고문대가 설치되어 있다고 믿고, 너무나도 비통한 고함을 질렀다. 그녀는 끊임없이 자기 아이들이며 친지들을 보게 해달라고 요구했는데, 그녀는 그들이 살육자들의 칼에 희생되었거나 더없이 잔인하게 죽음을 당했다고 확신했던 것이다. 그녀는 자기 눈으로 보는 것도 반신반의해서, 그 사람들을 그녀 보는 앞에 데려왔을 때도 그들을 알아보지 못했다. 이 서글픈 착란에 빠진 며칠 동안 그녀의 상상력은 자기 감각으로 확인한 진짜 증거와 감각 기관에 더없이 뚜렷하고 더없이 자주 반복된 자극을 압도했던 것이다.

127. 심기증 환자들이 품곤 하는 환상의 생각들이 고대와 현대의 모든 관찰자가 만장일치로 제시했던 보고로 증명되지 않았다면, 그리고 그 사례들이 매일 그토록 자주 반복되지 않았다면 그것을 근거 없는 허구며 우화라고 치부해버릴지도 모르겠다. 그들의 생각에 앞서거나 그 생각에 동반된 모든 것을 고려한다면 이 질병이 발현하는 최초의 자리를 복부의 장기(臟器)들에서 찾을 수 있으며, 바로 그 부분으로부터 질병이 방사(放射)되듯 신경 계통, 특히 두뇌까지 전해지는 것 같다. 이 신체 질병의 본성이 여전히 깊은 어둠에 쌓여 있기는 하지만 말이다. 심기증에서 정신이상 상태로 이행되기 이전의 몇 년 동안, 음식물 소화 장애, 복부 근육의 경련적 수축, 복부 팽만증, 잘못된 지각, 더없이 기이한 마음의 정서, 간혹 복부에 정말로 살아 있는 동물이 들어 있거나 실제로 마귀에 들렸다는 마음속 확신이 나타난다. 질병이 진전되어감에 따라 다양한 다른 징후들이 나타나는데, 추운 느낌과 더운 느낌의 불규칙한 교차, 실신, 현기증, 일시적인 난청 상태, 귀에 들

리는 땡그랑 소리가 그것이다. 정신적 징후로는 쇠약, 반복되는 불안, 심약한 공포, 우리가 마음속에서 경험하거나 경험한다고 믿는 모든 것에 면밀히 기울이는 주의가 있다. 어떤 이들은 자기 아래쪽 사지가 유리나 밀랍으로 되어 있다고 생각하고, 다른 이들은 혈액 순환의 핵심 기관인 심장이 자기에겐 없다고 생각한다. 어떤 이들은 그들이 더는 존재하지 않는다고 확신하고, 그들 중 어떤 이들은 자기가 야수나 괴물로 변했다는 상상을 한다.[*10] 나는 인간의 불행에 대한 이 비참한 증거들에 대한 차후의 세부 사항들은 삭제하기로 하고, 여기서는 그것을 정신이상과의 관계를 통해서만 고려한다.

128. 멜랑콜리는 나이가 듦에 따라 강화되고, 인간 삶의 다양한 상황들이 자극하는 자연적인 성향을 가질 수 있지만, 쾌활하고 활력에 넘치는 성격의 사람들이 현실에서 슬픔을 맛보고서는 어두운 침울(沈鬱)에 빠지고, 고독을 찾고, 식욕을 잃고 수면을 이루지 못하는 것으로 끝나는 일도 볼 수 있다. 점점 의심이 많아지다가, 결국은 더없이 흉악한 배신이 꾸며낸 술책과 함정에 자기가 속아 넘어갔다고 끊임없이 생각하기에 이른다. 구제원에 들어온 이들 멜랑콜리 환자 중 몇 명의 상상력이 어떠한가 하면, 이들은 적이 안 보이게 숨어 자기들에게 박해를 가한다는 생각에 꼼짝없이 사로잡혀

••

*10) 자기가 늑대로 변했다는 내적 확신과 그런 확신을 습관적으로 갖게 되는 어쩔 수 없는 성향인 늑대망상증(lycanthropie)이라는 이름으로 알려진 광적인 심기증을 이해하기란 대단히 어렵다. 몇 가지 사례가 여러 관찰 논집에 실려 있으며, 낭시의 한 의사가 최근 의학 협회에 이에 관한 새로운 사례를 보내 왔다. 공화력 12년 가을 무렵 한 벽돌공이 깊은 슬픔과 이유를 알 수 없는 너무도 어두운 인간 혐오에 빠졌다. 그는 밤마다 가공(架空)의 환영을 보았고, 아침이 되면 외딴 장소로 슬그머니 피했다. 그는 병이 생기고 열흘 차에 모든 음식을 거부하고서는, 이틀 뒤에는 제공된 음식에 달려들어 게걸스럽게 먹었다. 그는 늑대처럼 울부짖었고, 여러 차례 일종의 격노 상태에 빠졌는데 보이는 것을 모두 물어뜯으려고 했다. 열나흘째 날, 밤이 가까워지자, 다시 그는 들(野)로 몸을 피했다. 거기서도 계속 울부짖었는데, 찬물 세례를 반복하자 멈췄다. 이 기이한 질병은 열여덟째 날에 24시간 계속된 강렬한 발열로 끝났다. 이후 완전한 회복은 자연 요법으로만 이루어졌다.

있다. 그래서 그들은 끊임없이 불안해하고, 밤에도 은밀한 간계 때문에 쿵쿵 소리를 듣는다고 생각했다. 그들은 그 간계의 희생자가 되면 어쩌나 끊임없이 두려워하고 있다. 이들 중 한 명은 예전에 전기에 대한 이야기를 듣고 자연학 분야 중 전기와 관련한 주제를 다룬 글을 몇 편 읽고서는 자기를 죽이려고 혈안이 되어 있는 적들이 원거리에서도 자기에게 끔찍한 영향력을 실행할 수 있고, 공기 중에 전류(電流)가 흐르는 것을 본다고 믿고는 너무나 엄청난 위험이 자신을 위협하고 있다고 생각했다. 초자연적인 존재들을 개입시키는 다른 멜랑콜리 여성 환자들도 있다. 허약한 상상력 때문에 그녀들은 그런 존재들을 만들어내고는 그것에 더없이 불길한 의도가 있다고 믿는 것 같다. 스물다섯 살 무렵의 한 여인은 체질이 강건했는데 단단하지 못하고 섬세한 남자와 결혼했다가 대단히 심한 히스테리 질환에 빠져서, 밤이면 환영을 보고 두려움에 떨었다. 그녀는 자기가 언젠가 매정하게 대했던 한 동냥아치가 그녀를 마법으로 위협하여 이런 끔찍한 계획을 실행한 것이라고 고스란히 믿었다. 그녀는 악마에 들렸다고 생각했는데 그녀의 말에 따르면 그 악마는 이리저리 여러 모습을 취해 때로는 새의 노랫소리를 들려주기도 하고, 때로는 구슬픈 소리를 들려주기도 하고, 간혹 그녀에게 더없이 생생한 공포를 느끼게 하는 날카로운 고함소리를 지르기도 한단다. 그녀는 여러 달을 침대에 누워 지냈는데, 그녀에게 조언이나 우정이 담긴 위로의 말을 건네도 전혀 통하지 않았다. 그곳 사제는 개화된 사람이었고 성격이 다정하고 설득력을 가진 사람이었는데, 그녀의 정신에 영향력을 행사하더니, 결국 그녀를 침대에서 일으켜 가사 일을 다시 하도록 약속을 시켰고 정원을 일구게 하고, 밖에서 몸에 유익한 신체 단련을 하도록 했다. 이것이 더없이 훌륭한 결과를 가져왔고, 결국 그녀는 치료되어 3년을 건강하게 살았다. 그렇지만 이 시기에 그 선량한 사제가 죽고, 예전에 수도승이었던 대단히 맹신적이고 외곬의 정신을 가진 자가 들어왔다. 그는 환자가 본다는 환영을 고스란히 믿었고, 그녀가 악마에 들렸다고 확신하여 구마

의식을 여러 차례 계속하고 그녀를 단단히 감금시켰다. 이런 터무니없는 예방 조치가 어떤 결과를 낳았을지 어렵지 않게 예측할 수 있다.

129. 대단히 고양된 신앙심이나 광신주의로 인해[11] 생기는 이런 불가사의한 일을 싹 쓸어버리는 일이 너무도 어렵다는 점을 숨길 수 없다. 그리고 이 점에서 내 관찰들은 여러 해 전에 비세트르 정신이상자들에게 수행했던 관찰은 물론 영국에서 출판된 관찰 사례들과도 일치한다. 자신의 고귀한 운명 생각만 하는 오만으로 가득 찬 사람의 정신을 어떻게 건전하게 만들 것인가? 그는 자기가 특권을 가진 존재이며, 신이 보낸 사자(使者)이며, 예언자 또는 신 자체라고 믿는다. 이 신비적인 환영 및 진리에 대한 계시의 효과를 어떤 말을 써야 제대로 설명할 수 있을까? 그는 사람들이 조금이라도 그 계시를 의심하면 화부터 내는 것이다. 내가 비세트르 구제원에 있을 때 그런 사람들 중 한 명의 착란을 세심하게 연구했는데, 그는 어디서나 악마를 본다고 믿었다. 한 무리의 호사가들이 구제원을 방문하러 온 날, 그는 그들이 마치 악마의 무리이기라도 하듯 성을 내며 그들 가운데로 뛰어들었다. 다른 한 사람은 유순한 성격의 소유자였는데 끊임없이 자신의 수호천사나 사도들 중의 누군가를 불러내고, 고행, 금식, 기도에서만 기쁨을 얻었다. 그런데 자기 손으로 노동해서 먹고 살아야 하는 사람이었으니, 자기 가족은 어떻게 먹여 살릴 수 있었겠는가? 내가 함께 대화를 나누는 것을 좋아했던 다른 정신이상자도 신앙심 때문에 그리된 자였다. 고대 조로아스터의 제자들처럼 그는 태양을 바라보며 독특한 예배를 드렸고, 해가 뜨면 그 앞에서 경건하게 엎드려 절했고, 낮 동안은 그의 행동, 그의 즐거움, 그의 고통을 태양에 바쳤다. 그는 훨씬 더 위험했던 다른 조광증 환자와 대조가 된다. 후자는 보통 낮 동안은 차분했지만 밤이 되면 유령과 환영이 항상 자

••

11) 이 부분부터 2판 2부 7장 마지막 부분(129, 130절)까지의 내용은 초판의 2부 13장(본 번역 pp. 135-136)에서 가져온 것인데 피넬은 약간씩 수정을 가했다.

기를 둘러싸고 있다고 믿고, 선한 천사들과 대화를 했다가 악한 천사들과 대화를 했다가 하고, 환상의 성격이 어떤가에 따라 선한 자가 됐다가, 위험한 자가 됐다가, 유순하게 행동을 했다가, 야만적인 잔혹성을 띠었다가 했다. 다음의 이야기는 비슷한 정신이상이 얼마나 과도한 공포와 혐오에 이를 수 있는지 보여주는 사례이다.

130. 한 선교사가 벼락같은 웅변으로 내세의 고통에 대한 이미지를 그려주었으니, 귀가 얇았던 포도 재배자 한 명은 엄청난 공포에 빠졌다. 그 포도 재배자는 자기가 영원한 불길을 받게 되었으며, '피의 세례' 혹은 순교라는 것을 통해서나 자기 가족을 자기와 동일한 운명에서 벗어나게 할 수 있다고 정말로 믿었다. 처음에 그는 아내에게 저 끔찍한 죄악을 저지르려고 했지만, 그녀가 그의 손아귀를 벗어났기 때문에 이내 격분해버린 그는 나이 어린 두 아이들에게 손을 뻗치고 매정하고 야만스럽게도 그들을 제물로 바쳐 아이들에게 영생을 주고자 했다. 법정에 소환되고 예심 재판이 이루어지는 동안에도 그는 자기와 함께 감옥에 있던 한 범죄인의 목을 졸랐다. 여전히 속죄의 과업을 수행한다는 목적에서였다. 그의 정신이상이 인정되어서, 비세트르의 방에 종신 구금 판결을 받았다. 오랜 기간 구금되어 혼자 있었으니 계속해서 상상력이 고양되었고, 그가 생각하기에 판사들이 선고했던 판결을 받고서도 자기가 여전히 죽지 않고 살아 있다는 생각으로 그의 정신착란은 더욱 심해져, 그는 자기가 전능을 얻었거나, 그의 표현에 따르면 자기가 '삼위일체의 네 번째 위격'이고, 그가 맡은 특별한 임무는 순교로 세상을 구원하는 것이고, 세상의 모든 폭군이 다 모인대도 자기 삶을 위해 (危害)할 수 없으리라고 생각했다. 더욱이 그의 정신착란은 멜랑콜리의 모든 경우에서처럼 부분적이었고, 오로지 종교에 관련된 것으로 한정되었는데, 종교가 아닌 다른 모든 주제에 대해서 그는 더없이 건강한 이성을 누리는 것처럼 보였기 때문이다. 엄격한 구금 생활이 10년 넘게 계속됐다. 차분하고 평온한 상태가 지속적으로 관찰되는 것 같아서 다른 회복기의 환자들과

구제원 뜰에서 자유롭게 지내도 좋다는 결정을 내렸다. 다시 네 해 동안 지켜보고는 안심해도 좋을 것 같았지만 종교 의례의 목적으로 그에게 살육의 생각이 갑자기 일어났다. 옛날식으로는 크리스마스 이브에 그는 손에 닿는 모든 이에게 속죄의 희생을 행할 잔혹한 결심을 품었다. 그는 구두 제조인이 쓰는 가죽 베는 칼을 손에 쥐고, 간수(퓌생 씨)가 순찰을 하러 내려가는 순간을 포착해 등 뒤에서 그를 찔렀다. 칼은 다행히 늑골을 비껴갔다. 그리고 그는 옆에 있던 정신이상자 두 명의 목을 베었다. 근무자들이 대규모로 신속하게 달려와 그를 제압하고 그의 광포한 분노를 신속하게 멈추게 하지 않았다면 그는 그렇게 살육을 계속 이어나갔을지 모를 일이었다.

VIII
정신이상에서 정신의 성격 변화

131. 극단적인 동요, 얼굴 모습의 일그러짐, 무질서한 생각, 연속적이거나 간헐적인 격노의 흥분들이 갑자기 처음으로 일어났다면, 이는 정신이상의 뚜렷한 증상들이다. 정신이상을 일으킨 통상적인 원인으로 거슬러 올라가 보면 발병이 일어난 정확한 시기를 전혀 의심할 수 없다. 그러나 다른 경우라면 질병의 진행은 점진적으로 이루어지므로, 여러 날 동안 지속적으로 진지하게 주의를 기울이지 않는 한 숙련된 관찰자라도 이를 놓치는 경우가 있다. 동요와 흥분은 강렬한 반대에 부딪히거나 슬픔에 빠져 기세가 고양되고 성격이 고조되면서 일어날 수 있다. 일시적인 이성의 착란도 같은 기원에서 나온 것일 수 있다. 그 사람 곁에서 계속 살아가고, 오랜 기간 동안 어떤 갑작스럽고 강렬한 변화 없이 증가할 수 있는 가벼운 변화를 알아차리지 못할 만큼 익숙해지므로 그만큼 더 잘못 생각하기 쉽다. 대단히 개화된 남자의 아내가 정신이상에 빠져, 살페트리에르 구제원에서 치료를 받았다. 남편은 아내의 상태를 설명하러 와서는 자기가 믿는 바에 따르면 아

내의 이성의 착란은 강렬하고 격노한 착란이 일어난 6개월 전의 일일 뿐이라고 생각했다. 그러나 그는 이 질병의 원인이 더없이 격동적인 혁명의 시기로 거슬러 올라가는데, 망명 귀족들이 고국을 떠나기 쉽게 해주느라고 자기 재산 대부분을 썼고, 아내가 그 때문에 더없이 깊은 슬픔에 빠졌다는 점을 인정했다. 그때 그에게 많은 질문을 던져서 그의 아내 성격이 완전히 바뀌었고, 그녀가 천성적으로 다정하고 온화한 사람이었는데 말과 태도가 너무도 거칠어지고 말았고, 더는 예전의 검소한 태도가 보이지 않았고, 생활필수품을 살 돈을 받아서는 순식간에 써버렸고, 그녀가 예전에는 가족에 보여준 애착과 외진 곳으로 물러나 내향적으로 살았던 방식으로 이름이 났지만, 이제는 간혹 뚜렷한 이유가 전혀 없이 여러 날 동안 집을 비우곤 했음을 알게 되었다. 지금은 거의 끊임없이 격노 착란의 흥분에 사로잡혀 있고 자기 존재의 감정을 간신히 보존할 뿐인 저 불행한 혁명 희생자를 볼 때마다 마음이 아팠다.

132. 음주벽, 제한 없고 아무에게나 들이대는 애정 행위, 무질서한 행동이나 만사에 무감각한 무사태평함의 습관으로 인해 이성이 조금씩 손상될 수 있고, 결국 명백한 정신이상에 이를 수 있다. 구제원에서 관찰된 수많은 사례들을 보면 이 점이 확실하다. 이런 나쁜 성향들은 나이가 듦에 따라 견고해지는 것 같고, 오랫동안 지속된 감금을 통해 상태가 바로잡히고, 지속되는 기간은 다르지만 회복되기도 하고, 그렇지 않으면 절대적인 무능과 치료 불가능한 치매 상태로 귀결한다. 그렇지만 정신이상자들 수용소에서는 소박하고 근면하게 생활하고, 완전한 품행과 극단적인 섬세함을 갖췄다고 추천받을 만한 남성과 여성 정신이상자들이 어떤 신체적이거나 정신적인 원인 때문에 이성의 완전한 착란에 빠지고, 그때 그들의 정신이상 기간 동안 원래 성격과 놀랄 만큼 대비되는 악습에 물들었다가, 결국 치료되면 그들의 훌륭한 천성이 가진 다정한 인상을 회복하는 것도 볼 수 있다. 주기적인 조광증의 여러 주기들 중에 대단히 소박했던 사람들이 발작만 돌아오

면 저항할 수 없는 음주벽에 사로잡히는 경우가 얼마나 많은가! 명석한 정신을 갖는 시기에는 엄격한 정직의 모델로 거론되는 사람들이 앞의 경우와 같은 환경에 놓일 때 도벽과 소매치기 성향을 억누르지 못하는 경우도 대단히 많다! 마찬가지로 다정하고 호의적인 성격을 가진 사람들이 정신이상에 걸린 결과 완전히 사람이 바뀌어 혼란스러운 정신을 갖고, 싸움꾼이 되고, 간혹 완전히 비사교적으로 변하는 사례도 볼 수 있지 않은가? 나는 다른 책에서 더없이 엄격한 원칙에 따라 교육받고 대중의 존경을 받아 마땅했던 젊은이들이 정신이상에 빠져서, 외설스러운 말들이며 추잡스러운 몸짓들로 수치심에 상처를 입히는 경우를 언급한 바 있다. 그들이 회복해서, 모든 것이 다시 원래 질서를 되찾게 되면 그들은 더없이 순수한 품행과 무구하고 순진한 모델로 돌아가는 것이다.*12)

133. 뛰어난 눈을 가진 관찰자라면 조광증의 더없이 강렬한 징후들이 나타나기 전에 신체나 정신의 변화들이 느리거나 점진적으로 이루어지는 과정을 추적할 수 있다. 천성적으로 쾌활한 남성이나 여성이 뚜렷한 원인이 작용했을 때 어두운 침체에 빠지고, 공연히 두려움에 쉽게 사로잡히고, 험한 소리를 하고, 거친 행동을 하고, 몸가짐이 이상해지고, 전에 전혀 몰랐거나 애정을 가졌던 사람들에게 마음속 깊은 혐오나 증오의 감정을 드러내고, 강렬한 흥분에 차례로 빠지고, 마비 상태에 빠지고, 잠을 이루지 못하

* *

*12) 퍼펙트 박사가 영국에서 출판한 관찰 논집을 보면 대단히 유사한 사례들을 많이 볼 수 있다. 그는 스물네 살의 부인을 언급하는데 그녀는 활력이 넘치고 참으로 드문 자질들을 타고난 사람이었다. 그렇지만 불규칙적인 월경 주기 때문에 히스테리 발작이 일어나 결국 확실한 조광증에 빠지게 되었다. 과거에 이성적이고 단정하기만 했던 그녀의 말과 행동이 기이해지고, 앞뒤가 다르고, 광태를 보였다. 그녀는 극단적인 불안에 자주 쉽게 빠졌다. 식욕이 완전히 정상을 벗어나 손에 집히는 대로 모든 것을 입으로 가져갔다. 그녀의 탐식은 정말 대단한 것이어서 음식을 씹지도 않고 삼켜버렸다. 그녀는 종종 과도한 박장대소를 터뜨리곤 했고 그러다가 자기도 모르게 갑자기 눈물을 흘리지 않으면, 울부짖고, 고함을 지르고, 과도하게 광포한 착란으로 바뀌기도 했다.

고, 얼굴 표정에 뚜렷한 변화가 생긴다. 그때 바로 위험 신호를 포착하고 조광증의 더없이 강렬한 징후가 이내 폭발할지 모른다는 것을 우려해야 한다. 사실 광태가 곧 정점에 다다를 것 같을 때, 어떤 환자들은 끊임없이 동요하고, 위협을 가하고, 저주의 말을 퍼붓고, 말이 극단적으로 많아지고, 큰소리로 고함을 지르고, 두서도 없고 밑도 끝도 없이 말을 늘어놓고, 격노와 대담한 행동을 반복하며, 다른 경우에는 일종의 쇠약을 겪고 소심한 공포심이 자꾸 생기고, 꿈꾸는 듯하고 내향적인 태도를 보이고, 야만적인 시선을 드러내고, 발작이 일어나듯 광포한 분노로 인한 흥분에 사로잡혀 비지속성의 고집스러운 침묵을 지키기도 한다. 생각이 명쾌할 수도 있고, 이런 흥분으로 들끓는 동요 속에서도 건강한 판단력을 유지할 수도 있다. 정신의 성격이 바뀌거나 이전 상태와 정반대가 될 수도 있다. 사람에게 생명을 갈망하게 하는 강력한 애착이 완전히 파괴되거나, 더 정확히 말하면 자살로 이끄는 맹목적인 일종의 열정 같은 것으로 변하게 만드는 그런 변화가 일어나는 것이다. 이를 증명하는 사례들은 수도 없이 많다.

134. 최근에 발생한 조광증이라면 아무리 이성에 완전한 충격이 가해졌더라도 지속 기간의 길이가 결정 요인의 본성이나 선택된 치료의 원칙에 따라 달라질 수 있다. 그러나 일반적으로 조광증의 뚜렷한 주기를 결정하는 것은 가장 강력한 징후들이며, 그 징후들이 점진적으로 감소한다는 것은 조광증이 쇠퇴했음을 알려준다. 착란과 비뚤어진 성향이야 그대로지만 훨씬 정도가 완화되는 것이다. 완전히 회복되었을 때 다시 차분해지고 정신의 성격도 원래 상태로 복귀한다. 그때 이성이 보다 단단해지도록 그대로 두는 일만 생각하면 된다. 그래야 구제원에서 너무 일찍 퇴원하지 않게 하여 재발을 예방할 수 있다. 그런데 가장 좋은 퇴원 시기를 알릴 수 있는 분별력과 습관을 얻을 수 있다고 해도, 그 환자가 조광증에 걸리기 이전 상태에 대해 정확한 지식을 갖추지 못했을 경우에 여전히 불확실한 채로 남을 수 있다. 강한 체질의 스물네 살의 여인은 출산 이후 조광증에 빠져, 그보

다 더 심할 수 없는 상태로 구제원에 들어왔다. 그녀는 손에 닿는 것은 모두 갈가리 찢었다. 사고를 예방하기 위해 구속복을 입혀서 방에 엄격히 가둬야 했다. 이런 극단적인 동요 상태로 석 달 이상이 흘렀다. 간간이 차분한 상태로 돌아오기도 했다. 질병이 쇠퇴했을 때 그녀에게는 더 걱정할 것이 없었다. 그렇지만 몸을 움직일 때마다 기이할 정도로 활기에 차 있었고, 혈기가 넘쳤고, 까불거리며 즐거워했고, 펄쩍 뜀을 뛰고, 자제할 수 없는 박장대소를 터뜨리기도 했다. 이런 것이 여름 내내 계속되었다. 시월 말에 마비 상태 같은 것이 뒤를 이어서, 자극제를 복용케 했다. 겨우내 그저 침울한 침묵을 지키고 특히 명상에 잠기는 취미가 생겼다. 나는 그런 것을 보고 그녀의 병이 계속 그 모양이지 않을까 걱정되었다. 그렇지만 부모의 말을 들어보니 그것이 그녀의 천성이었고 그녀는 원래 자기 성격을 되찾은 것이라는 것을 알게 되어 아주 안심이 되었다. 그때 그녀의 퇴원이 허가되었다.

3부[1]
다양한 정신이상의 구분

135. 어떤 대상을 기억에 확실히 고정시키고 그 대상의 정확한 관념을 부여하는 일에는 그 대상을 어떤 범위 내에 가두고 괴리된 의견들을 피하는 데 주의를 기울이게 되는 장점이 있지 않을까? 질병분류학자들이 작업했던 것처럼, 다른 질병을 일으키는 시각, 청각, 미각, 촉각, 후각 감각 기능의 다양한 상해들을 정신이상에 포함한다면, 말 그대로 정신이상이라는 용어가 의미하는 것을 어떻게 확정하고 혼란을 피할 수 있을까? 심기증이 계속 심해지다 보면 조광증으로 악화될 수 있지만, 그 자체만 놓고 고려해 본다면 심기증은 조광증과는 아주 다르고, 대단히 폭이 넓고, 상상력의 대단히 기이한 오류들을 일으킬 수 있다. 몽유병, 현기증, 별난 행동, 반감, 노스탤지어, 밤의 두려움, 남성이냐 여성이냐에 따라 색정남 혹은 색정녀라고 부르는 사랑의 쾌락에 대한 광포한 욕망으로 알려진 일차적인 신경질환

∴

1) 2판 3부는 내용과 구성상 초판의 4부(본 번역 pp. 181-211)에 해당한다.

도 마찬가지이다.

136. 다른 학문들의 연구 성과가 최근 의학 분야에 다행스럽게 반영된 덕분에 정신이상을 더 이상 광기(folie)라는 일반적인 명칭으로 부를 수 없게 되었다. 광기의 범위는 너무나 막연하고 인간이라면 누구나 갖고 태어나지 않았나 싶은 모든 오류와 결점으로 확장될 수 있다. 그 오류나 결점들은 인간이란 결함을 가진 존재이며 이상(異常)을 보일 수 있으므로 한계가 없을 것이다. 그렇게 되면 우리가 대상에 대해 가질 수 있는 부정확하고 거짓된 모든 관념, 상상력과 판단력의 두드러진 오류, 비현실적인 욕망을 사극하거나 불러일으키는 것까지 모두 이런 구분에 포함시켜야 하는 것이 아닐까? 그렇다면 그것은 인간의 사적이고 공적인 삶의 최고의 검열자로 자처할 것이고, 역사, 도덕, 정치, 심지어 종종 화려하고 교묘한 내용들과 몽상으로 오염되었던 자연과학까지 전부 아우를 것이다.

137. 영국의 질병분류학자(컬런)가 조광증 착란의 변별적인 성격으로 판단의 오류, 외부 대상의 잘못된 지각, 관념들의 엉뚱한 결합, 마음에 강렬한 정도의 차이를 갖고 나타나지만 인위적으로 자극된 것은 아닌 정서들에 주목했던 것은 정당한 일이었다. 그러나 관찰한 사실로부터 그가 제시한 무의미한 설명과 근거 없는 이론들은 질병의 징후들을 충실하게 기록하는 역사가라면 갖추어야 하는 근엄하고 신중한 방식과는 모순되는 것이 아닐까? 그는 어떻게 사유가 일어나는 자리와 사유가 겪을 수 있는 이상(異常)이라는 심오한 신비를 탐색하는 데 두뇌 속의 피의 운동, 그리고 이 기관이 갖는 소위 '흥분(excitement)'과 '허탈(collapsus)'의 상이한 정도들을 섬세하게 관찰하기만 하면 충분하다고 생각할 수 있었을까? 나는 이 미지의 신체 부위에서 절대 길을 잃고 싶지 않으며, 가장 변함없고 가장 반복적으로 나타나는 관찰 결과들을 제시하는 것으로 만족할까 한다.

138. 컬런은 조광증의 세 가지 종류를 구분하면서 첫째, 정신적인 조광증, 둘째 신체적인 조광증, 셋째 모호한 조광증을 들고 있는데 이 구분은

정말 본질적인 차이에 기초한 것일까? 이 세 가지 구분의 하나하나가 갖는 외적인 증상들의 특징은 올바로 제시되었는가? 이 구분 각자의 징후들은 뚜렷한 차이들을 갖는가, 아니면 크고 작은 강도, 지속 기간, 다른 부수적인 차이에 따라 달라지는가? 의학에서 흔한 피상적인 연구들, 자연사가들이 채택한 분류법을 길잡이로 삼는 일의 무관심으로 인해 인류가 맞게 될 운명을 안타깝게 생각해야 한다. 이런 구분을 견고한 토대 위에 세우려면 우선 개별 대상들을 더없이 세심한 주의를 기울여 고려하고, 다음에는 관찰된 수많은 사실들을 수집하고, 그것을 현저한 유사성과 동일성이 나타나는 수많은 지점들을 따라 여러 묶음으로 구분하는 일이 필요하지 않을까? 그렇지만 의학에서는 그런 것과는 반대의 길을 따라 수많은 임의적인 구분들이 세워졌고, 그런 임의적인 구분들 때문에 의사들은 서로 모순에 빠지고, 결국 그들이 내세우는 원칙에 따라 여론은 끊임없이 동요하는 상태로 남겨지고 만 것이다.

139. 영국에서 유명해진 다른 의사는 기발한 생각으로 가득 찬 사람이었는데 그의 책에서 질병 분류를 그보다 더 이상할 수 없는 원칙 위에 세웠고, 조광증도 그것이 마음에 일으킬 수 있는 정서와의 관계하에서만 고려했다. 그는 근력의 흥분도 확대도 없이 유쾌한 생각과 결합한 조광증과 정신이상자가 자기가 바라는 대상은 얻고자 하고 바라지 않는 대상은 멀리하고자 더없이 강렬한 노력을 기울이는 조광증을 구분한다. 여기에 무감각 상태, 저항할 수 없는 절망의 성향과 결부된 다른 종류의 조광증도 받아들인다. 이 영국 저자에게는 학회와 의학 서적에서 멜랑콜리 환자들의 외곬의 착란에 대한 자극적인 일화들을 수집[2]하고, 그렇게 재미를 위해 정확성

∴
*2) 이래즈머스 다윈(Zoonomia, or the laws of organic Life, London, 1796)은 가난에 대한 사랑(paupertatis amor)을 조광증의 일종으로 보았다. 대단히 인색하고 극도로 검소한 외과 의사의 예를 들고 있는데, 거의 10만 리브르에 달하는 연금을 상속받고는 가난해지면 어쩌나 하는 두려움 때문에 조광증에 빠졌다. 그는 매일 빈곤한 상태에 이르러 감옥이나 극빈자

을 희생하면서 독자들에게 흥미를 갖춰주고, 조광증의 근본적인 성격과 조광증 종류들의 실제적인 구분을 잊게 만들기란 쉬운 일이었다. 그는 사회에서 늘 만나게 되는 단순한 악습, 기벽, 감상적인 사랑, 이기심의 과잉, 출생 신분에 대한 허영, 유명해지고자 하는 강렬한 욕망, 슬픈 생각에 골두하는 습관, 여성이 자신의 아름다움을 잃을 때 갖게 되는 깊은 아쉬움, 죽음에 대한 공포 등도 정신이상의 범주로 다루기까지 했다. 이는 더없이 번영하고 있는 우리 도시들을 전부 정신병원으로 바꾸는 일이 아닌가?

140. 정신이상의 근본적인 성격과 정신이상의 여러 종류로의 구분을 놓고 이렇게 합의를 보지 못하고 동요하는 가운데 한 가지 일반적인 일치가 발견되는데, 이는 정신이상의 진정한 개념들에 대해서 가장 자주 반복된 관찰들의 결과로서, 격노를 동반한 조광증, 평온한 조광증, 극단적인 쇠약과 절망에 빠지는 성향을 동반한 멜랑콜리 착란으로 구분하는 것이다. 그래서 크라이턴 박사[*3]는 정신착란의 첫 번째 유형에 세 가지 종류의 조광증을 집어넣었다. 그러나 그는 심기증처럼 정신 능력에 다른 이상이 없지만 외적 대상을 잘못 지각하는 환상(hallucinationes)을 정신착란의 두 번째 유형으로 간주했으며, 여기에 자기가 악령과 즉각적으로 교류한다는 확신, 혹은 빙의 망상, 현기증, 몽유병을 똑같은 지위로 놓았다. 그리고 정신이상의 세 번째 유형을 세우고 여기에 치매(amentia)라는 이름을 붙였는데, 치매에는 지성의 다양한 기능들의 특별한 상해들이 포함된다. 이 저자는 최근에 정신이상의 정확한 구분에 가장 근접하기는 했지만 그는 여기에 여러 괴리된 대상들, 조광증과 멜랑콜리의 특별한 징후들, 즉 현기증, 악마와 교접한다는 믿음 같은 것도 끼워 넣었다. 정신 능력의 특별한 상해들 역시 다양한 종류들과 상이한 시기에 따라 정신이상의 여러 종류들이 나타내는 징

∴

들의 공공 수용소로 죽으러 갈 위험에 처할지 모른다고 괴로워했다.

[*3] *An inquiry into the nature and origin of mental derangement*, etc. London, 1798.

후들이다. 나는 그 상해들을 그것들의 변별적인 특징들로 고려(2부)했으며, 그 특징들은 그것을 이해하게 해주며, 그 내력을 충실하게 그려줄 것이다.

141. 고대 그리스 의사들이 발열로 인한 착란의 미세한 차이와 다양한 정도를 표현하기 위해 마련했던 명칭들이 그토록 다양하다는 사실은 그들이 이 두뇌의 질환을 얼마나 깊이 있게 연구했는지를 보여준다. 그렇기는 해도 그 명칭들을 다양한 종류의 정신이상에 공히 성공적으로 적용할 수 있을까? 우리는 의학의 본 분야의 진보에 쓸모가 있을 만큼 이들 다양한 의미를 충분히 정확하게 알고 있는가? 정신이상자들을 관찰할 때 쓰는 모호하고 불확실한 방식들은 얼마나 불신을 주고 있는가! 지금까지 의학은 정신이상자들이 보여주는 기상천외한 견해들을 조롱하는 당연한 성향들을 갖고 있었음을 못 느꼈는가? 그런데도 진지한 연구는 뒷전이고 광대 짓 같은 일이나 하고 있는 것이다. 그러므로 정신이상자들의 기이한 말들과 침울한 기질이나 즐거운 기질이 분출해 오르는 것에 주의를 기울였다. 그랬으니 지각의 착란, 관념의 유동성, 무질서한 회상, 길 잃은 상상력이 만들어내는 유령들, 정념의 광포한 격정 문제에 목적을 맞추기보다는 그것을 우스꽝스러운 주제로 삼게 된 것이다. 더욱이 정신이상자들은 이성이 완전히 무너지지 않는 한 지나치게 가까이에서 자기를 조사하고자 하는 사람들을 속이려고 한다. 그들은 시치미를 딱 잡아떼거나 자기 마음이 전혀 드러나지 않도록 차가울 정도의 신중함을 타고났으니, 그들의 진짜 의견은 어떤 것이고 착란의 변별적 성격은 무엇인지 정확하게 생각하기란 어려운 일이다. 그들이 가장 깊이 숨긴 생각들을 깊이 이해하고 의혹을 해명하고 겉으로 드러나는 모순들은 비교의 방법으로 치워버릴 수 있으려면 수차례 반복하고 능숙하게 여러 번의 대화를 이끌어가고, 특히 친절한 태도와 극단적으로 솔직한 어조를 취하는 것이 중요하다. 공공시설이나 개별 시설에서 정신이상자들을 지도하기 위해 따르는 원칙들 역시 그들에게 낯선 관념이나 감정을 만들어낼 수 있다. 그들을 오만하게, 또 무례할 정도로 거칠게

대하면 그들은 흥분하고 증오하고 온통 폭력적이 된다. 다정하고 호의적인 태도를 통해서만 그들 본래의 정서를 되찾을 수 있다. 그리고 그때나 되어서야 질병으로 고려된 그들의 착란의 충실한 내력을 그려낼 수 있는 것이다. 그리고 그렇게 해서야 조광증과 멜랑콜리가 예기치 않게 변했을 때도 이를 여러 규칙적인 시기들에 따라 추적할 수 있게 된다. 이것이 조광증과 멜랑콜리에 특징적인 증상들을 올바로 알 수 있는 유일한 방법이다. 그러므로 최근까지 정신이상자들에 대한 관찰들이 일반적으로 완성되지 않았고, 정신이상을 그것의 다양한 종류로 정확히 분류하기 위한 근본적인 토대로 사용될 가치가 없는 것이었대도 놀랄 것은 없다.

142. 정신이상자들을 위한 공공시설이나 개별 시설에 도입된 전반적인 개혁, 그들을 치료하기 위해 수단들은 단순하도록, 순서는 일정하도록 했던 방침으로 인해, 이제 수많은 사례를 통해 조광증의 전체 과정을 포괄하고, 조광증을 그 징후들이 극단적으로 강한 시기, 쇠퇴기, 회복기의 연속적인 세 시기로 고려하는 일이 용이해졌다. 물론 그 과정은 혼란스러워질 수도, 고질적이 될 수도 있다. 그때 접촉점들과 그 접촉점들 중에 유사한 사실들이 맺는 일치들을 여럿으로 늘리는 일에 장점이 있으며, 이들을 비교하면서 추상적인 관념들과 정신이상의 다양한 종류들을 표현하는 데 적합한 일반 명사들을 갖게 된다. 더욱이 쓸모없는 이론 치고 이런 특수한 경우들과 거리가 멀지 않은 것이 없다. 말, 엉뚱한 몸짓, 어떤 이상하고 흥분된 감정의 표현, 신체의 상태에서 일어난 다양한 변화들과 같은 겉으로 드러나는 증상들을 통해 감각에 분명히 드러나는 징후들만 강조할 뿐이다. 그러니 의학의 다른 분과들에서처럼 정신이상을 다루는 본 분과에 자연사의 모든 분과에서 사용된 방법을 쓰지 못할 이유가 무엇인가? 그리고 우리가 수집할 수 있을 모든 다른 사실이 그전에 세웠던 구분의 틀에 자연스럽게 안착하게 되리라는 결론을 못 내릴 것도 없지 않은가? 더욱이 매일같이 구제원에 들어오는 남성 정신이상자와 여성 정신이상자들이 이 점을 확인해주

고 있다.

143. 정신이상을 다양한 종류로 구분하는 일이 현재까지 자주 불완전하고 부정확한 극소수의 관찰을 임의로 비교하면서 이루어졌을 뿐임을 이해하기란 어렵지 않다. 남성 정신이상자와 여성 정신이상자들을 위해 마련된 공공시설과 개별 시설에서 오랜 시간을 두고 체계적으로 일련의 수많은 사실들을 수집해서 조사한 것이 아니기 때문이다. 더없이 엄격하고 결코 변함없는 근무 질서를 견지하고 이 환자들을 지도함으로써 징후들의 진전에 혼란이 일어나지 않고 지속 기간 동안 고질적인 것으로 변하지도 않으며, 정신이상의 가장 강력한 시기와 쇠퇴기부터 회복기까지 점진적인 모든 이행 과정을 세심히 관찰할 수 있었음을 보증해야 한다. 이 사실들의 내력을 제시할 때는 확실하고 일정한 방법만을 따라야 하고, 관찰자는 지성과 의지에 일어난 다양한 상해 때문에 생긴(2부) 정신이상의 변별적인 성격을 특별히 강조했어야 한다. 다양한 원인들, 징후들의 크고 작은 강도, 착란을 일으키는 대상의 차이, 마음에 나타난 정서의 특별한 본성을 갖게 되는 이 질병의 부차적인 다양성들로는 전혀 특유한 성격이 나타나지 않는다는 점이 예상되어야 하는 것이, 완전히 대립되어 보이는 성격들조차 정신이상의 다양한 시기 및 다양한 환경에 따라 동일한 정신이상자가 가질 수 있기 때문이다. 이 분류에 정확성과 철저함을 기하기 위해 내가 따랐던 원칙들을 이제 충분히 보여주었다.

144. 나는 예전에 한 사설 시설의 정신이상자들에 대해 내가 수행한 연구 결과를 의학 협회에서 발표한 적이 있다.[4] 그렇지만 나는 이 분류가 일반적인 동의를 얻기에는 관찰이 너무도 충분하지 않았음을 절감했다. 혁명

··

4) 피넬이 1789년에 왕립의학 협회에 제출한 논문 "Observations sur le régime moral qui est le plus propre à établir, dans certains cas, la raison égarée des maniaques"(*Journal de Paris*, 17 fév.)을 말한다.

력 첫 해에 내가 비세트르 구제원의 의사 직에 임명되면서 동일한 관점을 더 지속적으로 취하여 확장시켰다. 나는 비세트르 구제원에서 내가 치료를 맡은 이백 명 이상의 정신이상자들이 끊임없이 벌이는 모습을 직접 내 눈으로 보았다. 몇 년 뒤 훨씬 많은 수의 관찰 결과를 작성했고, 내가 직접 본 개별적인 이야기들과 다른 저자들이 기술한 이야기들을 비교하고 그 사례들이 갖는 친화력 순서에 따라 각자를 별개 집단으로 구분하면서 정신이상을 다양한 종류들로 견고하게 구분할 수 있으리라 믿었다. 그래서 정도 차이가 있는 동요, 조급증, 격노에 사로잡히는 성향을 동반한 더 뚜렷하거나 덜 뚜렷한 일반적인 착란을 주기적이거나 지속적인 '조광증'의 이름으로 지시했다. 한 대상이나 특별한 일련의 대상에 외곬으로 집착하는 사람은 '멜랑콜리 착란'의 명칭으로 그대로 불렀다. 특히 그런 사람이 사회에서 수행해야 하는 의무와 상충될 정도까지 이르게 되면 쇠약, 침체, 정도의 차이는 있지만 절망에 빠지기 쉬운 성향이 멜랑콜리 착란에 동반된다. 노년에 빠지곤 하는 몽상의 성격을 고스란히 갖는 지성의 작용과 의지의 행위가 무력해졌을 때 그것은 '치매'라는 이름을 붙였고, 역시 정도의 차이는 있지만 우둔함이 뚜렷이 나타나고, 관념들 폭이 대단히 협소하고, 특징이 전혀 나타나지 않는 것을 나는 백치 상태라고 부른다.

I

조광증 혹은 일반적인 정신착란

조광증의 특별한 성격들

145. 정신이상의 종류 중 가장 빈번한 조광증은 신경 자극 혹은 간혹 격노에까지 이르는 동요 및 정도의 차이가 있지만 두드러진 일반적인 착란의 특징으로 나타나며, 여기에 간혹 더없이 기이한 판단이나 심지어 지성의 모

든 작용의 완전한 붕괴가 동반되기도 한다. 조광증에는 고유한 전조가 되는 징후들, 갑작스러운 폭발이나 점진적인 진전, 고질적인 것이 되지 않는 경우에는 강렬함, 쇠퇴, 회복으로 이어지는 여러 단계가 있다. 그래서 조광증은 급성 질환처럼 보일 수도 있다. 그렇지만 그것은 만성 질환처럼 제한 없이 계속 이어질 수 있고, 그럴 때 지속적이거나 주기적이 될 수 있다. 신체에 속한 것처럼 정신에 속하는 모든 것, 상상력이 빚어낸 무의미한 산물들조차 그것에 고유한 정신착란 대상이 될 수 있다. 몇몇 사례를 통해 무한한 다양성을 뚜렷이 부각하는 것이 중요하다. 그래야 조광증의 특유한 성격을 올바로 이해할 수 있게 된다.

146. 조광증을 일으키는 원인으로 앞에서 제시(1부)한 것을 보면 조광증 징후들의 경과나 강도와 조광증의 개별적인 기원 사이에 즉각적인 관계가 없음을 알 수 있다. 너무도 다양한 원인들에 따라 어떤 경우에는 동일한 다양한 사례들이 생길 수 있는 동시에, 원인이 동일하다고 해도 상당히 다른 조광증의 사례들이 나오기 때문이다. 발작이 강력하다고 해서 그 영향력도 동일한 것은 아니다. 그것은 개인의 체질, 더 정확히 말하면 신체적이고 정신적인 감수성의 다양한 정도에 좌우되는 것 같다. 일반적으로 머리색이 이 차이를 보여주는데, 금발 머리의 남성 정신이상자와 여성 정신이상자가 격노의 흥분보다 몽상과 치매 비슷한 상태에 더 잘 빠진다는 점은 남성과 여성을 수용한 구제원에서 반복되는 지적이다. 밤색 머리카락을 가진 사람들은 조광증에 걸렸을 때 일반적으로 온건하고 다정한 성격을 그대로 갖추고 그들의 마음에 나타나는 정서는 점잖고 신중하게 진행된다. 반대로 검은 머리카락을 가진 건장한 남자들은 착란을 일으킬 때 맹렬한 성향을 그대로 보존하면서 저항할 수 없는 격노에 이끌리는 것 같다. 뜨거운 상상력과 대단한 감수성을 타고난 남성과 여성, 더없이 강하고 에너지가 넘치는 정념을 갖출 수 있는 사람들은 능동적이고 에너지로 충만한 건강한 이성으로 이 맹렬한 격정을 상쇄하는 법을 배우지 않는 한 조광증에 더 쉽게 걸릴 수

있는 성향을 갖는다고 말하는 것으로 충분하다. 이런 생각을 하면 서글퍼지지만 사실은 사실이고, 불행한 정신이상자들을 위해 흥미로운 사실이다. 물론 나는 여러 예외를 두어야 하고, 구제원에는 간혹 방탕, 비행(非行), 극단적으로 타락한 품행을 갖는 불행한 희생자들이 존재한다는 사실을 인정해야 한다. 그렇지만 내가 할 수 있는 일이란 일반적으로 순수한 미덕과 엄격한 원칙을 지키는 놀라운 사례를 언급하는 것뿐이다. 그런 것이 종종 치료가 되었다는 증거가 된다. 나는 소설을 제외한 어느 곳에서도 다행하게도 회복기에 다다른 대부분의 정신이상자들 이상으로 사랑받아 마땅한 배우자, 애정이 깊은 아버지와 어머니, 열정적인 연인들, 자기들의 의무를 지키기 위해 열중하는 사람들을 본 적이 없다.

147. 조광증 발작의 개시와 재발의 전조들은 대단히 다양할 수 있다.(1부) 그러나 일반적으로 이 정신질환이 발현하는 최초의 자리는 위장과 내장 부위이며, 그 중심으로부터 지성의 혼란이 방사(放射)되듯 퍼져나가는 것 같다.*5)

148. 이 부위에서 수축이 일어나는 느낌, 탐욕스러운 식욕이나 음식에 대한 명백한 혐오, 고질적인 변비, 찬 음료수를 찾는 내장의 열기가 빈번하게 나타난다. 그리고 갑자기 동요, 이유 없는 불안, 공황(恐慌), 지속적인 불면의 상태가 나타나기도 한다. 그다음에 바로 두서없고 혼란스러운 생각들이 엉뚱한 몸짓, 몸가짐과 움직임에서 보이는 너무도 기이한 모습으로 외부로 드러나는데, 관찰력이 뛰어난 눈을 가진 사람이라면 이를 보고 놀라 충격을 받을 수밖에 없다. 정신이상자는 간혹 머리를 위쪽으로 들어 올리고, 시선을 하늘을 향해 고정한다. 낮은 목소리로 말하거나 아무런 이유 없이 고함을 지르고 울부짖기도 한다. 깊은 생각에 잠겨 감탄하는 태도

⋮

*5) 조광증의 전조가 되는 증상들을 주의 깊게 검토하면 대단히 놀라운 증거들을 얻게 된다. 라카즈와 보르되는 상복부의 힘에 대단히 폭넓은 영향력을 부여했으며 뷔퐁은 『자연사』에서 이 점을 훌륭히 묘사해냈다. 복부 부위 전체가 이 교감 관계에 들어가는 것 같다.

를 보이거나 심오한 명상에 잠긴 태도로 산책하다가 간간히 멈춰서기도 한다. 몇몇 정신이상자들에게서 이는 명랑한 기질의 불필요한 과잉이거나 절제가 되지 않는 박장대소로 나타난다. 또 간혹 자연이 즐겨 대조를 마련하기라도 하듯 어두운 침묵, 자기도 모르게 펑펑 쏟아지는 눈물, 집중된 슬픔과 극단적인 불안이 나타나기도 한다. 어떤 경우에는 눈에 돌연 붉은 빛이 돌고, 끝없는 다변을 계속하는 것이 조광증이 곧 폭발할 것이고 그러니 긴급하게 단단히 감금해야 할 필요가 있음을 알려주기도 한다. 한 정신이상자는 오랫동안 차분한 상태가 지속되다가 먼저 수다스럽게 말하기 시작했다. 그는 자주 큰소리로 웃어대다가, 그다음에는 폭포 같은 눈물을 쏟았다. 경험상 그를 바로 가두어야 할 때가 왔다는 것을 알게 되었다. 그의 발작은 대단히 폭력적이었기 때문이다. 신앙심으로 인한 조광증 발작의 전조는 종종 밤 동안의 황홀한 환상을 보는 것으로 시작하고, 매혹적인 꿈과 사랑의 대상이 황홀할 정도로 아름다운 모습으로 나타날 때면 간혹 격노로 폭발하기도 한다. 이 종류의 조광증은 다정한 몽상의 성격을 취할 수도 있지만, 그보다 더 혼란스러울 수 없는 생각들과 완전히 붕괴된 이성밖에 보이지 않을 수도 있다.

149. 최근까지 무시되었던 한 가지 근본적인 진실은 숱하게 반복되는 관찰을 통해서 확인할 수 있었던 것으로, 우발적인 원인 때문에 생긴 조광증은 그 진행 과정을 본다면 다른 급성 질환이 진행되는 과정과 비슷하고, 자연의 유익한 노력을 전혀 거스르지 않는다면 극단적인 강렬함, 쇠퇴, 회복의 연속적인 시기를 갖고, 단순한 요법과 철저한 감시로 이를 촉진할 수 있다는 점이다. 여기서 나는 몇 년 전에 체내 병리학의 이 민감한 지점을 해명하기 위해 수행했던 이런 종류의 최초 관찰 중 하나가 떠올랐다. 최근에 우연히 발생한 조광증의 모든 사례에서 성공적으로 반복되던 관찰이었다. 이 질병을 결정하는 환경은 1부 27절에서 지적해둔 바 있다.

150. 첫 번째 시기의 4일 차. 얼굴이 창백하고, 눈이 고정되고, 목소리가

강해지고, 생각은 대단히 혼란스럽다. 착란을 일으킨 것은 소위 화학 분야에서 이루어진 한 가지 발견에서 왔다. 그는 이렇게 말했다. "생각 한 가지가 다른 모든 생각을 대체해버리는 것 같아요 … 나는 신이에요. 세상의 아버지예요 …." 얼굴이 붉게 물들고, 얼굴 표징에 격노가 나타난다. 시선은 번득이고, 그에게 가까이 다가가는 사람들에게 욕설을 퍼붓고, 다 죽이겠다고 위협한다. (그에게 구속복을 입혀 제지했고, 시큼하거나 유제(乳劑)를 탄 약액제를 다량으로 복용케 한다.) 울부짖으며 저주를 내리다가 혼수상태에 빠져 의기소침하기를 반복한다. 이후에도 유사한 상태가 계속됨. 12일 차. 밤에 격렬한 동요가 있었음. 잘못된 지각. 정신이상자는 자기 주변에 고양이들, 개들, 늑대들이 보인다고 생각한다. 간헐적으로 일종의 경직 경련이 일어났다. 등과 늑골 부위에 반점이 생겼다. 15일 차. 반투명의 유체로 가득한 반점이 이튿날 터졌다. 처음으로 제대로 잠. 이날부터 이전에 일어났던 경직 경련의 경련성 움직임이 감소되었다. (머리를 밀어 민머리가 된 두부(頭部)를 옥시크라트[6]로 자주 세척함. 구토제를 썼으므로 앞치마가 필요했음.) 24일 차. 정신이 돌아오는 순간들이 생겼지만, 일반적으로는 착란 상태, 잘못된 지각이 계속되고, 정신착란에 빠져 쉴 새 없이 전부 부수고, 찢는 일종의 격노 상태에 있었다. 그는 차례로 불가사의, 신비술(神秘術), 현자의 돌에 대해 말했다. 그는 벽에 상형문자처럼 된 모양을 그렸다. 게걸스러운 허기가 생겼고, 반점들이 건조해졌다 …. (두 번째 시기) 35일 차. 그는 동향인 한 명에게 자기 부모의 소식을 관심을 갖고 물었고, 친구들에 관해서 말했다. 그러나 이내 생각은 혼란스러워졌다. 46일 차. 정원을 가볍게 산책했으며, 이어지는 날들도 같았다. 52일 차. 햇빛이 드는 곳에 고집스럽게 앉아 있으려고 했는데 이는 그에게 해로운 일이었다. 그때 얼굴이 붉어지고, 눈이 고정되거나 대단히 심하게 움직였다. 시선은 위협적이고, 사지, 몸통, 얼굴 근육에 경련

..

6) 물에 초산을 섞은 것.

이 일어났고, 일시적으로 실신 같은 상태에 빠졌다. 얼굴이 햇빛을 받으면 이런 일들이 다시 반복되었는데, 이는 더욱 감시가 필요하다는 뜻이었다. 보다 규칙적으로 변을 보게 되고 색깔은 검기가 덜했다. 일시적인 착란의 재발이 있었으나 맑은 정신이 돌아온 기간이 더욱 길어졌다. 57일 차. (이틀에 한 번 미지근한 목욕을 계속함.) 맑은 변을 보았고, 과하지 않은 허기를 보였다. 그러나 손에 잡히는 것을 전부 부수려는 의지와는 무관한 충동이 계속되었다. 73일 차. 몇 시간 동안 마차로 산책했다.(회복기) 이성이 완전히 돌아왔고, 지성이 다시 제대로 회복되면 과거의 습관을 되찾고자 하는 바람(願)을 보였는데, 이는 완전한 상태에 대한 내적 감정이 생겼다는 뜻이다. 경련성 수축은 훨씬 드물어졌다. 76일 차. 타액 분비 양이 나날이 더 많아지고 이런 상황이 보름 동안 계속되었다. 이 회복기 환자는 그에게 멀리 떼어놓았던 옛 연인을 다시 만나고 싶어 했다. 80일 차. 여러 차례 면회를 허락해주자 피곤을 느꼈다. 그 뒤에 간헐적으로 어떤 괴리된 생각들이 나타났으며, 그래서 얼마간 관리가 필요했다. 그는 과거 습관을 되찾고 결혼하고 싶다는 강한 의지를 피력했다. 그래서 외부로 산책을 나갈 수 있는 무제한적인 자유를 얻음. 90일 차. 그는 사회로 돌아갔으며, 퇴원하고 한 달 반 후에 결혼했다. 뒤이어 뜨거운 여름 더위가 찾아왔고, 균형이 맞지 않는 결혼으로 불안감을 느끼고, 해야 할 일이 대단히 늘어났음에도 그는 이성을 완전히 자유자재로 사용할 수 있었다.

151. 내가 앞에서 기록한 내력을 기반으로 해서 조광증의 개별적인 내력들을 기록하고, 실질적인 치료 원리에 이르는 것만큼이나 그 진행 과정을 올바로 알기 위해 조광증의 연속적인 주기들을 지적하는 데 대단히 큰 장점이 있음을 느꼈던 것은 혁명력 10년이나 되어서였다. 다행스럽게도 자연이 유익한 방향으로 촉진되고 있는데도 그 방향을 깨닫지 못한다면 치료는 언제나 불확실하고 흔들리는 것이다. 그러나 조광증을 바라보는 이런 단순하고 격려가 되는 방식과 관례에 따라 인정된 강렬하고 교란을 일으키는

방법들 사이의 대립이 지배적이므로 더없이 꼼꼼한 검토가 필요했다. 그래서 정신이상자들이 대규모로 모여 있을 때 가장 반복적으로 나타나는 경험의 결과에 따라서만 단호한 입장을 취하는 것이 신중한 일이었다. 이 연구를 더욱 확실하고 일성하도록 만들고, 근무 시 확실한 규율을 마련하기 위해서 살페트리에르의 여성 정신이상자들은 세 개 과(科)로 나뉘었다. 질병의 가장 강한 상태, 쇠퇴기, 회복기에 따라 구분된 것이다.[*7] 그러므로 나는 판단을 유보하는 것이 합당하다고 생각해서, 계속 조광증의 개별적인 내력들을 기록해나갔다. 대부분의 저자들은 조광증 환자들이 착란에 빠졌을 때 보여주는 자극적이고 종종 우스꽝스럽기까지 한 기이함을 일종의 호의를 갖고 가볍게 강조하곤 하지만 나는 그렇게 하는 대신 지성에 고립되거나 결합되어 가해진 상해들을 지적했고 그것으로부터 다양한 시기로 고려된 조광증의 진정한 성격으로 거슬러 올라갔다. 그때 집요하다는 것이 얼마나 이런 종류의 정신이상을 복잡하게 만들고 치료를 어렵게 만드는지 알게 된다.

152. 조광증은 그 단순한 상태에서조차, 어느 시기인지에 따라, 지성의 기능에 일어난 상해가 하나인지 여럿인지에 따라, 기쁘거나 슬프고, 차분하거나 흥분된 마음에 나타난 정서의 크고 작은 강렬함과 동요의 상태에 따라, 발작이 주기적인 재발이나 지속되는 기간에 따라 다양한 형태로 나타날 수 있다. 많은 수의 정신이상자들이 모였을 때 이런 방대한 그림이 그려지는 것이다. 계절의 영향, 구제원에서 유지되는 질서, 정신이상자들을 다양한 과(科)로 정확히 나누어 배치했는가 아니면 원칙 없이 한 장소에 모아놓았는가의 여부, 담당자들 태도가 거칠고 혐오스러운가, 다정하고 호의적인 수단을 사용하는가의 여부 등에 따라 다른 부차적인 다양성도 생긴다.

••
*7) 내 옛 제자 중 한 명인 에스키롤 씨도 남성 정신이상자들과 여성 정신이상자들을 치료하기 위해 세운 개별 시설에서 동일한 방법을 따랐다. 나는 이 책의 후반부에 이 점에 대해 언급하겠다.

더욱이 겉으로 드러나 보이는 외관만 본다면 잘못된 판단을 하기 십상이고, 외적인 동일성을 보이는 조광증 사례들도 최근에 발생한 것이냐 고질적인 것이냐에 따라, 신체적이나 정신적인 원인, 연령, 앞서 시행된 치료 조치에 따라 대단히 다양할 수 있고, 치료가 더 어려워지거나 덜 어려워질 수 있으며, 간혹 불가능할 때도 있다. 완전히 다른 본성을 가진 차이들 때문에 조광증과 다른 질병이 합병증이 될 수도 있다. 점진적인 쇠약, 급성 열, 괴혈병, 통풍, 심기증, 활동성 출혈의 중단, 피부 질환 후유증, 히스테리나 아주 다양한 다른 신체적인 사고를 그 예로 들 수 있다. 그러므로 여기서 조광증의 일반사를 개별적인 역사들 위에 쌓으려고 하는 것이 얼마나 불필요한 일이며 얼마나 시간이 오래 걸리는 일인지 알 수 있다. 나는 보다 직접적인 방법을 취하고, 본서의 2부에 언급한 이런 종류의 정신이상의 변별적인 성격들을 비교하면서 이 문제를 훨씬 단순화해야 한다고 생각했다.

153. 조광증의 첫 번째 시기는 뚜렷한 정도의 차이를 갖는 감수성의 다양한 상해, 간혹 내부의 열이 과도하게 뜨거워지고(70), 가혹한 추위를 너무도 쉽게 견디고, 잠을 못 자고(72), 극단적으로 탐식을 하다가 음식물에 대한 혐오를 보이다가를 반복하고, 간혹 절대적인 금식을 지켜 굶어 죽고자 하는 흔들리지 않는 계획을 세우기도 하고(75), 성적 결합에 대한 완전한 무관심이나 대단히 강력한 욕망(78, 79)을 보이므로 다른 모든 종류의 정신이상과 다른 모든 종류의 질병과 쉽게 구분할 수 있다. 발작이 개시되거나 재발할 때 조광증은 얼굴 모습과 색조에서 기이한 변화를 일으키고(82), 특히 시각이나 청각과 같은 감각 기관의 감수성이 극단적으로 예민해지고(85), 마음에 나타난 정서와 관념들이 순식간에 흘러가고, 대단히 불안정해진다는 특징이 있다. 일정한 대상에 주의를 쉽게 고정시키거나 주의를 기울이는 것이 불가능해지는 다른 경우도 있다.(92) 조광증 환자들의 상태 중에 대단히 주목할 만한 다른 경우는, 생각은 계속 조리 있게 하면서 이성은 뚜렷한 다른 착란을 일으키는 것이다.(93) 조광증 발작 동안에 기억은 그저 중단될

수 있기도 하고(106) 온전히 보존될 수도 있다. 판단력도 이와 마찬가지이다. 그렇지만 그 경우 길길이 날뛰고 흥분에 사로잡힌 정념과 신체적이거나 정신적인 다른 이상(異常)이 있음을 전혀 의심할 수 없다.(110) 마지막으로 생각이 디없이 혼란스러워지고, 판단력이 완전히 흐려지고, 동기도 없고 두서도 없는 기이하고 뒤죽박죽의 감정이 일어날 때 이는 정신의 능력이 완전히 무너졌음을 보여준다.(118) 조광증의 쇠퇴기와, 증상들의 강도가 단계적으로 감소하고 사라지기 시작할 때 역시 그 변별적인 특징들이 있으며(90), 이성이 단계적으로 회복되고 있다는 전조 증상들은 완전히 회복될 때까지 계속 나타난다. 그렇지만 이런 미세한 차이로 나타나는 이행 과정과 그것에서 비롯한 개별 원칙들을 특별히 정신이상자들이 수용된 구제원의 간수가 필요로 하는 감시 규칙에 기록해야 할 것이다. 아울러 회복된 환자가 사회로 돌아가도록 결정되어 증명서를 쓸 때는 대단히 신중을 기하고 지켜야 할 의무 사항들이 있는데 이를 표로 만들어 앞의 내용을 기록해야 할 것이다.

154. 조광증은 대단히 고질적인 것이 될 수 있거나, 그 무엇으로도 그것의 진행과 동일한 강도의 징후들이 무한히 지속되는 것을 막을 수 없는 어떤 신체적이거나 정신적인 원인에 종속될 수 있다. 그러나 어떤 방법을 다행히도 잘 썼을 때 그 징후들은 점진적으로 감소할 수 있고, 환자들을 지배하는 생각들과는 완전히 다른 방향으로 난 다른 생각들을 새기는 기술에 따라 감소할 수도 있다. 정말 민감한 성격의 스물일곱 살 처녀가 깊은 슬픔을 겪게 되었다가, 월경이 갑자기 없어졌다. 뒤이은 두 시기에는 가벼운 착란이 두드러졌다. 그러나 석 달째가 되자, 생각이 극단적으로 앞뒤가 맞지 않게 되었고, 정신이상자는 자기를 지배하는 도착적인 성향의 원인이 악마의 유혹밖에는 없다고 마음속에서 단단히 확신했다. 그러자 그녀는 자기가 악마에 들렸다고 믿더니, 계속 여러 집을 돌면서 큰 고함소리를 지르며 '악마를 쫓아줄 것'을 부탁했고, '악마', '구마 의식', '묵시록의 일곱 천사'라는

말을 쉴 새 없이 반복했다. 그녀의 얼굴은 붉었고, 목소리는 우렁찼고, 눈은 번득였지만 초점은 없었다. 그녀는 목에 경련적인 수축을 느꼈는데 악령이 목을 조르고 있기 때문이라고 생각했다. 그래서 그녀는 자기를 위협하는 모든 불행으로부터 벗어나기 위해 목에 묵주며 신비적 이미지를 담은 것을 걸었다. 바로 이런 상태로 그녀는 살페트리에르로 들어온 것이다. 구제원 원장은 이 정신질환자가 들어오자 단호하고 힘찬 어조로 말했다. 그는 그녀가 살게 된 이곳으로는 언감생심 악마가 들어올 수 없다고 확신시켜주었다. 그는 즉시 그녀를 보호해주었고, 옷을 가져다주게 했는데, 그의 말에 따르면 그 옷은 효력이 대단해서 입기만 하면 어떤 종류의 마법도 사라지게 한다는 것이었다. 묵주와 이미지들은 그녀가 보지 않도록 세심하게 먼 곳으로 치웠고, 그녀가 완전하고 전적인 안전 상태에 있다고 설득했다. 그 정신이상자는 전혀 저항하지 않고 누워서 편하게 잤다. 조광증 착란의 둘째 날인 이튿날에 그녀는 머릿속에서 대단한 놀라움을 느꼈다. 그녀는 자기가 어떻게 마귀에 들렸다고 생각할 수 있었는지 더는 이해할 수 없었다. 그녀는 자신의 오류를 인정했다. 열하루째 되는 날 밤에 일정 시간 동안 편한 잠을 이뤘고, 배출도 원활했다. 열나흘째 되는 날, 약간의 불면이 있었고, 갈증과 발한도 느꼈다. 미지근한 물에 목욕을 시켜 월경을 도왔는데 스무여드레째 되는 날에 돌아왔다. 이 시기 이후에, 슬프고 멜랑콜리에 빠진 생각, 일시적인 착란의 불규칙적인 재발이 단계적으로 사라졌다. 석 달째 되자 이성이 완전히 회복되었고, 더 안전을 기하기 위해 두 달의 회복기를 두고 그다음에 퇴원을 허락해야 한다고 생각했다.[8]

••

8) 이 부분 뒤에 초판의 4부 14장과 15장(본 번역 pp. 196-198)이 2판의 155절부터 157절로 들어왔다. 그다음에 초판 4부 8장부터 11장(본 번역 pp. 191-195)이 2판의 158절부터 161절, 초판 4부 2장부터 6장(본 번역 pp. 183-190)이 2판의 162절부터 167절로 들어왔다. 이는 초판에서 정신이상의 분류 순서를 멜랑콜리에서 시작해서 조광증으로 넘어간 것의 순서를 2판에서 바꾸었기 때문이다.

*

168. 멜랑콜리는 명백한 질환이 되지 않고서도 다소의 정도 차이는 있지만 그 싱걱이 뚜렷이 유지될 수 있다. 그렇지만 그 경우 그것은 위험 신호를 보낼 수밖에 없다. 그 신호는 사회의 의무를 벗어나고자 하는 굳은 결심을 통해서뿐 아니라, 자기 생명을 박탈하여 죽음에 이르거나, 그저 떠오른 무의지적인 생각에 따라 냉정하게 잔혹한 범죄를 저지를 수 있는 저항할 수 없는 성향을 통해서 나타난다. 멜랑콜리 환자는 힘을 유지하고 생명을 보호하기 위해 반드시 필요한 음식을 그보다 더 고집스러울 수 없게 거부한다.(74, 75) 어떤 경우에 그는 끊임없이 그를 괴롭히고 지배하는 꼬리를 무는 생각들에 외곬의 관심을 보인다.(83) 간혹 그는 밤이고 낮이고 특정한 대상에 주의를 기울이기도(94) 하는데 도대체 그의 주의를 다른 쪽으로 돌려볼 수가 없는 것이다. 그의 상상력은 정말이지 강렬해서 정말 별것 아닌 대상에서 경이로움을 보게 한다.(99) 도대체 그런 것을 볼 수 없는 그런 대상에서 말이다. 이로부터 오류와 환상의 풍부한 원천이 생긴다.(100) 반대로 대단한 열의를 보일 수도 있지만, 그를 지배하는 마음속에 나타난 외곬의 정서 때문에 어떤 대상들의 그릇된 관계를 포착하기 일쑤이다.(111) 강렬하고 격분한 감정들 때문에 그는 어떤 한계를 넘어서게 되고 어떤 대상에 거짓이고 부자연스러운 색을 씌워 보거나 더없는 방종, 그보다 더 잔혹할 수 없는 죄악으로 밀어붙이기도 한다.(118) 또 그런 감정들이 가장 친절하고 관대한 어떤 행동을 하게끔도 하지만 말이다!

169. 부유한 부모를 두고, 탁월한 교육을 받은 젊은 아가씨가 부모님이 돌아가시면서 재산을 전부 잃었다. 그러자 그녀는 더없이 강렬한 신앙심에 젖어 종교에 완전히 투신했다. 신의 호의적인 섭리를 얻게 되지 않을까 하는 희망에서였다. 그녀에게 남은 유일한 방법은 부잣집 남자와 결혼하는 일로 보였다. 그녀는 기도하고, 단식하고, 고행도 참아냈다. 하늘의 호의

를 얻기 위해 안 해본 일이 없었다. 열광은 빠른 속도로 진행되었고, 진정한 멜랑콜리 착란이라 할 것이 이어져서 음식이란 음식을 고집스럽게 거부하기까지 했다. 살페트리에르에 들어올 때 그녀는 벌써 닷새 전부터 완전히 금식 중이었다. 이를 막아보려고 샤워 요법을 썼다. 그러자 그녀가 음식을 조금 먹는 데 동의는 했지만, 빵만 먹으려고 했다. 조금씩 영양식을 더 먹게끔 하기에 이르렀다. 그 뒤에 그녀는 일에 몰두했고, 살페트리에르 구제원에 석 달가량을 체류한 뒤 완전히 회복했다. 일반적으로 불타는 기질을 타고난 젊은 여성 멜랑콜리 환자들의 정서에서 일어나는 기이한 진전에 주목들을 한다. 그녀들은 보통 더없이 큰 신앙심으로 자연이 마련한 성향과 싸우고 이 끔찍하게 힘든 투쟁에서 승리해서 벗어날 수 있도록 하늘에 열렬한 기도를 드린다. 그렇지만 결과적으로 반대의 경우가 자주 일어난다. 사랑의 불꽃은 더 큰 에너지로 되살아나는 것 같다. 모든 일을 조정할 수 있도록 열린 길은 단 하나뿐이다. 그것은 행복한 결혼의 희망이다. 그녀들은 섭리가 이 새로운 은혜를 내려줄 것을 얼마나 강렬하고 간절하게 간청했는가! 얼마나 기도를 드렸으며, 얼마나 엄격히 금식을 했던가! 그렇지만 상상력은 십중팔구 계속 고양되기만 하고, 잠을 이룰 수 없고, 진정한 조광증의 멜랑콜리 상태가 나타난다.

170. 착란에 빠져 있는 멜랑콜리 환자들의 생각은 종종 대단히 뿌리 깊고, 그들의 기억에 대단히 깊게 각인되어 있는 것 같아서, 환자들은 항상 그 생각만 하므로 백약을 써봐도 아무런 효과가 없다. 그때 여성 정신이상자는 기꺼이 광태가 나타나는 생각에 빠지는데 그녀로서는 근거가 확실하다고 생각되어서 그 진실성을 전혀 의심하지 않는다. 그러나 반대되는 추론을 통해 그 진실성을 뒤흔들기에 이르고, 환자의 신뢰를 얻거나, 더 정확히 말하자면 환자에게 자기의 상태로부터 벗어나고자 하는 욕망을 심어주기에 이른다면, 처음에 그 환자는 극도의 혼란에 빠지게 된다. 그것은 진짜 혼란이며, 약한 지성 속에서 서로 싸우고 있는 생각들의 소란스러운 충격

이다. 그 생각들 가운데에서 선택이라는 걸 할 수 없다. 더는 휴식도, 차분함도, 잠도 없게 된다. 정신의 고통이 끊임없이 반복되는 것이다. 한 젊은 여성 멜랑콜리 환자는 자기가 결혼을 꿈도 꿀 수 없었던 어떤 남자와 관계를 가졌다고 비난을 받았다. 그렇지만 그녀는 그 남자를 정말 사랑했다. 그녀는 자기 마음 가는 대로 행동했다는 이유로 무분별하게도 더없이 가혹한 비난을 받았다. 그녀는 점점 더 강렬한 불안과 동요를 겪었다. 그때 그녀는 구제원장과 종종 상담하고자 했고, 그에게 자신의 고통과 아픔을 고백했고, 용기를 북돋아줄 것을 간곡히 청했다. 원장은 너무도 능숙한 사람이어서 그녀의 속내 이야기를 듣고 증상이 쇠퇴기에 있고 그녀의 환상을 무너뜨릴 가능성이 있음을 충분히 볼 수 있었다. 모든 의심은 조금씩 사라졌고, 그녀는 두 달 후에 완전히 회복되었다.[9]

*

174. 기억에 일어난 상해의 다양한 정도들이 비록 유사하다고 해도 이를 주의 깊게 살펴보고 서로 비교해본다면 대단히 뚜렷한 차이가 나타날 수 있다. 열다섯 살의 젊은이는 혁명의 격동기에 아버지가 끔찍하게 돌아가시는 모습을 보았고, 그 일에 너무 큰 충격을 받아서 말을 못 하게 되고, 지성의 기능을 거의 전부 상실했다. 그렇지만 그는 감각을 일으키는 대상에 부합하는 감각은 느낄 수 있었다. 그는 자신의 필요와 직접적인 관계가 있는 감각들 사이에 어떤 관계가 있음을 이해하는 것 같았고, 다소간 그 기억을 보존했다. 그는 자기를 돌보아주는 간호사를 알아보고, 어떤 몸짓을 취해

9) 이후 초판의 4부 17-18장(본 번역 pp. 199-201)이 2판의 171-173절로 들어오고, 다시 19-24장(본 번역 pp. 201-209)이 2판의 175-182절로 이어지는데, 그 사이에 아래의 174절이 삽입되었다.

먹을 것을 달라고 했다. 한 사람에게 선행을 받으면 그도 세심한 배려를 했고, 반대로 자기에게 함부로 하거나 위협했던 사람들을 피했다. 그는 대상들을 제시하면 서로 비교해보았고, 자기에게 내민 두 덩이의 빵 중에 더 큰 쪽을 주저하지 않고 선택했다. 그는 어른과 아이를 구분했고, 어른에게는 복종하고 아이에게는 맞섰다. 그러나 그의 필요와 상관없는 대부분의 대상들에게 그의 판단력은 무력해 보였고, 청결이나 단정함에 대한 개념이 전혀 없는 것 같았다.[10]

*

176. 방금 언급한 사실들과 2부에서 다룬 치매의 다른 변별적인 특징들을 결합해보면 정말 특유한 성격이 나타난다. 치매가 가장 높은 정도에 올랐을 때 나타나는 특징들은 다음과 같다. 고립된 관념들과 가볍고 두서없는 감정들이 연속적으로 이어지거나 더 정확히 말하자면 중단되는 일 없이 교대되고, 몸의 움직임이 혼란스럽고, 광태를 보이는 행동이 연속되고, 이전 상태 전부를 깡그리 잊고, 감각에 가해진 자극을 통해 대상을 지각하는 기능이 사라지고, 판단력이 퇴색되고, 목적 없고 의도 없는 행동이 연속되고, 자기 존재의 내적 감각이라는 것을 전혀 갖지 않는다.[11]

*

•••

10) 이 추가 부분 이후에 초판의 4부 19장(본 번역 pp. 201-202)이 이어지고, 20장으로 이어지기 전에 아래의 한 문단이 추가되었다.

11) 이후 초판의 4부 21-24장(본 번역 pp. 203-209)이 2판의 177-182절에 들어오고, 아래 183절이 2판 3부의 결론 부분으로 추가되면서 3부가 마무리된다.

정신이상의 다양한 종류에 대한 일반적인 고찰

183. 정신이상의 다양한 종류에 대해 잘 알려진 이 이야기는 분명 정신이상의 치료를 수행하는 데 엄청난 지식을 보급했다. 아마 이 이야기는 법원 판결로 이송된 의심스러운 경우에 법해석을 명확히 밝혀주는 데 사용될 수도 있을 것이다. 그러나 우리 지식의 현 단계에서 이성에 일어난 다양한 착란과 관련된 법해석은 가장 뒤처진 분야처럼 보인다. 얼마나 다양한 상해로 인해 지성의 하나 혹은 여럿의 기능이 피해를 입을 수 있는가! 그래노 개인은 거래에 합의하고 민사상 계약을 체결하는 데 부족함이 없는 것이다. 구제원에서 조리 있는 광기(manie raisonnante)라고들 부르는 것에 빠진 한 남자가 정확하게 추론하는 것을 들을 때 판사들은 어떻게 생각할까? 그저 여장(女裝)을 하는 기벽을 가졌을 뿐인 남자가 큰 소송에 휘말렸는데 그가 예전에 썼던 유언장이 무효가 되었다. 신앙심이 강해서 성당에서 시간을 다 보내는 멜랑콜리라도 부자라면 상관이 없지만, 살림에 온통 신경을 써야 하는 노동자의 아내에게는 용납될 수 없을 수 있다. 이런 종류의 착란이 점진적으로 확고히 드러난 정신이상으로 나아갈 수 있다. 나는 사회에서 살아가면서 저항할 수 없는 자살 성향을 느끼는 사람들을 겪어봤다. 그렇지만 똑같은 성향을 가진 여러 사람들의 경우 다른 착란의 흔적을 전혀 보이지 않는데도 감금하는 것이다. 지성의 기능이 그저 무기력해졌을 뿐인 사람들인데, 그들에게 어떤 대상들을 보고 정신착란을 일으키거나 괴상망측한 행동을 하게 되는 그들의 성향을 누군가가 능숙하게 조종했을 때 확고히 드러난 조광증에 빠지고 마는 경우가 얼마나 많던가! 이로부터 얼마나 많은 불편함이 초래되는가! 그때 법정에서는 추정 상속인에게 개인의 전적인 책임을 허락하고, 신뢰할 수 있고 그의 목적을 따르는 사람들을 이용해 그 개인을 농락할 수 있는 자유를 부여하게 된다.

184. 방금 언급한 정신이상의 다양한 종류는 진행 과정에서 전혀 불변하

고 동일하게 남는 것은 아니다. 즉, 이들 중 한 종류에 관련된 정신이상이 변형 같은 것을 겪을 수 있고 그다음에는 다른 종류로 분류될 수도 있다. 그렇게 해서 몇몇 멜랑콜리 환자가 조광증 환자가 되고, 어떤 조광증 환자는 치매였다가 백치 상태에 빠지고, 간혹 어떤 백치가 우발적인 원인에 따라 일시적인 조광증 발작에 빠졌다가 이성을 완전히 회복하는 경우를 보게 된다. 마지막으로 조광증은 히스테리, 심기증, 간질, 졸중을 일으키는 성향 등, 다른 신경질환들과 합병증을 일으킬 수 있다. 그렇지만 이들 모든 주제를 애초의 단순한 상태로 고려해야 혼란을 피할 수 있지 않을까?

정신이상자를 위한 시설에서
따라야 할 내적 규칙과 규정들

185. 살페트리에르 여성 정신이상자 구제원을 방문하는 기품 있고 호기심 많은 여행자들이 이 구제원에서 일반적으로 두드러지는 차분함과 질서를 보고는 구내를 돌아보다가 간혹 놀라서 이렇게 묻곤 한다. "도대체 광녀들은 어디 있는 거요?" 이 외부인들은 이 질문만큼 그 시설에서 가장 격려가 되는 찬사가 없으며, 이런 질문이 살페트리에르 구제원과 다른 구제원들을 비교했을 때 가장 두드러진 차이와 관련되어 있는 것임을 몰랐던 것이다. 다른 구제원에서 불행한 정신이상자들은 아무렇게나 무질서하게 몰아넣어져, 간수들의 난폭하기 짝이 없는 거친 태도에 격노했고, 어리석거나 무관심한 원장이 제멋대로 내리는 명령이나 무의미한 변덕에 이리저리 치여, 끊임없는 동요 상태에 있었고, 탄식, 저주, 소란스러운 고함만이 들려

··
1) 초판의 5부가 2판에서는 4부로 옮겨진다. 185절은 2판 4부의 서두로 썼고, 피넬은 초판 5부 1장(본 번역 pp. 213-214)을 186절에 넣은 뒤 2판 4부 초반(187-192절)을 완전히 새로 썼다.

올 뿐이었다.

*

186. […] 나는 앞으로 구제원 내부 구조와 운영 관리에 대해 세부적으로 설명할 텐데 이를 통해 앞에서 언급한 근본 토대를 갖춘 계획이 어느 정도까지 실현되었는지 알 수 있을 것이다.

I
정신이상자들의 구제원 전체 도면과 내부 배치

187. 살페트리에르 구제원 전체와 위치를 간략히 제시하기란 쉬운 일이다. 이를 통해 정신이상자들을 적절히 나누어 배치할 수 있었다. 중앙에 네모반듯한 뜰이 있고, 뜰 한가운데 분수가 있다. 양쪽에 46미터 길이로 보리수를 2열로 심었다. 그 위에 뜰 방향으로 난 주변의 작은 방들이 늘어서 있다. 여성 멜랑콜리 환자들은 이렇게 아름다운 장소에 배치되는데, 한 사람마다 각방을 쓴다. 길쭉한 모양의 두 개의 다른 뜰도 마찬가지인데, 너비는 약 6미터쯤 된다. 여기도 방들이 등을 맞대고 2열로 배치되어 있는데 중앙 뜰 쪽으로 평행하고, 해 지는 쪽으로 나 있다. 중앙 뜰의 남쪽 측면과 평행하게 위치한 다른 뜰도 마찬가지이다. 해 뜨는 쪽으로 세 개의 다른 뜰이 있는데 여기에는 창살이 쳐 있고, 역시 방들이 등을 맞대고 2열로 배치되어 있다. 이 창살이 쳐진 길쭉한 모양의 세 뜰에 구제원 내부에서 가장 소란을 피우는 여성 정신이상자들을 배치한다. 세 뜰 중 하나에는 모든 방마다 들어가 손에 집히는 대로 모든 물건을 들고 나오는 성향을 가진 백치들과, 능숙한 솜씨로 도둑질을 하는 저항할 수 없는 성향을 가진 다른 정신이상자들이나 어디서나 분란을 일으키는 소란스러운 환자들이 배치된다. 두 번째

뜰은 정도의 차이는 있지만 동요에 사로잡혀 있거나 격노한 정신이상자들을 위한 것인데, 여기 배치된 여성들의 상태는 고질적인 것으로 치료 불가능하다고 간주된다. 세 번째 뜰에는 최근에 입원한 격노한 환자들이나 다소 오랫동안 조광증을 앓아온 환자들이 배치된다. 이 환자들은 정도의 차이는 있지만 치료가 성공할 수 있겠다는 희망이 보이는 이들이다. 이 마지막 경우 방에 엄중하게 감금할 필요는 거의 없다. 폭력 행위를 일으키는 강한 충동을 갖지만 않았다면 환자들은 이 세 번째 뜰을 자유롭게 거닐 수 있고, 그녀들이 자연스럽게 격정에 사로잡힐 때 예상할 수 있는 광태를 보이기는 하지만 무해한 행동은 할 수 있도록 허용된다.[*2]

188. 방과 뜰이 길게 이어진 규칙적으로 구성된 전체 공간 주변에 남쪽과 동쪽으로 일렬로 보리수를 심은 오솔길이 나 있다. 그래서 여름 동안 이 공간에 그림자가 드리워진다. 조광증이 치매까지 발전한 차분한 정신이상자들이 그곳을 자유롭게 산책할 수 있다. 이 오솔길의 동쪽에 노인성 치매 상태에 빠진 고령의 환자들이 머무는 큰 방을 두고, 그녀들의 필요와 청결을 유지하는 여성 근무자 한 명이 그녀들을 돌보게 한다. 오솔길 남쪽에 약 3아르팡쯤 되는 정원이랄지, 산책장이랄지 할 만한 것이 인접해 있다. 그곳에 묘목을 심어서 그늘이 드리우도록 했고 가운데에 저수지를 만들었다. 구제원의 서쪽 부분 끝에는 길쭉한 앞뜰을 냈다. 길게 늘어선 방들의 문이

---

*2) 건축가가 이 구도를 조금만 수정해주었으면 하는 아쉬움도 있다. 1층에는 측면 끝에 몇 개의 방들이 배치된 너비 6미터의 뜰 대신 10에서 12미터 너비의 뜰을 마련해줄 수도 있었고, 그렇게 되면 양쪽으로 1층과 2층에 방을 나란히 이어놓을 수 있었다. 그리고 2열로 심은 보리수를 평행하게 배치하여 이 장소에 녹음을 드리울 수도 있었다. 이곳은 간혹 작열하는 태양 때문에 몸에 좋지 않을 때가 있기 때문이다. 이 불행한 여성 정신이상자들은 자기들에게 좋지 않은 것이라면 뭐든지 하고, 신중치 못하게 태양 빛 쪽으로 몸을 향하는 성향이 너무 강하다. 더욱이 이 2열로 늘어선 방들 시이에는 여름과 봄 동안 더위가 너무 심하다. 그렇게 되면 격노 상태에 있고 대단히 동요하는 정신이상자들 치료에 해롭다. 더욱이 그렇게 배치했더라면 방이 될 공간을 마련할 수 있는 장점도 있었을 것이다.

그쪽을 향하고 있다. 평행한 쪽에는 지붕이 덮인 긴 산책장 같은 것이 있다. 질병의 쇠퇴기에 있고, 차분한 정신이상자들이 비 오는 날에 비를 피하면서 그곳에서 산책할 수 있다. 완전한 회복기에 있고, 이성의 기능을 완전히 회복한 환자들은 구제원 북쪽 끝의 널찍한 기숙사에 들인다. 환자들은 공동 재봉실에서 하루 대부분을 보낸 후 대단히 청결한 침대에서 잤다. 계절에 따라, 혹은 특별한 환경에 따라 발생할 수 있는 모든 종류의 우발적인 질병에 걸린 환자들이 오는 의무실은 이 기숙사들 중 하나의 끝과 외따로 떨어진 대형 강당 사이에 있었다. 이 여성 정신이상자들의 구제원은 약 30년 전에 보수되었는데, 그때 구제원의 나머지 부분 아래에 2열로 등을 맞대고 있는 방들과 서로 평행하게 놓인 다른 방들을 그대로 남겼다. 이 나중 방들은 백치 상태에 빠진 환자들이나 더없이 추잡한 방탕에 빠져, 수치와 정숙을 지키기 위한 관례들을 모조리 망각한 다른 정신이상자들을 격리하기 위한 곳이었다. 이 경우에는 그런 사례가 퍼지는 것을 막을 수 있는 격리된 장소가 필요하다.

189. 정신이상자들을 건물의 본성에 따라, 대체로 취향과 기질에 맞춰, 차분한 상태와 흥분한 상태를 분리하여 배치하게 되면 우선 구제원에 지배적인 일반적인 질서가 어떤 기반에 놓여 있는지, 대립과 혼란을 일으키는 모든 원인을 배제하는 일이 얼마나 용이한지 알게 된다. 멜랑콜리 환자들은 기꺼이 자기 방에 틀어박히거나 우거진 녹음 아래를 자유롭게 거닌다. 녹음의 두 가지 장점은 환자들 시선을 즐겁게 해주고, 태양의 뜨거움을 완화해주는 데 있다. 뜰 중앙 분수는 물을 풍부하게 공급하여 음료수로 쓰고, 그녀들의 고독한 장소를 신선하게 해준다. 치매 상태 환자들이나 아주 작은 대상으로도 성격을 자극할 수 있는 조광증 쇠퇴기 환자들은 그들이 이용할 수 있는 뜰과 오솔길에서나, 매일같이 성장하고 있는 어린 보리수가 벌써 그림자를 드리운 잔디가 깔린 부속 정원에서나 완전한 자유를 누린다. 일반적으로 불필요한 제약도, 구속도 전혀 사용되지 않으며, 최근

에 극단적인 동요나 격노 상태에 이른 정신이상자들도 며칠 후면 구제원의 일반적인 조처에 따라 평온을 되찾게 된다. 몇백 명이 되는 정신이상자들이 모인 곳에서 더없이 드문 사소한 음모의 모델, 더없이 교묘한 사기, 불화의 정신을 가진 자가 만들어낼 수 있는 끔찍한 간계를 못 찾겠는가? 이 모든 혼란과 무질서의 뜸씨가 마음대로 자라날 수 있고, 철창이 쳐지고 격리된 하나나 두 개의 뜰 안에 고립되지 않았다면 도대체 얼마나 큰 난리가 날 것인가! 정도의 차이는 있지만 격앙되어 있고, 자기들과 자기 주변 사람들 모두에게 맹목적인 격노를 돌릴 수 있는 정신이상자들도 사정은 마찬가지이다. 회복기에 들어선 사람들은 건물의 완전히 반대편에 있지만 그래도 대단히 적극적인 감시의 대상이 되어야 한다. 그래야 다른 정신이상자들과 교류하지 않도록 막을 수 있고, 여전히 흔들리는 이성을 노동의 습관을 들여 단단히 만들 수 있고, 사회에 다시 돌아갈 준비를 시킬 수 있게 된다.

II
정신이상자들에게 사용되는 억압의 방법에 대하여

190. 쇠사슬을 중단 없이 사용하는 일은 정말이지 놀라운 창안이 아닐 수 없다. 그것으로 조광증 환자들을 감금 상태에 두어 그들의 격노를 영속시키고, 개화되지 않은 간수의 부족한 헌신을 보충하고, 정신이상자들이 마음속으로 복수를 하고야 말겠다는 응축된 욕망의 집중된 욕망을 일으키게 하여 계속 격분의 상태를 유지하게 하고, 구제원을 소동과 소란의 장으로 만들어놓게 되니 말이다. 혁명의 첫 몇 해 동안 비세트르 의사 자격으로 근무하던 때 나는 쇠사슬을 사용하는 이런 불편의 문제를 중요한 주제로 삼았다. 나는 이 야만적이고 판에 박힌 관습을 다행스럽게도 끝내는 것을 전혀 미련 없이 생각할 수 있던 것은 아니었다. 그러나 다른 한편으로 나는 흔들리지 않고, 구제원 간수(퓌생 씨)의 수완만 믿었다. 그가 열렬한 관심

을 둔 것은 진정한 원칙을 망각 속에 두지 않도록 수습하는 일이었다. 그는 다행히 2년 후(공화력 6년 목월 4일)에 성공을 거두었다. 어떤 조치도 그보다 더 잘 준비된 적이 없으며 더욱 뚜렷한 성공이 뒤를 이었다. 정도의 차이는 있지만 오랜 기간 동안 계속 무거운 쇠사슬에 묶여 신음하던 마흔 명의 불행한 정신이상자들이 해방되었다. 물론 중앙 본부에서 대놓고 걱정을 했지만 말이다. 구속복을 입혀 팔만 움직이지 못하도록 하고 그들이 뜰을 자유롭게 배회할 수 있게 해주었다. 밤에 그들은 방에서 자유롭게 지냈다. 이 것으로 근무자들이 겪었던 불행한 사고들도 끝이 났다는 점에 주목해야 한다. 근무자들이 예전에는 쇠사슬에 묶인 정신이상자들에게 전혀 예측할 수 없는 방식으로 맞아서 타박상을 입곤 했던 것이다. 이 정신이상자들 중 한 명은 이 비참한 상태로 서른여섯 해를 보냈고, 또 다른 한 명은 마흔다섯 해를 보냈다. 그렇지만 이제 그 두 사람 모두 자유롭게 움직일 수 있어서 구제원 내부를 느린 걸음으로 산책했다. 정신이상자들 중 한 명은 캄캄한 방구석에 사슬에 묶여 열여덟 해를 보낸 사람이었는데, 그가 처음으로 환히 비치는 빛의 광채를 내뿜는 태양을 응시할 수 있게 된 첫 순간에 희열에 넘치는 환희에 찬 어조로 다음과 같이 외친 것을 여전히 다들 기억하고 있다. "아! 그토록 오랫동안 이 아름다운 것을 못 봤다니!"

191. 정신이상자들은 처벌해야 할 범죄인들이 아니라 환자들이다. 그들이 처한 괴로운 상태는 고통받는 인간이라면 누구나 경의를 표해 마땅하다. 그러니 착란을 일으킨 환자들의 이성을 회복하는 가장 단순한 방법을 찾아야 하는 것이다. 이 환자들은 지성의 모든 기능이 완전히 무너진 상태에 놓여, 그들을 무질서와 모든 종류의 폭력으로 이끄는 맹목적인 충동에 복종할 수밖에 없다. 그때 무슨 의견을 내놓을 것인가. 그 정신이상자 개인의 안전과 다른 정신이상자들의 안전을 마련하기 위해 그들을 그저 방에 붙들어두는 것밖에는 할 수 있는 것이 없다. 그 정신이상자가 극단적인 폭력을 보인다면 튼튼한 천으로 된 꼭 끼는 캐미솔을 입혀 손발 움직임을 억

제하고, 그로서는 볼 수 없는 억센 끈으로 캐미솔 뒷부분과 이어 그를 침대에 묶어두어야 한다. 그러나 이런 극단적인 구속의 상태는 그 정신이상자 주위 사람들에게 분노가 집중되어 일어나는 결과들을 피하기 위한 것으로, 일시적이어야 한다. 더욱이 그런 방법은 그의 정신착란을 계속 심화시킬 뿐이다. 물론 어떤 심각하고 긴급한 상황들이 발생할 경우 억압이 필요할 수 있다. 다만 그 기간은 최소한으로 해야 한다. 이 점은 여러 사례들을 통해서만 뚜렷해질 수 있다. 심한 불만이나 깊은 슬픔 때문에 마비 상태에 이르고 일종의 백치 상태에 빠졌던 젊은 처녀가 회복되었고 건강한 모습을 되찾았다. 그러나 회복기 동안 그녀는 고집스럽게 노동을 거부했다. 하루는 간수가 그녀를 처벌할 요량으로 아래 뜰의 백치들 가운데로 데려갔다. 그러나 그녀는 이런 억압을 차라리 즐기는 것 같았고, 계속 펄쩍펄쩍 뛰고 춤추고 모두를 조롱했다. 그녀에게 가죽 띠 코르셋을 입혔지만, 어깨를 뒤로 해서 묶을 때 심하게 묶지 않았다. 그러자 그녀는 굳게 저항하는 것 같았고 하루 종일 이런 시련을 견뎠다. 그러나 그녀는 구속을 견디다 못해 용서를 구했고, 그 뒤로 재봉 노동을 더는 거부하지 않았다. 그녀가 일을 소홀히 하게 되면 사람들은 웃으면서 그때의 '벨벳 구속복'을 상기시켰고, 그러면 그녀는 곧 얌전해졌다. 마흔 살의 다른 여인은 심하게 격노하고 누구의 말도 듣지 않아서 근무자 처녀들을 죄다 때렸고 그중 한 명이 식사를 가져왔을 때 자기 방에서 그녀를 때려죽일 뻔했다. 다른 날, 근무자 처녀의 머리에 옹기를 던져서 심각한 상처를 입혔다. 이 환자에게 가죽 띠 캐미솔을 입혔고, 어깨를 뒤쪽으로 하여 세게 묶어서 전혀 움직이지 못하도록 했다. 이런 구속 상태를 한 시간 이상 견딜 수 없었던 그녀는 결국 용서를 빌었다. 그 시기 이후 그녀는 계속 오랫동안 착란 상태에 있기는 했지만 더 이상 아무도 때리지 않았다. 그녀가 욕설이라도 하면 캐미솔 얘기를 꺼내는 것으로 충분했다. 그러면 그녀는 곧 침착해졌고 평온을 되찾았다. 이런 종류의 억압은 대단히 제한된 시간 동안에만 유지될 수 있는 것 같았다. 사실 처음에는 불편하고 흉부 근육이 강력히 늘어나게 되므로 심한 호흡 곤란이 따른다. 그다음에는 구역질이 일어나고 견딜 수 없는 불안이 찾아온다. 그래서 정신이상자는 용서를 빌 수밖에 없고, 그 기억을 오래 간직한다. 그렇지만 캐미솔을 입히고 특별한 감시 대상으로 삼는 사람은 원장이어야지, 다른 근무자들은 절대로 이런 억압이나 다른 어떤 억압도 맡을 수 없다.

192. 억압의 방법으로 고려된 샤워 요법만으로 종종[3] 손노동이 가능한 정신이상자들에게 전반적으로 반드시 노동을 수행하게끔 하고, 음식의 완강한 거부를 극복하고, 소란스러우면서도 논리적인 기질에 이끌리는 정신이상자들을 길들이는 데 충분하다. 그때 목욕 요법을 받을 것인지 타협의 기회를 이용해서, 그가 무슨 잘못을 저질렀으며, 어떤 중요한 의무를 누락했는지 상기시켜준다. 수도꼭지를 틀어 머리 위로 찬 물줄기를 갑작스럽게 쏟게 되는데, 이때 종종 예상치 못한 강한 자극을 가해 정신이상자의 주의를 분산시키거나 우세한 관념을 제거하게 된다. 고집을 부리면 샤워 요법을 반복하지만, 거친 어조와 격분을 일으킬 수 있는 거슬리는 표현은 신중히 삼간다. 반대로 이런 난폭한 조치들을 쓸 수밖에 없는 것은 애석하게도 바로 그를 돕기 위해서라는 점을 이해시킨다. 간혹 농담을 섞어도 좋지만 농담이 지나치지 않도록 조심해야 한다. 고집을 멈추면 바로 이런 억압은 중단되고 곧 정다운 호의가 느껴지는 어조를 취하도록 한다. 다음의 관찰을 본다면 구제원에서 대단히 자주 사용하는 이 방법의 효과를 판단할 수 있다. 풍채가 좋았던 여성 정신이상자는 10년 훨씬 전부터 조광증이 불규칙적인 주기로 쉽게 재발하는 환자였는데 그녀를 억제하려면 더없이 강력하고 거친 방법을 쓸 수밖에 없었다. 그런데 그런 방법은 계속해서 그녀의 화를 돋울 뿐이었다. 그녀는 의복, 침대보, 침구를 죄다 찢어버리고, 짚 위에서나 잤고, 근무자들을 때리고, 억압의 모든 수단을 우습게 여겼다. 그

[3] 나는 목욕 요법과 샤워 요법은 다른 곳에서 의학적 치료의 면에서 다루겠다.

녀의 부모는 다른 구제원에서 그런 수단을 쓰는 것을 보고 그녀를 살페트리에르로 데려와 이곳에서 쓰는 방법을 시험해보기로 결심했다. 이 불운한 여인이 도착했을 때 식욕이 대단했는데도 깡마른 상태였고, 도대체 그녀의 길길이 날뛰는 흥분만한 것이 없었다. 처음에는 즙이 많은 음식을 먹여 쇠약해진 건강을 회복시켜보려고 했다. 닥치는 대로 찢어버리는 그녀의 첫 번째 습성이 극도에 달해 약간 센 샤워 요법을 쓰고, 캐미솔을 입혔는데 그녀가 용서를 구할 때까지 캐미솔 뒷부분을 침대에 묶어 침대에 그녀를 잡아두었다. 그녀가 처음으로 복종하자, 자유롭게 움직일 수 있도록 해주었다. 같은 잘못이 되풀이되면 똑같은 억압 수단을 다시 썼고, 그럴 때마다 환자는 더 차분해지고 신중해졌다. 그러나 원장이 열이틀 동안 병이 나서, 그 정신이상자는 삼엄한 감시에서 놓여나 그때까지 받은 교훈을 잊은 것 같았다. 그녀는 다시 옛 습성을 되찾아 근무자들을 때리고 모든 것을 찢어버리고 끊임없이 광포한 흥분에 사로잡혔다. 원장이 다시 직무에 복귀해서 그녀를 처벌하겠다고 을러댔다. 그녀는 그 점을 생각하지 않은 것 같았다. 목욕실로 끌려가서 캐미솔로 옴짝달싹하지 못한 상태로 강한 찬물 세례를 받는 샤워 요법을 받았다. 이번에 그녀는 수치심에 사로잡히고 기겁을 한 것 같았다. 원장은 그녀에게 공포의 감정을 새겨 넣으려고 더없이 단호한 어조로 말했다. 그렇지만 화는 내지 않았다. 그는 환자에게 더없이 엄격한 대접을 받게 되리라는 점을 알렸다. 그녀는 거의 두 시간 동안 폭포수 같은 눈물을 흘리며 후회하는 모습을 보여주었다. 그 이튿날과 계속된 날들에 그녀는 침착해졌다. 다른 징후들도 점진적으로 약해졌고, 넉 달 동안 완전한 회복기에 접어들었고 그녀의 상태가 전혀 의심스럽지 않게 되자 그녀를 가족에게 돌려보냈다.

193. 내가 예전에 비세트르에서 겪은 다른 사례를 본다면 한 정신이상자의 상상력을 강력하게 자극하고, 공포의 감성을 새겨 넣는 일에 장점이 있다는 점을 알게 될 것이다. […][4]

194. 구제원에서 억제하기 가장 어렵고, 부산스럽기가 이루 말할 수 없어서 가장 눈에 띄고, 조광증의 격노를 일으켜 순간적으로 폭발하기 가장 쉬운 정신이상자들은 일반적으로 신경질적 기질의 모든 성격을 갖고 있다. 이 점은 내가 조광증을 다룬 자리에서 이미 언급한 바 있다. 이런 기질을 가진 정신이상자들이 얼마나 위험한지 다들 알고 있다. 그들이 조광증 상태에 놓일 때 그들의 힘과 대담성은 두 배 이상이 된다. 어떤 예측하지 못했던 상황에서 상처를 주거나 받지 않고 그들을 제어할 수 있는 위대한 비법은 근무자들을 무리를 지어 전진케 하여, 위입적인 모습을 보여주어 두려움을 각인하거나, 능숙하게 결합된 조치들을 통해 모든 저항을 무력화하는 것이다. 한 정신이상자가 차분한 기간에 있다가 갑자기 격렬하기가 이루 말할 수 없는 정신착란에 사로잡혔고, 그의 손에는 칼, 막대기, 돌과 같은 공격 무기가 들려 있다고 가정하자. 간수는 폭력 행위를 피하고 질서를 유지해야 하는 자기 원칙에 항상 충실하여 대담한 기색으로 전진하면서도 그 정신이상자 쪽으로는 천천히, 단계적으로 나아가야 한다. 정신이상자를 자극하지 않으려면 어떤 종류의 무기도 들어서는 안 되고, 전진하면서 더없이 단호하고 더없이 위협적인 어조로 말해야 한다. 그리고 조심스럽게 명령하면서 자기 옆에서 벌어지는 일을 그가 보지 못하게끔 모든 주의를 기울여야 한다. 복종하고 투항하라는 명령을 정확히, 강압적으로 내려야 한다. 그럴 때 정신이상자는 간수의 이러한 단호한 태도에 다소 당황하여 모든 다른 대상을 시선에서 놓치게 된다. 그가 모르게끔 천천히 전진하던 근무자들이 신호가 떨어지자마자 갑자기 그를 둘러싼다. 그들 각자 그 격노한 정신이상자의 사지를 하나씩 잡는데, 한 사람은 팔을, 다른 사람은 허벅지나 다리를 잡는다. 그가 아무리 애를 써도 아무 소용없도록 하면서 그를 그런 식으로 들어올려 방으로 옮긴다. 어떤 비극적인 장면을 일으킬 위험스

••

4) 피넬은 이 부분에 초판 2부 8장(본 번역 pp. 127-128)을 삽입했다.

러웠던 일이 결국 그렇게 무난한 사건으로 끝난다. 정신이상자들의 구제원에서 일어나곤 하는 무질서나, 사회생활을 혼란에 빠뜨리게 만드는 무질서나 모두 이런 식으로 일어난다. 그런 무질서를 제압하고 다시 차분하게 만들려면 인간의 지식과 경험에 기초하여 여러 조치들을 깊이 있게 결합하고, 이를 신속하고 힘차게 실행해야 한다. 정신이상자들이 차분한 상태와 회복기에 있을 때조차 어떤 공통된 원인 때문에 극단적으로 격노하는 성향이 있음을 우리는 알고 있다. 그들 중 어떤 이들 사이에서 일어난 갑작스러운 주먹다짐, 담당자가 어떤 부당한 행동을 저지른 뒤 꾸며대는 허울 좋은 겉모습, 조광증 발작이 엄습한 장면, 실제가 됐든 허구가 됐든 불만이나 불평의 모든 대상이 결국 혼란과 무질서를 예고하는 진원지가 될 수 있고, 마치 전기 충격에 의한 것처럼 구제원의 한쪽 끝부터 다른 한쪽 끝까지 전해질 수 있다. 사람들이 모여들고, 동요하고, 민중의 폭동이라도 되듯 파벌을 형성한다. 이 격렬한 장면을 우리가 원칙을 적용하여 멈추지 않는다면 얼마나 끔찍한 결과가 일어나겠는가! 바로 이런 상황에서 나는 간수가 이런 격렬한 흥분에 대담히 맞서고 이쪽저쪽으로 통로를 뚫고 가장 말을 듣지 않는 자들을 잡아다가 그들의 방으로 끌고 가 이내 차분하게 만들고 평온을 되찾는 것을 자주 보았다.[5]

••

5) 이 부분은 초판 2부 22장(본 번역 pp. 151-153) 대부분의 내용을 그대로 옮긴 것이다. 그러나 삭제된 부분이 있어서 그대로 번역했다. 이 뒷부분에 피넬은 초판 2부 23-24장(본 번역 pp. 153-158)을 삽입했고(2판 195-197절), 그 뒤에는 22장(본 번역 pp. 151-153)이 198절 중간 부분에 들어갔다.

IV
정신이상자들의 근무에 일관된 질서를 확립하는
일의 극단적인 중요성과 난점[6]

199. 정신이상자 구제원의 집행부는 작은 정부나 다름없다고 할 것이다. 간혹 헛된 허영이나 지배하고자 하는 야심이 다양한 방향으로 동요하고 부딪히고 소란스러운 권위의 충돌을 일으키고, 끊임없는 혼란과 불화의 진원지가 되는 것을 보곤 한다. 공공시설이라면 이런 불편들이 없는 곳이 없지만 정신이상자들의 구제원에서는 더욱 심각한 일이 된다. 권력이 분리되었을 때 긴급한 억제 조치는 무력화되고, 절로 격정이 일어나고, 이성의 회복을 물 건너 보내거나 의심스럽게 만들 수 있으니 말이다. 임의로 이루어지는 감금과 모든 폭력 장치가 추방되고, 개인의 안전을 위해 필요한 구속의 단계만이 정확히 실행되는 경우라면 특히 그렇다.

200. 대부분의 경우 조광증 치료를 준비할 때 지켜야 할 근본 원칙은 먼저 강력한 억압을 사용하는 것이고, 다음에는 계속 호의를 제공하면서 정신이상자의 신뢰를 얻고, 우리가 원하는 것이 오로지 그에게 도움이 되는 일뿐임을 올바로 납득시키는 것이다. 내부 규칙을 관할하는 원장은 위의 상이한 두 양상을 모두 갖춘 모습으로 나서서, 근무자들이 자신의 목적에 협력하도록 통제해야 한다. 다른 권위가 미숙하게 개입해서 반대 방향으로 나아가고 있다는 인상을 준다면 이렇게 현명하게 결합된 계획의 결과가 어떻게 될까? 살페트리에르로 이송된 어느 과부는 건강한 판단력을 갖고 있는 것처럼 보였는데, 자기가 박해의 대상이 되었다고 믿는 경우에만 착란을 일으켰다. 그녀의 말에 따르면 박해는 전기나 다른 마법을 통해서 이루어진다고 했다. 그녀는 종종 밤에 창문을 열고, 먼 곳에서 들려온다고 생

..
6) 2판의 4부 4절(199-204절)은 피넬이 새로 쓴 부분이다.

각하는 어떤 위협적인 소리, 보이지 않는 손이 자기를 해(害)하기 위해 꾸민 위험한 음모에 귀를 기울이곤 했다. 그리고 그녀는 그때 강렬한 동요에 빠지고 심지어 위험한 상황에 이를 수도 있었다. 게다가 그녀는 낮 동안에는 차분함을 유지하면서 다른 모든 대상에 대해서 정확하게 추론했다. 그녀는 자기를 정신이상자들과 함께 붙들어두는 일은 명백히 부당한 일이라고 말하곤 했다. 그래서 그녀는 끊임없이 나에게 그녀의 퇴원을 도울 수 있는 증명서를 써줄 것을 요청했다. 내부 규칙을 관할하는 원장은 그녀와 친밀한 대화를 나누면서 공상에 불과한 환영을 일소하고, 그녀에게 영향력을 행사하고, 그녀의 신뢰를 얻고자 노력했다. 그러나 이 시기에 어떤 다른 권위가 개입했다. 그녀를 보호한다는 명목으로 퇴원을 돕는 쪽으로 나선 것이다. 그때부터 내부 규칙을 관할하는 원장의 입장과는 반대되는 비밀 이야기며 면담이 반복되었다. 그때 치료에 더없이 큰 족쇄가 채워지게 되었다. 외곬의 착란은 이제 고질적인 것이 되었고, 이제 어느 면으로 보나 질병은 치료 불가능하게 되었다.

201. 치료의 여러 시기에 부딪혔던 장애물들을 하나하나 기억해봤자 쓸데없는 일이고 아마 마음만 아플 것이다. 악의에 찬 적대 관계 같은 것 때문이었는데, 한편으로는 정당한 저항이라고 하겠지만, 그렇대도 다소 격화되고 격분한 저항이라고 해야겠다. 또 신랄한 성격, 어두운 침체, 억압된 순수를 보호한다는 그럴싸한 명분으로 신앙심 강한 영혼이 보여주는 가혹한 불관용 때문이기도 했다. 저쪽을 보면 자기가 마땅히 받아야 할 억압을 피할 목적으로 계제에 딱 맞춰 눈물을 흘리고 자기 목적을 위해 다른 권위를 이용할 줄 아는 비열하고 타락한 젊은 회복기의 환자들이 있었고, 이쪽을 보면 불화를 초래하고, 모순되는 명령을 받아내고, 정신과 신체의 치료를 위한 모든 방책을 마비시키기에 이르는 그보다 더 괴팍할 수 없고, 그보다 더 잘 불화를 조장할 수 없는 기질의 모델이 있었다. 다른 곳에는 몇몇 회복기 여성 환자들이 종교 서적을 탐독한 일로 처벌을 받았다는 구실

로 사심 가득히 불평과 신랄한 항의를 내세우고 있었다. 종교 서적을 읽는 일의 해로운 영향, 마음에 일게 되는 흥분, 그 결과 질병이 오래 지속된다는 점이 무시되어왔다. 이런 힘든 싸움을 해야 한다는 것이 대형 구제원에 부속한 정신이상자들의 구제원에 따라붙는 불편인 것인데 공공시설의 질서를 유지하기 위해 모든 것을 희생할 준비가 되어 있는 분별력 있는 원장이라면 항상 이런 불편을 피한다. 나는 예전에 관할권을 두고 저 불행한 갈등이 일어났던 일을 불평할 처지가 못 된다. 내가 예전에 써둔 기록을 보면 그것으로 어떤 비통한 결과가 생겼는지 잘 알 수 있다.

202. 정신이상자들의 구제원에서 질서 유지를 위해 권위를 집중하는 일반적인 문제를 해결하는 일은 결코 쉽지 않다. 특히 내부 규칙을 관할하는 원장과 의사의 능력 및 헌신을 고려해야 하니 말이다. 두 사람의 원칙이 같을 수도 있고, 더없는 조화를 이루며 지낼 수도 있다. 그때 드높은 관점을 가진 의사는 구제원을 총괄하는 간수에게 관리와 규칙의 모든 일을 전적으로 맡긴다. 그러나 대단히 수완이 뛰어난 간수와 관점이 협소하고 무사안일한 의사 사이에 극단적인 대립이 있을 수 있다. 이 경우라면 간수는 틀림없이 의사의 권위 전반을 침해하게 된다. 누구라도 아는 한 구제원에서 이점에 관해 주목할 만한 사례를 본 적이 있다.[7] 그러니 어떻게 대립된 경우에 부합할 수 있는 일반 규칙을 세울 수 있을까? 한 구제원의 일반 행정의 원칙이 어떤 것이든, 그 원칙이 시간, 장소, 통제 형식에 따라 어떻게 변화되었든, 의사는 자기 연구의 본성, 자기 지식의 폭, 치료를 성공으로 이끌어주는 강력한 흥미를 갖는다면 정신이상자들의 구제원에서 일어나는 모든 일을 알아야 하고, 당연히 그 일에 대해 판단을 내릴 수 있는 자가 되어야 한다. 의사가 간수에게 억압 조치의 실행을 맡겨야 하는 것은 맞다. 그

:

7) 샤랑통의 수석 의사였던 루아예콜라르(Antoine A. Royer-Collard 1768-1825)와 그곳 원장 사이의 갈등을 암시한다.

렇지만 의사는 간수에게 정신이상자들이나 근무자들이 보는 앞에서 어떤 비난의 기미도 내보여서는 안 된다. 의사는 예기치 않게 발생할 수 있는 소란스러운 사건들의 원인이 무엇인지 깊이 연구하고 이를 통해 특히 솔직하고 호의적인 교류가 이루어질 수 있도록 해야 한다.

203. 오래전부터 살페트리에르의 여성 정신이상자들을 분리했던 목적은 오텔 디외에서 처치를 행한 후 회복기 환자들을 위한 장소로 쓰려는 것이었다. 그러나 무능력하고 무력했던 원장은 이를 가지고 수도 없는 폐습을 만들어냈고, 모든 권위는 여성 근무원들에게 귀속되었다. 그래서 세상이 새로운 질서를 갖추게 된 혁명력 10년 무렵 전반적인 개혁이 필요해졌다. 그러나 이 개혁은 대단한 신중을 기하지 않고서는 확실하게 이루어질 수 없었다. 처음에는 다들 목소리를 높였고, 혁신과 불의에 맞서 항의를 했다. 마흔 명이 넘는 여성 근무자들이 암암리에 술책을 꾸미고 저항했음을 상상하기란 쉬운 일이다. 여성 근무자들은 그녀들의 주장대로 자기들이 정신이상자들을 극단적으로 거칠게 다룰 수 있었던 소위 권리라는 것을 잃었으니, 앞으로는 수동적으로 복종하게 될 처지가 되었다. 그녀들이 소란을 일으켰던 이유는 한두 가지가 아니었고, 그러면서 내게 불평이며 항의를 쏟아냈다. 그러나 나는 내가 맡은 근무에 몰두하고, 내적 규칙의 실행 책임자(퓌생 씨)의 정직과 수완을 전적으로 신뢰하여, 그에게 자유로운 권력의 실행을 맡겼고 그는 이를 수행했던 것이다. 이렇게 해서 모든 난관이 극복되었다. 여성 근무자 대부분이 그만두겠다고 했고, 다행히도 똑똑하고 헌신적이었던 회복기 환자들이 조금씩 그 자리를 채웠다. 이렇게 새로 일하게 된 여성 근무자들은 절대 위반될 수 없는 법칙이라 할 다정한 방식의 근무 형식을 받아들일 수 있었던 이들이었다.

204. 예전에 여성 근무자들은 정신이상자들에 대한 압제적인 억압 체계를 세우고선, 그 체계 안에서 자기들은 계속 병등한 관계를 유지하려고 했다. 근무자들은 특혜를 피하기 위해 가장 소란스러운 환자들과 가장 차분

한 환자들을 단일한 방식으로 나누었다. 조금이라도 흥분이나 동요가 일어날 기미가 보이면 무제한으로 쇠사슬을 채우거나 엄중히 감금시켜버렸으니 귀찮게 열심히 일하지 않아도 되었다. 그렇지만 구제원 어느 곳을 가나 울부짖는 소리머 소란이 끊이지 않고, 확실한 치료를 영원히 불가능하게 만드는 장애물뿐이었다. 그러다가 더없이 현명한 조치가 수용되어, 철창이 쳐진 뜰에는 가장 동요하거나 격노한 환자들을 고립시키고, 평온하거나 질병의 쇠퇴기에 있는 모든 종류의 정신이상자들에게는 구제원 내부를 마음대로 배회할 수 있는 자유를 부여하고, 작업실이나 방대한 기숙사에서 회복기 환자들이 서로 교류할 수 있도록 했다. 그래서 여성 근무자들은 최소한의 숫자로도 일에 필요한 모든 것을 보조할 수 있었다. 그녀들에게 차분한 다른 회복기 환자들과 기계적인 노동을 할 수 있는 젊은 백치 상태의 환자들을 붙여주었기 때문이다. 한 정신이상자가 예상치 못하게 격노에 사로잡히거나 폭력 행위를 행사하는 일이 벌어지면 신호가 떨어지기가 무섭게 모든 정신이상자들이[8] 모여들어 질서를 회복하기 위해 원장과 협력한다. 그러나 고통과 위험은 격노한 여인들이 머무는 뜰을 관리하는 여성 근무자들에게 집중되어 있었다. 이 여성 근무자들은 종종 주먹 세례를 받고 상처를 입을 위험에 노출되어 있었으며, 자의적으로 감금된 환자들의 엄밀한 감시 대상이 되고 있으면서도 어떤 다른 격려도 없었고 다른 근무자들과 보수

⁚

[8] 에스키롤 박사의 사설 시설은 대단히 유명한데 그럴 만도 하다. 그곳에서는 정신이상자마다 자기에게만 봉사하는 하인이 한 명씩 있다. 그는 정신이상자 옆방에서 잠을 자는데, 필요하다고 판단될 때는 환자의 방에 머물기도 한다. 하인들 모두는 어떤 정신이상자가 순간적으로 자극을 받아 폭력을 행사하게 되면, 공포를 일으키는 장치를 동원하여 그에게 위압감을 주기 위해 바로 모이게 되어 있다. 정신이상자들은 자기들 방에 머무는 법이 없다. 그들은 널찍하고 그림자가 드리운 정원에서 산책하거나 응접실이라고 부르는 곳에서 휴식한다. 격노에 빠진 환자들은 캐미솔을 입고 아름다운 작은 숲이 그림자를 일부 드리운 뜰을 자유롭게 산책할 수 있다. 회복기의 여러 환자들은 구제원 바깥으로 산책을 하러 나가는데, 환자마다 신뢰할 만한 하인을 동반한다.

도 똑같이 받았다. 그래서 이 자리는 대단히 자주 공석으로 남았고, 그 일을 맡기기가 정말 힘들었다. 여기서 나는 어느 시골 처녀가 회복기 동안 이 힘든 일을 헌신적으로 수행했음을 기억해야겠다. 그녀는 건장한 몸에 정말 다정한 성격의 소유자였다. 6개월간 칭찬을 받으며 일을 하고, 돈을 아껴 새 원피스를 샀는데, 축제 첫날 격노에 사로잡힌 다른 정신이상자가 그 원피스를 찢어버렸다. 그러자 그녀는 완전히 학을 떼고 그 자리에서 구제원 퇴소를 요구했다.[9]

*

VI
식사 준비와 배급을 위해 실행해야 할 관대한 감시

206. [···][10] 이 시대의 역사를 살펴보면 어느 시기에 모든 구제원에서 이 다행스러운 변화가 일어났는지 다들 알고 있다. 그러나 개화된 행정이 아무리 현명한 조치들을 취했더라도 그 조치들이 실행된 결과 어떤 효과가 생겼으며, 그것이 얼마나 주목할 만한 변화를 가져왔는지도 다들 알고 있다. 동일한 양의 빵을 갖고도 태만하고 전혀 능동적이지 못한 담당자는 필요를 전혀 만족스럽게 채우지 못하고, 더욱 수완 좋고 헌신적인 다른 담당자는 모두의 필요를 채우는 것은 물론 잉여 물자를 남겨 예상치 못한 경우를 대비한다. 일부 정신이상자들 중에 두 배 혹은 세 배의 식탐을 가진 이들이 있을 수 있기 때문이다. 그렇게 해서 항상 음식의 몫과 분배를 주재했

9) 이 부분부터 초판 5부 16-18장(본 번역 pp. 236-241)이 205-206절 중간 부분에 삽입되었다.
10) 초판 5부 18장 마지막 부분(본 번역 pp. 240-241)에 피넬이 나중에 살페트리에르 경험을 바탕으로 추가한 부분이 있다.

살페트리에르 여성 정신이상자들의 식사

요일	흰 빵	나이대 별 포도주 양				고기	콩이나 렌틸콩	자두	콩테 치즈나 마롤 치즈	농축 포도즙	쌀	국
		70세	75세	80세	85세							
일요일	dag 72	cl 12	cl 24	cl 36	cl 50	dag 25	dl	dag 6	dag	dag 5	dag	cl 96
월요일	72	12	24	36	50	25	1		4			96
화요일	72	12	24	36	50	25		6		5		96
수요일	72	12	24	36	50	25	1		4			96
목요일	72	12	24	36	50	25		6		5		96
금요일	72	12	24	36	50				4		7	96
토요일	72	12	24	36	50		3			5		96

규칙

지방식 정신이상자들은 아침마다 빵, 포도주, 고기, 국 48cl를 받는다.
　　　　밤마다 콩과식물이나 자두, 치즈 또는 농축 포도즙과 국 48cl를 받는다.
비지방식 정신이상자들은 아침마다 빵, 포도주, 콩과식물 15cl 또는 쌀 35그램, 국 48cl를 받는다.
　　　　밤마다 콩과식물 15cl 또는 쌀 35그램, 치즈나 농축 포도즙, 국 48cl를 받는다.
제철에 정신이상자들은 콩과식물, 배추, 슈크루트, 시금치, 참소루쟁이, 단호박, 감자를 교대로 받는다.
또한 치즈 대신 샐러드, 체리, 까치밥나무 열매, 살구, 자두, 배, 포도를 교대로 받는다.

던 퓌생 씨는 살페트리에르의 여성 정신이상자들의 구분에 따라 다량, 중간, 소량으로 나누었다. 그렇게 되면 여성 근무자들이 자기가 담당하는 구역에서 경우에 따라 음식을 이런 식으로 분배할 수 있게 된다. 이런 방법을 썼으니 음식이 남아돌지도 않고 부족하지도 않았다. 그러면서 예기치 못한 경우를 위해 항상 풍부하게 비축하거나 그것을 빵 관리부로 보냈다. 그래서 나는 이 근본적인 문제에 대해서만큼은 단 한 번도 살페트리에르의 여성 정신이상자들의 불평을 들어본 적이 없다. 첨부한 표를 보면 식량을 배급할 때 따랐던 일반 규칙과 비율을 알 수 있다.

207. 대형 구제원에 부속된 정신이상자들의 공공시설에는 개별 주방이

갖춰져 있지 않아, 전체 시설에 항상 종속된다는 불편이 있다. 음식 선택만큼이나 식사 배급 시간도 그렇다. 하루에 지나치게 여러 번 반복되고 지나치게 가까운 시간을 두고 이루어지는 배급은 식이 요법의 규칙에 전적으로 부합되지 않는다는 점을 인정해야 한다. 소화 기능을 위해서는 언제나 정해진 시간이 필요하기 때문인데, 여러 정신이상자들이 아침에 음식으로는 음료만을 섭취해야 하므로 더욱 그렇다. 예전에 내가 비세트르 구제원 의사였고, 정신이상자들 구역의 주방이 구제원 전체 주방과 완전히 분리되어 있었을 때 이 구제원에서는 아주 다른 규칙이 준수되었다. 식사 시간은 더욱 알맞은 방식으로 고정되어 있었다. 아침 식사는 아침 7시에 빵만 제공되었고, 점심 식사는 11시에서 정오 사이에 지방식일 경우 포타주와 고깃국, 저녁 식사는 빵과 콩과식물, 채마밭의 작물이나 뿌리 식물이었다. 더욱이 일반적인 성향이 어떻건, 실행될 때 조정이 필요하다. 무력하고 습관성 설사가 일어나기 쉬운 사람은 건장하고 변비에 쉽게 걸리는 정신이상자와 똑같은 음식을 먹어서는 안 된다고 생각했다.*[11] 대단히 동요한 상태 또는 격노한 상태의 정신이상자에게 물을 섞지 않은 포도주는 적합하지 않지만, 노인성 치매 상태에 빠진 고령의 여성 환자에게는 원기 회복에 적합하다.[12]

⁘

*11) 에스키롤 박사의 시설에서 일반적으로 음식은 풍부하게 제공되었고, 음식은 원기를 회복하는 데 적합한 것이었다. 더욱이 양념을 가미하지 않고 준비된 건강에 더없이 좋은 음식이었다. 아침 식사는 9시에 제공되었으나 정신이상자의 개별적인 상태와 성향에 따라 변화를 주었다. 그들 중 여러 사람에게는 두 번째 아침 식사를 제공할 필요가 있다. 점심 식사는 4시에 제공된다. 회복기 환자들, 평온한 환자들 혹은 간헐적으로만 동요의 상태에 빠지는 환자들은 에스키롤 씨와 같은 식탁에 앉을 수 있다. 다른 환자들도 위험하지만 않다면 공동 식당에서 점심 식사를 함께한다. 각자 개인 식탁이 있고, 그의 하인들이 식사 시중을 든다. 소수의 다른 환자들은 자기 방에서 먹지만, 그들이 먹는 것은 공동 식탁에서 먹는 것과 같다. 누구의 식사인지 표시해서 배분했다. 환자 각자는 마음껏 적포도주를 탄물을 마신다. 저녁 식사로는 채소와 과일을 제공한다.
12) 이 부분 뒤부터 초판 5부의 마지막 장인 21장(본 번역 pp. 244-245)이 2판의 208절이 되었다. 그다음 라 브뤼에르 인용문부터는 다시 초판 5부의 10-12장(pp. 227-232)으로 거슬러 올라가 이 부분을 209-211절에 삽입했다.

212. 기계적으로 수행되는 노동의 일반 법칙은 구제원에서 대단히 많은 수를 차지하는 남성과 여성 백치들에게 절대적으로 중요하다. 이 주제에 대해서 예전에 비세트르에서 훌륭한 결과를 가져왔던 것과 동일한 관점과 원칙을 살페트리에르에서 나는 다시 취했다. 계속되는 무위나 일종의 우둔한 무감각 같은 상태에 있는 백치들 중에서 능숙한 감독의 눈으로 거친 손노동과 식물 경작의 일을 요긴하게 맡을 수 있는 몇 명을 힘들겠지만 찾아야 한다. 맹목적이고 맹종하는 모방만을 할 뿐인 이들에게는 따라야 할 모범을 제시하고 그들의 머릿속에 어떤 능동적이고 근면한 사람을 상기시키는 것으로 충분하다. 그러면 그들은 당장 같은 태도를 취하는 모습을 보여주며, 더없이 꾸준하게 노력을 기울일 수 있게 된다. 나는 비세트르 구제원 안에서 시행한 식목 사업이라는 특별한 상황에서 이 점을 직접 보았다. 더없이 숙련된 사람이라도 그들보다 더 지속적이고 강한 힘으로 노동에 몰입할 수 없다. 그래서 살페트리에르의 정신이상자들을 유형별로 나누면서 3아르팡 넓이의 정원이나 산책장 같은 것을 부속시킨 것은 그것으로 얻을 수 있는 모든 장점을 예상해서이다. 이 장소의 한가운데 있는 저수지에 필요한 물을 공급하는 용도의 펌프 작업을 하거나, 밭갈이나 다른 거친 일에 익숙한 시골 여인들의 품행과 쓰임에 맞춘 다른 종류의 노동을 하거나 한다. 그러나 담당자들 사이에 권력과 의지가 갈라지게 되면, 이 건강에 도움 되는 조치들을 실행하는 데 제동이 걸리게 된다. 그리고 나면 구제원 청결 유지를 시키는 일반적인 수단으로 만족할 수밖에 없다. 그래서 질병 쇠퇴기의 정신이상자들을 위해 마련된 곳에는, 완전한 백치 상태와 전혀 무관한 저능한 사람들 부류가 섞여 있는데, 이곳에서 뜰을 쓸고, 구제원의 여러 샘(泉)에서 나무로 만든 물통으로 물을 긷고, 포석에 물을 뿌리고 닦아 가장 청결한 상태로 유지하고, 특히 여름 동안 계속 시원하게 유지시키는 데 서

로 일종의 경쟁이 생기는 것을 보게 된다. 이런 경쟁에는 여러 장점이 있지만, 그중에서도 일반적으로 뜰을 차분하고 평온하게 유지함으로써 아무것도 아닌 원인으로도 길길이 날뛰는 흥분과 변덕으로 인한 강렬한 노여움을 잠시 잊게 해주는 데서 얻는 장점이 있다. 그들에게 그런 흥분과 노여움이 종종 일어나는데 성격의 결함에 의해서나 지적 능력의 영향력이 미약하거나 하여 그들 스스로는 이를 억제할 수 없다.

213. 그런데 개화된 행정의 도움으로 구제원을 훌륭히 조직한 결과 회복의 진척 속도를 가속화하는 데 훨씬 더 값진 한 가지 방책이 마련되었다. 재봉 노동을 위해 마련한 너른 작업실이 그것인데 회복기 환자들의 기숙사에 부속해 있다. 이 회복기 환자들이 모여 거의 하루 종일 함께 보낸다. 매일매일의 푼돈 벌이가 그녀들의 동기가 되는데 푼돈도 모이면 제일 활동적인 환자들은 퇴원할 때 상당한 돈을 가지고 나갈 수 있다. 더욱이 가정으로 돌아갔을 때 노동의 습관을 금세 되찾게 되는 것은 물론이다. 여러 사람이 이렇게 규칙적으로 모여 자기들이 몇 달 전부터 방치한 가족에 대한 관심사에 대해 자유롭게 이야기를 나누는 일이 이성을 되찾는 데 얼마나 큰 영향을 주는지 아무리 말해도 부족하지 않다. 환자들은 더 길 수도, 더 짧을 수도 있겠지만 치료에 필요한 기간이 지나면 가족을 다시 볼 희망을 갖는 것이다. 두려움과 고통을 나누면서 하루하루가 그렇게 쏜살같이 흐른다. 간수는 자주 환자들을 방문한다. 환자들이 근면하게 일하는 것을 직접 보기 위해서이기도 하고, 이성의 착란에서 남은 잔여를 일소하기 위해서이기도 하고, 큰 열의 없이 노동에 참여하는 환자들이 누군지 보고 앞으로 그들을 어떻게 판단해야 할지 알기 위해서이기도 하다. 이런 것들로 개별적인 기록이 쌓이고 나는 이를 토대로 환자들이 사회로 돌아갈 때 증명서를 씨준다. 이런 모임에서 친밀한 대화나 호의적인 충고를 해주면서 어떤 슬프고 멜랑콜리에 사로잡힌 생각을 일소하고, 아직 그런 생각들을 벗어나지 못한 환자들과 다행스럽게도 그런 생각에서 벗어난 환자들을 비교하면서

일종의 경쟁 대상으로서 후자를 모델로 삼는다. 계속해서 근면한 모습을 보여주던 환자들이 나중에 잘못을 되풀이하는 일은 대단히 드물다.[13]

*

VIII
정신 치료에서 따라야 할 일반적인 교훈들

215. 올바로 운영되는 구제원이라면 갖추고 있는 핵심 지점들 중 하나는 권위의 일반 중심을 갖는다는 데 있다. 그 권위의 목적은 근무자들 간의 질서를 유지하기 위해서이기도 하고, 소란스럽거나 대단히 동요한 정신이상자들을 정당하게 억압하기 위해서이기도 하고, 정신이상자의 친구나 친지들 중 한 명이 면담을 요청했을 때 당사자가 면담에 응할 수 있는 상태인지 결정하기 위해서이기도 하다. 그런데 마지막 경우 이 결정을 맡는 최후의 판사는 내부 규칙을 담당하는 간수여야 한다. 의사나 다른 어떤 담당자가 무력하게도 자기에게 쏟아진 항의에 무너져, 자신의 의지와 명령과 원장의 의지와 명령을 대치시킨다면 온통 혼란에 빠지고 만다. 깊은 멜랑콜리에 빠졌던 한 젊은 처녀는 여러 날 동안 무감각과 마비 상태로 있었다가 회복하기 시작했고 음식도 규칙적으로 먹기 시작했다. 이제 남은 것은 완전히 회복되기를 기다리는 것뿐이었다. 단지 지나치게 일찍 면회를 받으면 어쩌나 걱정이 되었기 때문에 나는 간수와 같이 계속 그녀를 감금해두어야 한다는 데 동의했다. 그런데 나는 도대체 어떤 구실로 방문 허가증과 면담 허가증이 발부되었는지 알 길이 없다. 바로 그날 그 환자에게 이성의 착란이 다시 일어났다. 갑자기 침울한 침묵의 상태에 이르렀고 이틀 동안 음식이

..

13) 이 부분 뒤부터 초판 5부의 16장(본 번역 pp. 236-237)이 214절에 들어갔다.

란 음식은 죄다 거부했다. 똑같은 실수를 방지하기 위해서 한 달 이상을 곁에 항상 사람을 붙여주고 간호해야 했다. 그렇게 해서야 노동의 습관을 새로 붙였다. 간혹 교양이라고는 갖추지 못한 사람들이 간수의 행동을 아무런 동기 없이 비난하고, 그의 마음을 상하게 하는 말을 하고, 그가 많은 자격으로 받아 마땅한 존경과 신뢰를 땅에 떨어뜨리고자 하는 것을 보면 가슴이 아프다. 한 여성 멜랑콜리 환자의 친척이라는 사람이 억압을 위한 샤워 요법을 세례라고 불렀다고 오만하게도 비난했던 것이 그 사례이다. 그래서 본 구제원에서 써왔던 치료 방식에 대해 정말이지 무례한 말을 쏟아낼 수 있는 여지를 준 것이다. 그보다 더 심각했던 다른 잘못은 이 멜랑콜리 환자에게 구제원의 다른 뜰을 자유롭게 산책하게 하고, 회복을 확실하게 해주는 데 대단히 유익한 노동에 대한 공동의 법을 면제해주었던 것이었다. 이 정신이상자는 이런 식으로 간수의 권한을 피해 갔고 목욕 요법이 중단되면서 의학적 치료는 점점 더 제약을 받게 되었고, 결국 그녀는 치료 불능 상태가 되었다.[14]

*

IX
종교적인 여론의 극단적인 고양이
취하게 함에 틀림없는 주의들

222. 정신이상자들의 구제원에서 종교적인 입장은 그저 순전한 의학적

••

14) 이 부분 뒤부터 초판 5부의 8-9장(본 번역 pp. 224-227)이 216절과 217절에 들어갔고, 그 뒤에 다시 초판 5부 3장으로 거슬러 올라가서 3-7장(본 번역 pp. 215-224)이 218절에서 221절에 삽입된다.

보고 형태로만 검토해야 한다. 다시 말하면 공공 의례와 정치에 대한 다른 검토들은 모두 배제하고, 어떤 정신이상자들을 효과적으로 치료하는 데 이를 원인으로 해서 생길 수 있는 관념과 감정의 고양을 막는 일이 중요한지 않은지를 연구해야 한다. 이와 동시에 질병이 진행되지 못하게 막고, 무력한 지성이나 착란에 이른 이성에 종종 대단히 해롭고 간혹 대단히 위험하기까지 한 결과들을 예방하기 위해 어떤 조치들을 취해야 할지 검토해야 한다. 이에 대한 사례들은 내가 매일같이 쓴 일지만큼이나 영국의 정통적인 저작에서도 얻을 수 있다.(53, 54) 종교의 문제를 기원으로 갖는 정신이상은 자주 절망과 자살로 귀결되곤 하므로 더 제대로 알 필요가 있다.

223. 젊은 처녀가 극단적인 종교적 가책을 느껴 그보다 더 격렬할 수 없는 조광증에 빠졌다. 누가 조금이라도 그녀의 의지를 거스른다면 그녀는 하늘에 대고 불을 내려 저 죄인들을 불태워 죽여줄 것을 기원하는 것이었다. 구제원에 들어왔을 때 그녀는 동요했고, 위협을 가했고, 폭력을 행사했다. 그녀를 방으로 데려가 구속복을 입혀 움직이지 못하게 했다. 몇 시간 후에 간수가 그녀를 보러 와서, 하늘에서 불을 내리게 하지 못했지 않느냐고 농담을 했다. 그녀는 자기를 채운 코르셋을 벗을 수조차 없었으니 말이다. 세 번째 날부터 그녀는 더욱 차분해져서, 남은 치료 기간 동안 뜰을 자유롭게 산책할 수 있는 자유를 얻었다.

224. 조광증에서 무엇보다 억제해야 할 것은 경멸이며, 오만함과 우월함으로 가득한 허장성세이다. 특히 그런 모습이 엉성한 신앙심이 불러일으킨 것이라면 반드시 그렇게 해야 한다. 한 젊은 여성 정신이상자는 구제원에 들어오면서 극단적으로 분개한 표정을 보였다. 그녀는 간수에게 정말 격렬하게 화를 냈는데 그가 머리에 모자를 쓰고 자기 앞에 서 있었다는 이유에서였다. 간수는 그녀를 자신만만하게 바라보면서 그녀처럼 자기도 명령 투로 말했다. 자신의 절대적인 명령에 그녀가 감히 반항하는 모습을 보이기라도 하면 천둥같이 소리치고 위협했다. 이 젊은 처녀는 겁에 질려 곧 말없

이 자기 방구석으로 물러났고, 평온한 밤을 보냈다. 그 이튿날부터 그녀는 차분해졌고 남은 치료 기간 동안 이런 상태를 유지했다. 그러나 신앙심 때문에 정신이상에 이른 환자를 통제하고 성격을 길들이려는 이런 시도는 몇몇 개별적인 경우에만 적용될 수 있을 뿐이고, 지고한 존재로부터 즉각적으로 계시를 받는다고 생각하는 다른 여러 정신이상자들은 신에게 불복종하느니 인간에게 불복종하는 것이 더 낫다고 생각해서 모든 억압의 방법에 굽히지 않고 강력하게 저항한다는 점을 인정해야 한다.

225. 간혹 깊은 신앙심으로 인한 멜랑콜리는 끊임없이 반복되는 가책, 극단적인 낙담, 자신이 돌이킬 수 없는 죄악을 저질렀고, 영원한 징벌을 받아 마땅하다는 외곬의 생각에 항상 이끌린다. 그때 위안이 되는 말을 해주면서 정신이상자의 신뢰를 얻는 대단한 수완이 아니라면 어떻게 절망의 상태를 예방할 수 있을까? 예전에 수녀였던 환자는 젊은이들의 입문 교육에 전념하던 이였는데 더없이 깊은 멜랑콜리 상태로 구제원에 들어왔다. 6개월 이상 신체적이고 정신적인 요법을 다양하게 시도해봤지만 헛일이었다. 그녀의 생각과 감정은 고집스럽게 바뀌지 않았다. 그녀는 간수가 자기를 세상에서 가장 큰 범죄자로 다루지 않고, 더없이 가혹한 처벌을 내리지 않는 것은 잘못이라고 끊임없이 반복해서 말했다. 구제원 안에서 그녀가 간수와 마주친 어느 날 또 같은 말을 반복했는데, 간수는 불쑥 더 이상 그녀의 말을 듣고 싶지 않다고 그녀에게 대답했다. 그녀가 항상 똑같은 생각만 하고 있고 자기에게 어떤 신뢰도 보여주지 않는다고 일부러 선언해버린 것이다. 이 멜랑콜리 환자는 말없이 자기 기숙사로 물러가, 이 수치스러운 장면을 심각하게 성찰했다. 그리고 그녀는 간수가 나무랄 데 없이 올바른 사람이며, 불행한 정신이상자들을 회복시키기 위해 헌신적인 노력을 기울이고자 한다는 점을 인정했다. 그녀가 좀 전에 그에게 들었던 말 중에 더없이 인간적인 원칙을 따르지 않은 것이 무엇이었던가? 그래서 그녀는 그날 밤 대단한 혼란에 빠졌고, 소위 자기가 저질렀다는 범죄에 대한 생각과 개

인적인 목적으로 행동하는 일이 전혀 없는 사람의 우정 어린 훈계 사이에서 일종의 내적 투쟁을 겪었다. 이런 주저함과 반대 방향을 향하는 생각들의 소란스러운 갈등을 이런 식으로 계속 겪고, 냉정하게 검토한 후, 그녀에게 더없이 긍정적인 변화가 일어났다. 그녀는 마침내 자기가 느낀 양심의 가책이 완전히 허구에 불과하다는 점을 확신하게 되었다. 그리고 그녀는 어떤 다른 신체적인 요법으로 자신의 회복을 위해 열정적으로 노력해줄 것을 부탁했다.

226. 신앙심 때문에 멜랑콜리에 빠진 환자들이 종종 반복적으로 하는 요구를 쾌히 승낙해야 할까? 그녀들은 신앙 서적을 곁에 비치해서 원할 때 열심히 그 책들을 읽을 수 있도록 해주고, 늘 찾는 고해 신부에게서 새로운 위안을 찾을 수 있게 해달라고 부탁한다. 그런데 이 문제는 단순히 생각해서 결정할 수 없고, 오직 경험으로 얻은 결과를 통해서만 대답할 수 있으며, 그것이 정신이상을 영원히 지속시키거나, 심지어 치료 불가능하게 만드는 가장 확실한 방법이라는 점을 가르쳐준다. 요구를 들어줄수록 불안과 가책은 더 달래줄 수 없게 된다. 선서 사제와 비선서 사제를 대립시켰던 불행한 견해차가 지나치게 양심의 가책을 느끼는 사람들에게는 정신이상을 일으키는 얼마나 풍요로운 근원이 되었는가! 고위 성직자 한 명이 최근 여행 차 교황을 모시고 프랑스에 온 김에 예전에 수녀였던 환자의 소원을 들어주고 싶었다. 그래서 그는 내 부탁으로 살페트리에르 구제원을 방문하고자 했다. 그러나 이 면담 때문에 다른 혼란이 일어났다. 다른 정신이상자가 큰소리로 고함을 지르며 늘 찾던 자기 고해 신부도 방문하게 해달라고 요구한 것이다. 그런데 정작 고해 신부가 도착하자 그녀는 자기 잘못을 고백하기를 거절하고서는, 예수 그리스도가 친히 오셨을 때에야 고백을 하겠다고 주장했다.

227. 최근 들어 차분해진 한 여성 정신이상자가 우발적으로 생긴 질병을 치료하러 의무실로 옮겨졌다가, 임종 직전의 여인에게 종교 의례를 해주

는 것을 보았다. 그 장면이 그녀의 상상력을 자극해서 그녀는 아주 오래전에 돌아가신 할머니를 떠올렸다. 그녀는 신부에게 다가가 그를 붙잡고 흔들면서 그의 스톨라를 붙잡고선 큰 고함을 지르면서 할머니를 돌려달라고 소리쳤다. 그랬으니 이 소란스러운 상황을 중단시키기 위해 강제로 개입하지 않을 수 없었다. 그런데 그 결과 그녀의 재발이 일어났다. 할머니 무덤을 찾는다고 지구 어디든지 파헤치고자 했던 그녀의 착란이 재발한 것이다. 그녀가 건강을 회복한 후, 누가 신앙 서적 한 권을 빌려주었는데 그 책을 읽자 누구나 각자 자신의 수호천사가 있다는 기억이 되살아났다. 그녀는 다음날 밤부터 자기가 천사들 무리에 둘러싸여 있고, 천상의 음악을 들었고, 계시를 받았다고 믿었다. 그녀에게 책을 빼앗아 불태워 버렸다. 그랬더니 두 번째 발작이 일어났다. 치료는 더 오래 걸렸고 덜 확실해졌다. 비슷한 불편을 피하기 위해 무슨 종교 의식을 치러야 할 때마다 신앙심이 깊은 멜랑콜리 환자들을 의무실에서 내보내야 했다.

228. 영국에서 정신이상자들의 주제로 출판된 저작들 치고 감리교 분파의 가혹한 불관용과 그들이 주장하는 지옥의 고통과 하늘의 복수의 위협으로 가득한 난처한 교리들이 종종 가져오는 불행한 결과들에 대한 지적이 보이지 않는 것이 없다. 프랑스에서 상상력은 풍부하게 가졌지만 약한 지성을 타고난 여인들이라면 설교, 고백 성사, 신앙 서적을 걱정해야 한다. 그런 것들에는 인간의 나약함을 절망으로 이끌곤 하는 격노에 찬 도덕의 침울한 고양과 멜랑콜리의 검은 색채가 퍼져 있는 것이다. 구제원에 여성 정신이상자들이 들어올 때 내가 매일 써두었던 일지를 보면 이 흑담즙의 신앙심이 지배적인 파리의 동네들이 어디인지 잘 알 수 있다. 이와 달리 다른 동네들에는 개화되고 관대한 신앙심이 퍼져 있다. 그래서 이곳에는 종종 뚜렷이 나타날 준비가 되었거나 다른 결정 요인이 작용하여 재발을 일으키는 정신이상의 발전이 억제되는 것이다. 아주 어렸을 때부터 흥분에 사로잡히는 강렬한 성격을 타고났던 한 여성 근무자는 서른 살이 되자 격렬

한 기질이 끓어오르는 것을 느꼈다. 물론 그녀는 대단히 현명하고 독실한 여자였다. 그때 마음의 성향과 그녀가 오랫동안 습관을 들였던 엄격한 행동 원칙들 사이에 고통스러운 투쟁 같은 것이 일어났다. 이 내적 투쟁과 지나치게 가책을 느끼는 양심의 경고로 인해 그녀는 절망에 빠지고, 창문 높은 곳에서 떨어지거나 음독을 하는 자살 수단을 찾고자 했다. 그녀의 혼란이 극에 달해서 동정심 많고 개화된 고해 신부에게 도움을 구했다. 고해 신부는 그녀의 용기를 북돋워주고, 종종 다정하게 마음의 평화를 되찾으려면 신에게 몰두해야 한다고 반복해 말했다. 그러자 이 처녀는 순진하게 이렇게 대꾸했다. "그렇지만 저는 창조주보다는 피조물에 더 끌리는 걸요. 바로 그런 것이 저를 고통스럽게 만들고 있어요." 선한 신부는 집요했고, 그녀에게 위안이 되는 말을 하면서 '여러 성인들과 심지어 위대한 사제의 모범을 따라 은총의 승리를 체념하고 기다리라.'고 했다. 그런 식으로 사제는 미래에 대한 두려움을 불러일으키기는커녕 이 동요에 빠진 영혼에게 차분함을 돌려주고 엄청난 정념을 치료하는 묘약이라 할 수 있는 인내와 시간을 통해 대처하도록 했다. 그러나 불안과 불면이 계속 길어져 결국 정신이상을 일으키고 말았고, 살페트리에르에서 같은 정신 요법에 따라 치료받았고, 곧 회복했다.[15]

*

231. 정신이상자들을 고립시키는 것은[16] 치료를 위한 일반적인 원칙이다. 공공시설이나 개별 시설에서 마음에 불편을 주는 사람이나 모습만으로

∴

15) 이 부분 뒤부터 초판 5부의 19-20장(본 번역 pp. 241-243)이 2판의 229절과 230절에 들어갔다.
16) 이 부분부터 2판 4부 마지막 부분까지는 피넬이 새로 쓴 것이다.

도 불쾌한 기억이 떠오를 수 있는 사람과 면담을 하게 되면 얼마나 해로운 결과가 생길 것인가! 이는 질병의 쇠퇴기 환자는 물론 아직 완전히 회복되지 않은 환자에게도 마찬가지이다. 책임자들이 더없이 잘 합의한 주의들도 간혹 결함을 갖지 않을까? 한 과부가 치료를 받고 회복기에 있었다. 그녀에게는 대단히 근면하고 행동이 신중했던 두 딸이 있었는데 이 딸들의 면회가 허가되었다. 그런데 정작 그녀는 반대로 면회를 원했던 또 다른 딸의 무절제와 잘못된 행동에 마음이 아팠다. 어머니는 그녀를 보더니 이렇게 소리쳤다. "아! 불행한 것! 네가 가족에 얼마나 큰 고통과 근심을 일으키는지! 너로 인해 내가 절망에 빠질까 걱정이구나." 그녀는 이내 방으로 물러가고, 그날 밤을 슬픔과 눈물로 보냈다. 다음날부터 그녀는 대단히 동요했고, 처음 일어났던 조광증 상태에 다시 빠졌다. 그 상태가 약 다섯 달 동안 계속되었다가 거의 치료가 불가능해 보이는 일종의 치매 상태로 바뀌었다.

232. 어떤 경우에 부모가 방문을 해도 전혀 위험이 일어나지 않으므로 면회가 허락될 수 있는 회복기가 언제인지 정확히 결정하기란 어려운 일이다. 이런 결정을 내리거나 적어도 그 결정 때문에 일어날 수 있는 결과들은 정도의 차이는 있겠으나 개인의 민감한 감수성, 면회자가 일으킬 수 있는 애착이나 혐오의 정도, 가족의 다양한 이해관계 등, 여러 부수적인 상황에 종속되어 있기 때문이다. 조광증 상태에서 대단히 도도했고 교만하기 짝이 없던 젊은 처녀가 거의 두 달 전부터 신중하고 온건했던 원래의 성격으로 돌아왔다. 그녀는 대단히 정확하게 추론했고, 가족의 품으로 돌려보내 달라고 간곡히 부탁했다. 퇴원 시기를 더 잘 합의하도록 언니와 면담을 갖게끔 허용할 수 있다고 생각했다. 그런데 언니가 방문한 바로 다음날부터 더없이 강렬한 동요 같은 것이 일어났고, 쉬지 않고 앞뒤가 맞지 않는 말들을 늘어놓았고, 반복적으로 격분했고, 명백한 재발이 일어나 여러 달 동안 계속되었으니, 일상적인 치료를 처음부터 다시 해야 했다.

233. 나는 부모들이나 이전에 정신이상자와 특별한 관계를 가졌던 다른

사람들의 지나치게 이른 방문 때문에 비롯되는 슬픈 결과들의 사례를 여럿 댈 수 있다. 또한 정신이상자를 틀림없이 두렵게 만드는 개별적인 의견이나 정확한 정보들을 얻었을 때 유사한 면담을 전혀 갖지 못하게 했던 수많은 사례들을 보고할 수도 있다. 그러나 나는 한 가지 드문 경우를 잊지 말아야 한다고 생각한다. 그것이 도덕적으로 보면 끔찍한 경우이기는 하지만 말이다. 열여덟 살 젊은 처녀는 대단히 순수한 품행을 타고났다. 그런데 대중의 증오를 받아 마땅한 아버지는 돈을 벌고자 딸을 나쁜 곳에 보내 매춘을 시켰다. 그녀는 이런 치욕스러운 상황을 벗어나는 데 성공했고, 엄청난 공포가 마음 깊이 새겨진 바람에 더없이 강렬한 조광증이 뚜렷이 나타났다. 그녀는 두 달간의 치료를 받은 뒤에 같은 상태로 여성 정신이상자들의 구제원으로 이송되었다. 아버지는 딸이 회복되었음을 알게 되자마자 뻔뻔하게도 당국에 딸을 만나도록 허락해줄 것을 요구했다. 이 때문에 그녀는 끔찍하게 두려워했다. 면담 생각만으로도 얼마나 강력히 반발했는지 상상할 수 있다. 그녀의 고모 한 분이 다행히 그녀를 마음에 들어해서, 아버지가 준비했던 불행한 운명에서 딸을 벗어나게 했다.

234. 회복기 동안이라고 해도 이성의 영향력은 여전히 약한 상태이므로, 부모와 친구들에게 면회를 허락해도 그들이 극단적으로 신중을 기해야 한다는 점을 잊어서는 안 된다. 그렇지 않으면 격렬한 감정을 자극해서 재발을 일으킬 수 있다. 어머니가 시기를 정해 구제원에서 데려가기로 했던 회복기의 여인은 어머니가 약속을 어기자, 대단히 편찮거나 돌아가셨다고 생각했다. 그 결과 절망과 정신착란이 일어나 며칠 동안 계속되었다. 다른 예들 가운데 나는 더없이 저항할 수 없는 자살 성향을 갖고 구제원에 들어온 다른 멜랑콜리 환자를 언급할 수 있다. 석 달 이래로 치료가 되었다가, 동일한 부주의 때문에 치매 비슷한 상태에 빠졌고 이제는 치료 불가능하다고 간주할 수 있다. 어느 날 한 사제가 한 부인을 동반하고 호기심에 구제원을 방문했다. 그의 시선이 어느 회복기 환자를 향했고, 사제는 더 특별한 방

식으로 그녀에게 환자를 주목하도록 했다. 그랬더니 환자는 자기가 범죄인으로 지목되었다고 생각했다. 그녀가 착란에 빠진 이유가 예전에 사제들이 자기를 고발했던 데 있었으니 더욱 그랬다. 그녀는 강렬한 분노를 느꼈고, 그녀의 두려움과 불안을 일소하기 위해 많은 노력을 기울였으나 그날부터 정말 정신착란이 재발되었다.

235. 다정한 어머니들이 정신착란에 빠진 기간 내내 자연이 어머니들에게 갖게 한 깊은 감정을 보존하는 것이 대단히 흔한 일이므로, 전력을 다하여 그녀들과는 관계없는 아이들이라도 눈에 띄지 않도록 해야 한다. 간혹 경솔하게도 어떤 회복기 환자를 방문할 때 아이들을 동반할 때가 있다. 그때문에 간혹 더없이 격렬한 장면들이 일어났다. 대단히 격노한 정신이상자는 한 외부인이 손을 잡고 있던 아이를 보고선 그 아이를 자기 아이라고 믿고 당장에 아이를 빼앗으러 달려들고, 더없이 강렬한 노력을 다 했고, 소리를 질러댔다. 진짜 어머니는 겁에 질린 나머지 한 시간 이상 실신에 빠졌다. 질병의 쇠퇴기에 있던 다른 정신착란자는 제멋대로 뛰고, 펄쩍펄쩍 뛰고, 수다를 떨고, 무해한 수만 가지 장난을 치고, 뜰을 자유롭게 배회하다가, 어느 날 출입문을 통해 빠져나가 우연히 문지기의 아이를 발견하고 그 아이를 붙잡았다. 그랬으니 그녀를 아이에게 떼어놓기 위해 정말 갖은 고생을 하지 않을 수 없었다. 그러자 그녀는 격노에 사로잡히고, 여러 여성 근무자들에게 상처를 입혔다. 그녀를 방에 가두는 일은 정말로 힘들었다. 이런 원인에서 비롯된 격노 착란은 이후에도 여러 달 동안 지속되었다.

XI
대단히 흥분하거나 타락한 어떤 성격이
요청하는 감시의 조치들

236. 격노 착란이 특징적인 조광증(156)이나, 착란 없는 맹목적 격노가

특징적인 조광증(160)은 다소 긴 시간 동안 계속되거나, 정신이 맑게 돌아온 기간 동안에도 주기적인 발작을 통해 재발할 수 있다.(155) 그때 정신이상자의 이성은 완전히 착란에 빠져서 어떤 의견도 어떤 호의적인 훈계도 받아들일 수 없다. 그때 _1가 위험한 존재가 된다면 그를 가두어두거나 구속복과 가죽 끈을 가지고 침대에 묶어놓아야 맹목적인 분노의 방향을 자기 자신으로 향하지 않게 할 수 있다. 그러나 능숙하고 숙련된 간수는 간혹 그 환자를 진압할 수 있는 훌륭한 방법을 찾아내기도 한다. 처음 몇 날은 유화책을 써서 동시에 격노와 착란을 멈추게 했다. 이미 나는 그 놀라운 사례를 앞에서 제시한 바 있다.(154) 이런 종류에 속한 다른 예도 주목할 만하다. 한 시골 출신 환자는 순수한 품행으로 주목받을 만한 처녀였는데 생리 기간 중에 다른 여인에게 상스럽기 이를 데 없는 모욕을 당하고는 격노 착란에 빠졌다. 그녀가 도착했을 때 아홉 명의 여성 근무자들이 힘을 모아 그녀를 가두는 데 간신히 성공했다. 그리고 사흘이나 지났을까, 간수가 그녀를 세심히 조사하면서 다정한 어조로 말하고 그녀의 신뢰를 얻기에 이르렀다. 그날부터 그녀는 차분해지고 평온해졌고, 다음날이 되자 그녀는 벌써 회복기 환자들의 기숙사에 들어갈 수 있게 되었다.

237. 이성이 착란에 빠졌다는 어떤 흔적도 드러내지 않고, 드물기는 하지만 소란스럽고 괴팍한 성격을 지닌 몇몇 모델을 착란 없는 조광증에 연관시켜야 할까? 이들을 유치장의 죄수들과 뒤섞어놓는 것보다 정신이상자들의 구제원에 감금하는 것이 더 나은 일일까? 나는 살페트리에르에서 예전에 수녀였던 환자로부터 놀라운 한 가지 사례를 본 적이 있다. 한 여성 근무자가 환자를 돕기 위해 그녀에게 다가가자, 환자는 그보다 더 가시 돋칠 수 없는 모욕과 욕설을 퍼부었다. 가장 차분했던 다른 정신이상자들 역시 더 존중을 받지 못하기는 마찬가지였다. 끊임없이 위협적인 고함을 질러댔고, 분노에 차올라 흥분했고, 자기 주변에 다가올 수 있는 모든 사람을 구타하고자 애를 쓰는 것이었다. 식사 시간이 되어서 그녀에게 먹을 것을

가져다주었지만, 그녀는 화를 내며 그것을 던져버리거나 교묘하게 숨겨놓고선 자기를 굶겨 죽이려 한다고 불평했다. 옷을 갈가리 찢고, 필요한 것을 전부 갖춰주지 않고 자기를 벌거벗겨 놓았다고 소리를 지르는 것이 그녀에게는 희열이 느껴지는 일이었다. 원장이 앞에 있을 때면 그녀는 그의 권위에 도전하지 못했다. 그러나 원장 역시 드러내놓지는 않았지만 그녀의 모욕의 대상이 되었다. 이런 혼란과 불화의 진원지라면 다른 정신이상자들에게도 위험해진다. 그래서 그녀를 저 타락하고 잔인한 성격의 격화가 밖으로 새나가지 않도록 독방에 감금해야 했다.

238. 불화를 일으키고 그것이 아예 습관으로 변질된 이런 악의적인 행동의 내력을 세부적으로 적어나가다 보면 가슴 아픈 기억이 떠오를 수 있겠지만 나는 이를 외면해버리겠다. 그 기억은 위에서 언급한 환자와 자웅을 겨룰 만한 몇몇 다른 여인들에 대한 것인데 그런 환자들이 가끔씩 구제원에 모습을 드러낸다. 더없이 잘 운영되는 정신이상자들의 시설에서 자의적인 억압 조치를 신중하게 제거하고 무질서를 일으키는 모든 원천과 드러내 놓지 않고 꾸며진 어떤 음모가 진행되는 것을 예방하고자 할 때, 어떻게 가장 적극적인 감시가 필요하게 되는지 알려주는 것으로 충분하다. 대형 극장에서 화려한 주연 배우 역을 맡을 수는 없지만 자기들을 흥분시키는 혼란과 분열의 정신을 가는 곳마다 뿌리던 여인들 중 한 명이 여성 정신이상자들의 구제원에서 은밀한 탈주 계획을 세우고 그보다 교활할 수 없게 만반의 준비를 갖췄다. 그녀는 구제원 내부에서 자기에게 허락된 자유와 어느 저명한 인물의 이름의 영향력을 이용해서, 자기 목적을 받아들일 수 있을 만한 다른 사람들과 공모했다. 그녀는 앞으로 자기가 얻게 될 자기 몫의 엄청난 재산과 자기가 마음대로 쓸 수 있는 부를 끊임없이 화려하게 펼쳐 보였던 것이다. 어떤 여자들에게는 노년을 지낼 확실한 안식처를, 다른 여자들에게는 금전적인 보상을 약속했다. 어떤 여성 근무자들은 쾌락과 매혹의 공간에서 온갖 종류의 관능에 탐닉할 희망에 사로잡혔다. 넘어서야 할 유

일한 장애물이자 특별히 그녀의 복수의 대상으로 간수가 지목되었다. 간수가 나타나면 그를 없애버리기로 결정되었다. 봉기의 순간 그의 가슴에 단도를 박아 넣을 것이었다. 이 음모가 정말 능숙하게 숙고되었으므로 근위병들이 제때 호출되어 그 실행을 막았을 때 그녀는 울타리 벽을 벌써 넘어섰고 부분적이나마 탈주도 성공한 상태였다. 안전 조치들이 무너져 저 위험한 여인이 구제원을 해방시켰다고 상상해보자. 그녀의 착란이란 끝이 보이지 않는 부도덕성의 몽상 말고 다른 것이 아니었다.

239. 앞의 경우들에서처럼 이성을 자유롭게 쓰는 기능에 더해진 깊이 숙고된 악의와 질병 상태에서 갖게 되어 치료가 필요한 악의를 구분하는 일이 중요하다. 후자의 경우에도 정신이상자는 정확하게 추론할 수도 있고, 자기 상태가 어떤지 알고, 자신을 혼란으로, 심지어 더없이 죄가 되는 행동으로 이끄는 성향이 있음을 아는 것이다. 비세트르에서 억압 수단으로 쇠사슬 사용이 폐지(190)되기 전에, 격노 발작이 한 해의 6개월 동안 주기적으로 재발하곤 했던 한 정신이상자가 발작 말기에 징후가 쇠퇴하고 있음을 느끼고선, 구제원 내부를 위험 없이 자유롭게 돌아다닐 수 있게 허락해줄 시기가 왔구나 싶었다. 그는 정말 엄청난 폭력 행위로 이끌곤 했던 맹목적인 충동을 통제할 수 없다고 느낀다면 자기를 풀어주는 일을 연기해달라고 부탁했다. 원장은 관대한 성격에다가 다정한 사람이었으니 그의 신뢰를 얻었는데, 그는 차분해진 기간에 원장에게 발작을 일으키는 동안 격노를 억압하기란 불가능했으며 그때 누군가 그의 앞에 있었다면 혈관에 피가 도는 것을 보고 있다고 생각하고 피를 빨고 흡혈을 더 쉽게 하기 위해 사지를 갈기갈기 찢어버리고자 하는 저항할 수 없는 욕망에 사로잡혔을 것임을 고백했다.

240. 나는 다른 곳에서(190 이하) 지식과 인류애의 감정이 진보한 지금 우리가 이용해야 하는 억압 수단은 어떤 것일지 제시한 바 있다. 그 수단들을 마련한 곳은 살페트리에르 구제원과 역시 동일한 원칙에 따라 운영되는 에

스키롤 박사의 요양 병원이었다. 이 조치들을 다른 곳에 적용하는 일이 어렵다면, 그것은 양립할 수 없어 보이는 두 대상을 결합하는 일이 어렵기 때문이다. 그러니까 한 정신이상자를 그의 몰상식한 의지를 강력하게 제압하면서 억압하는 조치와 환자의 신뢰를 얻어 우리가 그렇게 엄하게 나섰던 것은 오직 그를 위해서였을 뿐이며 더없이 확실한 방식으로 그의 치료를 돕기 위해서였을 뿐임을 설득하는 데 성공하는 탁월한 재능이 양립할 수 없다고 말하는 것이다. 그렇지만 후자의 경우 엄청난 헌신과 특별한 수완이 필요하다. 부모 집에서 세심한 보호를 받았지만 또 극단적으로 관대하게 자란 열일곱 살 처녀는 쾌활하고 까불거리는 착란에 빠졌는데 그 원인이 무엇인지 확실히 결정할 수 없었다. 그녀는 이렇게 기이할 정도로 동요 상태에 빠져 정신이상자들의 구제원에 들어와서는 깡충깡충 뛰고 춤추고 이상한 수만 가지 몸짓에 몰두했다. 치료는 완하제를 쓰고 목욕 요법을 하는 것으로 시작했다. 원장과 그의 아내는 더없이 다정하고 존경을 다해 그녀를 대했다. 그랬으니 그녀의 신뢰를 얻을 수 있었을 법도 한데 환자는 여전히 도도한 성격을 그대로 갖고 부모 이야기를 할 때 그렇게 독살스러울 수가 없었다. 부모가 자기를 구빈원에 가두었다고 비난하면서 말이다. 간수는 꺾이지 않는 그녀의 성격을 길들이려고 목욕 요법을 쓸 계제를 잡았다. 그래서 그는 부모의 명령에 감히 반대하여 목소리를 높이고 부모의 권위를 무시하는 어떤 타락한 사람들을 강력히 비난하는 표현을 썼다. 그리고 간수는 그 환자가 치료를 거부하고 자기 병의 최초 원인을 고집스럽게 계속 감춘다면 그녀가 받아 마땅한 엄격한 대접을 받게 될 것임을 예고했다. 환자는 마음이 깊이 흔들렸고, 계속 이어지는 밤마다 자기를 지배하는 거만한 감정과 그녀를 치료하여 신속하게 가족에게 돌려보내기 위해 사람들이 보여준 호의의 흔적의 기억 사이에서 일종의 내적 투쟁을 경험했다. 결국 그녀는 자기가 잘못했음을 인정하게 되었고, 이성의 착란에 빠지게 된 것이 거부된 사랑 때문이었다고 순진하게 고백했다. 그리고 사랑의 대상이 되었던 사람의 이름을 거명했다. 그때부터 더없이 긍정적인 변화가 일어났다. 그녀는 자기 감정이 거절되었을 때 느꼈던 모든 혼란을 기억했고, 앞으로 마음을 가라앉힐 것임을 선언했고, 끊임없이 동요했던 자신을 막아주고 평온과 차분을 마음속에 다시 돌려준 간수에게 깊은 감사 표현을 했다. 그때부터 회복기가 뚜렷해졌고 치유는 계속해서 빠른 속도로 이루어졌다.

241. 어떤 정신이상자가 간수가 자신에게 사용한 강력한 억압 수단들을 기억하면 깊은 원한이나 심지어 강한 증오를 느끼기도 한다. 환자들이 결국 그를 명백히 인정하고 감사의 마음뿐 아니라 진정한 애착의 감정을 보여주게 되는 것은 그들이 이성을 완전히 회복하고 나서였다. 아주 어렸을 때부터 부모의 끝없는 배려를 받고 자란 젊은 처녀가 집에서 정말 엄청난 격노 착란을 일으켰는데 더없이 건장한 여섯 남자가 달려들었어도 간신히 그녀를 억제할까 말까였다. 그녀는 이런 강렬한 상태로 정신이상자들의 구제원으로 이송되었다. 새큼한 맛의 약액제와 완하제를 썼더니 며칠 동안 거무스름한 변이 나왔고, 징후들은 벌써 감소되었다. 그러나 그녀는 목욕 요법, 샤워 요법, 캐미솔(192 이하) 등 흔히 쓰이던 강력한 억압 수단들을 견딜 수 없었고, 증오를 구제원 간수에게 집중했다. 더욱이 부모는 간수에게 계속 편지를 써 보내서 환자의 강렬하고 굽힐 줄 모르는 성격을 길들이기 위해 최선의 노력을 다해주고, 그것도 끝까지 계속해달라는 부탁까지 했다. 다른 어떤 방법으로도 치료가 불가능했기 때문이다. 이 때문에 이 젊은 정신이상자는 격분하게 되었는데 이렇게 되면 다른 점에서 볼 때 치료에 해로운 것이다. 회복은 느린 속도로 진행되었다. 지정된 날에 부모가 구제원에 방문했는데, 그들 역시 과거에 너무 엄격한 억압 조치를 썼던 것이 최초의 원인이었음에 동의했으며, 그들이 예전에도 그런 조치를 취해달라고 간청했음을 인정했다. 그때부터 정신이상자는 자기가 진실을 보지 못하게 드리워졌던 베일 같은 것이 떨어지는 것을 봤다고 믿었다. 그녀는 모두가 그녀를 위해 꾸준히 아끼지 않았던 친절이 얼마나 값진 것이었는지 느끼고,

다시 차분해졌고, 미소 띤 표정을 지었다. 회복이 빠르게 진행되었다.

242. 기질, 취향, 연령, 성별 등이 다양하므로 정신이상자들에게 정신을 바로잡아 주는 방식과 그들의 신뢰를 얻고, 구제원에 지속적인 질서를 유지하는 데 적합한 수단을 선택하는 일도 다양할 수밖에 없다. 몇몇 개별적인 경우에 정신이상자를 통제하고 그의 끓어오르는 혈기를 중단하기 위해 능숙한 표현 방식을 생각해내는 것은 오직 수완과 경험의 결과이다. 그러나 성공하기 위해서 간수는 정말 드문 자질들이 하나가 되어 있어야 한다.(216) 맡은 임무를 수행하는 변함없는 열성, 자연적이고 꾸밈없는 태도가 그것이다. 그럴 때 정신이상자는 혼란을 겪을 때 간수에게 충고를 요청하는 것이다. 간혹 권위와 명령의 어조를 제때 버릴 줄도 알아야 한다. 그래야 격정적인 발작이나 과장된 우쭐한 태도를 멈추게 할 수 있다. 고위직에 있던 자의 예전 요리사였던 여인이 착란 없는 조광증의 모든 징후를 나타내 구제원으로 이송되었다. 얼마 뒤에 그녀는 동요하고, 안달하고, 잇달아 눈물을 흘리고, 곧 자기 자리로 돌아갈 것이라고 뻐겨댔다. 더욱이 그녀는 자기에게 특권이 부여되었다고 생각하여, 더욱 말을 듣지 않게 되었고, 지시를 해도 들은 척 만 척이었다. 그녀는 아침마다 너무 거칠게 잠을 깨우던 여성 근무자를 때리기까지 했다. 그래서 간수가 그녀의 잘못을 나무라자 거만하게 대들었다. 질서를 잡으려면 완력이 필요했다. 그녀가 자유롭지 않다는 점을 느끼게 해주고, 침착하고 말을 잘 듣게 만드는 데 몇 시간 감금하는 것으로 충분했다.

243. 조광증 쇠퇴기에 이른 한 여인은 간헐적으로 길길이 날뛰며 흥분할 때가 있었고 이는 그녀로서도 어떻게 해볼 수 없는 것이었다. 그녀는 어느날 단도를 손에 넣어, 자기 뜻을 따르지 않는 사람들은 모두 목을 조르겠다고 위협했다. 다행히 이 소식을 들은 간수가 근무자들을 출동시켜서 어떤 사고도 없이 그 정신이상자를 제압하게 한 뒤, 그녀를 목욕실로 데려갔다. 그녀가 벌써 이성의 기능을 되찾았으므로 간수는 그녀가 일으킨 착란

이 얼마나 위험한 것이었는지 상기시키고, 머리 위로 세찬 샤워 세례를 맞도록 했다. 이를 그 다음날에도 반복했다. 그는 동시에 그녀 주위에서 목욕하던 다른 사람들을 보여주었다. 그 사람들에게는 전혀 샤워 요법을 쓰지 않았다. 그 환자들은 평온했으니, 위험한 무기를 들고 누구를 해치려고 하지 않았기 때문이다. 이런 사려 깊고 강력한 억압을 사용한 지 사흘이 지나자 머릿속에 항상 남아 있던 샤워 요법의 공포가 그녀의 정신에 영향을 미쳐 진정제 효과를 냈다. 보호 관찰과 치료를 받으며 석 달이 지난 뒤에 이 여인은 가족에게 돌아갔다. 신앙심으로 인해 정신이상에 빠진 다른 환자는 착란은 감소했지만 비사교적이 되었다. 그녀는 정말 아무것도 아닌 일에도 끊임없이 화를 냈다. 그녀 옆에서 겁도 없이 노래를 부르거나 말을 하는 것은 범죄나 같았다. 누가 조금이라도 몸을 움직이면 강렬한 불평이 터져 나왔고 싸움의 구실이 되었다. 마찬가지로 간수는 그녀를 목욕실로 데려가서 그녀가 나타나기만 하면 도처에 내분과 혼란이 일어난다는 점을 상기시켜 주고, 강한 샤워 요법을 시행해서 그녀의 격분을 억누르도록 결심하지 않을 수 없었던 이유를 정말 분명하게 설명했다. 반면 똑같이 목욕실에 있는 다른 사람들에게는 그 요법을 쓰지 않았다. 일주일 동안 이를 세 차례 반복했는데 이 회복기 환자가 극단적으로 격분하는 자신의 성격을 깊이 생각해 볼 수 있도록 하기에 충분했다. 그녀는 차분해지고 온순해졌다. 그리고 재봉 작업실에서 매일같이 노동에 몰두했다.(213) 일반적으로 의사와 원장이 합의하고 엄격히 규정한 부분은 바로 정신이상자들에게 억압 조치를 취할 때 가장 엄격하고 가장 공정한 정의가 필요하고, 그들이 납득할 수 있는 상황이라면 왜 그런 조치를 취했는지 이유를 이해시키는 일이 중요하다는 점이다. 그래야 점점 더 환자들의 존경과 신뢰를 받을 수 있게 되고, 환자들의 머릿속에 확실하고 지속적인 치료를 위해 반드시 필요한 차분함을 되돌려줄 수 있다.

244. 그런데 정신이 되돌아오고 좋은 결과를 얻기 위해서는 품행이 순수

해야 하지 않을까? 고분고분하지 않거나 신의 없는 환자들, 수치스러운 악행, 방탕, 음주벽, 더없이 비열한 음모로 인해 정신이상에 빠진 환자들에게도 그런 결과를 기대할 수 있을까? 한 젊은 여인은 대단히 방종했는데 자기를 구제원에 끌고 왔다고 부모에게 입에 담지 못할 무례한 욕설을 퍼부었다. 당근책이며 배려며 하는 것도 다 해봤지만 헛일이었다. 그녀는 계속 굽히지 않은 채였고, 계속해서 즉각 퇴원시켜줄 것을 요구했다. 이런 것이 성공적인 치료를 막는 넘어설 수 없는 장애물이 되었고, 다른 대상들을 보고도 착란을 일으키게 되었으니 상태는 더욱 악화되었다. 대단히 방종했던 다른 젊은 여인은 구제원에 있는 동안 늘 불만을 늘어놓았고, 자기 뜻을 거스르는 사람들이라면 가차 없이 증오했다. 그녀를 치료하기 위해 안 써본 방법이 없었으나 모두 소용없었다. 그리고 그녀는 예전에 저질렀던 엄청난 일들 때문에 생드니 유치장으로 끌려갔다. 시기는 다르지만 지나친 방탕과 음주벽 때문에 살페트리에르로 여러 차례 끌려온 여러 여성도 같은 경우였다.

245. 정신이상자들을 여러 구역으로 신경 써서 나누고, 긍정적이든 부정적이든 일어나는 변화에 따라서 서로 이 구역에서 저 구역으로 옮기도록 하고, 격려는 언제나, 억압은 간혹 하고, 내부 근무와 치료 요법의 모든 대상을 세심하게 검사하고, 나쁜 품행이 전염되지 않도록 하고,[17] 어디에서나

∴

[17] 구제원에서 멀리 떨어진 공간에 일고여덟 개의 방이 필요하리라는 것을 매일같이 경험으로 알 수 있다. 그곳에 격노에 사로잡히지는 않았지만 대단히 소란스럽고 다루기 어려운 어떤 정신이상자들을 더 길고 짧은 정도의 차이는 있지만 연장된 고립과 감금의 상태로 유지할 수 있다. 여기에 다른 환자들을 추가할 수 있는데, 1. 노동의 일반 규칙에 따를 수 없고 항상 해로운 활동을 하여 다른 정신이상자들을 집요하게 공격하고, 선동하고, 끊임없이 불화의 원인을 자극하는 이들로, 보통의 억압 수단으로는 조금도 그들을 바꿀 수 없는 환자들이 있고, 2. 자기가 계시를 받았다고 믿으며, 끊임없이 다른 신도들을 만들고자 하고, 인간에게 복종하느니 신에 복종하는 것이 낫다는 구실로 정신이상자들이 불복종하기를 사극하면서 위험한 기쁨을 삼는 이들로, 다정함, 협박, 억압 조치는 이런 성격을 가진 사람들에게 실패하게 마련인데 어느 것이나 정신이상자들의 치료를 위해 방향을 바꿔야 하는 자극들을 오히려 그와는 반대 방향으로 일으킬 태세가 항상 되어 있기 때문이며,

차분함을 유지하고, 혼란과 불화를 일으키는 모든 대상을 제거하기 위해서는 얼마나 지속적인 배려와 감시가 필요한가!(189) 그 어떤 정신이상자라도 전혀 길들여지지 않는 존재처럼 방구석에 버려두고, 쇠사슬로 억압하고, 그 환자를 사회로부터 영원히 격리하지 않으면 안 되기라도 하듯 그보다 더 거칠 수 없게 다루면서, 한 끔찍한 존재가 자연적으로 종말을 맞기를 기다리는 것은 분명 대단히 편리한 일일 것이다. 그러나 가장 빈번한 경험을 통해 본다면 이런 지나치게 막연할 뿐인 의견을 받아들일 수 없으니, 그런 의견은 더없이 해로운 편견들 가운데 넣어야 하는 것이 아닐까? 정신이상자들의 공공시설이나 사설 시설을 관리할 때 반드시 지켜야 하는 한 가지 법칙은 조광증 환자에게 그의 개인적인 안전이나 다른 이들의 안전이 지켜진다면 허용할 수 있는 모든 정도의 자유를 마련해주고, 억압 수단은 그의 정신착란의 심각성이나 위험에 비례해서 쓰고, 근무자들이 폭력 행위며 야만적인 가혹함을 쓰지 않도록 엄격히 예방하고, 의사의 치료를 분명히 해줄 수 있는 사실들을 수집하고, 품행과 기질의 개별적인 다양성을 세밀히 연구하고, 다정한 방식이나 단호한 방식, 타협의 방식과 권위와 굽히지 않는 엄격함의 위압적인 어조를 적절히 취해 보여주는 일이 아닐까?

XII
멜랑콜리 환자들의 지도에서 따라야 할 규칙들

246. 멜랑콜리 정신착란이 나타나는 방식은 조광증 착란과 완전히 다르며, 거의 정반대 형식을 취한다.(168) 조광증의 경우 흥분과 격정이 나타나

···

3. 조광증 발작 기간 동안 손에 잡히는 모든 것을 감추려는 저항할 수 없는 성향을 갖는 이들로, 다른 정신이상자들의 방에 들어가서 집히는 대로 죄다 가져가므로 끊임없이 주먹다짐과 싸움을 일으키는 환자들이 그들이다.

는 만큼 멜랑콜리의 경우에는 더없이 가벼운 토대 위에, 깊은 낙담과 끊임 없이 생겨나는 의혹이나 계속 이어지는 두려움이 지배적이다. 멜랑콜리 정 신이상자들을 관리하는 일에는 조광증의 경우만큼이나 헌신과 수완이 필 요하다. 그래야 외곬의 편견을 무너뜨리고 용기를 북돋울 수 있다. 대단히 부자였고 견실한 나이대의 남자가 여러 달 동안 집에 머물러 있다가 침울 해지고, 그만 더없이 소심한 두려움에 빠지게 되었다. 식욕을 완전히 상실 했다가, 나중에 대단한 식욕이 이어졌고, 낮이든 밤이든 언제나 음식을 먹 고자 하는 힘에는 규칙이란 것이 없었다. 이 멜랑콜리 환자는 잠시라도 잠 든 순간을 즐기기가 정말 어려웠다. 그는 아침 너덧 시에 잠자리에 들고, 계속되는 두려움으로 밤을 보냈고, 낮은 목소리의 말을 듣는다고 믿었고, 문을 정성스레 닫고 나서는, 잠시 후에는 문을 꼭 닫지 않으면 어쩌나 걱 정하고, 자기 실수를 확인하기 위해 끊임없이 돌아오는 것이었다. 어떤 다 른 생각이 생겨 또 그를 사로잡는다. 그는 서류를 살피러 침대에서 다시 일 어난다. 서류를 차례대로 떼어 넣고, 다시 모으고, 무언가를 잊었다고 생각 했다. 가구에 쌓인 먼지까지 걱정이었다. 생각과 의지가 대단히 불안정함을 느꼈고, 의혹과 불신이 생겨 항상 고통을 받고 있으니 원하다가 또 원하지 않다가 했다. 더욱이 종종 경련이 생기고 그가 복부의 신경성 통증이라고 불렀던 것이 일어난다고 불평했고, 바깥 공기를 호흡하는 것을 두려워하 고, 항상 갇혀 지내고, 그가 청결을 유지하지 못하는 결함이 있음을 알고, 선의로 그 점을 인정했지만 행동 방식을 바꿀 수는 없었다. 단호하게 처신 하고, 연한 완하제를 지속적으로 복용하고, 승마를 했더니 멜랑콜리가 중 지되었다.

247. 젊은 여인이 전혀 이유를 알 수 없는 어두운 침울함에 빠져 자기 주 변의 모든 사람이 자기를 독살하려고 한다고 의심했다. 부친의 집을 떠나, 고모 한 분의 집으로 피신한 뒤에도 같은 두려움이 계속되었다. 그녀의 의 심은 점점 커져서 모든 종류의 음식을 거부하기까지 했고, 그래서 기숙사

로 옮겼다. 그곳에서 할 수 있는 시도를 다 해봤지만 성공하지 못했다. 그래서 결국 그녀는 살페트리에르 구제원에 들어왔다. 그녀가 차분한 상태였기 때문에 그녀를 회복기 환자들의 기숙사에 넣었다. 그러나 그녀가 밤새 소음이며 소동을 일으켜서 다른 곳으로 옮겨야 했다. 그녀는 방에 감금되어 화를 잘 내고 까다로운 자신의 기질을 그곳에서 다 부려놓았다. 한 외부인이 경솔하게 그녀를 면회하는 바람에 그녀의 멜랑콜리는 점점 더 격화되었다. 바로 그날부터 그녀는 고집스럽게 모든 음식을 거부했다. 구속복을 입히면 먹게 할 수가 없으므로 쓸모없는 일이었다. 어압을 위해 샤워 요법을 쓰지 않을 수 없었다. 그러면 그녀는 약속했지만 그 순간뿐이었다. 욕실에서 나오면 또 마찬가지로 거부를 하는 것이었다. 그 이튿날 그녀가 목욕실에 있을 때 음식을 가져오게 했다. 차가운 물을 머리에 뒤집어쓰고 싶지 않다면 음식을 먹으라고 명령했다. 이번에 그녀는 기꺼이 말을 들었다. 그녀가 받은 호감의 흔적, 위안이 되는 다정한 말들이 결국 사람들을 신뢰하게 만들었다. 그녀는 열심히 노동에 몰두했고 조금씩 공상적인 두려움과 환상도 사라져 갔다.

248. 멜랑콜리 환자들이 모든 음식을 거부하게 되는 동기들은 정말 다양하다. 정신이상자들의 구제원의 수많은 관찰들이 이를 증명한다. 어떤 경우에 정신이상자는 위(胃)에 두꺼비들이 들어 있어서, 두꺼비들을 굶어죽이려면 어떤 음식도 먹어서는 안 된다고 믿었다. 다른 멜랑콜리 환자는 자기 인생이 비난받고 있으며, 사람들이 자기를 죽이려고 음식에 어떤 독을 함유한 물질을 섞는다고 확신했다. 그래서 음식을 먹는 일에 말할 수 없는 혐오감 같은 것이 생긴 것이다. 가족에 대한 애착으로는 누구도 따라갈 사람이 없는 한 어머니는 가정에서 일어난 슬픔 때문에 더없이 깊은 멜랑콜리에 빠지고 말았다. 그녀는 음식을 받으면 그것이 자기 아이들이 받아야 할 몫이라고 생각해서 분개하여 거부했다. 그녀가 쇠약해져서 죽지 않게 하려고 여러 차례 샤워 요법의 방편을 쓰지 않을 수 없었다. 한 젊은 여인은 내

연 관계의 결과로 아이를 낳았다고 구제원에서 공공연히 심한 비난을 받았는데 그 때문에 비탄에 잠겨서, 정말 간절히 빌고 빌어야 음식을 먹게 하여, 그런 식으로 그녀의 불행한 삶을 견디게 하는 것이었다.[18] 어떤 경우에 이 모든 수단이 실패로 끝나서 멜랑콜리 환자가 죽기도 한다.

249. 강한 신앙심으로 인한 멜랑콜리를 일으키는 수많은 원인, 그것의 다양성, 매력적인 마법에 대해 내가 매일 써둔 일지를 보면 빈정거리기 좋아하는 사람은 그것을 흥미진진한 사실이나 자극적인 일화들의 무궁무진한 원천이라고 생각할 것이다. 신앙심 때문에 멜랑콜리에 빠진 사례는 구제원에서 아주 많으며, 정말 적극적으로 주의를 기울이지 않는다면 전염될 위험도 있다. 이곳에는 소설을 지나치게 열심히 읽은 나머지 공포에 질린 젊은 여인이 있고, 저곳에는 사제가 냅다 벼락같은 소리를 질러대고 신이 내리는 영원한 불을 받아 마땅한 자들이라고 비난했던 마음의 성향을 가진 이들이 있다. 다른 곳을 보면 엄청난 범죄를 저질렀던 마음 약하고 두려움에 가득 찬 영혼이 극단적인 혼란을 느끼고 있다. 그 범죄를 선서 신부에게 고백한 것이다. 어떤 경우에는 종교의 사제가 아니라 시민법으로 비

∴

[18] 관리가 잘되고 있고, 이렇게 음식을 절대적으로 거부하는 태도를 극복하는 데 헌신적인 노력을 기울이는 시설에서 얼마나 대단한 참을성이 필요하며, 또 수많은 노력을 기울여야 하는지 상상하기 쉽지 않을 것이다. 처음에는 고집스럽게 닫혀 있는 입을 열기 위해 다정한 방법, 간절히 비는 방법을 쓴다. 계속 정신이상자가 저항하면서 제공받은 단단한 음식을 씹으려 들지 않으면, 그에게 영양액, 쌀이나 버미첼리나 우유가 든 포타주를 마시게 한다. 정신이상자가 이(齒)를 꼭 닫고 있으면 철로 된 수저를 입에 집어넣어 입을 벌린다. 이 방법으로도 충분하지 않아서 거부된다면 퓌생 씨의 방법에 따라 우유병을 사용하기도 한다. 그때는 코를 막아본다. 정신이상자가 호흡을 하려면 입을 열어야 하므로 자양분이 많은 액체를 삼키게 한다. 그리고 그녀와 계속되는 다음날들에 이 방법을 여러 차례 반복한다. 내가 위에서 언급한 모든 방법이 실패한다면 나는 탄력이 있는 주입관을 구입하게 하여 그것을 콧구멍에 넣고, 그런 방법으로 약간의 액체를 위(胃)로 흘려보낸다. 그렇게 해서 힘을 갖추게 하고, 정신이상자가 기꺼이 음식을 취할 결심을 할 때까지 기다린다. 마지막으로 종교 원칙을 잘못 이해하여 단호히 거부하는 경우가 있다. 시간차야 있겠지만 결국 먹지 않아 죽기도 한다.

준된 합법적인 결혼 때문에 영벌(永罰)을 받을 것이라고 위협당하기도 했고, 다른 경우에는 혁명의 격동기까지 거슬러 올라가서 한 민감한 여인이 신앙의 형식적인 의례를 여러 해 동안 지키지 않았다고 심하게 비난을 받기도 했다. 다른 곳에서는 특권을 지닌 평신도회의 신비적인 결사체들이 능숙하게 신앙심을 고양해서 그들을 환희와 열락에까지 올려놓기도 했다. 간혹 사람 말을 곧이곧대로 잘 믿는 게으른 어머니들은 가정의 미덕을 존경스러운 마음이 들 정도로 실천하기 위해 노력하기보다 설교를 따라다니고 교회를 더 잘 다녔다. 그러니 나는 말을 삼가고 신중해야 할 것이다. 그리고 이런 종류의 개별 사례들을 폭로하는 일은 삼갈 것이다. 그런 것을 따라야 할 모델이라고 칭송을 아끼지 않는 것이 있다면 그것은 잘못된 신앙뿐이다. 그러나 나는 매일같이 구제원에 뒤엉켜 있고 이제 치료가 불가능해질 수많은 불행한 희생자들이 그들에게 제시한 올바른 의견들을 인간에게 복종하는 것보다 신에게 복종하는 것이 나은 일이라는 구실로 고집스럽게 거부하는 것을 볼 때마다 고통스럽고 괴로운 감정을 느끼지 않을 수 없다. 치료가 가능했던 환자들은 건강한 판단력을 타고난 사람들이었으니, 처음에는 의견들의 경중을 달아보고, 다음에는 의심과 불확실성에 이르고, 그다음에는 분별 있는 문제들을 던짐으로써 새로운 지식을 가져왔다. 그러면서 시대와 장소를 막론하고 보편적인 도덕의 진정한 개념들로 들어서서, 회복이 된 시기에 종교 의례를 연기하는 것이다. 그렇게 환자들이 뛰어가 몸을 던진 심연에서 몇 명을 구해냈다. 그러나 오만, 무지, 그리고 아마도 이 질병의 지나치게 고질적인 상태인 선입견은 어떤 사람들을 무슨 훈계를 해도, 아무리 호의의 흔적을 보여주었대도 소용없게 만들었다. 누구도 그들의 신뢰를 얻을 수 없었고, 그녀들은 조금씩 일종의 몽상이며 습관적인 치매 상태에 빠졌다. 그래서 그녀들은 영원히 사회에서 배제되고 절대적인 무능으로 귀결하고 말았다.

250. 가장 능동적인 감시라고 해도 가장 심한 단계의 멜랑콜리 환자들과

회복기의 독신자들이 서로 만나지 못하도록 하고, 신앙 서적, 이미지, 십자가, 성물 같은 신앙의 모든 외적 표지를 빼앗는 일이 넉넉히 충분한 것은 아니다. 사실 이런 것들이 종종 재발의 원인이 되고, 항상 성공적인 치료에 심각한 장애물이 된다는 것은 더없이 반복적인 경험으로 증명된다. 다른 곳에서 한 여성 멜랑콜리 환자를 치료해보고자 했는데, 그래도 항상 가슴 위에 나무로 된 그리스도 상을 간직하도록 허용했다. 그러나 질병은 계속 커져만 갔고, 그녀의 혼란과 절망도 따라서 커져서 급기야 어느 날에는 가위를 집어 들고 자살을 하려고 하기까지 했다. 그녀가 구제원으로 이송되었을 때, 가장 먼저 취했던 조치는 그녀가 구원의 표지라고 불렀던 것을 빼앗는 것이었다. 그러자 조금씩 그녀의 과거 인상들도 지워져, 더는 치료에 장애물을 만나지 않게 되었다. 더 차분했던 이들 멜랑콜리 환자 중 한 명이 가벼운 불편 때문에 의무실로 옮겨졌다. 며칠 후에 이웃 침대에서 임종을 기다리던 환자에게 어떤 종교 의식이 실시되었다. 그러자 다른 환자가 벌떡 일어나더니 얼마 전에 돌아가신 할머니의 기억이 생각나, 사제를 흔들고 그의 스톨라와 중백의를 붙잡더니, 큰소리를 지르며 할머니를 돌려달라고 애원했다. 그러니 대단히 시끄러운 장면이 발생했고, 정말 재발이 생겼다.*[19]

예전에는 성(聖) 목요일에 치매에 빠진 고령자들의 기숙사에서 무슨 종교 행사를 했다. 그러나 이 의례로 여러 가지 불편이 생겨서 그것을 금지토록 하고, 그 의례는 의무실에서만 이루어지도록 했다. 그리고 이 장면을 보고

∵

*[19) 바로 이 멜랑콜리 환자가 회복기에 있는 동안 다른 여인이 그녀에게 자기가 감춰두고 굉장히 주의를 기울여 읽던 신앙 서적 한 권을 몰래 주었다. 퓌생 씨는 그녀가 눈물을 흘리고, 한숨을 쉬고, 자기 아이들이 죽어서 갈기갈기 찢겼고, 인생이 견딜 수 없다는 말을 반복하는 것을 보았다. 당연히 무슨 꿈을 꾸어서 그럴 수도 있었다. 그렇지만 퓌생 씨는 그녀가 무슨 신앙 서적을 읽었으리라는 의심이 들었다. 실제로 은밀한 곳에서 책을 한 권 들고 있던 그녀를 급습했다. 그 책은 수호천사, 계시, 황홀경의 비전에 대한 신앙 서적이었다. 그 책을 빼앗아 그녀가 보는 앞에서 갈기갈기 찢었다. 처음에 그녀는 그 때문에 망연자실한 상태에 빠졌다. 그렇지만 며칠 후에 이런 인상은 사라졌고, 그 뒤 회복이 빠르게 진전되었다.

상황이 악화될 수 있는 신앙심 강한 멜랑콜리 환자는 의무실에서 내보내도록 배려했다.

251. 여성 정신이상자들의 구제원에서 훨씬 더 우려해야 할 다른 대상이 있는데 이를 위해서는 더욱 확실한 감시가 필요하다. 그것은 종종 멜랑콜리에 동반되는 자살에 대한 저항할 수 없는 성향이다. 정신이상자가 구제원에 들어올 때 그런 성향이 있는지 통고된다. 이 끔찍한 계획이 실행되는 데는 수도 없이 다양한 방법이 사용될 수 있다. 어떤 멜랑콜리 환자들은 회복기 환자들의 기숙사 창문에서 뛰어내리려고 했기 때문에 그녀들을 철창을 두른 방에 넣어야 했다. 다른 사람들은 목 주위에 끈을 묶어 목을 조르려고 했다. 어떤 사람들은 음독사하기 위해 더없이 역겨운 것들을 삼켰다. 그중에는 핀을 삼킨 사람도 있었다. 대단히 다정하고 남편에게 깊은 사랑을 받던 한 여인이 출산 후에 이런 흑담즙 상태에 빠졌고, 반복된 자살 시도로 가족을 절망에 빠뜨렸다. 그녀가 구제원에 들어온 첫 며칠 동안 삶에 대해 얼마나 극단적인 혐오를 가졌는지, 인생으로부터 해방되기 위해 얼마나 노력을 반복했는지 표현할 수 없었다. 때로는 음독사하기 위해 녹청(綠靑)을 먹고자 했고, 때로는 더 신속한 방법을 찾기도 했다. 돌을 하나 집더니 가슴에 대고 계속해서 때렸다. 타박상 말고 다른 효과는 없었지만 말이다. 다른 경우에는 외진 곳에 가서 끈으로 목을 매려고 했다. 그러나 그녀의 노력은 모두 허사였다. 가끔 슬픈 결과를 예상할 수밖에 없었던 다른 시도도 있었는데 결국 유화책을 통해 그녀의 잘못을 깨닫게 해주는 데 성공했다. 미지근한 물로 반복해서 목욕을 시키고, 완하제를 복용하게 하고, 열심히 일을 시켰다. 다른 젊은 멜랑콜리 환자는 목을 매 죽으려고 정말 끈으로 목을 꽉 죄어서, 얼굴은 납빛이 되고, 의식은 이미 잃은 상태였는데, 신속한 처치를 통해 목숨을 구했다. 그런데 그녀는 정신이 돌아오자마자 자기를 간호해준 근무자를 분노의 시선으로 노려보고 때리려고까지 했으며, 견딜 수 없는 생을 돌려주었다고 신랄하게 비난했다.(그녀는 유혹을 받아 임신했던 여

인으로 출산 시 연인에게 비겁하게 버림받았다.)

252. 많은 멜랑콜리 환자들이 갖는 기이하기 짝이 없는 생각들을 물리치기 위해 취해야 할 방법과 어조를 선택하는 일은 결코 사소한 임무가 아니다. 환자들을 지배하는 편견이며 성격은 정말 대단히 다양하다. 어떤 이들은 개화되고, 호의적이고, 간혹 대단히 민감하고, 대단히 소심하고, 대단히 소박한 품행의 소유자들이다. 다른 이들은 사기꾼이고, 본심을 감추고, 오만과 선입견으로 가득 차 있어서, 그들에게 부적절하게 관용을 보인다면 치료는 완전히 물 건너간 것이 된다. 좋은 가문에서 태어난 부인이 불행에 빠지고 신앙심으로 인한 멜랑콜리에 걸렸다. 그녀는 대단히 민감한 사람이어서 그녀는 물론 다른 사람들에게 더는 위험이 되지 않는다면 즉시 면회가 허용될 것이라고 말했더니 대단히 분노를 보이면서 이렇게 대꾸했다. "그러니까 저를 미친년으로 보시는군요?" 그녀를 완전히 진정시키고, 이 부적절한 말을 수습하는 데 여러 날이 걸렸다. 반대로 대단히 강압적이고, 고분고분했다기보다는 맹목적으로 남편에게 복종하는 데 익숙했던 여인은 아침나절을 침대에서 보내고 마실 것을 대령할 때는 무릎을 꿇고 가져오라고 명령했다. 그녀는 오만의 도취 상태에 이르자 자기가 성모 마리아라고 믿기에 이르렀다. 그녀의 과장된 몽상을 인정하는 척하면서 그녀를 치료하고 이런 성격을 길들일 수 있을까? 하녀가 자기 재산을 맡고 있다고 생각했던 너무도 너그러웠던 노인이 있었는데 그의 하녀도 똑같이 행동했어야 하지 않았을까? 그녀는 대단히 부유했던 어떤 이의 사망 소식을 듣자마자 명백한 권리로서 그들의 상속을 얻기 위해 관청과 교섭을 벌였던 것이다. 흑담즙의 멜랑콜리 환자들이 교만하다는 지적을 하고 싶으신가? 그들은 더 고집이 세졌고, 더 강압적이 된 것일 뿐이다. 결국 그들의 착란은 치료 불가능한 것이 되고 만다. 그래서 정신이상자들을 돌보는 간수는 계속 그들 가운데서 살아가면서 그들의 외곬의 착란의 특별한 대상을 하루 종일 세심히 연구하고, 그들의 성격이 얼마나 기이한지 살펴보고, 신체를 치료함

으로써 얻는 훌륭한 결과들을 도울 수 있는 정신적 변화를 준비하거나, 더 정확히 말하자면 실행하는 사람이다.

253. 정신이상자들의 구제원에서 위대한 관용과 이성적인 엄격함을 일반 체계로 수용한 경우, 근무자들이 자기 마음대로 행동하지 못하도록 하고, 많은 공공시설이나 개별 시설의 경우에서처럼 불행한 멜랑콜리 환자들에게나 조광증 환자들에게나 모두 똑같이 거칠고 잔인한 어투로 말하고, 철로 된 왕홀이라 할 쇠사슬을 휘두르며 통제할 수 있도록 해주었다면 어떤 결과를 얻을 수 있을까? 그래서 가장 적극적인 감시가 다른 정신이상자들에게서처럼 근무자들에게도 실행되는 것이다. 거칠고 무례한 성격을 가졌다고 알려진 사람들은 근무자로 뽑으면 안 되고, 유순하고 근면한 회복기 환자만 뽑아야 하고(203), 모든 경우에 그들이 사소한 적대감이며 반감을 갖지 않을지 경계하는 데 더없이 꼼꼼한 주의를 기울여야 한다. 너무도 당연한 이유에서 그들은 어떤 경우에도, 어떤 구실로도 때리거나 폭력 행위를 할 수 없다. 그러나 위험한 순간에 서로 도울 채비를 하게끔 시키고, 어떤 정신이상자들이 걷잡을 수 없는 원망을 품고, 맹목적인 분노가 폭발할 때 힘을 합쳐 막도록 해야 한다. 치료를 받던 중에 근무자가 되었던 회복기 환자가 갑자기 정신이상자에게 붙들려서 머리채를 잡혀 땅에 쓰러지고 목이 졸렸다. 방어를 해야 했고 그녀를 떨쳐내야 했으므로 손톱으로 정신이상자의 허벅지를 꽉 잡아 물어뜯긴 것 같은 상처를 냈다.(204) 그 때문에 소문이 크게 돌고 격렬한 논쟁이 벌어졌다. 이 근무자가 환자에게 큰 상처를 냈다는 심각한 비난도 있었고 그녀가 몰린 상황에서 그런 폭력 행위를 피하기란 불가능하다는 항변도 있었다. 대립하는 양쪽 이야기를 들어보고, 그 자리에 있었던 사람들의 증언을 받고 심사숙고한 끝에, 근거 없음으로 판결했다. 그 근무자는 목숨을 구하기 위한 정당방위를 인정받아서 지금 같은 자리에서 일하고 있다. 정신이상자들을 위한 시설에서 이렇게 엄격한 정의를 실천하고 모욕을 예방하기 위해 끊임없이 주의를 기울이는 것이

야말로 내적인 차분함과 올바른 질서를 유지하기 위한 가장 확실한 보증인 것은 아닐까? 이를 가능하게 하는 것은 내부 규칙을 관할하는 책임자에 대한 전적인 신뢰가 하나요, 절대 흔들리지 않는 올바름에 수완까지 더해졌을 때 틀림없이 갖게 될 영향력이 다른 하나이다.

254. 그러나 내부 규칙을 관할하는 책임자의 권위가 무시되거나 분할되고, 그가 내렸던 진지한 판단에 불복할 수 있다면 정신이상자들의 시설은 어떻게 되겠는가? 가장 까다롭고 한시도 가만히 있지 못하고 수선을 떠는 멜랑콜리 환자들은 자기들이 억압받고 있다는 구실로 항상 보호자를 찾을 것이다. 그의 도움을 받고자 아첨할 것이고, 그러면서 더욱 악착같이 자기들의 공상에 몰두할 것이다. 그래서 나는 세부적인 내부 근무 사항이나 억압 규칙에 관한 모든 종류의 조치에 절대로 관여하지 않으려고 했다. 나는 불평하는 소리도, 항의하는 소리도 듣지 않았다. 그리고 내부 질서의 규정들을 벗어나기 위해, 그리고 더 나쁘게는 이성의 착란을 영속화하거나 심화하기 위해 쓸 수 있는 인위적인 수단들을 항상 경계했다.

255. 나는 쓰디쓴 기억을 반복하고 싶지 않지만, 과거에 총괄 감시를 맡았던 주체와 정신이상자들의 내적 규칙을 관할하는 개별 책임자 사이에 높아진 끊임없는 권력 투쟁 때문에 슬픈 결과가 남았다는 점을 한탄할 수밖에 없다. 이런 싸움 때문에 의학적 치료가 실패로 돌아가는 예도 있었다. 그 사례는 내가 매일 써둔 일지 여러 곳에서 증거로 남아 있다. 항상 외곬의 생각에 몰두하는 멜랑콜리 환자들이 그때 동요를 일으켰고, 자기를 방어하기 위해 어떤 새로운 수단을 써야 할지만 생각했다. 소중한 시간이 쓸데없는 토론만 하다가 흘러갔고, 환자들의 질병은 결국 만성적이 되고 치료 불가능한 것이 되고 말았다. 자기 권리를 고스란히 실행하고자 했던 고위 담당자가 공공의 이익을 위해 자신의 반감을 희생했더라면, 그리고 자기의 높은 자리에서 내려와 정확한 정보를 얻어 화해의 길을 모색하려 했다면 이런 불편은 아무것도 아닌 것이 되었을 수도 있었다. 그러나 정신이상

자들이 앞에서 보고 있을 때조차 격노와 신랄함으로 가득 찬 장면들이 벌어졌다. 내부 규칙을 관할하는 책임자에게 정신이상자들을 맞세워 반항케 하고, 그의 신뢰를 떨어뜨리려는 목적이 아닌가 할 정도로 말이다. 신뢰야말로 정신이상자들의 회복을 위해 반드시 필요한 것이 아닌가. 나는 여기서 주제들을 의학적 치료와의 단순 관계로서 고려할 뿐이다. 나는 근무의 일관성과 질서 유지를 위해 권력을 어떻게 세분해야 하는가의 문제는 행정이 담당할 일로 남겨두는 것이다. 그러나 감시를 담당하는 책임자가 내부에서 절대적인 권위를 마련해서 모든 억압 조치를 신속하고 결정적으로 실행하는 자로 고려되지 않는다면 내가 긍정적인 결과로 얻을 수 있는 것은 무엇일까?

5부
정신이상자들의 의학 치료에 대한 고대와 현대의 경험의 결과

256. 나는 자연과학의 모든 분야가 처음에는 이해할 수 없는 모호함을 제시하다가, 한 저자에게 정신이상자들을 치료하면서 따라야 할 규칙들을 역사적으로 제시하는 것 이상으로 현명하게도 의학의 힘에 대한 불신을 심어준 것인지 모르겠다. 더없이 신중한 해부학도 정신이상이 비롯하는 진정한 자리며 성격에 대해 거의 아무것도 드러낼 수 없었다. 지성에 일어난 다양한 상해나 착란을 어떻게 알 수 있으며 이를 바로잡는 법을 어떻게 배울 수 있을까? 지성의 기능은 건강한 상태일 경우 이런 상해며 착란을 올바로 구분하고 평가하는 일이 너무도 어렵기 때문이다.(2부 및 3부 이하) 민중들이 갖는 어떤 생각들, 순전히 경험적인 방식, 어떤 고립된 사실이 최근까지도 정신이상자들을 치료하는 기초였던가. 또 어떻게 그렇게 협소하고 불확실한 경험을 중시할 수 있었을까?

257. 나는 남성과 여성 정신이상자들의 구제원에서 오랫동안 머물면서 풍요로운 연구의 원천을 얻었다. 그 원천이야말로 아마 가장 견고하고 가

장 오류에 빠지기 어려운 것이리라. 어떤 방식을 취해야 하는지에 대한 원칙을 세우기 전에 나는 가장 단순한 방식으로 만족했고, 수많은 경우에 환자에게 그의 질병을 거의 자연적인 경과에 맡기게끔 했다. 그렇게 하면 외부에서 들어온 어떤 장애물 때문에 그 자연적인 흐름이 방해받지 않을 때 자연이 발전시킬 수 있었던 유익한 수단들은 무엇이었는지 이해할 수 있다. 이런 장점을 확보하려면 구제원에서 흔들리지 않는 질서와 가장 훌륭한 조직을 세우고 유지하는 일이 필수적이었다. 바로 이런 관계에 따라 나는 살페트리에르에서 너무도 드문 자질을 갖추신 너무도 존경할 만한 한 분의 도움을 온전히 받았다.(4부) 그분은 여성 정신이상자들의 내적 질서를 관할하는 책임자 퓌생 씨였다. 그때 나는 다양한 종류의 정신이상이 갖는 성격, 그리고 크게 구분될 수 있는 다양성뿐 아니라 여러 시기에 드러나는 특별한 경과에 대해 그 이상 세심할 수 없는 연구를 수행할 수 있었다. 바로 이런 방식으로 나는 어느 것도 우연에 따라 흘러가도록 맡기지 않았고 불필요하거나 해로운 방법과 반박할 수 없는 직접적인 유용성을 갖는 방법을 구분할 수 있었다.[1]

*

1) 이 부분은 2판 5부의 서론으로 들어간 것이다. 이후 초판 1부 14장(본 번역 pp. 113-114)이 258절로 들어오고, 다음에는 초판 2부 9-10장(본 번역 pp. 128-132)이 259절과 260절로, 초판 2부 19장(본 번역 pp. 144-146)이 261절이 된다. 이후 번역한 2판 5부의 262절부터 267절까지의 부분은 피넬이 2판에 추가한 것이다.

II
정신이상에서 사혈의 빈번한 사용은
개화된 경험에 기초해 있는가?

262. 열다섯 살 젊은 처녀가 가족과 멀어져 깊은 슬픔에 빠졌는데, 이내 이성의 착란이 일어났다. 시골 외과의사를 불렀더니 그 정신이상자를 묶고서는 '모든 병은 피가 부패했기 때문에 생기고, 그것이 실제로 광기를 일으키는 피이므로, 그 피를 전부 뽑아내면, 확실히 치료가 된다.'고 주장했다. 그래서 그는 사혈을 했다. 그런데 더없이 강렬한 격노가 즉각 뒤를 이었으므로, 그 정신이상자는 살페트리에르로 옮겨졌다. 이성의 착란 초기나 진행기에 외과의사가 반복하는 사혈은 프랑스 왕국의 이쪽 끝에서 저쪽 끝까지 매일같이 실행되지 않던가? 정말 공부를 많이 했다는 사람들조차 사혈을 반복했을 때 실제로 어떤 결과가 생기는지 고려하지도 않고 그저 휩쓸리듯 끌려가고 있지 않은가?

263. 나는 항상 외부로 비치는 모습만을 따라 시행되는 의료 행위를 경계해왔다. 조광증의 경우 그저 얼굴이 붉어지고, 눈이 번득이고, 표정이 격렬해지고, 피의 과잉과 두뇌 쪽으로의 강한 충격이 일어난다는 모호한 여러 다른 증상에 따라 사혈을 시행하는 것이 아닌가? 견고한 판단은 헛된 가설이며 모호한 추론을 받아들이지 않는다. 그런 것들은 그럴싸하기만 할 뿐 그보다 더 오류에 쉽게 빠지는 것이 없다. 무모하기 짝이 없이 사혈을 하느냐, 마느냐 불확실할 때는 하지 말아야 한다. 더욱이 그 점을 확실히 밝혀줄 수 있는 모든 사실의 도움을 받는다. 정신이상자들이 구제원에 들어올 때 부모들에게 항상 사혈 여부를 묻는다. 사혈을 했다고 하면 그 결과가 어땠는지 묻는다. 대답 중 열에 아홉은 정신이상자의 상태가 즉각 악화되었다는 점을 보여준다. 나는 공화력 13년에 있었던 기이한 한 가지 사실을 흘려보내서는 안 된다고 생각한다. 같은 나이에, 기질이 비슷한 두 사람

이 같은 날 구제원에 들어왔다. 두 사람 중 한 명은 사혈을 받지 않았는데, 두 달 만에 치료되었다. 다른 한 명은 여러 차례 다량의 사혈을 받았는데 백치 상태로 귀결하고 말았다가, 다섯 달이나 지나고 나서야 겨우 다시 말을 할 수 있게 되었다. 그런 뒤 아홉째 달이 꼬박 지나고 나서야 충분하고 완전히 회복되었다. 얼마 후, 발(足)에 다섯 번, 목의 경정맥에 세 번 사혈한 멜랑콜리 환자의 기이한 사례도 있다. 그 환자는 이후 일종의 심한 무기력과 마비 상태에 빠져서 여러 날 동안 음식을 전혀 먹을 수 없었다.

264. 내가 조광증을 치료하는 데 사혈이 직접적으로 효과가 있다는 확고한 사실들을 여기저기서 구하는 까닭은 사혈을 금지하려는 것이 아니라 나 스스로 확신을 갖기 위해서이다. 그렇지만 나는 계속 의심스러운 이유밖에 찾지 못하고 있다. 살페트리에르에 들어온 정신이상자들 가운데 가장 쉽게 치료할 수 있었던 환자들은 들어오기 전에 아무런 치료도 받지 않은 환자들이었다. 나는 영국에서 출판된 조광증을 다룬 관찰 선별 논집을 열심히 훑어보았다. 논문들의 경우 사혈 문제에 더 신중했지만 뚜렷한 동기로 시행된 경우조차 나는 그것이 해롭거나 적어도 불필요했다고 간주하게 되었다. 나는 이들 중 한 경우에서 열여덟 살 젊은 처녀가 강한 체질의 소유자였고 머리에 울혈 증상이 있었는데 아무 지장 없이 사혈해도 되었다는 점을 이해한다. 그러나 이 경우조차 단지 4온스의 피를 배출한 이후 동맥의 박동 수가 80에서 60으로 떨어지고, 가사 상태가 일어나고, 그래서 정맥을 막아야 했다는 점에 주목했다. 그다음으로는 여러 강한 약을 처방했다. 그렇다면 몇 달 후에 이루어진 치료에 공헌한 것은 그중 무엇이었는가? 갱년기에 이성의 착란이 일어났던 다른 경우에, 마른기침, 대단한 동요에 휩싸인 여러 밤들, 끔찍한 꿈들, 눈의 충혈, 두통이 나타났을 때 사혈을 약간 해볼 수 있었으나, 그가 극단적으로 쇠약해졌고, 그로 인한 무기력이 계속 나타났기 때문에 사혈은 중단되었다. 조광증 정신착란의 세 번째 경우는 정신이상자에게 오랫동안 조심성 없이 질문을 던지고 무지한 대중의 멍청한

농담을 듣게 내버려 두어 악화된 경우이다. 허용할 수 있는 수단 중 가장 위험하고 무모한 한 가지 수단인 '잘못된(ad deliquium)' 사혈의 도움을 받지 않고 그저 고립시키고 다정한 치료만 쓰는 것으로 왜 만족하지 못했던 것일까?

265. 나는 치료를 맡은 이후 사혈은 쓰지 않다시피 했는데, 이는 정신이상자들의 구제원의 신기원이 되었다. 그렇지만 과장된 생각은 피하도록 하자. 아마도 지금 소개하는 서른여섯 살 여인의 경우가 아니라면 그보다 더 강력한 동기로 결심할 일도 없었을지 모른다. 그녀는 너무도 강렬한 공포를 겪고 조광증 정신착란에 빠져 끊임없이 소리를 질렀다. 월경이 중단되고, 얼굴은 대단히 붉어지고 생기가 돌았으며, 두 눈은 부리부리해지고, 결막 혈관은 충혈된 것 같았다. 발에 적정량의 사혈을 했다.[2] 그런데 바로 즉시 그 정신이상자는 완전한 백치 상태에 빠져서, 팔을 흔들거리며, 끊임없이 불평하는 목소리로 저도 모르게 '물 없는 돌(la pierre sans eau)'이라는 말을 하면서 걷기까지 했다. 이 상태로 2년 이상을 머문 후에 그녀는 결국 오랜 꿈을 꾼 것처럼 제정신을 찾았다. 그녀는 재봉일에 다시 습관을 들였고, 그다음 달에 분명히 치료된 상태로 구제원을 나갔다. 나는 사혈 때문에 백치 상태가 이렇게 오래 이어졌던 것은 아니라고 가정하고 싶다. 그렇지만 적어도 사혈이 그 상태로 빠지지 않도록 예방했던 것은 아니지 않은가? 나는 정신이상자들에게 완전히 사혈을 배제하자고 말하는 것이 절대로 아니다. 그러나 나는 사혈이 분별 있게 사용된 경우는 극단적으로 적다고 생각한다.

..

2) 사혈은 몸의 여러 부위에서 가능한데, 주로 팔의 팔꿈치가 굽어지는 곳과 다리의 무릎 아래나 발목에서 이루어졌다.

III

치료의 한 방법으로 간주된 정신이상자를
찬물에 갑자기 담그는 것에 대하여

266. 반 헬몬트는 절제를 모르는 상상력으로 17세기에 지성의 기능에 대해 생각할 수 있는 모든 몽상을 전부 실행해보았던 것 같다. 그는 민중들이 쓰던 야만적인 방법을 조광증 치료에 써보고 싶었다. 그 방법은 벌써 공수병 치료를 위해 사용되었던 것이다. 머리까지 물에 잠기게 하는 방법을 말하는 것인데 반 헬몬트는 그것을 민간요법으로 간주했다. 부르하버의 유명한 주석가가 확신하다시피 제안한 한 방법을 보면 탄식하지 않을 수 없다. 그것이 지난 세기의 의학학파들이 주장한 교리의 한 지점으로 옮겨진 것이다. 동물을 대상으로 반복되었던 이후의 실험들의 결과 이 허약한 체계는 무너지고 말았고, 이제 우리는 이런 방식의 치료법이 몇 분 뒤에 죽음에 이르게 할 수 있음을 안다. 정신이상자들을 수용한 어떤 시설에서는 이 방법을 좀 더 신중하게 쓰고, 정신이상자를 갑자기 찬물에 완전히 잠기게 했다가 바로 끄집어내고, 같은 물에 이를 여러 번 반복하는 것으로 그친다. 예전 방법을 더는 쓰지 않는다고, 새로운 방법도 불필요하다고 말해야 할까? 반 헬몬트의 기이한 생각은 정신이상자들의 광태를 보이는 생각의 최초 흔적까지 파괴한다는 데 있다. 그의 말에 따르면 이는 말하자면 죽음에 아주 가까운 상태로 그 생각들을 희미하게 만들어야만 가능할 수 있다고 한다 (idcirco inveniendum erat remedium quod posset occider, necare, tollere aut obliterare praefatam illam amentiae imaginem). 그렇지만 이런 의학의 횡설수설을 고집하는 것을 보면 얼굴을 붉히지 않을 수 없다. 아마 그 횡설수설은 회복해야 할 혼란스러워진 이성을 가진 정신이상자의 횡설수설보다 훨씬 더 나쁜 것일지 모른다. 나는 여기서 정신이상자를 갑자기 찬물에 반복적으로 잠기게 하는 요법에 대해 몇 가지 고찰을 하는 것으로 그칠까 한다.

267. 이 요법에서 찬물을 사용해야 한다는 점은 컬런 박사가 내놓은 치료 규범집에서도 빠지지 않았다. 그는 정신이상자를 찬물에 잠기게 해 깜짝 놀라게 하고, 잠시 동안 물속에 잡아두고, 머리만 내밀게 하여 신체의 나머지 부분은 욕조에 그대로 남겨둔 채 머리에 물을 자주 쏟아붓는 방법을 추천했다. 가벼운 오한과 뜨거운 몸을 식히는 효과를 내겠다는 의도를 직접적으로 보여준 것이다. 그러나 이를 실시할 때 생기는 수도 없이 많은 불편을 숨길 수 있을까? 걸핏하면 성을 내는 성격을 가진 사람에게, 신체 표면 전체에 가한 강력한 차가움의 자극, 이렇게 찬물에 담그는 요법을 수행할 때 사용되는 폭력적인 수단들, 이 과정에서 어쩔 수 없이 이루어지는 물 삼킴, 정신이상자로서는 저항할 수 없는 절박한 호흡 곤란, 급박한 위험에서 벗어나기 위한 소란스럽고 격한 노력, 대단히 억압적인 조치를 수행하는 근무자들에 대한 집중된 분노가 결합되었을 때 생길 수 있는 결과를 계산해보았는가? 그렇게 되면 얼마나 많은 다른 폐해를 피할 수 없게 되는가? 그 폐해로 인해 정신이상자의 격분은 절정에 이른다. 그가 처한 끔찍한 상황을 근무자들은 조롱과 거칠고 무례한 행동으로 대하면서 심심풀이 놀이로 만들어버리고, 자기가 지르는 소리며 끔찍한 비명에 그들은 경멸이며 모욕적인 언사로 응수하며, 끔찍한 감정을 갖지 않고서야 처방할 수 없는 치료법을 그들은 무례하고 야만적인 일종의 여흥으로 바꾸어버리는 것이다! 나는 다른 곳에서 이런 식의 치료를 받은 뒤 살페트리에르로 옮겨진 정신이상자들에게 간혹 질문을 던졌다. 그녀들은 이런 지긋지긋한 학대를 기억하는 것만으로 마음속에 일어난 분노를 내게 말로 다 표현할 수 없었다. 그중 한 명은 아주 유명한 구제원에서 열여덟 달 동안 치료를 받으면서 이런 끔찍한 시련을 종종 견뎌야 했는데, 그 점에 대해 증오심을 품고 말했고, 그녀는 그 치료 요법 후에 언제나 더 흥분하고 더 격노하게 되었다는 점을 확인해주었다.[3]

269. […] 여러 방법들을 뒤섞는 일을 지지할 때 이는 방법들의 불확실성과 의혹을 일소하기는커녕 더욱 연장하는 것이 아닌가? 나는 이 문제의 결말을 내리기 위해 목욕 요법 일반에 대해 내가 얻은 경험들의 결과를 언급해보겠다.

270. 그 어떤 약이 됐든 그것이 직접적인 약효가 있음을 옹호하는 아무리 그럴듯해 보이는 추론에도 우리는 항상 도전해야 한다. 여기에 의학계에서 가장 유명하고 스스로 사유할 수 있는 사람들의 권위를 뒷받침해서 언급할 수 있다면 새로운 중요성이 추가되겠지만, 의견이 분분한 한 가지 계속적인 경험을 통해 모든 불확실성이 제거되는 것이다. 나는 미지근한 물로 하는 목욕 요법의 긍정적인 효과로 끌어낼 수 있는 모든 것, 그러니까 피부 완화, 발한 촉진, 일정한 혈액 순환, 피가 두뇌로 향할 때 가해질 수 있는 충격 예방, 평온한 수면 등이 멜랑콜리와 조광증에 효과를 보여준다는 장점들을 정당하게 평가하는 일은 내버려 두겠다. 그렇지만 캘리우스 아우렐리아누스, 트랄리아노스의 알렉산드로스, 아레타이오스, 갈레노스, 프로스페로 알피니 등의 훌륭한 관찰자들이 이들 경우에 특별히 이 요법을 권장했음을 부정할 수 없다. 공화력 2년과 3년에 있었던 혁명의 격동 때문에 나는 비세트르에서 이 요법의 수행에 필요한 여러 설비를 갖출 수 없었다. 그러나 공화력 10년에 살페트리에르 구제원에서 모든 설비를 다시 갖췄고, 그래서 이 질병의 여러 시기에 따라 다시 시도를 해볼 수 있었다. 약 8년 전부터 목욕 요법은 그 효과가 점점 뚜렷해지고 용도가 다양해지고 다른 부수적인 방식을 보조로 취함에 따라 조광증과 멜랑콜리 치료의 근본적인 토대가 되었다. 거의 하루에 걸쳐 열두 번의 목욕 요법이 이루어졌다.

∴

3) 이 부분 이후에 초판 6부 17장의 일부(본 번역 pp. 277-279)가 268절과 269절이 되었다.

일반적으로 질병의 시기와는 상관없이 모든 정신이상자에게 적용되었고, 징후들의 더 크거나 작은 강도에 따라 중단시켰다. 일반적으로 전혀 반감도 일어나지 않았고, 어떤 공포의 대상도 없었다. 욕조는 덮어둔 채였으므로 모든 일이 차분하고 더없이 조심스럽게 이루어졌다. 정신이상자들을 감시하고 격려했다. 가장 말을 듣지 않는 사람들도 다시 질서를 따르게 되었다. 이런 단순한 치료 방법의 일반적인 진행과 전체를 그 무엇으로 침해하지 않고서도 특별한 변화를 줄 수 있는 상황들이 검토되었다.

271. 샤워 요법과 목욕 요법을 훌륭히 결합해보니 훨씬 더 효과적이었고, 발생할 수도 있을 최소한의 불편까지 예방할 수 있었다. 욕조마다 관이 하나씩 달려 있어서, 수도꼭지를 돌려서 3피에 높이[4]에서 정신이상자의 머리 위로 바로 찬물이 주르르 떨어지도록 했다. 물의 양은 정한 목적에 따라 달라졌고, 증상에 따라 차등을 두었지만, 일반적으로는 대단히 적은 양이었고 그저 단순한 물 뿌리기로 국한되었다. 샤워 요법 처방은 신체 표면에서 혈액 순환이 촉진되는 목욕 요법이 끝날 무렵에 이루어졌고, 단 몇 분간 진행되었다. 몸을 차갑게 하여 머리를 향한 에너지를 감소시키려고 하는 것이다. 조광증 발작의 쇠퇴기나 회복기 동안 간헐적으로 목욕 요법을 쓸 수 있을 때 샤워 요법은 종종 생략되기도 한다. 그러나 조광증 발작이 다가오거나 발작이 이미 생겼을 때에는 다시 샤워 요법을 쓰기도 한다. 우리 구제원에서는 어떤 경우에도 강력한 샤워 요법을 쓰지 않았다. 다른 곳에서는 함부로 처방되는 요법으로, 7-8피에 높이[5]에서 굵기가 다양한 여러 줄기의 물을 다소 오랫동안 정신이상자의 머리 위로 떨어뜨리는 것이다. 이 용법을 얼마나 오래 시행할지는 다른 일들에서도 그렇지만 이 일에서도 예방 조치를 거의 취하지 않고 몰인정하고 어리석을 정도로 거친 성격을 갖는

· ·

4) 약 97.44센티미터.
5) 약 2미터 27센티미터에서 2미터 60센티미터.

근무자 마음이었다. 살페트리에르에서는 간수가 아닌 그 누구도 절대 샤워 요법을 실시할 수 없다. 간수는 상황에 따라 신중을 기하고 현명하게 이를 조절하는 것이다. 그래 봤자 두뇌 기관들 쪽으로 시시한 자극이 가해졌을 뿐이고, 정신이상자의 머리 위에 찬물을 방울방울 떨어뜨리는 것으로 그친다. 이는 물의 증발을 통해서만큼이나 물의 자극을 줌으로써 부드럽고 시원한 느낌을 일으키기 위한 것이다. 영국에서 하듯이 머리 위에 눈(雪)을 뿌리는 것보다 이것이 아마 더 효과가 좋을 것 같다.

272. 어떤 의미로 이해해야 하는지 정확히 결정하지 않는다면 표현들은 얼마나 혼란스러운 것이 될까! 샤워 요법을 써야 할 모든 상황을 세심히 결정하지 않고, 샤워 요법이 필요한 모든 전조 상황과 이때 취해야 할 주의 사항을 고정해두지 않고, 물줄기가 연속적으로든 번갈아서든 어떤 부위를 겨냥해야 하는지 세심히 정해놓지 않고, 절대 금지시켜야 하거나 지속 시간과 강도를 제한해야 하는 예외를 명확하게 해놓지 않는 한, 막연히 샤워 요법을 처방하는 것으로는 충분하지 않은 것이다. 이런 조건이 없다면 샤워 요법이란 머리에 기이한 고통 상태를 일으키며, 이 부분에 강한 충격과 가혹한 차가움의 두 가지 감각을 만들어놓는 것일 뿐이다. 또한 그 결과, 직접적인 경험으로 이미 증명되었듯이[6] 위장, 간, 폐에 다른 교감성 효과가 발생한다. 그보다 더 격심할 수 없는 자극들이 이렇게 격렬히 한데 결합될 때 얼마나 격분의 소리를 내지를 것이며, 어떤 절망의 악센트가 실리지 않을 것인가! 그렇지만 살페트리에르에서 샤워라는 말을 들으면 완전히 상반

••

*6) 에스키롤 박사는 샤워 요법의 효과와 관련된 실험을 자신에게 직접 해보았다. 호기심이 절로 생기는 실험의 세부 사항과 결과가 곧 출판 예정이다. 물을 저장하는 곳은 머리 위 10피트 높이(3.25미터 — 역주)에 있고, 물의 온도는 대기 온도 아래 10도이다. 직경 4리뉴(약 1센티미터 — 역주)의 물기둥이 머리 위로 바로 떨어진다. 그는 매순간 얼음 기둥이 머리에 부딪히는 것같이 느꼈다. 물이 이마 뼈 접합부에 가해질 때 찌르는 것 같은 통증이 느껴진다. 고통이 후두골에 가해졌을 때는 그나마 더 참을 만했다. 샤워 요법이 실시된 후 한 시간 이상 머리는 마비된 채였다.

된 생각을 하게 된다. 샤워는 그것을 끔찍한 놀이나 은밀한 복수의 수단으로 삼을 수 있을 근무자들에게 결코 맡기지 않는다. 샤워라는 말과 공포를 일으키는 모든 대상을 떼어놓고, 정신이상자들이 이 방법에 친숙해지도록 노력한다. 이성이 완전히 혼란에 빠지지 않고 어떤 착란에 몰두하는 환자들에게 머리 위에 약간의 물 뿌림이 있을 거라는 위협을 웃으면서 떠올리게 하는 것이다. 회복기 환자들이 모여 있는 재봉 작업실을 두루 살필 때 간수는 간혹 그것을 농담의 대상으로 삼기도 한다. 더욱이 레오뮈르 온도계의 22도에서 24도로 조절된 목욕의 마지막 단계에서야 샤워 요법을 쓴다. 그리고 절대 1, 2분을 넘는 법이 없이, 머리의 여러 부분 위에 아주 가는 찬물줄기를 연속적으로 떨어뜨리는 것으로 국한한다. 겨울에는 정신이상자를 즉각 목욕실에 부속된 작은 방에 마련된 침대로 옮기고, 여름에는 정신이상자의 침대로 데려간다. 불평을 하면 위로하고 격려해주고, 약간 고통을 주었다면 그것이 빨리 건강을 되찾게 하기 위한 것일 뿐임을 상기시킨다. 일반적으로 항상 공포의 장치로 작용하고, 이유 없이 정신이상자의 의도를 거스르고, 끊임없이 그의 천성적인 화 잘 내는 기질을 자극하는 것은 가짜 체계이다. 반대로 치료의 근본 지점을 환자를 차분하게 만들도록 노력하는 데 두어야 한다. 살페트리에르에서 엄격하고 단호할 때가 있다면 그것은 정신이상자를 유순하게 만들고, 질서를 되찾아주고, 고분고분하게 만들 목적에서일 뿐이다. 환자가 복종하고 굴복하자마자, 환자의 이성이 원래 영향력을 회복하기 시작하자마자, 모든 것은 그녀에게 유리하게 바뀐 것이고, 그녀는 다정하고 호의적인 태도를 받게 되리라 기대하면 된다.

IV
조광증 첫 번째 시기 동안에 따라야 할 치료

273. 정신이상자들에게 마련된 시설에서는 널찍하고 편리한 건물과 울

타리를 두른 너른 공간의 장점과 그 위치의 장점을 결합할 수 있다. 내부 배치를 통해 징후들의 극단적인 강도, 대단히 뚜렷한 쇠퇴기, 회복기라는 시기에 따라 조광증 환자들을 고립시킬 수 없거나, 재발을 예방하고 내부 규칙의 모든 규정을 용이하게 실천하기 위해서만큼이나 질병의 규칙적인 진행과는 전혀 무관하지만 그 과정을 막거나 간혹 극복할 수 없는 장애물들을 생기게 할 수도 있는 예기치 않은 변화를 피하기 위해서 환자들의 상호 교류를 억제할 수 없다면 근본적인 한 가지가 빠져 있는 것이다. 앞에서 언급한 세 시기에 따라서 정신이상자들을 체계적으로 나누게 되면 그들의 음식, 청결, 도덕적으로 관리하는 방식, 환자들의 회복이나 답보 상태를 향한 점진적인 진전을 대단히 쉽게 이해할 수 있다. 바로 이곳이야말로 지성의 다양한 상해들과 여러 민감한 성격들에 따른 여러 차이들을 알게 해주는 평생 학교 같은 공간이라고 하겠다. 관찰력이 뛰어난 의사는 치료를 위한 근본 규칙들을 다른 곳에서 배워서, 정확하게 적용하고, 다양한 정도의 이성의 착란에 익숙해지게 되며, 신속한 정도의 차이는 있지만 시간이 흐르고 요법을 쓸 때 결국 낫게 만들고, 고질적인 상태에 따라 치료 시 엄청난 장애물을 발생하게 만들고, 어떤 약의 복용을 절대적으로 필요로 하는 규칙들은 무엇인지 결국 알게 되는 것이다. 결과를 과장하지 않으려 들고, 장점을 숨기지 않으려 드는 분별 있고 개화된 정신을 가진 사람이라면 누구라도 그렇다.

274. 최근에 발생한 우발적인 조광증은 초기에 다양한 형태를 취할 수 있다.(152) 그러나 끊임없이 지속적인 관찰을 하게 되면, 조광증의 진행이 전혀 방해를 받지 않고 요법을 통해 훌륭하게 촉진될 때(150), 징후들이 어느 정도의 시간 동안에만 그 강도를 유지한다는 점, 그리고 사혈과 엄격한 단식을 통해 극단적인 정도로 무기력하게 만드는 방법은 조광증의 진행에 혼란을 가져오고, 그것의 진행을 더 오래 끌고 간혹 주기적으로 만들고, 심지어 마비 상태나 백치 상태에 이르게 할 뿐이라는 점을 알 수 있다. 정신

이상자가 대단히 난폭하다면 그의 맹렬한 격정을 끊고 그가 행하는 모든 노력을 허사로 만들고자 하는 것을 목표로 삼아야 한다. 가죽 끈으로 침대의 나무 부분에 캐미솔을 묶어 팔과 다리의 움직임을 통제[*7]할 수 있는데, 이 방법은 통상 고작 며칠간만 계속될 뿐이다. 그다음에 팔만 억제하고 치료 기간 동안 자유롭게 거닐 수 있도록 하는 구속복을 입혀볼 수 있다. 쾌활하고 위험 없는 조광증 상태만 있을 경우, 하루 종일 자유롭게 움직이도록 허용한다. 그렇게 해서 말하자면 지나치게 흥분한 운동성을 증발시키고 무엇보다 정신이상에서 기인하고 감금과 구속을 통해 계속 격해지는 극단적인 성마름을 진정시키는 것이다.

275. 관찰력이 뛰어난 의사라면 조광증과 악성 열 또는 신경성 열이라고들 하는 것을 혼동할 수 없다. 뒤의 것은 대단히 위험한 것으로 정신이상자들의 의무실에서 간혹 사례를 볼 수 있다. 그래서 정신이상자들이 종종 초기에 보여주는 창백한 얼굴이나 홍조, 빠른 맥박 수, 대단히 악취를 풍기는 냄새처럼 열 같은 것에만 신경을 써서는 안 된다. 그런 상태는 피를 묽게 해주는 약 또는 시큼한 약액제를 투여하면 사라져버린다. 더욱이 이는 처음에 조광증 환자들에게 엄격한 금식을 시키고 오랫동안 금식을 유지하도록 했을 때 나타나는 효과이기도 하다. 반면 지속적으로 관찰을 해보면 그들의 식욕이 일반적으로 대단히 왕성하다는 것을 알 수 있다. 그래서 그

* *
*7) 대단히 사나운 여성 정신이상자들이 들어올 때 보통 건장하고 강한 남자들이 그녀들을 방에 감금한다. 그들은 정신이상자들의 손 주위에 손수건을 묶어 침대 위에 세게 묶는다. 그때 정신이상자가 정말 잠깐의 시간을 포착해서 다시 힘을 쓰고 자기를 구속했던 저항을 극복해냈다. 이 때문에 그녀는 영원한 격노 상태에 놓이게 되었다. 반대로 구제원에서 캐미솔 때문에 모든 움직임이 억제되었다. 캐미솔의 끈은 뒤로 묶였기 때문에 그녀에게는 보이지 않았다. 정신이상자는 처음에 발버둥쳤지만 모든 노력이 허사였다. 그녀는 왜 그런지 원인을 알지 못했다. 그래서 그녀는 종종 체념해버리고 차분해졌다. 그녀의 성마른 성격도 점차 진정되었다. 그래서 종종 구제원에 대단히 격노해서 들어온 정신이상자들이 며칠 뒤에는 차분해지게 된다.

들은 종종 굶주렸다는 착란이 생기고 이것과 다른 착란이 결합되고 폭력이 더해진다. 그들이 구제원에 도착했을 때 제일 먼저 해야 할 일 중 하나는 그들에게 음식을 풍부하게 제공하는 것이다. 바로 이런 요법만으로도 보름 후면 긍정적인 변화가 나타나는 것을 보게 되는 경우가 종종 있다. 금식과 같은 잘못된 처방의 가장 놀라운 사례 중 하나는 여러 번 사혈을 하고 의사 처방에 따라 대단히 엄격한 식이 요법을 해야 했던 한 부인의 경우이다. 그녀는 탐욕스러운 허기의 고통을 느꼈는데도 고깃국조차 금지되었다. 그래서 그녀는 손수건을 씹고 삼키려고까지 했다. 구제원으로 이송되었을 때 그녀는 극단적인 무기력 상태에 있었다. 그녀에게 식사부터 시켰는데 아무리 먹어도 끝이 없을 것 같았다. 과식은 삼가게 했지만 여러 번 먹게 했다. 그녀의 착란은 가족과 함께 있을 때는 더없이 격노한 상태였다. 그래서 침대에 묶어놓는 데 더없이 건장한 남자들 넷의 힘으로도 충분하지 않았다. 그런데 그랬던 착란이 눈에 띄게 감소해서, 여덟 번째 날에 구속복만 입히고 의무실을 자유롭게 배회하도록 해주기도 했다. 그녀는 더없이 영양분이 풍부한 음식물을 섭취했다. 아침 식사는 유제품과 초콜릿, 점심 식사는 고기가 들어간 포타주, 고기, 생선에 채소 몇 접시를 곁들였고, 저녁 식사로는 삶은 과일이나 잼이 제공되었다. 열다섯째 날에 그녀는 자유롭게 몸을 움직일 수 있었고, 회복기 환자들처럼 외투만 입고 뜰을 산책할 수 있게 되었다.

276. 질병 초기 정신이상자들의 치료는 신체적이고 정신적인 여러 방법들을 전반적으로 써보는 것으로 다음과 같은 것들이다. 고립시키고, 정신이상자 개인의 상태에 맞추어 억압 수단을 조정하고, 식사에 주의를 시키고, 지나칠 경우에는 위를 비워내도록 한다. 가능하게 되면 바로 감금을 풀어주고, 하루 종일 바깥 공기를 마시도록 배려한다. 정신이상자들이 전혀 위험하지 않은 경우라면 제한적이거나 완전히 몸을 자유롭게 움직일 수 있게 한다. 갈증이나 몸 안의 열이 생길 경우 시큼한 약액제를 복용시킨다.

그들에게 정신이 돌아오는 순간을 포착해서 그들을 격려하고 차분하게 해주는 기술이 필요하다. 개인적인 성격과 환상에 사로잡힌 그들의 생각들을 개별적으로 깊이 연구한다. 그리고 격노를 일으킬 수 있는 모든 것으로부터 그들을 떼어놓기 위해 엄중한 감시가 필요하지만, 동시에 그들이 착란을 보일 때는 불굴의 단호함으로 이를 막아야 한다. 일반적으로 정신이상자들의 동요가 아무리 폭력적이라도 그것이 이 질병의 본성이고 이를 억제하는 모든 방법은 이미 알려져 있으니 그것으로 당황스러워해서는 안 된다. 약하고 느린 효과를 내는 약으로써 전반적으로 힘을 빼게 하고, 점액제, 유화제, 새큼한 약액제를 복용시켜 원기를 감소하게 하고, 여기에 간헐적으로 완하제나 가벼운 진정제를 섞어 제공함으로써 보통 그들이 갖기 마련인 습관성 변비를 예방하고 불면이 계속되지 않도록 한다. 이런 내복약 투약에, 날을 선택하여 미지근한 물로 목욕 요법(203)을 더한다. 간혹 목욕 요법이 끝날 무렵 가벼운 샤워 요법을 추가하기도 한다. 그렇지만 절대로 갑작스럽게 하지 않고 재촉하지 않는다. 가끔 여러 날 동안 모든 약을 중단하고 회복의 노력을 계속하는 수단들을 자연에 맡겨본다. 그다음에는 회복을 촉진할 수 있는 방법으로 다시 돌아간다. 그렇게 조금씩 머리로 올라가는 피의 충격을 완화하고 어떤 우연도 들어서게 하지 않고 예상된 치료 일정을 마무리하도록 나아간다. 과한 동요와 끝없는 수다가 그렇게 단계적으로 진정된다. 정신이 맑아진 순간이 더 늘어나고, 정신이상자는 첫 번째 구역에서 두 번째 구역으로 옮겨갈 수 있게 되고 이후의 치료를 받아들일 준비를 한다.

277. 치료의 일반 규칙을 제시하는 것은 그 규칙들이 변형을 겪을 수 있으며, 개별적인 경우에 수많은 부수적인 상황에 대해 대비할 필요가 없다는 것이 결코 아니다. 출혈이 잦은 다혈질 처녀와, 몸이 약하고, 수척하며, 경련을 일으키는 질환에 쉽게 빠지는 정신이상자를 무조건 동일한 방식으로 치료해야 할까? 두 사람 중 한 사람에게 피의 배출이 유용하더라도 다

른 사람에게는 맞지 않거나 해로운 것은 아닐까? 많은 남성과 여성 정신이
상자들은 미지근한 목욕 요법으로 뚜렷한 완화를 볼 수 있지만, 또 어떤 이
들은 찬물 목욕 요법만 참아낸다. 젊은이가 두려움 때문에 얻은 착란과 갱
년기로 생긴 착란을 치료하는 데 똑같은 방법을 써야 할까? 방법들을 선택
할 때 비강진(枇糠疹)성 피부 질환, 단독(丹毒), 혹은 전혀 다른 피진(皮疹)이
역진행되면서 생긴 조광증을 고려해야 하지 않을까? 조광증 착란에 여러
상반된 극단들이 똑같이 들어설 수 있다. 대단히 근면한 삶이나 무감각한
상태, 강요된 절제나 쾌락의 무제한의 남용, 가장 심한 정도의 금욕에 이
른 절주(節酒)나 계속 증가하는 알코올 남용 같은 것이다. 일반적인 방법에
이렇게 변형들이 가능하고, 그때 차례로 진경제,[*8] 완하제, 강장제 혹은 인
적법 같은 것을 쓸 필요도 생기는데, 모든 것이 하나의 중심으로 모여 결합
하는 근본적인 원칙이 항상 있다고 생각한다. 다른 많은 질병에서처럼 정
신이상에서도 자연은 지성의 기능이 다시 반듯해지도록 치료하고 회복하
는 경향이 있기 때문이다.(200) 물론 내가 나중에 언급할 치료 불가능한 경
우는 여기서 제외된다. 그저 위생을 지키는 일반 법칙을 충실히 따르고, 소
극적인 노력을 보조하고, 전개될 수 있는 시간을 주는 일이 중요하다. 예를
들면, 이런 방식으로 출산으로 인해 일어난 조광증에서 젖 분비에 장애가
생기거나 신경이 갈라져 나오는 기원으로 방향이 바뀔 때 목덜미에 발포제
를 반드시 붙여야 하는가에 대해 의심이 제기되었지만, 가장 많이 반복되
는 경험을 통해 언제나 이런 방법이 효과가 있음이 확인되었다.[9)]

..

*8) 이것은 분명 의학에서 종종 자의적으로 썼던 무수히 많은 대수롭지 않은 방법들에 길을 열
   어주고 그것에 대단한 가치를 부여하는 것이다. 그렇지만 건강한 판단력만 있으면 그저 부
   차적인 것에 불과한 것들을 무시하지 않으면서 훨씬 더 대단한 방법들을 사용하여 보다 확
   실한 효과를 얻을 수 있다.
9) 이 부분 뒤에 초판 6부의 1장부터 4장의 일부(본 번역 pp. 247-254)가 2판의 278절부터
   282절이 되었다. 그 뒤에 초판 6부의 6장과 8장(본 번역 pp. 256-261)이 2판의 283절 및
   286절이 되고, 그다음에 다시 초판 6부 15장과 16장 일부(본 번역 pp. 272-277)가 287절

281. 멜랑콜리 착란의 경우 치료 시 더 많은 장애물에 부딪히게 된다. 자연의 자발적인 노력을 전혀 기대할 수 없는 데다가, 정신 치료로 신체적인 치료 수단을 강력하게 보조해야 할 필요가 있으니 말이다. 상상력을 발휘하기에 유리한 어떤 관념의 질서가 지배적이고, 이들 관념은 어떤 우세한 정념과 결합되어 있다. 그것은 일종의 매혹과 같아 충고도 훈계도 통하지 않고, 극단적인 성마른 성격과 결합된다. 어떤 이는 영예와 위엄만을 꿈꾸고, 다른 사람은 종교의 신비스러운 관념 속에서 길을 잃고, 어떤 이들은 고집스럽게 음식을 모조리 거부한다. 훨씬 더 음울한 한 가지 일이 다른 일들을 대신하게 되는데, 저항할 수 없는 자살의 성향이 그것이다. 멜랑콜리 환자의 정신을 사로잡은 외곬의 생각들이 어떤 것이든, 그러니까 기이한 것이든 이성적인 것이든 간에 그는 그 무엇으로도 극복할 수 없을 정도로 고집스럽게 그 생각에 몰두하고 있다. 그래서 누가 그에게 반대의 생각을 제안하면 격노해서 거절해버린다. 그렇지만 그것을 제외한다면 다른 모든 점에서 그의 판단력은 건강한 상태이다. 더없이 감정이입이 된 오만과 더없이 과장된 자만(自慢)이 침울한 흑담즙 기질을 심각하게 만들게 된다면 그것이 훨씬 더 나쁜 상황이다. 내가 치료를 맡은 한 젊은이는 가끔가다가 몇 마디 말을 흘리는 냉정하고 경멸적인 거만함을 특징으로 가진 사람이었다. 나는 처음부터 그가 절대적으로 치료 불가능하다고 보았다. 이런 판단은 경험과 시간만이 확인해줄 수 있는 것이다. 다른 극단은 기독교도보다 더 자신을 낮추는 것인데, 우리가 멜랑콜리 환자의 정신에 대해 단계적으로 영향력을 확보하지 못하고 그의 전적인 신뢰를 얻지 못하는 한 이 역시

•• 처음부터 중간에 들어간다. 그 사이에 초판 3장과 4장 사이에 한 문단이, 8장에서 한 문단이 삽입되었는데, 이 부분을 아래에 번역했다.

치료가 어렵기는 마찬가지이다. 예전에 수녀였던 환자는 의지가 약하고 쉽게 양심의 가책에 시달렸는데 정말 별것도 아닌 일을 갖고 자책하고 자기가 더없이 중한 범죄를 저지른 여인이라고 믿는 데 습관이 들었다. 그녀는 가장 큰 박탈과 가징 큰 저벌이 왜 자신에게 가해지지 않는지 묻곤 했다. 정신이상자들의 구제원에서 그녀가 끊임없이 늘어놓는 항변과 불평의 주제가 그런 것이었다. 그 때문에 어느 날 간수의 갑작스러운 말 한마디가 그녀의 주의를 끌었고, 그것으로 그녀는 제정신을 되찾았다.*10) 그때부터 그녀는 자기 상태가 정상이 아니라고 의심하게 되고 불안한 상태라는 점을 받아들이기 시작했다. 그만큼 바른 사람이 없는데 그 사람이 자기와는 달리 생각했기 때문이다. 그녀는 자기 자신을 의심해보고, 확실한 충고를 해줄 것을 부탁했다. 이후 그녀는 빠르게 회복되었다.[11]

*

287. [⋯] 회복기 환자가 근무자로 고용되었는데 그녀는 어느 정신이상자의 협박에 겁을 먹었다. 그 뒤 어느 날 밤 그녀는 악마에게 네 차례 따귀를 맞았다는 생각에 사로잡혔다. 그녀는 자기 방구석, 침대보 아래, 그리고 그녀가 너무도 동요하고 정신없이 움직이는 바람에 바닥에 떨어져 둘둘 말려 있는 이불 밑에서도 악마를 본다고 생각했다. 그녀는 두려워서 위축되었고, 점점 더 큰소리로 고함을 질렀다. 그녀는 깊은 어둠 속에 앉아서 착

⁝

*10) 나는 멜랑콜리를 극복하는 데 적합한 다른 신체적 방법이 무엇이 있을지 떠올릴 필요가 없는 것이, 대개 조광증의 방법과 관련되어 있기 때문이다. 이 점에서 안티쿠라 원산초는 고대에 대단한 명성을 얻었고, 우리는 그 원산초의 독성을 덜기 위해 사용해야 하는 주의 사항을 알고 있다. 오랜 경험으로 얻은 결과를 놓쳐서는 안 된다. 그렇지만 오늘날 의학 분야에서는 그 원산초를 불편은 덜하면서도 같은 효과를 만들어내는 데 적합한 다소 강한 다른 하제로 대체하도록 한다.

11) 이후 초판 6부 4장이 이어짐.

란에 빠진 상상력이 만들어내는 모든 환상에 빠져들었다. 간수가 문을 열게 하고, 촛대에 불을 켜서 가져오라고 명령하고, 쌓여 있는 이불을 펼쳐 보이면서 악마가 그 아래에 전혀 숨어 있지 않다는 점을 확인시켰다. 그는 이 환각을 본 여자에게 냅다 말을 건네면서, 그녀가 언제나 그에게 얼마나 신뢰를 주었는지를 상기시키고, 평정을 찾으라고 권고했다. 무엇을 보더라도 슬픈 기억이 떠오르지 않을 수 없는 공간에 그녀가 상상력 탓으로 일어난 착란에 시달리도록 방치하지 않았던 것은 신중한 일이었다. 그녀는 다른 방으로 옮겼고, 거기서 그녀는 구석구석을 살펴보고 소위 악마란 존재가 그곳에 없다는 것을 확인하여 안심하게 되었다. 몇 차례의 목욕 요법과 피를 묽게 해주는 약액제를 복용한 후 이 멜랑콜리 착란은 점점 진정되었고, 이 젊은 처녀는 다시 하던 일로 돌아왔다.

288. 예전에 브장송에서는 생 쉬에르 축일의 행사가 마귀 들린 자의 자격으로 정신이상자들이 몰려든다는 점에서 유명했다. 그들은 이 종교 의식으로 악마가 틀림없이 몸에서 떨어져 나간다고 생각해서 정말 먼 곳에서 치료받으러 온 사람들이다. 높은 곳에 위치한 원형 극장에 수많은 관객이 자리한다. 몇몇 마귀 들렸다는 사람들은 병사들이 통제하는데 이들은 격노하는 모습과 공포감을 주는 몸을 뒤트는 모습을 보면 동요한다. 사제들은 예복을 입고 엄숙하게 구마 의식을 실행한다. 속세 사람에게는 보이지 않는 교회 내부에서 전쟁 음악의 특징이 드러나는 멜로디가 흘러나온다. 신호가 떨어지면 깃발 같은 것이 하늘 위에 솟는다. 더 자세히 말하자면 생 쉬에르의 이름을 쓴 피로 붉게 물든 천인데, 성채에서 대포 소리가 날 때 세 번 보여준다. 한데 모인 사람에게 깊은 충격이 전해지면 그들은 극도의 열광에 사로잡혀 '기적을! 기적을!' 하고 외친다. 이런 것이 악마 들린 사람들의 치료를 위해 초자연적인 힘의 결과로서 매년 제공하는 화려하고 장엄한 스펙터클이었다. 몇몇 치료가 이루어졌음이 사실이라면 이런 과거의 풍속에서 경이로운 것과 관련된 모든 것을 떼어내고, 몇몇 정신이상자들에게 깊

은 격변을 일으키고, 착란에 빠진 상상력이 만들어낸 모든 환상들을 일소케 하는 데 적합한 몇 가지 강력한 자극들을 결합한 결과만 보아도 좋은 것이다.[12]

*

290. 이제 자연과학의 전 분야를 지배하는 보편 정신은 의학에서도 현상들의 설명을 점점 간소화하고 있음이 틀림없다. 그러나 자의적인 추론은 모두 배제하고, 상당한 거리가 있다고 생각되지만 일종의 상호 연쇄로 이어진 몇몇 질환들 사이에 존재하는 것으로 보이는 항상적인 관계를 이해해야 한다. 지성의 착란과 걷잡을 수 없는 의지의 격분이 위와 복부의 질환에 조응하는 것이 그것이다. 두뇌가 잘못된 감각 작용과 판단의 환상이 일어나는 자리라는 점은 분명하다. 그러나 위와 내장이 간혹 이 장애에 대단히 능동적인 영향력을 행사하며, 이들 부위의 기능에서 점진적으로 발생한 변화들이 다른 부위에도 뚜렷한 결과를 일으킨다는 점도 분명하다. 이 점에 대해서 고대 의사들과 프랑스, 영국, 독일의 현대 의사들의 가장 훌륭한 관찰 사이에 일반적인 공통점이 있음을 간과할 수 없다. 정신이상자들을 명민하게 관찰하여 이에 대한 논집을 출판한 영국의 퍼펙트 박사는 일반적으로 다른 치료 방법들과 함께 구토제는 간혹, 하제는 자주 사용한다. 그리고 그는 종종 이 질병의 한 가지 결과이면서 그 원인이 되기도 하는 끈질긴 변비를 치료해야 한다는 점을 알게 되었다. 그런 식으로 그는 더운물 목욕 처방과 함께, 가성 소다 타르타르나 잿물 타르타르에 보리 탕약[13]만 넣거나,

⁝

12) 이후 초판 6부 15장의 첫 부분(pp. 272–274)이 2판의 289절이 된다.
13) 프랑스어로 달인 보리차를 티잔(tisane)이라고 하는데 이 말은 그리스어 ptisanè, 라틴어 ptisana에서 왔다. 보리죽은 부드럽고 갈증 해소에 도움이 되고 배설이 용이하다는 점에서 환자들에게 권유되었고, 특히 '티잔'으로 끓였을 때 효과가 극대화된다고 알려져 있다.

만나처럼 달콤하고 설탕을 친 물질과 결합해서 교대로 썼다. 이 약액제를 이삼 일간 마시게 했다. 그리고 다음에는 한두 주일 동안 중단했다가 다시 이 약액제를 복용케 한다. 간혹 나이, 성별, 개인적인 감수성 등의 상황에 맞추어 아몬드 유액에 타 마시게도 했다. 더욱이 그는 이 보조 요법에 대해 완화된 용어를 써서 언급한다. 그는 이를 다른 일반적인 치료법에 대한 일종의 부록처럼 간주하라고 한다. 같은 경우에 그가 처방한 통상적인 약액제도 유사한 관점으로 제안된 것이다. 때로는 아무것도 섞지 않거나 포도주를 섞은 유장, 아라비아고무와 설탕을 섞은 보리 탕약, 가벼운 레몬수나 오렌지를 넣은 약액제를, 때로는 설탕을 치거나 신맛이 나는 점액질로 된 다른 약액제를 제안하기도 한다.

291. 이 관찰이 프랑스에서도 같은 결과를 가져왔고, 10년 전부터 설립되었던 에스키롤 박사의 시설과 여성 정신이상자들의 구제원에서도 간혹 상황에 따라 완하제나 다소 센 하제를 같은 약액제와 목욕물에 섞어서 일상적으로 썼다는 점을 의심해야 할까? 단지 한 가지 차이가 있다면 위의 두 시설 중 첫 번째 경우에 치료의 대상이 된 사람들은 보통 부유한 가족 출신이고, 맛이 좋은 약액제, 설탕물, 레몬수, 오렌지 음료, 여러 시럽을 섞은 보리 탕약, 아몬드 유액, 니트로가 함유되어 있거나, 소금기가 있거나 하제작용을 하는 물질과 섞은 유장을 다량으로 제공할 수 있다는 것밖에 없다. 이런 것은 질서가 잡히고 엄격한 절약이 이루어져야 하는 국가시설에서는 불가능하다. 다른 관계에서 보면 영국에서도, 또 프랑스에서도 유감스러워 해야 하는 점이 있기는 마찬가지이다. 두 나라 어디에서도 정신이상자들은 경험적인 방식으로 이것저것 여러 약재를 힘들게 견디고 난 다음에야 종종 규칙적이고 확실한 치료를 받게 된다. 영국의 퍼펙트 박사는 예를 들어 한 정신이상자가 자기에게 치료받기 전에 석 달 동안 네 번 사혈했고, 발포제를 후두부, 등, 나리에 붙였고, 목에 배액선 시술을 벌써 실시했고, 가벼운 완하제 다음에 강력한 하제를 쓰게 했고, 역한 냄새가 나는 고무와

다른 항(抗)히스테리제가 아무 효과가 없었고, 구토제, 박피된 흡반, 찬물 목욕도 효과 면에서는 마찬가지였으며, 결정적으로 손에 잡히는 대로 마구 잡이로 썼던 다양한 수단들은 이성의 착란을 줄여주기는커녕 계속 높이기만 했다고 말했다. 퍼펙트 박사가 든 여러 유사한 사례들을 언급하고, 그 사례들을 프랑스에서 정신이상자들이 구제원에 수용되기 전에 받게 되는 치료와 연관지어보는 것은 쉬운 일일 것이다. 그렇게 되면 올바른 치료를 썼다면 얻었을 훌륭한 효과들이 장애물을 만나게 된다. 나는 어느 쪽이든 언급하지 않고 그냥 지나가겠다. 그것은 동일한 원인, 무지, 일반적으로 정신이상 치료의 실질적 원칙에서 나오는 것이므로 생각해보기 어렵지 않다. 그러나 대단히 고통스러운 징후적인 설사(dévoiement)를 밝히는 일은 중요하다. 이 증상은 조광증 발작 동안이나 가을철의 쇠퇴기 동안 간혹 뜨거운 열기의 느낌을 동반한다. 나는 비세트르의 정신이상자들 중에서 이런 질환을 가진 환자들을 종종 관찰할 기회가 있었다.[14] 그런 질환이 대단히 강렬한 상태가 되어서 나는 그들 중 몇몇이 그보다 극단적일 수 없는 불안의 징후들을 보이며 바닥을 구르다가, 며칠 후에 사망하는 것을 보았다. 다량의 진정제와 점액제를 썼지만 그것으로도 이 심각한 내장 질환이 죽음으로 진행되는 것을 막지 못했다. 동시에 피부가 건조해졌다는 점에 주목했다. 그

∴

[14] 이 징후적인 설사와 외부의 자극을 통해서나 자연적으로 생기는 고통이 동반되지 않는 가벼운 설사를 구분해야 한다. 페리어(*Médical histories, etc.*)는 며칠간 하제 대신, 구토를 일으키는 약액제를 써서 상당한 치료를 본 정신이상의 사례를 보고하고 있다. 스물다섯 살의 건강한 여인이었는데 최근 몇 년 이래로 조광증에 걸려서 격노 상태에 빠져 있었다. 그녀는 구토를 일으키는 타르타르(tartrite antimonié de potasse)를 소량 복용했는데 이는 그저 계속적인 구토 상태에 두려고 했기 때문이다. 또 머리에 발포제도 붙였다. 칠팔일 동안 계속 써보니 뚜렷한 경감 효과가 나타났다. 그러나 회복되기란 아직도 먼 일이었다. 그때 보름 동안 구토제를 유장에 넣어 마시게 했는데, 산화마그네슘을 약간 넣자 배가 편해졌다. 그다음에는 잠자리에 드는 시간에 밤마다 아편을 조제해서 이를 치료에 추가하고, 강한 하제로 마무리했다. 점차 회복이 이루어졌고, 한 달의 보호 관찰이 지나자 완쾌되어 들어온 지 넉 달 만에 맨체스터 구제원을 떠났다.

런데 이 시기 비세트르 정신이상자 구제원에는 목욕 시설이 갖춰져 있지 않아서, 초기에 내가 이 질환을 치료하기 위해서든 예방하기 위해서든 갖고 있었던 것은 약액제뿐이었고 그나마 충분하지도 않았다. 그런데 어떤 다행스러운 우연이라고 해야 할지 특별한 상황이라고 해야 할지 하는 것 덕분에 나는 예사로운 가시덤불(rubus dumetorum L.)의 잎을 이용해볼 수 있었다. 그것을 탕약으로 만들어 마시게 했다. 첫 시도에 대단히 긍정적인 효과를 보아서, 필요 시 부족하지 않도록 하고, 질병이 확실해지면 탕약으로 만들어 바로 쓰도록 근무자들에게 들에 가서 다량의 가시덤불 잎을 꺾어오게 시켰다. 탕약은 하루에 1, 2파인트를 마시게 했다. 나는 정신이상자들의 질병의 모든 시기에 목욕 요법을 빈번히 쓰게 한 것이, 분명 이런 징후적인 배출의 결핍이나, 배출이 나타났을 때 그 진행을 쉽게 막아버리는 원인이 되었다고 보았다. 그런데 이것이 잘 듣지 않는 어떤 경우, 특히 구제원에 최근에 도착한 정신이상자들이 엄격한 식이 요법이나 음식의 전적인 거부로 인해 이런 내장 질환을 일으켰을 때, 이 생약을 너무도 훌륭하게 사용했다. 출산 여파로 조광증에 빠진 부인은 가정에서 한 달 이상 엄격한 식이 요법을 따랐다가 물 설사를 하게 되었다. 그녀가 구제원에 도착했을 때 그것 때문에 그녀가 죽을까봐 걱정이 되었고 그녀는 극단적인 무기력과 탈진에 이르렀다. 며칠 후에 가시덤불 잎 탕약 요법을 시작했고, 일주일이 지나자 확실히 뚜렷이 감소했다. 설사는 밤 동안에만 생겼고, 이내 그쳤다.[15]

*

293. […] 또 다른 영국 의사 페리어는 이 질병 치료를 위해 장뇌를 용량

을 달리하여 사용했지만 전혀 성공하지 못했다고 말했다. 빈의 의사 로셔 역시 그의 실험 결과에 따라 페리어와 같은 의견이었다. 누구는 어떤 종류의 조광증을 치료하기 위해 장뇌를 사용했고, 또 다른 누구는 몇 가지 상이한 조광증을 치료하기 위해 장뇌를 사용했던 것이 아니라면 이러한 의견의 불일치가 말하는 것은 무엇일까? 그런데 영국 의사들 중에 가장 계속적으로 또 반복적으로 다양한 형태의 장뇌를 사용한 사람은 퍼펙트 박사(『광기 연보』)였다. 그는 정말 자주 다음과 같은 방식으로 설탕과 식초를 섞어 처방했다.

장뇌, 50알
설탕 6-8온스
데운 식초 12온스
특히 밤과 저녁에 간격을 두고 소량으로 이들을 섞은 혼합물을 제공한다.

294. 그런데 이 약은 하제작용을 하는 약액제와 함께 자주 쓰이니, 약효를 어떻게 정확히 평가할 수 있을까? 그래서 퍼펙트 박사는 예를 들어 한 경우에는 양쪽 어깨 사이에 척골 방향으로 배액선을 붙이게 했는데, 이것이 상당량의 배출을 일으켰다. 이와 동시에 그는 6주 연속으로 사흘에 세 번씩, 만나와 칼륨 주석산염을 용해시킨 아몬드 유액을 복용케 했고, 이에 더해 보리 탕약과 만나 용액으로 만든 약액제를 썼다. 아침에는 중간중간 암모니아수와 복합 라벤더 염료를 섞어 그 몇 방울을 첨가한 앞의 혼합물을 한 잔씩 마시게 했다. 18세기는 화학이 의학 분야에 상당히 많은 지식을 보급했고, 자연사 연구가 의사들에게 진정한 관찰의 재능을 공급해주었던 시대지만, 그 시기에 이렇게 복잡할 뿐 아니라 직접적인 약효를 정하기도 어려웠던 약을 사용할 수 있었다는 것은 정말 놀라운 일이다. 퍼펙트 박사는 열흘 동안 정신이상자가 더 차분해지고 더 이성적이 된 데다, 밤 동안 휴

식을 취할 수 있어서 환자의 회복에 더 도움이 되었음을 지적했다. 이 점은 사실일 수 있다. 그렇지만 그토록 이해할 수 없는 원인과 결과 사이의 관계를 어떻게 세울 것인가? 끔찍할 정도로 이 약 저 약을 뒤섞는 일을 배제하고, 명확한 원칙을 따르는 것으로만 그치면서, 장뇌에는 진정시키는 특성이 있고, 산(酸)에도 이런 특성이 다소 분명히 있으며, 장뇌를 쉽게 식초에 녹이려면 설탕이 매개되어야 한다는 사실이 알려진 것이다. 그러므로 나는 조광증 흥분이 대단히 강할 경우 앞에 말한 혼합물을 사용하고, 밤마다 소량을 복용케 하여 증상을 차분하게 만들었는데, 결과는 항상 좋았다. 그러나 상황에 맞추고, 간혹 일부 조광증 환자들이 이 역겨운 약에 혐오감을 드러내어 어쩔 수 없을 때, 나는 그 대신 아편 농축액 반 알이나 한 알을 용해시킨 아몬드 유액에 설탕을 치거나 꿀을 넣어 제공했다. 이렇게 하면 효과는 더 확실해지고 덜 불안정해진다. 약의 속성들을 따로따로 확인하고, 치료하고자 하는 특정 종류의 조광증이나 변종을 확정하면서 특정 결과에 이를 수 있는 경우는 생약을 쓰거나 둘씩 짝지어 혼합된 약을 쓸 때뿐이다. 나는 이런 면에서 아편과 키니네의 조합을 승인하는 것이다. 이를 제안한 페리어 박사는 무기력과 극도의 쇠약을 동반한 멜랑콜리와 조광증을 지나치게 적극적으로 치료하려다가 우발적인 백치 상태에 이른 경우에 이 방법을 쓰고자 했다. 페리어 박사는 열여섯 살 젊은이에 대해 보고하고 있는데, 그 환자는 얼굴 특징이 변했고 피부가 노랗고, 박동은 약하고 생기가 없었으며, 아무 말도 하지 않는 착란 상태였다. 의사는 그에게 아편 두 알에 굵은 키니네 연약 두 알을 아침저녁으로 먹으라고 처방했다. 며칠 동안 아무 변화도 눈에 띄지 않았다. 그러나 이 주일이 지나자 진전이 보여 뚜렷한 회복이 시작되고 결국 완쾌되었다. 질병은 다리가 붓는 것만 남았는데 그것도 겨자 가루로 마사지를 하자 사라졌다.

295. 의사들이 약을 과시하듯 처방하고 종종 허망하게 끝나버리는 결함 많은 방법을 맹목적으로 신뢰한다고 비판을 받는대도, 이를 대단히 간소히

사용하는 사람까지 그 비난을 들어서는 안 된다. 후자는 학문의 진정한 원리들에 이르러, 질병의 진행 내력과 다양한 시기를 깊이 연구한 뒤에 긍정적인 변화를 낳을 수 있는 신체와 정신의 모든 자극 전체에서 중요한 원천을 찾아내는 이들이다. 본 저작의 독서를 통해 나 역시 풍부하게 적용이 가능한 이런 생각들에 낯설지 않다는 점이 알려지기를 바란다. 전반적인 차원에서 약은 부차적인 수단으로 쓰이는 것이고, 그것도 적절히 사용하는 경우로 한정되는데, 이것도 참으로 드문 일이기는 하다. 나중에 나이, 성, 질병의 연속적인 시기, 최근에 발생했는가, 만성적인 상태인가의 결정, 심기증이나 다른 질병과 일으키는 빈번한 합병증의 다양한 관계에 따라 정신이상의 치료를 고려할 때 이 지적이 정당한 것이었음을 쉽게 알 수 있을 것이다.

VI
조광증 착란의 두 번째와 세 번째 시기에서
의학적 치료와 관련된 고찰

296. 세부 사항까지 자세히 언급한 한 개별 사례(150)로써 조광증의 일반적인 진행 과정과 조광증의 다양한 시기를 뚜렷이 알 수 있었다. 그다음에 내가 지적했던 것은(187) 정신이상자들을 구제원에서 어떻게 배치하는가의 문제, 즉 정신이상자들을 조광증의 가장 높은 정도,[16] 쇠퇴기 혹은 회복기

••

[16] 에스키롤 박사가 세운 정신이상자들을 위한 개별 시설은 식물원과 대로(大路)들 사이에 있다. 울타리로 둘러싸인 시설 안에는 관목과 나무가 가득 들어선 과수원 같은 것이 있어서, 이 시설은 부속해서든 인접해서든 넓게 펼쳐진 나무들이 보여주는 이익을 누리게 할 수 있다. 이 시설은 여러 구역으로 분리되어 있어서 정신이상자들을 서로 나누고, 여성과 남성 정신이상자들을 따로 나누고, 치료 중인 사람들과 회복기 환자들이 구분되어 지낸다. 정신이상자는 자기에게만 봉사하는 하인을 둔다. 환자의 방 옆에서 자지만 필요하다고 판단되면 환자와 같은 방에서 잘 때도 있다. 십자형 유리창의 철로 된 빗장, 문을 닫기 위한 커

에 따라 서로 다른 세 구역에 배치하는 일이었다. 조광증의 다양한 시기와 관련되었든, 정신이상의 다양한 종류에 관련되었든 이와 관련된 내부 규칙의 규정들에 대해서는 4부 전반에 걸쳐 소개했다. 마지막으로 나는 초기에 고려된 조광증 치료를 위해 사용된 다양한 수단들과 한 가지 확실한 경험의 결과들을 공정하게 검토했다. 이제 나는 조광증의 두 번째와 세 번째 시기의 의학적 치료로 넘어가도록 하겠다.

297. 두 번째 시기에 들어선 여성 정신이상자들, 즉 정신착란의 쇠퇴기의 여성 환자들을 배속하는 장소(189)는 일반적으로 그곳으로부터 기대할 수 있는 장점들을 갖추고 있다. 간헐적으로 정신이 돌아와서 차분한 시기를 갖게 되는 환자들을 그리로 이송하는 것으로는 충분하지 않다. 보다 긍정적인 변화, 자기 자신에 대한 존재 감정, 이전에 빠졌던 흥분의 중단, 과거에 들었던 습관의 회복, 이전의 흥분이나 격노 상태의 일시적인 공백이 필요한 것이다. 그것은 간혹 모호한 불안감이기도 하여, 규칙적이지 않은 몸의 움직임으로, 특별한 목적 없이 반복되는 운동으로, 두서없고 밑도 끝도 없는 배회로 발산되기도 한다. 이 중간 상태, 더 정확히 말하면 이성의 완전한 회복을 향한 점진적인 진행 과정에서 이들 지성의 장애인이라 할 수 있는 사람들은 자기 방에 머무르면서, 계속 일어섰다 앉았다 반복하지만, 우발적인 원인 때문에 일시적으로 동요하는 상태가 아니라면 구속 없이, 완전히 자유롭게 움직이는 사람들이다. 환자들은 나무 아래나 울타리가 쳐진 인접한 너른 공간을 산책하고, 회복기 상태에 더욱 접근한 몇몇은 여성

다란 빗장, 환자들을 꽁꽁 묶는 끈 같은 우울한 기분이 들 수 있는 외부의 모든 형태는 여기서 추방되어 있다. 십자형 유리창은 덧창을 두어 보강했는데 정신이상자가 위험하게도 몸을 던지는 시도를 하면 어쩌나 우려할 필요가 없을 때 이 덧창은 쉽게 열 수 있게 되어 있다. 격노한 사람들은 1층 방에 두고, 그들의 방에는 널빤지를 깔았다. 문은 십자형 유리창을 마주하고 있고, 덧창은 밖에서 열리고 닫힌다. 얇은 판들은 이동이 가능한데 이를 기울이면서 덧창을 대신할 수 있다. 이런 식으로 모든 것이 동일한 목적을 위해 만들어져 있고, 착란을 일으킨 이성을 치료하기 위해 훌륭히 배치되어 있다.

근무자들과 노동을 나누고, 물을 긷고, 더러운 방을 치우고, 포석을 닦고, 정도의 차이는 있지만 능동적이고 고생스러운 다른 기능을 수행하는 데 전념한다. 이 여성들의 몇몇에게서 자극의 증상의 회귀나, 그녀들 주변에 소동과 무질서를 확산시킬 수 있는 재발의 징조가 나타난다는 것을 알아차리자마자 즉각 목욕 요법을 실시하거나 완하제를 투여하여 치료한다. 그런데 이 상태가 지속된다면 환자들을 치료를 실시하는 뜰로 다시 옮긴다. 반대로 계속 개선 상태에 있고 이성이 회복되었음이 점점 더 확실해진다면 보호 관찰의 시간은 단축되고, 다음에 회복기 환자들의 기숙사로 들어갈 수 있을 것이라고 알려주는 것이다. 한 가지 끊임없는 경험으로 지성의 약화된 상태에서 단순히 경솔한 행동 하나, 부모나 친구의 때 이른 면회, 어떤 슬픈 소식 하나가 간혹 더없이 강렬한 감정을 일으켜, 예전의 이성의 착란을 되살릴 수 있음은 잘 알려져 있다. 한 달 이상 전부터 침착하고 이성적인 상태였던 여인 옷 보따리 속에 몰래 넣은 부모의 편지를 받았는데, 그 편지 내용 때문에 그녀는 강렬한 슬픔을 겪게 되었다. 그다음부터 더는 잠을 잘 수 없었고, 점차 동요가 심해졌고, 광포한 정신착란이 나타났다. 긍정적인 변화를 주목할 수 있게 될 때까지 거의 여섯 달이 걸렸다. 그 뒤 다시 점진적으로 차분해지고 이성이 회복되었다. 이 환자는 오랜 회복기 후에 가족의 품으로 돌아갔다.

298. 정신이상자들의 구제원의 행정이 이뤄냈던 가장 긍정적인 변화 가운데 하나는 회복기 환자들을 수용하고 그들이 사회에 돌아가기 전에 이성을 완전히 회복시키기 위한 널찍한 기숙사를 붙여주었던 것이다. 이곳이 정신이상자들의 세 번째 구역에 해당한다. 이 기숙사는 청결이 유지되고, 더욱이 공기도 대단히 잘 통한다. 약 여든 개의 침상이 있으며, 그들이 서로 자유롭게 만날 수 있는 네 개의 구역으로 다시 나뉜다. 이 구획으로 얻는 장점은 확실한 회복기로 점진적으로 이행하도록 하는 데 있다. 이 수용 시설에는 굉장한 차분함이 유지되고 있고, 이를 더욱 확실하게 하기 위해 회

복기 환자들을 뜨개질과 재봉이 이루어지는 작업실(188)에서 일하도록 했으며, 푼돈 벌이로 경쟁심을 부추긴다. 한 가지 근본 원리는 불만과 앙심을 품게 만드는 모든 주제, 슬픔과 불안을 만드는 모든 동기를 이 장소에서 완전히 제거하는 것이다. 근무자들을 선발할 때는 그보다 더 다정할 수 없고 그보다 더 적극적일 수 없는 환자들 가운데에서 뽑고, 식사 시간은 엄격하게 지키고, 정성껏 준비한 음식을 제공하고, 그것이 무엇이 됐든 의견 대립과 혼란을 일으킬 수 있는 주제는 모두 피하도록 엄밀히 감시하고, 지속적으로 주의를 기울여 절대로 길들여지지 않고 걸핏하면 성을 내는 성격을 가졌거나 재발을 일으킨 여자 환자들은 다시 두 번째 구역으로 돌려보낸다. 너무 일찍 퇴원시키지 않도록 항상 경계해야 한다. 언제나 한결같은 경험을 생각해보면 이 다양한 문제들이 얼마나 세심하게 지켜져야 하는지 알수 있다. 젊은 회복기 환자가 갑자기 밤 동안 강렬한 흥분을 일으켰다. 침대를 벗어나 수다스럽게 말을 했고, 간혹 날카로운 고함을 질러 주변 환자들을 두렵게 만들었다. 바로 이날 밤부터 다른 세 명의 회복기 환자들이 일시적이지만 착란 발작에 빠졌다. 그래서 이렇게 발작에 빠진 세 명의 회복기 환자를 두 번째 구역에 데려가지 않을 수 없었고, 처음 발작을 일으켰던 젊은 환자는 첫 번째 구역으로 돌아가 다시 치료를 받게 했다. 이런 회복기 상태의 환자들이 친지를 다시 만나고, 예전 관계를 회복하고, 가족의 어떤 일에 몰두하고, 그렇게 곧 사회로 돌아갈 채비를 하는 것은 분명 즐거운 일이다. 그러나 이런 면회 때문에 일어나는 불편들을 아는 일도 역시 유용하다. 불행한 사랑의 희생자가 되었던 한 젊은 환자는 최근에 이성의 기능을 완전히 되찾았다. 그녀가 완치되었다고 생각해서 친지들은 그녀를 퇴원시켜달라고 강력히 요청했다. 조금만 더 퇴원을 연기하자는 의견을 내놓았지만 그들은 이를 듣기는커녕 떼로 달려와 그녀를 교묘히 구제원에서 내보내려고 했다. 그렇지만 정문에서 발각되어서 다시 구제원에 들어왔다. 그 때문에 그녀는 대단히 당황했고, 그래서 재발되었다.

299. 나는 좀 전에 말한 사설 시설의 주제로 돌아오겠다. 이 시설 역시 유사한 원칙에 따라 관리된다. 에스키롤 박사는 조광증 쇠퇴기 동안이나 회복기의 정신 치료를 가족 면회나 산책에 능숙하게 적용했다. 어떤 이는 위로하고, 다른 이는 격려하고, 멜랑콜리 환자와 면담하면서 그의 공상에 불과한 환상을 일소하게끔 했다. 그는 그들의 생각의 결과를 연구하고, 의지와 상관없이 이성의 착란을 일으키는 질환들을 구분했다. 때로 그는 환자들의 잘못된 선입견과 싸우고, 때로 그들의 과장된 의견에 접근하는 것같았다. 심지어 그들의 호의를 얻어서, 가장 유익한 의견을 내놓아 좋은 결과를 준비하기 위해 그들의 경박한 변덕에 동참하기까지 했다. 정신이상자가 의심스럽지 않은 회복기 증상을 보이자마자 그 환자는 의사와 같은 테이블에 앉을 수 있고, 며칠간의 보호 관찰 후에 회복기의 환자들을 위해 마련된 구역으로 들어간다. 그곳에서 완전히 회복되었음이 확인될 때까지 얼마간 체류하는 것이다. 그곳의 방들은 화려한 것은 전혀 없지만, 대단히 청결하고, 환자들의 기분을 좋게 해주는 것들을 갖추고 있으며, 아울러 부속된 정원에서 산책도 용이하다. 그때 완전한 자유를 갖는 것이다. 하인들의 영향을 이제 더 이상 받지 않게 되고, 의사는 친숙하게 회복기 환자들과 살아간다. 아침을 먹고, 당구를 치고, 무슨 게임을 하기 위해 모인다. 저녁 시간의 일부는 너른 홀에서 음악을 연주하면서 보낸다. 불편이 전혀 예상되지 않을 때는 자유롭게 자기 하인과 함께 식물원에 산책을 하러 갈 수도 있고, 마차로 시골 여행을 할 수도 있다.

300. 착란 상태였다가 갑작스럽게 건강한 이성으로 이행하는 것은 나쁜 징조이다. 이는 일반적으로 주기적인 조광증의 성격이며, 거의 항상 치료가 불가능하다. 반면, 과도기 상태와 단계적으로 이루어지는 긍정적인 변화는 이 자연적인 경향을 혼란에 빠뜨리는 것이 아무것도 없다면 정신 능력이 견고하게 회복되었음을 알려준다. 이것이 회복기 환자들을 구분할 때 기울여야 하는 수도 없이 많은 주의들과 재발이 뚜렷하게 나타나리라는 아주 사

소한 성격들을 포착하기 위해 엄격한 감시가 필요한 이유이다. 그래서 이 증상들이 보이자마자(2부) 미지근한 물로 목욕 요법을 받도록 하거나, 가벼운 샤워 요법을 쓰고, 점액질로 되었거나 시큼한 약액제를 처방하고, 구토액이 됐든 하제염(鹽) 용액이 됐든, 가벼운 완하제도 써본다. 그렇게 해서 습관성이 된 변비를 치료하는 것이다. 어떤 상황에서는 거머리를 쓰거나 발포제를 붙이는 일이 필요할 때가 있고, 신경의 흥분이 너무 뚜렷이 나타나는 경우 간혹 가벼운 진정제를 써야 할 때도 있다. 일반적으로 다정하고 위안이 되는 말로써 계속 희망을 갖게 하고, 용기를 북돋고, 곧 구제원에서 퇴원하겠구나, 하는 예감을 갖게 하고, 불만과 불화를 일으킬 수 있는 모든 실질적인 주제를 제거해야 한다. 가벼운 흥분이 지나간 뒤에, 얼굴의 특징적인 모습이 그대로 조화를 유지하고, 노동에 대한 취향이 그대로라면 모든 것이 질서를 이루고 있는 것이다. 그러나 회복기 환자가 무력해지고 침묵으로 일관하거나, 그의 얼굴 특징이 격앙되고, 무엇으로도 그의 불안정한 움직임을 고정할 수 없다면 앞으로 일어날 일을 걱정해야 한다. 정말 별것도 아닌 것으로 길길이 날뛰고 그의 성격이 완전히 격분 상태에 이르게 된다면 특히 그렇다. 그때는 가능한 변화란 변화는 다 주면서 치료를 다시 시작해야 한다.

301. 조광증 치료에 대한 흔하디흔한 선입견 중 하나, 혹은 더 정확히 말하면 대중의 의견이 되어버린 것이 있다면, 이 질병은 언제나 쉽게 재발하고, 치료가 되었다는 것도 그저 겉보기에만 그렇다는 것이다. 그래서 이 점이 공정하게 평가하고 세심하게 확인된 사실들을 길게 늘어놓는 것으로 만족하는 것이 중요해지는 지점들 중의 하나이다. 우리는 이 점을 6부에서 다룰 것이다. 그전까지는 조광증의 재발 원인을 부모의 간청에 따라 지나치게 일찍 퇴원한 데서 찾거나, 가족에게서 받은 학대와 이후에 비탄 상태에 빠진 데서 찾거나, 여러 해 동안 질병이 벌써 주기적인 것으로 바뀌었기 때문에 치료 불가능하게 되었던 데서 찾아야 한다는 점을 지적하는 것으로

충분하다. 한 가지 예를 들어보면 회복기 환자들이 퇴원 시 어떤 극단적인 상황에 처할 수 있는지 생각해볼 수 있다. 이 질병이 신체적이거나 정신적인 원인에 의해 다시 한 번 발생된 것이 확실하다면 말이다. 구제원에서 치료를 받은 젊은 처녀는 여러 달 동안 완전한 정신착란 상태에 있다가 이후, 회복이 잘 되어 아주 작은 착란의 징후 하나 없이 석 달 이상 정신이상자들을 위한 근무자로 일했다. 그리고 그녀는 구제원에서 나와 예전에 일했던 집으로 돌아갔다. 그런데 그녀의 옛 주인들은 광기가 재발할 수 있지 않느냐는 구실로 그녀를 받아들이지 않았고, 그녀는 다른 방법을 찾아보았으나 모두 실패해서 그보다 더 클 수 없는 비탄에 빠졌다. 그녀가 유대인 출신이었기 때문에 그녀는 스트라스부르에 가면 유대인들 틈에서 살아갈 방법이 있지 않을까 희망했다. 그래서 그녀는 스트라스부르로 갔지만 완전히 빈털터리 상태에 놓이게 되었다. 어디를 가나 거부당했고, 버림받았고, 경멸받았다. 그녀는 극단적으로 쇠약해지고, 일종의 멜랑콜리 마비 상태에 빠져 결국 구제원으로 돌아왔다. 그녀는 망연자실한 시선을 보여주었고, 자기가 교수대 위에서 죽을 운명이라고 상상했다. 이 때문에 그녀는 종종 깊은 한숨을 내쉬고 용서를 빌었다. 첫 두 달 동안 그녀는 아무것도 먹지 않는 것이나 마찬가지였고, 방구석에 쭈그려 앉아 고집스럽게 방에서 나가지 않으려고 했다. 그런 뒤 조금씩 이런 마비 상태를 벗어나는 것 같았다. 간헐적으로 일시적이지만 이성의 빛이 나타났고 이것이 점점 지속적이 되었다. 우리는 그녀의 두려움을 일소해보려고 노력했고, 그녀가 구제원에서 나가지 않아도 될 것이라는 점을 이해시켰다. 그녀는 자기가 예전에 아낌없이 받았던 고마운 배려를 기억하면서 용기를 되찾았다. 얼마 후 그녀는 다시 쾌활해졌고, 노동을 다시 좋아하게 되었고, 그보다 완전할 수 없게 회복되었다. 여러 여성 정신이상자들은 치료가 된 후에도 그녀들에게 주어지는 선입견과 민중의 무지의 희생자가 되곤 하니 그들의 운명을 생각해본다면 마음이 아프다.[17]

*

314. 통상의 치료가 끝난 뒤 정신이상자의 정확한 퇴원 시기를 결정하는 것이야말로 가장 어려운 일이다. 여기서는 세부적으로 다루지는 않기로 한다. 나는 살페트리에르 구제원에서 수집한 기록들을 통해 다음의 사항에 주목했다.

315. 1. 가장 자주 볼 수 있는 관찰을 통해 정신이상자의 부모가 완전한 회복이 확인되기 전에, 우리가 아무리 바른 의견을 제시하더라도 서둘러 환자를 구제원에서 퇴원시킬 때 가장 자주 재발이 일어난다는 점을 알게 된다. 그러니 그 재발을 우리 탓으로 돌릴 수는 없는 것이다. 반대로 이런 재발은 우리가 이 질병의 여러 시기를 구분하며 따랐던 방법이 옳았음을 확인해준다. 이 불행한 경험을 겪고 보다 신중해진 부모는 환자가 재발하면 구제원에 다시 보내지 않을 수 없다. 그러면 그들은 회복의 상태가 확실해지도록 더 오랜 시간 동안 남겨두게 되니, 그런 경우라면 똑같은 일이 벌어지면 어쩌나 두려워하지 않아도 된다.

316. 2. 어떤 조광증은 주기적이 되기도 한다. 그리고 몇 년 이래로 차분한 기간과 재발의 기간이 확고하거나 그렇지 않은 방식으로 계속 반복된다. 그때 통상의 치료로 기대할 수 있는 것은 발작의 강도와 지속의 기간을 줄이는 것밖에 없다. 그러나 습관적인 재발이 일단 고질적이 되어버리면 더이상 그 습관을 중단할 수 있으리라는 희망을 가질 수 없다. 그때 정신이상은 일반적으로 평생 지속된다. 그 기간이 더 오래 지속되는가 덜 오래 지속되는가, 더 규칙적인가 덜 규칙적인가의 차이뿐이다. 그러므로 몇몇 정신이상자들은 일정한 시기 또는 가족과 다소 시간을 보낸 후 다시 돌아오곤

∵

17) 이 부분 이후에 초판 6부 18장부터 21장(본 번역 pp. 279-291)이 302-313절이 된다. 이후, 아래에 추가한 번역으로 5부가 모두 끝난다.

한다. 비슷한 경우에 세심하고 분별 있게 치료한다면 우리가 예상하는 발작에 좋은 영향을 미칠 수 있고, 대단히 훌륭한 방식으로 변화시킬 수 있다.

317. 3. 통상적인 치료 동안, 또 조광증의 두 번째나 세 번째 시기 동안, 계절의 영향일 수도 있고 다른 신체적이거나 정신적인 원인에 의한 것일 수도 있지만 정말 재발의 성격을 띨 수 있는 일시적인 흥분이 다시 지배적이 된다. 그때 비슷한 발작이 다가올 때부터 약액으로 된 완하제나 미지근한 목욕 요법을 쓰게 된다. 이것으로 항상적으로 침착해지게 되고, 이성에 발생할 수 있는 다른 착란들도 예방된다. 간혹 부모들이 정신이상자에게 경솔하게 편지를 보내거나, 너무 일찍 면회 오는 잘못을 저질러 일시적인 사고가 생길 수 있다. 그렇게 되면 성공적인 치료는 늦춰지게 된다. 구제원에서 몇 달 더 체류하는 것은 물론, 경우에 따라 확실한 치료를 얻기 위해서 몇 년 더 체류하게 될 수도 있다. 이미 회복기에 접어든 정신이상자가 있었는데, 정기적으로 그녀를 면회 온 딸들 중 둘과 대화를 나누도록 허용해 주었다. 더욱이 그녀는 이 면회를 대단히 즐겁게 받아들였고, 그것이 회복을 촉진하는 데 도움이 되는 것 같았다. 그런데 이 여인이, 품행이 타락하고 비난받아 마땅한 행동 때문에 온 가족에게 강한 슬픔을 주었던 다른 딸의 방문을 받게 되었다. 어머니는 깊은 마음의 동요를 느끼며 이렇게 말했다 "아! 네가 왔구나, 불행한 것아!" 그리고 바로 그날로 그녀는 마비 상태와 무감각 상태에 빠졌고, 내가 가리지 않고 여러 수단을 사용했지만 그 상태가 6개월 이상 지속되었고, 나는 그 상태가 치료 불가능하다고 단정할 수밖에 없었다.

318. 4. 구제원에서 실행된 훌륭한 개혁에 이르고, 절제 있고 온화한 불변하는 근무 체계를 도입하기 위해 회복기의 환자들 중에 성격, 강건한 체질, 노동에 대한 사랑을 고려해서 정신이상자들에게 유용할 수 있는 환자들을 선별해서 받아들였다. 그들이 간혹 흔들리는 이성으로도 임무를 수행하고, 처음 몇 번의 시도 후에 조금씩 신뢰를 얻고, 그렇게 해서 확고한 회

복기로 훌쩍 걸어가는 모습을 보는 것은 놀라운 일이다. 연령대를 불문하고 몇몇 사람들이 여러 해 전부터 이런 보호 관찰을 견뎌냈다. 이 점을 더없이 명백한 사실로써, 재발을 피할 수 없는 것으로 간주하는 선입견에 맞세울 수 있다.

319. 5. 민중 계급의 여인들 중에는 습관이 되어버린 과도한 음주를 하고서가 아니라면 정신이상자가 되기 어려운 환자들이 있다. 그리고 얼마간 구제원에 체류하면 그녀들은 다시 침착해지고 이성의 기능을 완전히 되찾는다. 그렇지만 그녀들은 자유를 다시 얻으면 좋아하던 성향을 되찾고 바로 재발된다. 그녀들이 퇴원할 때 내가 써준 증명서에서는 이미 그 점을 예고했다. 어떻게 이를 피하게 할 수 있을까?

320. 6. 이 경험의 한 가지 항상적인 결과는 정신이상자가 신뢰를 받아들일 수 있게 되었을 때부터 그에게 신뢰를 불러일으켜주는 것만큼 이성의 회복에 영향을 주는 것이 없다는 점이다. 그때 정신이상자는 유순해지고 순종적이 된다. 그는 사람들이 자기 회복을 위해 얼마나 헌신을 기울이는지 정확히 느끼고, 그런 식으로 실행된 그의 정신 능력은 점차 대단히 유리하게 발전해나가게 된다. 그래서 정신이상자들의 구제원의 의사와 간수는 이 근본적인 목적을 수행하는 데 의기투합하여 끊임없이 협력했던 것이다. 오만한 태도와 거친 방식이었다면 어땠을지 생각해보시기 바란다.[18] 그러나 정신이상자들을 길들이고 나면 그들에게 어떤 호의의 표시를 할 수 있을 거며, 침울하고 사나운 오만한 마음이 우세하고, 자기들의 외곬의 몽상 너머로는 아무것도 보지 못하는 고집 센 성격의 몇몇 사람들에게라면 어떻게 영향력을 행사할 수 있을까? 이미 언급한 한 영국 저자가 보고한 것만

..

[18] 나는 정신이상자들의 구제원에서 이익에 대한 이러한 일치가 정말 찾아보기 어려울 정도로 기이한 일임에 주목한다. 몇 세기 후에 이런 현상이 정말이지 충분히 다시 생길 수 있을 것이다.

큼 놀라운 사례는 정말 보기 어렵다. 처음에 중년의 남자는 말을 거칠게 하고 침울하고 걸핏하면 화를 내는 태도로 주목을 받았다. 그는 항상 불안해하고, 싸움을 좋아하고, 언제나 화낼 준비가 되어 있던 성격의 소유자였는데, 무슨 역경을 겪게 되면서 더 날카로워졌다. 그는 질투심에 사로잡히고, 그 이상 높을 수 없을 정도로 인간을 혐오해서, 가족들도 그를 견디지 못했다. 바로 그때 정신착란이 터졌다. 그는 막대한 액수를 지불하기 위해 이전에 거래하지 않던 은행가들에게도 환어음을 발행했다. 결국 그는 정신이상자 시설로 떨어졌지만 그는 거기서 동양 폭군처럼 거만한 모습이었다. 자기가 바타비아 공작이자 수상이라고 믿고, 주권자만 받을 수 있는 영예를 요구했다. 그의 오만한 허장성세를 고쳐보려고 가능한 수단을 다 써봤지만 소용없는 일이었다. 조금씩 그의 허장성세는 마비 상태와 백치 상태로 변질되었다.

321. 7. 정신이상을 다루는 일반 논고에서 그 원인, 나이, 성, 체질, 기타 부차적인 다양성에 관련한 수많은 세부 사항까지 기대할 수는 없다. 그런 내용들은 개별적인 관찰 논집에서나 실릴 수 있다. 여기서는 진정한 원칙으로 올라가고, 정신이상에 대한 견고한 지식의 결과들과 대중들이 실제로 쓰는 방식이나 순전히 경험적인 시도들 사이에 존재하는 극단적인 차이를 지적하는 것으로 충분하다.

322. 8. 내가 정신이상의 징후들의 역사적 연구와 정신이상자들을 치료하기 위해 썼던 방식에서 따랐던 길은 언제나 현명하고 신중하게 고려된 사실들을 엄격하게 관찰하는 것이었다. 나는 간혹 내 의지와는 무관하게 그 장점이 과장될 수 있는 새로움의 유혹을 경계했다고 생각했다. 나는 언젠가 다량의 사혈, 폭력 행위, 갑자스러운 목욕 요법, 대단히 튼튼한 쇠사슬을 쓰는 과거의 방법을 옹호하는 반작용 같은 것이 생기리라고 확신한다. 아마 그 반작용은 신랄하고 분노로 가득한 글로 이루어지게 될 수도 있을 것이다. 반면 모든 오류를 피해 의견을 전달하는 방법이 있는데 그것은

양쪽에서 규칙적인 치료를 따르는 정신이상자들의 정확한 조사를 행하고, 전체 인원의 수와 치료된 사람들의 수의 정확한 비율이 얼마인지 살펴보는 것이다. 내가 6부에서 제시하는 유사한 계산의 사례는 불필요한 많은 토론을 피할 수 있고, 두 방법 중 어떤 것이 우선되어야 마땅한지 명확하게 보여줄 수 있다.

6부[1]
관찰 결과와 정신이상자들의 치료 확률을 결정하는 데 사용하기 위한 표의 구성

323. 의학에서 '경험'이라는 말에 정확한 의미를 부여하지 않고서 의견의 일치를 보기란 어려운 일이다. 각자 자기 경험 결과들에 자부심을 갖고 그 경험에 유리하게 더 많거나 적은 사실들을 언급하기 때문이다. 어떤 경험이 틀림없고 확고한 것이 되게끔 하고, 어떤 것이 됐든 치료 방법에 견고한 토대를 제공하기 위해서는 보편적인 규정들을 지키고 정해진 질서를 따랐던 수많은 환자들의 사례에 기초해야 한다. 그 경험은 또한 여러 해 동안 같은 방식으로 반복되고 대단히 세심하게 확인한 관찰들의 규칙적인 연속에 기초해야 하며, 긍정적인 사건들[*2]은 물론 그것과 완전히 대비되는 사건들을

••
1) 2판의 6부(323-367절) 전체는 완전히 새로 쓴 것이다.
*2) 의학에는 뚜렷이 구분되는 두 분야가 있다. 하나는 순전히 기술적(記述的)인 것으로 질병 현상들을 정확하게 기록하는 것을 목적으로 한다. 이 분야는 이미 대단히 진척되었고, 이 분야의 교육은 자연사의 모든 다른 분과들이 따른 방식을 길잡이로 삼아 나날이 진보하고 있다. 이와 다른 의학의 분야는 아직 기초가 허약한데 그 분야는 '치료(thérapeutique)'라는

똑같이 언급하고, 그 사건들 각각의 수가 얼마인지 지정하고, 두 사건을 똑같은 비중으로 알려야 한다. 그러니까 경험의 기초를 확률론에 두어야 한다고 말하는 것으로 충분하다. 확률론은 이미 시민 사회의 여러 주제에 대단히 훌륭하세 응용되었고, 앞으로 환자들을 치료하는 방법들을 견고한 토대 위에 세우고자 한다면 확률론을 따라야 한다. 내가 여성 정신이상자들이 살페트리에르로 이송되어 내 치료를 받게 되었던 공화력 10년에 정신이상의 주제와 관련하여 내가 이루어보겠다고 생각했던 목표가 이것이었다.

324. 내가 공화력 9년에 정신이상 질병에 대해 출판했던 논고의 핵심 주제는 그 질병의 정확한 내력과 변별적인 특징들을 확정하는 것이었다. 그러나 치료를 규정하는 효과적인 방법에 대한 몇몇 관찰들은 여기저기 고립된 채 흩어져 있었고 내게는 그것이 그저 의심스러운 결과만을 가져오는 것 같았다. 여러 해의 틀림없는 경험을 얻었어야 정신이상자들의 구제원에서 어떤 내적 방법을 써야 하고, 어떤 지속적인 질서를 유지하고, 어떤 의학적 치료의 원칙을 수용해야 입원자의 총수와 치료자 수 사이에 가장 긍정적인 비율을 얻을 수 있게 되는가, 하는 질문을 해결할 수 있다. 나는 공화력 10년 아월에 살페트리에르 구제원에서 이런 종류의 경험을 시작할 수 있겠다고 생각했다. 건물은 넓고 필요한 만큼 구획이 가능했다. 나는 구제원 이사회의 도움을 많이 받았다. 나를 도와 질서를 유지하고 근무를 통제하는 일을 맡은 분의 헌신과 수완에는 부족한 것이 전혀 없었다. 그래서 이 시설은 초기부터 올바른 방식을 취했고 독단적인 선입견과 오류가 생기지 않도록 언제나 경계했다. 나는 6개월마다 세심하게 등록부를 작성해서, 치료자 수가

∙∙

이름으로 알려져 있다. 이 분야의 개념들은 죄다 모호하여, 지식의 전체적인 결함 이상으로 이를 적용하는 일은 더 어렵고 더 불확실한 것 같다. 질병을 다룬 개별 논고를 보면 어떤 성공을 거두었다는 언급만 나오고, 실패한 경우에는 베일을 덮어 가린다. 맹목적인 경험주의가 진정한 지식의 수준에 올라 있고, 이런 면에서 의학은 확률론이 적용될 때에만 진정한 학문의 성격을 가질 수 있다.

얼마인지 알고 이를 다른 곳의 치료자 수와 비교했다. 그리고 치료가 성공한 경우와 성공하지 못한 경우를 똑같은 주의를 기울여 검토했다. 이와 같은 작업이 혁명력 10년 아월부터 1806년 1월 1일까지, 석 달이 부족한 4년 동안 계속되었고, 이것으로 일람표를 만들어 1807년 2월 9일에 프랑스 학사원의 수학과 물리학 강의 때 제시했다.

325. 대부분의 구제원에서는 편견과 부주의로 인해 모든 정신이상자는 절대 치료가 불가능하다는 것을 원칙으로 삼고 있다. 어김없이 엄중한 감금, 거칠고 폭력적인 행동, 쇠사슬로 묶는 방법과 같은 방법을 써서 정신이상을 치료 불가능하게 만들어버린다. 규정에 따라 유지되고 있는 극소수의 구제원에서나 이 질병이 치료 가능하다는 점에 동의하며, 가장 잘했던 일은 반복적인 경험을 통해 이를 증명했던 점이다. 그러나 다른 곳에서도 그렇지만 프랑스에서도 기재된 등록부를 보면 잘 알려진 모든 방법을 통해서 더 많거나 더 적은 수의 환자들만을 치료할 뿐이며, 앞으로 제안될 수 있는 모든 것은 완치된 환자 수와 구제원에 들어온 환자들의 총수 사이에서 더 유리하거나 덜 유리한 비율을 얻는 것으로 귀결한다는 점을 알 수 있다. 그런데 이 전체의 수는 치료가 이루어진 수와 치료가 이루어지지 않은 수의 합과 같다. 그러니 바로 확률론의 영역이며, 확률론의 가장 기초적인 원칙 중 하나에 들어서게 된다. 어떤 사건의 확률은 분자가 치료에 우호적인 경우들의 수이고, 분모가 치료에 우호적이거나 우호적이지 않은 모든 경우의 수인 분수로 측정된다. 그러므로 다양한 종류의 정신이상자들의 등록부를 정확히 작성하고, 관찰된 사실들의 실제 성격을 확정하여 일람표에 맞는 자리에 배치하고, 여전히 의심이나 불확실성이 남을 수 있는 사실들이 있더라도 이를 숨겨서는 안 되었다. 무엇보다도 불확실하거나 모순되는 사실들을 은폐하기 위해 유리한 사건들의 수를 근거 없이 부풀리는 일을 피해야 했다. 퐁트넬이 나니엘 베르누이의 저작(『추측술에 대하여 *De Arte conjectandi*』)[3]에 대해 지적한 것처럼 어려움은 우리가 사건이 일어날 수 있

거나 일어날 수 없는 경우들을 놓치고, 알려지지 않은 경우들이 많을수록 취해야 할 입장의 지식은 더욱 불확실하게 된다는 데 있다.

326. 정신이상의 치료에는 두 가지 방법이 사용된다. 하나는 대단히 오랜 것으로, 사혈의 반복, 강한 물로 머리를 내리치는 샤워 요법, 찬물 목욕이나 갑자기 놀라게 만드는 목욕 요법, 엄중한 감금을 통해서 진행 중인 질병을 윽박지르는 방법이고, 다른 하나는 살페트리에르에서 수용한 방법으로, 정신이상을 강렬한 시기, 쇠퇴기, 회복기라는 연속적인 기간을 갖는 급성 질환처럼 고려하게끔 하는 것이다. 이 시기들의 순서는 절대 바뀔 수 없지만, 강도가 약한 방법, 미지근한 목욕 요법, 완하제로 쓰는 약액제, 간혹 진정제나 대단히 가벼운 샤워 요법을 씀으로써 징후들을 차분하게 만들어야 한다. 어떤 경우에는 강력하지만 짧게 지속되는 억압의 방식을 쓰고, 항상 친절한 태도를 취하거나 정신이상자의 이성이 완전히 붕괴되지 않은 이상 그의 신뢰를 얻는 훌륭한 기술을 쓴다. 두 가지 방법 중에 어떤 방법을 선호해야 할까? 첫째, 간편 등록부, 둘째 여러 구제원에서 달마다, 해마다 세심하게 작성한 일람표, 셋째 확률론, 이 세 가지면 이 문제를 해결하는 데 충분할 것이고, 어느 쪽이 항상 장점을 갖는지는 단순 비교만으로도 알 수 있을 것이다. 나는 내가 따른 치료법의 결과들을 공개하는 것으로 시작하겠다. 두뇌나 지성의 기능의 본성 말고는 더 이상 모호한 것이 없다. 관찰을 통해 얻은 여러 결과들을 비교하지 않고서 어떻게 두뇌나 지성의 기능에서 일어난 다양한 장애를 치료하는 방법을 배울 수 있다는 말인가? 혹은 다른 말로 하자면, 치료의 성공이란 단순한 사건들로 얻은 법칙을 따라 복잡한 사건과 동일시해야 하는 일이 아닌가? 그 확률을 구하려면 그 사건을 초래할 수 있는 경험을 얼마나 많이 반복해야 하고, 그 사건이 얼마나 많이

: :

3) 이 책은 피넬의 지적처럼 다니엘 베르누이(1700-1782)의 것이 아니라, 그의 삼촌 자크 베르누이(1654-1705)의 것이다.

석 달이 빠진 4년 동안 살페트리에르 여성 구제원[1]의 일람표

질병의 종류	연도	환자 수	자료 없음	다른 곳에서 치료	소녀	부인	과부	신체적 원인	정신적 원인	주기적 환자	치료된 환자	치료중 사망	치유 불가로 사망	구제원에 남은 수
정신착란 동반한 조광증	X	117	42	58	47	58	12	19	42	18	64	13	16	24
	XI	124	38	55	49	58	17	34	58	33	73	6	23	22
	XII	155	60	57	57	69	29	50	74	45	87	9	31	28
	XIII	56	17	42	20	19	12	21	63	14	24	5	7	20
	1805	152	58	46	48	64	24	41	48	17	62	8	12	70
한가지 대상에 정신착란을 가진 멜랑콜리	X	24	7	7	15	5	4	2	21	6	14		4	4
	XI	42	16	11	17	17	8	11	34	7	36	2	3	1
	XII	54	13	27	21	24	9	16	54	12	34	4	4	12
	XIII	14	5	9	9	2	1	4	10	3	10	2	2	
	1805	38	4	19	20	11	5	13	29	1	20		3	15
자살 경향을 가진 멜랑콜리	X	6	3	3	1	4	1	2	4	1	3		1	2
	XI	2	1	1	1				2	1	1			1
	XII	9	4	4	2	3	4	2	7	2	4		2	3
	XIII	5	2	2	3		2		5	4	3			2
	1805	16	1	5	6	8	9	4	13	2	9	3	1	3
계		814	271	346	316	342	137	219	464	166	444[2]	54	109	207
치매[3]	X	20	15	5	8	4	7	2	2		2	1	11	6
	XI	32	19	6	5	6	20	3	5	1	6		23	3
	XII	32	22	8	13	8	10		3	2	4		14	14
	XIII	22	16		11	3	7	3	2		6		10	6
	1805	46	15	11	12	15	20	13	14	1	11	1	15	19
계		152	87	32	49	36	64	30	26	6	29	2	73	48
백치 상태	X	9	8	1	6	2	1						5	4
	XI	8	1	6	7		1	3					5	3
	XII	12	9	3	11	1		6					1	11
	XIII	7	5		7			6					1	6
계		36	23	10	31	3	2	19					12	24

소견

1. 여성 정신이상자들의 치료는 공화력 10년 아월 17일 살페트리에르에서 시작되었다. 이 시기에 본 구제원은 항상 오텔 디외에서 치료를 시도했으나 효과가 없어서, 치료 불가능한 여성 환자들의 수용 시설로 간주되었는데, 총 인원이 오백열일곱 명이었다. 이 수에서 치료의 희망이 있었던 쉰두 명을 제외해야 한다. 그들은 다른 곳에서 치료를 위해 이송된 사람들과 섞여 있었다. 그 환자들은 위의 표에서 이전 해에 들어온 인원으로 잡았다.

2. 전체 사백마흔네 명의 완치자 중, 완치되었다고 간주할 수 있는 열다섯 명을 제외했다. 그들은 아주 어렸을 때부터 지성이 약하거나 지성에 결함을 가진 환자들이었는데, 치료를 받은 뒤, 그들을 감시하는 어떤 이의 지도를 받으면 노동할 수 있을 정도로 회복이 된 이들이다.

3. 구제원에 들어온 치매나 백치 상태에 걸린 사람들은 원래부터 그 성향을 가졌거나, 고령이거나, 혹은 다른 곳에서 지나치게 석극적으로 시도된 치료 때문에 그런 상태가 된 환자들이다. 그들은 구제원에서 치료 불가능하다고 간주된 다른 정신이상자들과 동일시되었다. 우발적인 치매의 경우는 그중 스물아홉 건이 치료되었다.

일어나는지 검토해야 하지 않을까?

I
표의 구성과 등록부 관리를 위해
살페트리에르 정신이상자 구제원에서 따른 규칙들

327. 파리 안에서나 이웃한 다른 도(道)에서 여성 정신이상자들은 치안 담당 부서 또는 입원 담당 부서의 지시에 따라 정신이상이 확인된 후에 살페트리에르로 이송된다. 정신이상자들이 구제원에 들어오면 사무실에 비치된 장부에 이름, 나이, 출생지, 입원일을 기록한다. 부모들이 정확한 정보를 제공할 수 있을 때 정신이상자들의 이전 상태와 질병의 원인을 난외(欄外)에 추가로 기록한다. 질병의 발발에 대한 구두 조서는 다른 곳에 보관되어 있어서 우리에게까지 전달되지 않기 때문이다. 공화력 10년 아월부터 같은 해 결실월 말까지 백일흔여섯 명의 정신이상자가 치료받기 위해 입원했고, 공화력 11년에는 이백여덟 명, 공화력 12년에는 이백예순두 명, 공화력 13년에는 백네 명, 1805년의 마지막 아홉 달은 이백쉰두 명이 들어왔다. 이 수의 합이 석 달이 빠진 4년 동안 수용된 천두 명이며, 이들 숫자 전체가 내 표에 들어 있다.

328. 정신이상이라는 말은 두뇌나 지성의 기능들의 한 가지 상해를 표현하는 데 적합한 일반적인 명칭에 불과하다. 그러나 가장 지속적인 관찰로 구분된 네 가지 다른 종류의 정신이상자들 각각의 수를 지적하는 일은 중요하다. 일람표를 통해 해마다 구제원에 들어온 조광증에 걸린 정신이상자들의 수가 얼마나 되는지 확인할 수 있다. 석 달이 빠진 4년 동안 정신이상자들의 전체 숫자는 육백네 명이었다. 첫 번째 유형의 정신이상자보다 빈도는 낮았지만 마비 상태가 특징인 일종의 정신이상, 어떤 대상들에 대한 외곬의 착란을 동반한 어두운 침울함, 그 대상을 제외한 다른 모든 대상에

는 자유로운 이성의 기능을 사용하는 경우도 발견되는데, 이것이 우리가 '멜랑콜리'라고 부르는 것이다. 그저 일람표를 살펴보기만 해도 이런 상태로 구제원에 들어온 환자 수가 해마다 다르다는 점을 알 수 있다. 석 달이 빠진 4년 동안 전체 수는 이백서른 명이었는데, 그들 중 서른여덟 명은 강한 자살 성향이 지배적이었다. 여성들의 자살 유형 중에는 특히 밤에 침대 속에 감춰둔 손수건이나 구두끈으로 목을 조르는 것이 많았다. 그래서 그녀들을 더 세심히 감시하기 위해 밤마다 불침번을 서거나 가장 의심스러운 환자들은 앞에 등(燈)이 있는 기숙사 방에 배치한다.

329. 앞뒤가 맞지 않는 생각과 동요도 격노도 없고, 두뇌 기능이 우둔하다는 것이 특징적인 치매는 종종 고령의 결과인데, 다른 우발적인 원인으로도 생길 수 있다. 언급된 기간 동안 백쉰두 명의 백치가 있었고, 이중 예순네 명은 고령으로 인해 이 상태에 이른 것이다. 내가 언급해야 하는 정신이상의 마지막 종류는 우리가 '백치 상태'라고 부르는 것으로, 생각이 부재하고, 정도의 차이는 있지만 마음에 나타나는 정서 기능이 완전히 정지된 것이다. 이 상태는 거의 항상 선천적인 것으로 태어날 때부터 가진 것이다. 그리고 이 종류의 정신이상자들의 전체 수는 석 달이 빠진 4년 동안 서른여섯 명이었다. 나는 정신이상을 이런 다양한 종류로 구분해서 일람표에서 요약한 여러 개의 표를 작성할 때 토대로 썼다. 이 구분은 내가 기입한 매일의 기록을 수집한 것으로 이 기록을 정확하고 명확하게 만드는 데 대단히 유용했다. 이런 구분을 통해 치료를 단순화하고, 많은 여성 정신이상자들이 모였을 때 범할 수도 있을 오류를 피할 수 있었다.

330. 급성 상태, 쇠퇴기, 회복기로 연속되는 시기에 모든 종류의 정신이상자들을 예의주시하고 관찰할 수 있다는 장점, 이런 다양한 단계에 속한 정신이상자들이 자유롭고 상호적인 교류에 관련된 불편, 근무의 질서와 용이성을 고려한다면 정신이상자들이 어떤 유형이든 그들을 일종의 세 가지 커다란 범주로 반드시 구분하지 않을 수 없다. 여기서 특별한 장소에 감금

된 치료 불가능한 환자들과 우발적인 병이 생겨서 의무실에 있는 환자들은 제외한다. 그런데 정신이상자들에게 일어나는 변화에 따라 그들을 한 구역에서 다른 구역으로 종종 옮기게 되고, 재발이 일어난 경우 예전의 구역으로 돌려보내게 되므로, 그 정신이상자를 면담하려거나 면회가 신청되었을 때 다시 찾으려면, 한 페이지를 다른 페이지로 옮길 수 있는 이동이 가능한 카드와 함께 개별 등록부에서 환자가 연속적으로 또는 번갈아 이동한 내역을 기록하는 일이 필수이다. 이 카드에는 정신이상자의 이전 상태에 대한 기록을 포함한 그의 호칭들과 입원 사무실에 비치된 최초의 등록부 페이지를 가리키는 숫자가 포함되어 있다. 그러나 이들 구분에 따라 정신이상자들 각각의 수는 분명 변동될 수 있지만, 이렇게 변동되더라도 어떤 한계를 넘어설 수는 없다. 그래서 공화력 13년 상월(霜月) 28일에 실시한 조사에서 나는 첫 번째 구역에 동요하거나 다소 격노하여 치료를 받은 정신이상자들이 스물네 명 있음을 알았다. 두 번째 구역에는 질병의 쇠퇴기 환자들을 수용하는데, 흥분 상태가 주기적으로 재발하기만 할 뿐인 이 정신이상자들은 백아흔여섯 명이 있었다. 마지막으로, 사회로 돌아가기 위해 이성이 확고해지기만 하면 되는 회복기 환자가 쓰는 기숙사에는 쉰아홉 명이 있었다. 이 회복은 무엇보다 육체노동을 통해 얻은 것이다. 그래서 이 구역에는 재봉 작업실이 부속되어 있다. 첫 번째 구역의 정신이상자들 숫자가 적다는 것에 놀랄 필요는 없다. 사실 엄청난 착란을 일으켰거나 격노에 빠진 환자들이 구제원에 들어올 때 종종 유화책을 써서 신속하게 두 번째나 세 번째 구역으로 데려가거나 그렇게 이동할 수 있다. 올바로 관리된 구제원의 비밀은 제한된 건물에 엄중한 감금을 필요로 하는 정신이상자들의 수를 '최소한'으로 줄이는 데 있다. 그보다 더 강력할 수 없게 동요한 정신이상자들에게 할애된 스물네 개의 방 중에 환자가 들어 있는 방은 종종 여섯에서 여덟 개, 때로는 서너 개일 뿐이다. 이 구역의 다른 정신이상자들은 특별한 공간에 머물면서 어느 정도 자유를 누린다. 그래서 구제원에서 온화함과 자유라는 일반적인 체계를 수용한 경우, 엄중히 감금되어 있는 환자들은 치료 중인 정신이상자의 전체 수에 대해 0.02의 비율이 된다.

II
이전 상태의 어떤 정보도 없이 치료에 받아들여진 정신이상자들, 혹은 본 구제원에 들어오기 전에 다른 곳에서 치료받았던 정신이상자들

331. 정신이상자들은 종종 일반적인 안전 조치나 완전히 다른 방식의 조치를 통해 구제원에 들어온다. 그때 우리는 질병의 원인이 확인된 구두 조서나 그 시기부터 일어난 다른 사건들을 전혀 알 수 없으니, 그런 까닭에 치료를 수행하는 데 여러 유용한 지식들을 갖지 못하는 것이다. 일람표의 네 번째 칸은 이런 종류의 조사에 할애되었다. 그래서 예를 들면 조광증 환자 백열일곱 명 중에 마흔두 명이 공화력 10년에 수용되어 치료를 받았는데 그들의 이전 상태가 어떠했는지는 전혀 알 수 없었다. 공화력 11년에는 백스물네 명 중 서른여덟 명, 공화력 12년에는 백쉰다섯 명 중 여든 명의 경우가 그러했다. 다른 종류의 정신이상에도 유사한 지적을 할 수 있다. 그래서 내 표에 포함된 기간 동안 삼백여든한 명의 정신이상자들은 이전의 상태가 알려지지 않은 경우였다. 즉 비율은 전체의 0.33에 해당했다. 그런데 정확한 정보가 없다면 치료를 수행하는 데 어떤 조치를 취해야 할지 종종 불확실해진다. 그래서 정보가 부족하면 나중에 확률론을 적용할 수 없게 된다. 이 목적을 수행하려면 치료를 기대할 수 있는 경우의 수와 치료를 기대할 수 없는 경우의 수를 비교할 수 있어야 하니 말이다. 정신이상자들이 구제원에 들어올 때 그들의 예전 상태에 대한 정확한 정보가 없는데 도대체 어떻게 치료할 수 있겠는가?

332. 가장 항상적인 경험을 통해 정신이상자들의 치료의 용이성과 치료

에 성공할 확률의 정도는 항상 질병의 최근 상태 및 최초의 치료로부터 마련된 장점들과 관계되어 있음을 알 수 있었다. 그래서 외국의 어떤 구빈원들은 다른 곳에서 이미 치료를 받았다가 나중에 재발한 환자는 받지 않았다. 여성 정신이상자들은 실페트리에르에 제한 없이 수용되었으므로 이것이 내게는 뚜렷한 단점으로 작용했다. 그 오류들에 책임을 지는 것만으로도 벌써 엄청난 일이니 말이다. 내가 이런 상황을 보고받을 때마다 나는 그것을 항상 기록했고, 일람표의 다섯 번째 수직 칸에 다른 곳에서 한 번이나 여러 번의 치료를 받았던 정신이상자들의 수를 기재했다. 공화력 10년의 두 번째 반기(半期) 중에 수용된 조광증 환자 백열일곱 명 중 쉰여덟 명이 다른 곳에서 다른 방식으로 치료받은 적이 있었다. 공화력 11년에는 백스물네 명 중에 쉰다섯 명, 공화력 12년에는 백쉰일곱 명 중에 서른일곱 명이 그랬다. 나는 멜랑콜리, 치매, 백치 상태에서 얻은 유사한 결과까지 보고하지는 않을 텐데 그저 표를 들여다보기만 하면 이 점을 확실히 알 수 있기 때문이다. 일반적으로 천두 명의 정신이상자들 중에 삼백아흔여덟 명이 다른 곳에서 치료를 받았거나 다른 구제원에서 온 환자들이었으니, 이 비율은 전체의 0.39에 해당했다.

III
나이와 결혼 상태 혹은 독신 상태에서
취한 정신이상에 대한 배치

333. 내가 공화력 11년에 출판한 『조광증론』에 넣은 표를 보면 이 질병이 특히 사춘기부터 마흔다섯 혹은 쉰 살까지 두드러지게 나타나며, 정신이상자들이 대규모로 모인 곳에서 발생하는 일들의 기록을 모아보면 이 질병은 스무 살에서 마흔 살 사이의 남자들에게서 더욱 빈번하게 발생한다는 점을 알 수 있었다. 간편 등록부를 보면 여성들도 비슷하다는 결과가 나타난다.

그렇게 해서 공화력 9년에 열여덟에서 스무 살 사이에 열여섯 명, 스물다섯에서 서른 살 사이에 서른아홉 명, 서른다섯에서 마흔 살 사이에 스물다섯 명, 마흔다섯에서 쉰 살 사이에 스물다섯 명의 조광증 환자가 발생했다. 나이대에 따라 증가하다가 어떤 나이대를 넘어서면 다시 감소하는 법칙은 마찬가지로 공화력 11년, 12년에도 적용된다. 공화력 13년에는 이런 점에서 볼 때 한 가지 예외가 있었는데 그것은 우발적인 원인에 따른 것이라고 볼 수 있다. 그러나 비세트르와 살페트리에르의 기록들을 단순히 비교할 때 마주치게 되는 한 가지 고찰을 나는 누락해서는 안 되겠다. 그것은 남성들 중에는 조광증이 사춘기 이전에 발현하지 않는 것 같다는 점이다. 반대로 살페트리에르 여성 정신이상자들의 구제원에서 사춘기 이전의 조광증은 공화력 11년에 아홉 건, 공화력 12년에 열한 건이 관찰되었다. 이성의 발달과 이성의 착란이 남성보다 여성에게서 더 빨리 일어난다는 점이 사실일까?

334. 멜랑콜리는 스무 살에서 마흔 살 사이의 성인에게서 더 빈번히 나타났다. 그런데 멜랑콜리는 조광증처럼 사춘기 이전에 전혀 발현되지 않았고, 우발적인 치매도 마찬가지였다. 그렇지만 노인성 치매는 그 용어가 말하듯이 인생의 완전히 다른 시기에 일어났다. 그래서 공화력 10년에 노인성 치매는 예순 살에 두 건, 예순 살과 일흔 살 사이에 여섯 건, 아흔 살에 한 건 일어났다. 공화력 11년에도 마찬가지로 치매는 예순 살에 세 건, 예순 살에서 일흔 살 사이에 열 건, 일흔 살에서 여든 살 사이에 다섯 건이 일어났다. 다음 해들도 결과는 같았다. 석 달이 빠진 4년 동안 구제원에 들어온 노인성 치매 환자들은 전부 예순네 명이었다. 어떤 이들은 노쇠로, 다른 이들은 깊은 슬픔으로, 또 어떤 사람들은 알코올 남용 때문에 이런 상태에 빠졌다.

335. 혼자 살거나 결혼 후 혼자 남아 살게 되었을 때나 결혼을 해서 같이 살 때 정신이상은 같은 비율로 일어날까? 내가 등록부를 정확하게 기록한 것은 이 문제에 다소나마 지식을 보급하기 위해서였다. 나는 이런 종류

의 조사를 위해 일람표의 수직 칸 세 개를 할애했다. 구제원에서는 정신이 상자들의 다양한 상태를 세심하게 기록하고, 이 점에 대해서는 예외가 없다시피 하니 그만큼 쉬운 일이었다. 그러나 다른 한편 사망률 표, 특히 프랑스에서 드파르시외 씨와 스웨덴에서 바르장탱 씨가 만든 표를 보면 기혼 여성이 독신 여성보다 장수하고, 기혼 여성 수가 독신 여성 수의 두 배가 된다는 점을 확인할 수 있지만, 이 두 상태에서 관찰된 수적(數的) 비율을 갖고는 조광증이나 멜랑콜리에 더 쉽게 걸리느냐의 여부에 대해서는 어떤 결론도 끌어낼 수 없다. 나는 비혼 여성들이 치매에 빠진 경우가 수적으로 대단히 많다는 점에서 끌어내게 되는 결론이 의심스럽다고 생각한다. 물론 등록부를 보면 비혼 여성들이 치매에 빠지는 경우가 두 배이고, 심지어 간혹 네 배에 이를 때도 있다. 나는 이로부터 아무런 결론을 끌어내지 않고, 그저 확실한 사실로서, 공화력 11년과 공화력 13년에 백치 상태에 빠진 여성 환자들은 기혼자보다 비혼자가 일곱 배, 공화력 12년에는 열한 배 더 많았다는 점을 제시할 것이다. 그러므로 여성에게 결혼은 가장 고질적이고 가장 자주 치료 불가능한 두 가지 종류의 정신이상에 대한 일종의 예방책이라고 추정할 수도 있겠다.

IV
그 원인들에 따른 정신이상의 다소 커다란 빈도

336. 이런 제목은 내 『조광증론』의 2판에서나 충분히 발전될 수 있었던 주제들을 보여준다. 이 주제들은 해부학 연구와 정신이상의 결정 원인에 대한 다른 세부 사항에 걸쳐 있기 때문이다. 그래서 나는 내가 정한 한계에 머무르면서 여러 정신이상자들의 이전 상태에 대한 정확한 정보의 부족은 어떤 점에서 학문 진보에 해가 될 수 있지만, 그렇다고 가장 통상적으로 일어나는 정신이상의 기원에 의혹을 품게 할 수는 전혀 없다는 점을 지적할

것이다. 다른 경우들에서 취한 가장 정확하고 가장 반복적인 정보들에 따르면 정신이상은 매년, 심지어 매달 거의 변화 없이, 항상적인 단일성이라도 갖듯이 일어난다는 점을 알게 된다. 일반적으로 한 여성 정신이상자가 구제원에 들어오면 그녀의 상태가 어떤 신체적이거나 정신적인 원인을 결정 요인으로 가졌음을 대단히 큰 확률로 미리 알려 온다.

337. 일람표(아홉 번째와 열 번째 수직 칸)를 들여다보면 우선 멜랑콜리와 조광증을 일으키는 원인들이 동일하더라도 그 강도와 개인의 감수성에 따라 치매가 될 수 있고, 심지어 백치 상태가 될 수도 있음을 납득할 수 있다. 백치 상태가 된다는 것은 의심스럽기는 하다. 가장 통상적인 신체적 원인으로는 타고난 성향, 월경 중단이나 사라짐, 출산 중 사고, 알코올 남용, 머리에 가해진 충격이 있었다. 우리가 '정신적'이라고 부를 수 있는 원인으로는 강력한 두려움, 좌절된 사랑, 역경, 가정의 슬픔, 지나치게 고양된 신앙이 있었다.[*4]

338. 간편 등록부에 따라 정신적인 것이 됐든 신체적인 것이 됐든 정신이상을 일으킨 원인들의 총수와 여성 조광증의 정신적 원인의 수 사이에 변화가 없다시피 한 항상적인 관계가 있음을 발견하는 것은 흥미로운 일이다. 정신적 원인들이 항상 우세하지만 말이다. 이 비율은 공화력 10년에 0.61, 공화력 11년에 0.63, 공화력 12년에 0.58, 공화력 13년에 0.57, 1805년의 아홉 달에 0.54였다. 단순히 비교만 해보아도 정신적 원인들의 수가 조광증 이상으로 멜랑콜리에서 우세하다는 점을 충분히 납득할 수 있다. 공화력 11년의 비율은 전체 수의 0.80, 공화력 12년의 비율은 전체 수

..

*4) 몇몇 경우에 나는 한 여성 정신이상자에게서 정신적 원인과 신체적 원인이 결합했던 사례를 두 번 언급했다. 출산이나 월경 중단 상황에서, 강력한 흥분이나 깊은 슬픔이 종종 결합되었던 것이다. 이런 방식으로 나는 다수 징신이상자들의 이전 상태에 대한 정보 부족과 일람표의 아홉 번째와 열 번째 수직 칸에 기록된 전체 숫자 사이의 일종의 모순을 해결할 수 있게 된다.

의 0.83이었다. 이어진 해들에도 결과는 비슷했다. 정신이상의 다양한 종류에 따라 어떤 원인들의 더 잦거나 덜 잦은 빈도와 관련한 두드러진 차이가 있으며, 조광증이 일어나는 가장 잦은 이유가 가정에서 일어난 슬픔 때문이라면, 멜랑콜리는 대단히 고양된 신앙심 때문에 더 자주 일어나는 것 같다. 더욱이 불행히도 좌절된 사랑은 공히 이 두 종류의 정신이상을 일으키는 풍부한 원천이 되는 것 같다. 매년 결과가 달라지는 것은 우발적인 원인들에 기인한 것 같다. 그래서 공화력 10년의 마지막 반기(半期)에 양심의 가책이나 종교적인 두려움 때문에 일어난 멜랑콜리 환자들의 수는 결정 요인들의 총수의 0.50 비율이었는데, 공화력 11년에는 0.33, 공화력 12년에는 0.18로 감소했다.

339. 치매에 빠진 환자들에 대한 정확한 정보가 자주 부족하기 때문에 치매가 어떤 원인에 따라 빈발하는지 전혀 결론을 끌어낼 수 없다. 그러나 백치 상태의 경우는 일람표를 들여다보기만 해도 정확한 정보를 수집할 수 있었던 대부분의 경우에 신체적인 원인, 다시 말하면 원래 갖고 태어나는 결함밖에 보이지 않는다.

V
결정 요인의 본성에 의해 제안되고,
확률에 의해 확인된 정신이상자들의 치료 방법

340. 두뇌나 지성의 기능의 본성보다 모호한 것이 있을까? 그 기능들이 고장을 겪는 메커니즘 역시 이해할 수 없는 것일까? 그러므로 치료 시 따라야 할 방법은 '선험적으로' 알려질 수 있는 것이 아니다. 오직 더없이 현명하고 신중하게 수행되어 반복된 경험에 따라 추론될 수밖에 없다. 아득한 옛날의 관례에 따라 인정된 치료 방법이라도 우리는 분명 도전할 수 있다. 그 치료법은 정신이상을 머리를 향한 혈액의 지나치게 강력한 충격으로 규

정하는 것이다. 예전에 이들 원칙에 따라 치료를 받고 치료 불가능해진 몇백 명의 사람들을 구제원에서 만나보았을 때, 이 질병은 종종 일정 시기 동안에만 중단되었고 그 뒤에는 습관성이 되었고, 쉽게 주기적인 재발에 빠지게 되어 도대체 예방이라는 것이 불가능했다. 그러므로 나는 일반적으로 이 질병이 급성 상태, 쇠퇴기, 회복기의 세 시기를 거치도록 두는 것이 더 현명한 일이라고 생각했다. 자연의 진행 과정에 지나치게 혼란을 가져오거나, 그 진행의 순서가 바뀌도록 해서는 안 되고, 정신이상의 다양한 종류들이나 결정 원인들의 개별적인 성격에 따라 여러 가지 다양한 치료법을 써서도 안 된다. 구제원에 불변하는 질서를 세우고, 그 질서를 이루는 모든 부분이 이성이 단계적으로 완만하게 회복하는 데 가장 도움이 되는 방식[*5]으로 결합될 수 있도록 하면서 강력한 효과가 있는 위생학의 방편들을 고려해야 한다. 이 방법은 4부와 5부에서 개진되었으니 여기서는 거의 4년 동안의 틀림없는 경험의 결과를 깊이 생각해보면서 이 방법을 확률론 원칙에 맡겨보는 것으로 그치겠다.

341. 우선 치료 방법은 구제원 내부의 근본 규정을 따르면서도, 정신이상의 다양한 종류나 다양한 시기에 따라 변화되므로, 이성의 회복이라는 한 목적을 향해 협력하면서 훌륭하게 결합된 많은 수의 방법들에서만 나올 뿐이다. 이 방법은 복잡한 대상을 구성하는데, 그 다양한 요소들은 징후들을 주의 깊게 검토하고, 개화된 경험의 더 유리하거나 덜 유리한 결과들을 통해서만 도출될 수 있었다. 그러나 이 치료 방법이 가진 장점은 오직 간편

．．

*5) 정신이상자 구제원의 내부 규칙을 환자들을 수용하는 다른 모든 공공시설에서처럼 단순한 감시로 국한시켜서는 절대 안 된다. 내부 규칙을 적용하면서 정신이상자들의 착란을 현명하게 억누르고, 그들에게 자극이 될 수 있는 모든 것을 제거하고, 그들의 신뢰를 절대 잃지 않거나 계속해서 신뢰를 회복하고, 근무자들을 엄격하게 통제하기 위해 그들 각자의 성격을 하나하나 연구할 필요가 있다. 살페트리에르 구제원에서 퓌생 씨는 엄청난 헌신과 수완으로 이렇게 힘든 임무를 수행했다. 그는 이런 정신 요법을 통해 정신이상자들의 지표에 큰 공헌을 했다.

등록부를 통해서만 확인될 수 있을 뿐이다. 등록부는 규칙적으로 여섯 달마다 작성되고, 또 그 기간 동안 작성된 것으로, 계속 고쳐나가고, 가능한 모든 것을 개선하게 된다. 몇 년 후 표가 작성되면 최종적으로 확증이 이루어지고 그렇게 되면 치료된 정신이상자들 각각의 숫자를 알 수 있게 된다. 그렇게 완만하지만 확실한 방식으로 어떤 끝을 향해 나아가는 것이다. 그 끝은 아마 아직도 멀겠지만 시선에서 절대로 놓쳐서는 안 된다. 이는 같은 공간에서 예전에 얻은 비율로든, 정기적으로 다른 구제원에서 얻은 비율로든 구제원 입원자 총수와 치료된 환자 수 사이의 비율을 지속적으로 비교함으로써 수행된다.[*6] 그러나 이 비교가 확고한 것이 되려면 여러 등록부의 기록을 세심히 감독하고, 표를 대단히 정확하게 구성하고, 정신이상의 가장 통상적인 기원에 대해 정기적으로 기록하고, 구제원에서 치료되어 퇴원한 환자들의 상태를 주의 깊게 검토하고, 여전히 의심스럽거나 모호하다고 간주해야 하는 경우들과 치료가 실패로 끝난 반대 경우의 수가 지적되어야 한다는 점을 전제로 한다. 다시 말하면 확률론의 기초적인 개념을 적용할 필요가 있는 것이다. 이것은 아직까지는 오직 살페트리에르 구제원에서만 이루어진 일이다.

342. 매년 구제원에 들어오는 여러 정신이상자들에 대해 정보가 부족(표의 네 번째 수직 칸)하긴 해도 정신이상의 다양한 종류들의 정확한 수를 정할 수 있었다. 정신이상자들이 속한 각각의 종류는 나중에 고유한 증상들에

••

*6) 프랑스가 됐든 외국이 됐든 제대로 운영되고 있는 몇몇 구제원에서 얻은 결과들이 출판되었다. 영국의 베들레헴 구빈원의 보고(*Observations on insanity* by Haslam)에 따르면 전체 입원자 수 대 치료자 수의 비율은 0.34였다. 최근 출판된 베를린 정신이상자 구빈원의 1803년 보고서에 따르면 비율은 117 대 413, 즉 0.28이었다. 최근의 경우로, 가장 긍정적인 경우만 받아들인 성 루카 구빈원의 보고서를 본다면 50년 동안의 비율은 2811 대 6458, 즉 0.43이었다. 그러나 학문 진보에 공헌하려면 시기를 훨씬 더 한정하고, 구제원에 질서가 잡히고 기본적인 분야들이 올바로 확정된 치료법이 있음을 전제해야 한다. 그때야 원인과 결과 사이에 뚜렷한 관계를 알 수 있다.

의해 뚜렷해졌다. 그러므로 다른 종류의 정신이상들에서처럼 조광증에 대해서도 나는 처음부터 정확하게 기록해서 실제로 치료된 환자의 숫자를 알수 있었다. 이런 식으로 나는 6개월마다 얻은 결과들을 정확히 알 수 있게되었다. 공화력 10년의 후반기에 구제원에 백열일곱 명의 조광증 환자가들어왔는데, 이중 예순네 명이 치료되었으니, 비율은 0.54가 된다. 이 비율이 공화력 12년에 0.58이 되었으니 더 개선된 것이다. 이 비율은 이후의 해에도 약간의 변화는 있었지만 그대로 유지되었다. 석 달이 빠지는 4년의 결과를 취해보면 육백네 건의 조광증 사례 중에 삼백열 건의 결과가 좋았으니, 최근에 걸렸거나 고질적인 조광증 사례들을 구분 없이 포함해도 이 비율은 0.51이 된다.

343. 일람표를 간단히 살펴보기만 해도 멜랑콜리의 경우에 결과가 더욱고무적이었음을 알 수 있다. 공화력 10년의 후반기에 스물네 명의 멜랑콜리 환자 중 열네 명이 치료되었고, 공화력 11년에는 마흔두 명 중 서른여섯명이 치료되었다. 석 달이 빠지는 4년 동안의 결과를 종합해보면 백여든두명 중에 백열네 명이 치료되었으므로 비율은 0.62가 된다. 그러나 여기서조광증의 많은 경우에서처럼 성공을 좌우하는 것은 종종 의학적인 치료뿐아니라 항상 그들과 함께 살고, 항상 그들의 신뢰를 얻고자 하면서 그들의환상과 능숙하게 싸우고, 신체 노동의 법을 따르게 함으로써 그들에게 감정과 생각의 새로운 연쇄를 갖게 만드는 구제원장의 헌신이다. 또 나는 다른 종류의 멜랑콜리, 즉 알려진 이유 없이 강력한 자살 충동의 특징을 갖는멜랑콜리를 별도로 고려해야 한다고 생각했다. 내가 적어놓은 기록에 따르면 공화력 10년의 후반기 동안 이런 종류의 멜랑콜리 환자가 여섯 명, 공화력 11년에는 단지 두 명, 공화력 12년에는 아홉 명, 공화력 13년에는 다섯명, 그리고 1805년의 마지막 아홉 달 동안은 열여섯 명이 있었다. 어떤 멜랑콜리 환자들은 손수건이나 끈으로 목을 조르고자 시도하는데 이것 외에도 다른 환자들은 기아로 죽으려고 모든 음식물을 거부하기도 한다. 그때

피할 수 없는 죽음으로부터 그들을 떼어놓기 위해 얼마나 다양한 방법들과 부단한 정성이 필요한지 상상도 할 수 없다. 이런 종류의 멜랑콜리는 다른 것 이상으로 치료가 되지 않는 것 같다. 공화력 10년의 후반기에 여섯 명 중 세 명이 지료되었고, 공화력 12년에는 아홉 명 중 네 명, 1805년의 마지막 아홉 달 동안에는 열여섯 명 중 아홉 명이 치료되었다. 석 달이 빠진 4년의 결과 전체를 종합해보면 비율은 20 대 38, 즉 0.52가 된다. 최근에 발병된 경우라면 더 쉽게 치료된다.

344. 정신이상자들을 치료하는 영국의 어떤 구제원들에서는 치매를 배제하고 있다. 사실 부분적으로 보자면 치매는 종종 고령으로 인한 것이다. 그러므로 이런 점에서 볼 때 살페트리에르의 등록부에서 치매의 치료 성공률이 아주 낮다는 데 놀랄 필요는 없다. 석 달이 빠지는 4년 동안 얻은 결과를 놓고 보면 치매 환자 백쉰두 명 중 치료되어 구제원을 나간 사람은 스물아홉 명이었으니, 비율로 보면 0.19였다. 또 백치 상태의 치료 성공률은 훨씬 더 실망스럽다. 서른여섯 명의 백치 상태 정신이상자들 중 아무도 이성을 회복하지 못했기 때문이다. 이 상태는 타고난 경우가 많으니 그런 상황에서라면 어떤 긍정적인 변화를 기대할 수 있을까? 전체 백치 상태의 환자 중 이전의 상태에 대해 정확한 정보를 얻을 수 있었던 열아홉 명은 태어날 때부터 백치 상태였기 때문이다. 그러니 백치 상태는 언제나 치료 불가능하다고 해야 할까?

345. 그러므로 일반적으로 우발적으로 생긴 치매와 태어날 때부터 백치 상태는 아니었던 몇몇 드문 경우가 아니라면 치료의 성공을 기대하기 어렵다. 특히 조광증과 멜랑콜리에 있다가 이런 종류의 정신이상으로 퇴행할 수 있다. 그리고 조광증과 멜랑콜리 치료가 다른 곳에서 이루어졌고, 고질적이 되었다면 치료 결과는 그만큼 더 의심스러워진다. 내가 방금 언급한 네 가지 종류의 정신이상을 전혀 제한을 두지 않고 똑같은 방식으로 계산한다면 치료자 수와 전체 입원자 수에서 내가 얻은 비율은 473 대 1002로,

0.47이다. 반대로 이 비율을 구성하는 두 항에서 치료가 불가능하다시피 하고, 영국 구제원에서는 포함되지 않는 치매와 백치 상태의 경우를 제외한다면 비율은 444 대 814로, 0.54이다. 이 비율에는 최근에 발생했거나 고질적인 상태로 간주된 조광증과 멜랑콜리 및 이전에 한 번 혹은 여러 번 치료를 받은 조광증과 멜랑콜리의 사례가 구분 없이 포함되어 있다. 그런데 이들 경우는 치료 가능성이 전혀 없다.

VI
재발을 예방하는 데 적합한 치료의 지속

346. 일반적으로 받아들여진 한 가지 의견은 조광증과 멜랑콜리는 확실한 치료가 불가능하다시피 한 것이며, 끊임없이 재발되기 쉽다고 생각하는 것이다. 이 의견 자체는 원칙 없이 운영되는 프랑스의 거의 모든 구제원의 예를 통해 너무나 분명하게 확인된 것 같다. 이들 구제원에서 일반적으로 정신이상자들은 평생 감금되어 있다. 더욱이 사혈을 반복하는 일반적인 치료 뒤에는 대단히 자주 징후들이 일시적으로 중단되기는 하지만, 그럴 때 정신이상은 주기적이 되기 쉽고, 그래서 치료 불가능한 것으로 간주하게 되는 구실이 된다. 살페트리에르 구제원에서 제시되었던 근본적인 목적들 중 하나는 이런 불편을 제거하고, 치료를 확고하고 지속 가능하게 만드는 데 있었다. 바로 이런 목적으로 이 구제원의 치료법과 내부 규칙이 운영되었고, 내가 이미 지적했듯이 정신이상자들을 세 구역으로 나누어 배치했다. 그렇게 함으로써 정신이상의 여러 시기를 쉽게 분리하여 고려하고, 각 시기마다 실질적인 치료법을 적용하고, 재발이 나타나거나 그저 재발이 일어날 것 같다는 징후가 있을 때 정신이상자들을 한 구역에서 다른 구역으로 차례로 옮길 수 있었다. 이를 통해 이성의 완전한 회복 시기와 정신이상자들 가족의 품으로 돌아가게 할 수 있는 시기를 훨씬 더 정확히 결정할 수 있었다.

이를 바탕으로 나는 구제원에서 치료를 얼마나 해야 퇴원한 후에 재발을 피할 수 있는지에 대한 연구를 했다.

347. 간편 등록부를 보면 치료 기간이 얼마나 다양한지 알 수 있다. 최근에 조광증에 걸린 경우도 마찬가지이다. 공화력 11년에 두 달 동안의 치료로 열여덟 명, 공화력 12년에는 같은 기간 동안의 치료로 아홉 명이 치료되었다. 가정의 슬픔, 좌절된 사랑, 출산 후유증이 원인이었던 심각성이 덜한 몇몇 정신이상의 경우는 간혹 한 달의 치료로도 충분했다. 그러나 가장 자주 치료에 걸리는 기간은 석 달에서 심지어 넉 달이나 되었다. 실제로 공화력 10년에 석 달 만에 여덟 명, 공화력 12년에 같은 기간 동안 다섯 명, 1805년에는 열한 명이 치료되었다. 그러나 조광증에 걸린 지 상당한 시간이 흘렀고 다른 곳에서 신중치 못했거나 아무 소득도 없었던 치료로 질병의 진행 과정에 혼란이 생겼을 때 치료에 성공을 거두기 위해서는 여덟 달, 열 달, 열두 달이 걸렸고, 회복이 가능했던 경우 완전한 회복까지 몇몇 경우는 2년이 걸리기도 했다. 이런 정신이상자들 대부분은 치료가 불가능한 환자들이었다. 강렬한 공포 때문에 일어난 조광증, 이전에 여러 번 재발되었다는 점이 주목되었거나 여성 갱년기에 발생한 조광증 역시 치료가 더 어려운 경우이다. 그래서 공화력 10년의 후반기에 1년의 치료 끝에 여덟 명의 정신이상자들이 치료되었고, 1년 반의 치료 끝에 네 명이 치료되었다. 공화력 11년에는 1년이 꼬박 지난 후에야 아홉 명이 치료되었고, 중단과 재개가 1년 반 동안 반복된 치료 끝에 세 명이 치료되었다. 종종 대단한 의술이란 자연으로 하여금 그것이 마련하는 방책들과 건강을 돕는 유익한 노력을 발휘하도록 충분한 시간을 맡기는 일이다.

348. 멜랑콜리 환자들이 갖는 어떤 대상들에 대한 외곬의 착란과 불안해하는 그들의 성격이 치료를 무척이나 어렵게 만든다. 그들의 신뢰를 얻지 못하고, 그들의 공상에 불과한 환영을 일소하면서 생각의 악순환을 끊어내는 데 이르지 못하는 한, 한두 달 만에 뚜렷한 성공을 얻기란 정말 어려운

일이다. 공화력 11년에 열여덟 명의 멜랑콜리 환자가 다섯 달에서 여덟 달 사이에 치료되었고, 네 명의 환자는 1년 반 뒤에 치료되었다. 공화력 12년에 열여덟 명의 멜랑콜리 환자가 석 달에서 여섯 달 사이에 치료되었고, 열두 명은 여섯 달에서 아홉 달 사이에 치료되었다. 결정 원인의 본성 역시 수월한 치료와 치료 기간에 큰 영향을 끼쳤다. 집안의 슬픔이나 억압에 부딪힌 난폭한 성향으로 인해 발생한 멜랑콜리는 고립시켜두고, 다른 몇몇 단순한 방법을 통해 얼마간의 시간이 흐르면 어렵지 않게 치료된다. 그렇지만 어떤 공포나 출산 후유증이나 순전히 상상에서 나온 것일 뿐 이유가 전혀 없는 질투가 원인이 된 멜랑콜리는 치료가 더 어렵다. 신앙의 원칙이 극단적으로 고양되었거나, 끊임없이 다시 일어나는 양심의 가책으로 인해 생긴 멜랑콜리라면 치료를 가로막는 장애물을 극복하기 훨씬 어렵다. 초자연적인 계시만을 따르고, 그들을 치료하고자 하는 사람들을 불경한 자나 박해자로 간주하는 환자들에게 도대체 어떻게 이성의 목소리를 들려줄 수 있을까? 이들 정신이상자 중 한 명의 표현에 따르면 그런 박해자들이 자기 방을 일종의 테바이드로 만든 것이다.[*7]

349. 가장 일반적인 치료 기간을 갖고 조광증과 멜랑콜리를 비교해서, 이런 관점으로 정신이상의 이 두 종류의 차이를 보는 것은 기이한 일이다. 공화력 10년에 치료된 조광증 환자는 예순네 명이었는데, 이들 중 쉰여섯 명이 첫 해 중이 아니면 최대 두 번째 해를 넘지 않고 치료되었다. 공화력 11년에 일흔세 명 중 일흔두 명, 공화력 12년에 여든일곱 명 중 여든두 명이 치료되었고, 이런 식으로 계속되었다. 이보다 더 늦게 치료된 경우는 거

*7) 멜랑콜리 환자들의 고질적인 환각은 가장 자주 적절한 상황을 딱 맞춰 포착해야만 일소될 수 있다. 멜랑콜리 환자들 중 한 명이 어떤 환시를 봤는데 그해 중에 자기가 죽을 것이라고 예언했다고 주장했다. 환자를 만류하려고 계속해서 안 써본 방법이 없었지만 모두 헛된 일이었다. 결국 그해가 고스란히 지나고 난 다음에야 그녀는 더 이상 반박하지 못하게 되었다. 그 직후 그녀의 환각은 완전히 사라졌고, 바로 구제원에서 퇴원했다.

의 없다시피 했는데, 그때 치료가 된 경우는 우연적인 사건이나 나이가 듦에 따라 일종의 급변 같은 것이 생겼기 때문이라고 할 수밖에 없다. 그렇지만 멜랑콜리의 경우 비슷한 사례들이 덜 일어나는 것 같다. 공화력 10년에 이런 종류의 사례는 두 건뿐이었고, 공화력 12년에도 마찬가지였으며, 공화력 11년에는 전혀 사례가 없었다. 멜랑콜리 치료가 어떤 시기에 실패하면 정신이상자는 회복될 희망을 갖지 못하고 언제나 똑같은 생각을 하고 불안해하는 성격을 그대로 간직하는 것 같다.

350. 나는 선행 연구와 통상적인 계산 방법에 따라 자연스럽게 평균 치료 기간이 얼마나 되는지 결정해야 했다. 이런 목적으로 나는 처음에는 매년 그 치료 기간을 확정했고, 이 전체 기간 동안 조광증은 다섯 달 반, 멜랑콜리는 여섯 달이라는 결과를 얻었다. 여기에는 발병 초기에 구제원에 들어온 조광증과 멜랑콜리 환자들, 다른 구제원에서 한 번이나 여러 번 치료를 이미 받았던 환자들이 모두 포함되어 있다. 후자는 언제나 치료가 대단히 어려울 뿐 아니라 종종 치료 불가능한 환자들이다. 다른 곳에서 치료받지 않았던 사람들만 구제원에 받았다면 치료 기간은 두 배 정도 줄어들 것이다.

351. 사실 간편 등록부를 통해 매년 이루어진 대부분의 치료가 조광증이나 멜랑콜리의 첫 번째, 두 번째, 최대 세 번째 발병 때에서나 이루어졌음이 확인되었다. 그런데 정확히 이들 경우 대부분 첫 달, 둘째 달, 셋째 달, 최대 넷째 달에 치료가 가능했다.

VII
치료와 구제원 퇴원 이후 일어난 재발

352. 살페트리에르에서 받아들인 방법에 따라서 가장 주의를 집중해야 하는 한 가지 주제는 내가 방금 말한 대로 재발을 피하는 일이다. 그런데

재발 방지라는 목적에 이를 만큼 상황이 좋을 수도 있겠지만, 아무리 신중한 조치를 취했어도 예상할 수 없었던 어떤 사건들이 갑자기 일어나는 바람에 재발이 일어나는 일도 있지 않을까? 여기서 내세울 수 있는 권위란 경험으로 얻은 결과뿐이다. 즉 갑작스럽게 일어난 재발의 건수(件數)와 재발에 앞서거나 재발의 원인이 되었던 상황들을 세심하게 기록했어야 했다. 이 재발 건수는 특히 사회의 하층 계급 여성들이 수용되는 구제원에서야 실제 재발 건수에 대단히 가깝게 파악될 수 있다. 그녀들이 재발을 일으킨다면 가족에게 큰 짐이 되므로, 결국 우리에게 돌아오기 때문이다. 내가 곧 지적할 다른 경우들은 재발이 일어나는 가장 흔한 시작점을 밝혀줄 것이다.

353. 등록부에 정확히 기록된 내용을 보면 이 일람표에 포함된 석 달이 빠진 4년 동안, 사백마흔네 명의 정신이상자들이 치료되었다가 그중 일흔한 명이 시간 차이를 두고 이후에 재발되었다. 그런데 나는 이 일흔한 명 중 스무 명이 구제원에 들어오기 전에 이미 한 번이나 여러 번 발병 경력이 있고, 구제원에 들어오기 전에 다른 곳에서 치료를 받았으며, 내가 퇴원 증명서에 제한 사항을 덧붙였고 다시 재발할 우려가 있으니 이를 피하려면 신중을 기하지 않으면 안 된다는 점을 밝혔음을 지적해야 한다. 열여섯 명의 환자에게서 재발이 일어났다. 부모들이 강력하게 요구해서 이루어진 이들의 퇴원은 너무 이른 것이었고, 나는 이 위험을 이미 그들에게 주지시켰다. 더욱이 이 열여섯 명 중에서 열 명이 다시 치료를 받고, 영구히 치료되었다는 점을 나는 지적하겠다. 그러므로 전체 숫자에서, 엄밀하게 말해서 살페트리에르에서 받은 치료가 문제가 되었다고 볼 수 없는 서른여섯 건의 재발이 있었다. 다른 서른다섯 명의 정신이상자들에 대한 정확한 정보들을 본다면 이들 중 열네 명이 정신이상의 가장 흔한 원인인 남편의 비행(卑行)이나 노동에 대한 혐오 때문에 가난과 깊은 슬픔에 빠졌음을 알 수 있었다. 다른 여섯 명은 예전의 지나친 음주벽에 나시 빠졌는데, 이성의 착란을 빈번히 일으키는 또 다른 원인이 이것이다. 마지막으로 극단적인 신앙의 가책

이 원인이 되어 멜랑콜리가 재발하여 새로 여덟 명이 착란에 빠졌고, 다른 여섯 명은 질투나 좌절된 사랑으로 인한 맹목적인 흥분 때문에 정신이상을 일으켰다. 그렇지만 다른 경우들은 그것이 과거의 질병의 재발이었는지 새로운 질병의 발병이었는지 의심스러웠다. 갑자기 일어난 재발을 어떤 식으로 해석할 수 있더라도, 재발 건수는 정확한 범위로 제한되어 있다는 점과, 재발을 일으킬 수 있었던 가장 흔한 원인들은 무엇인지 알 수 있다. 의학에서 이후에 진보가 이루어지더라도 재발 예방이 가능할지 믿기 어렵다. 이는 사람 마음에 오랫동안 습관이 들어서 갖게 된 강력한 영향력에 기인한 것이기 때문이다. 그렇다고 이런 이유로 확률론을 적용할 수 있을 때 이렇게 재발이 뒤를 이었던 치료를 긍정적으로 볼 수 없는 것일까?

VIII
정신이상자들의 치료 성공이나
비(非)성공 건수에 대하여

354. 확률론의 근본 원칙은 긍정적인 사건들과 부정적인 사건들 각각의 수를 정확하게 알 때 항상 쉽고 단순하게 적용될 수 있다. 그래서 구제원에서는 정신이상을 치료 가능하거나 치료 불가능하게 만드는 것의 실질적인 성격을 확정하고 나면, 그다음에는 치료 가능하거나 치료 불가능한 사례를 단순 조사하여 이들 각각의 건수를 알기만 하면 된다. 그러나 여러 정신이상자들의 이전 상태에 대한 정확한 정보 부족(표의 네 번째 수직 칸) 때문에 살페트리에르에서 이 두 경우의 상황을 알 수 없어서 정확한 조사를 하지 못하게 되는 일이 종종 있었다. 그러므로 이 방식을 보충할 수 있는 수단을 찾아야 했다. 그 보충 수단이란 석 달이 빠진 4년이 지났을 때 구제원에 남아 있던 정신이상자들의 전체 수를 조사하는 일이었다. 그들은 이 기간 동안 치료에서 성공을 보지 못했던 환자들이다. 그런데 이 전체 수는 이

백열두 명에 달했는데, 여기에 조광증 환자 백열네 명, 멜랑콜리 환자 열명, 치매 혹은 백치 상태에 빠진 마흔다섯 명의 정신이상자들이 포함되었다. 남은 서른두 명 중에 열일곱 명은 의심스러운 상태에 있던 이들로, 정도의 차이는 있었지만 치료할 수 있겠다는 희망으로 계속 치료했던 환자들이었다. 열 명은 정보를 전혀 얻을 수 없었고, 다섯 명은 질병 발병 직후에 구제원에 들어왔기 때문에 잘 알고 있던 환자들이지만 치료가 되지 않았던 이들이다. 그러므로 구제원에 남아 있던 치료 불가능한 환자들의 대다수는 다른 곳에서 치료가 성공적이지 못했던 이들로, 그들의 비율은 0.85에 달했다. 반면, 최근에 발병했고 치료가 되지 않았던 정신이상자들의 비율은 0.07이었다. 이 비율에는 이전 상태에 대해 어떤 정확한 정보도 얻을 수 없었던 열 명도 포함된 것이다. 그러므로 최근 발병하고 다른 곳에서 치료를 받지 않았던 정신이상의 경우 살페트리에르에서 치료를 받아 완치될 확률은 0.93이 된다. 또 나는 환자들의 퇴원이 부모의 조급한 요청 때문이었고, 환자들의 이성이 완전히 회복되기까지 기다리지 않았던 경우에만 재발이 일어났음에 주목한다.

355. 내 표에 포함된 기간 동안 치료를 받았던 여성들 중에 사망에 이른 환자들이 쉰여섯 명이었으므로, 완치되어 퇴원했다고 간주할 수 있는 정신이상자들도 우발적으로 일어난 다른 질병 때문에 사망했을 수도 있으니, 그렇게 되면 최근에 발병하여 사회에 돌아간 정신이상자들의 수는 확실한 것이 아니라고 반박하실 수도 있을 것이다. 그러나 나는 구제원에서는 질병과 사망이라는 것이 거의 항상 이전의 치료를 받고 힘이 고갈되어 구제원에 도착했을 때 너무도 기력이 약해서 십중팔구 개별 의무실을 거치도록 하지 않을 수 없는 환자들이 공유하는 것임을 가장 인정된 사실들 가운데 둘 수 있다. 사실 말이지 의무실에는 거의 항상 이런 종류의 환자들이 아니면 치료 불가능한 환자들로 가득 차 있다. 더욱이 이 의무실 환자들을 대상으로 행했던 여러 번의 조사를 살펴본다면 그곳에서 가장 빈번히 사망을

일으키는 질병들은 단순한 것이거나 폐 카타르성 염증과 합병증을 일으킨 악성 열병이나 쇠약 열, 간혹 소모성 질환 폐결핵과 합병증을 일으킨 느린 소모열, 그렇지 않으면 물 설사였다. 이것으로 알 수 있는 것은 이들 정신 이상자기 이전에 그보나 더 몸에 좋지 않을 수 없는 원인들을 갖고 있었다는 점이다. 마지막 분기들 중 한 분기에 실시한 조사 결과, 치료 불가능하다고 간주되었든, 치료를 받았든, 의무실에서 사망한 일흔두 명의 정신이상자들 중 예순두 명이 이미 다양한 쇠약증[*8]에 빠져 있었고, 일반적으로 살페트리에르에서 실시한 방법을 써서 이곳에서만 치료받은 사람들의 경우 이런 쇠약증에 이르지 않았다는 점을 알 수 있었다.

IX
민감한 성격의 결함에 의한 어떤 정신이상의 경우에 치료의 의심스러운 성공

356. 자연사 전 분야에서 따랐던 방식이며, 변별적인 징후들을 통해 대상을 확정할 때 기울여야 하는 지속적인 주의는 의학이 따라야 하는 방법을 환히 밝혀줄 수 있다. 그리고 이 방법을 쓰면 어떤 질병들에서는 이 모델에 정도의 차이는 있겠지만 가까이 접근할 수 있다. 그렇지만 이 방법도 어떤 다른 모델에 대해서는 일정 정도의 정확성과 정밀성에 이르는 데 충분하지 않다. 나는 정신이상의 모든 사례를 구분해보고, 이를 뚜렷한 증상을 통해 치료 가능한 경우와 치료 불가능한 경우의 커다란 두 범주에 넣어보고자 했으나 쓸데없는 일이었다. 간혹 대단히 강렬한 징후들이 나타날 때 이는 치료할 수 있는 정신이상에 넣을 수도 있고 똑같이 치료할 수 없는

*8) 열일곱 명이 쇠약 열이나 악성 열병으로, 스물다섯 명은 느린 소모성 열로, 스무 명은 물 설사로 죽었다.

정신이상에 넣을 수도 있다. 고질적인 정신이상 상태는 일반적으로 예후가 나쁘더라도, 간혹 전혀 예상하지 못했던 예외를 가져올 수도 있다.[*9] 유사성을 모두 갖추고 있어서 치료 가능하다고 판단한 한 정신이상의 경우, 치료 과정 중에 예상치 못한 장애물을 만날 수 있다. 그 장애물이란 질병의 진행 과정을 방해하는 근무나 내부 규칙에서 오는 것일 수도 있고, 제아무리 신중한 사람이라도 예측할 수 없었던 어떤 우발적인 사건으로 인한 것일 수도 있고, 질병의 성격, 연령, 계절, 기질의 개별적인 다양성을 전혀 고려하지 않는 치료법을 적용한 것일 수도 있다. 스스로 엄격하게 판단해본다면 어렴풋이 보이기는 하지만 닿을 수는 없는 어떤 끝에서 우리는 얼마나 멀리 떨어져 있을 때가 많던가!

357. 내가 작성한 표에 포함된 시기의 끝 무렵에 이루어진 조사를 보면 의심스럽거나 모호한 경우의 사례들이 들어 있다. 여덟 명의 환자가 고질적인 조광증 상태에 있었지만, 완만하고 점진적인 변화들이 있어서 그것이 앞으로 이성의 완전한 회복이 가능하리라는 것을 알려주는 것 같았다. 또 다섯 명의 멜랑콜리 환자들도 상태가 모호하기는 마찬가지였다. 그들의 환상은 부분적으로 일소되었는데, 그래서 앞으로 긍정적인 결과가 나올지 부정

••

*9) 4년 전부터 더없이 깊은 멜랑콜리에 빠졌던 여인은 강렬한 자살 성향이 있었다. 그녀는 다른 구제원에서 치료받았지만 아무 소용이 없었다. 그녀의 착란은 너무도 끔찍했는데, 자기가 자살을 하지 못하게들 하니까 자기는 엄격한 정의를 실천하기 위해 다른 사람을 죽이고 싶었다는 것이었다. 그녀는 삶의 염증이 너무 심해서 범죄를 저지르는 일은 물론 그녀를 두렵게 하지만, 그녀의 말에 따르면 가장 끔찍한 고통, 즉 그녀로서는 살아가는 고통을 피하기 위해 범죄를 목표로 삼았다고 했다. 살페트리에르에서 모든 정신 요법과 모든 신체 요법이 동원되어 거의 2년 동안 시도해보았지만 아무런 효과가 없었다. 이렇게 2년의 시간이 흐른 뒤에야 그녀는 이성을 회복한 것처럼 보였다. 그녀는 열 달 동안 차분했고, 착란은 전혀 보이지 않았지만, 나는 그것만으로는 그녀가 퇴원해도 좋다고 충분히 확신하고 이에 동의하기 힘들었다. 그렇지만 그녀가 확실히 회복한 것처럼 보였기 때문에 그녀의 부탁을 들어주었고, 그녀는 사회로 돌아갔다. 사실 첫 2년 동안 얼마나 여러 번 그녀는 치료 불가능한 다른 환자들과 동일시되었던가!

적인 결과가 나올지 예상은 반반이었다. 다른 두 사례는 노동에 대한 끔찍한 혐오 말고는 정신이상이랄 것이 남아 있지 않았다. 그렇지만 먹고 살려면 노동을 어떻게 하지 않을 수 있겠는가. 다른 두 사람이 겪는 지성의 쇠약에 대해시는 확실하게 말할 수 있는 것이 전혀 없어서, 그들이 회복된 것인지 의심스러웠다. 이 열일곱 건의 정신이상은 똑같은 확률로 치료의 긍정적인 결과를 가져올 수도 있고, 부정적인 결과를 가져올 수도 있다고 간주되었다. 그렇지만 이는 확률을 정확하게 적용하는 데 항상 장애물이 된다. 그 장애물을 어떻게 극복할지는 본 학문이 나중에 진보를 거두게 될 때 알게 될 것이다.

358. 각각의 환자가 치료를 받고 사회에 돌아갈 수 있으려면 치료가 되었다는 증명서가 필요한데 의심스러운 경우에는 증명서를 작성하기 어렵다. 위원회가 꾸려지면 의사에게 이런 종류의 보증서를 요구한다. 이 증명서에는 다양한 세부적인 차이들까지 기록되어야 하고, 최근에 우발적인 정신이상이 발병했거나 회복이 단계적으로 이루어졌을 때 예외 없이 의견을 밝혀야 한다. 구제원 입원 이전에 한두 번 발병이 있었다면 틀림없이 회복된 것으로 보이더라도 의견은 유보적으로 제시해야 한다. 정신이상자에게 이전에 여러 차례 반복적인 발병이 있었거나, 다른 곳에서 아무 소득도 없었던 여러 번의 치료를 받았다면 앞으로 또 재발이 되지 않을까 하는 걱정이 커지게 된다. 회복이 완전히 이루어지지 않았고, 부모의 강력한 요구에 의해 지나치게 일찍 퇴원한 것이라면 걱정해야 할 더 많은 이유들이 있다. 반복된 경험을 통해, 간혹 오류를 범한 다음이라도 그것을 바로잡는 법과 공공의 안전을 위태롭게 만들지 않는 법을 배우는 것이다.

359. 살페트리에르 정신이상자들이 치료에 성공하고 또 성공하지 못했던 사례들을 그저 제시하고, 이로부터 얻은 수로 비율을 확정하는 것만으로도 실험의학에 확률론이 적용되었을 때 이 학문이 얼마나 변함없이, 단호히 앞으로 나아갈 수 있는지 충분히 알 수 있다. 실험의학이 갖는 이런

장점도 이들 시도에서 긍정적인 사건들만 취한다면 당연하게도 언제나 부정되고 말 것이다. 정신이상의 치료에 대한 입장들이 아무리 갈라져 있더라도, 약 4년의 경험에 따라 더없이 정확히 기록된 등록부로 확증된 틀림없는 결과를 부정할 사람은 아무도 없다. 구제원이 동일한 원리로 운영되는 동안 구제원에 입원하는 그 어떤 정신이상자라도 치료될 확률은 동일하며, 그 비율은 0.93으로 산정된다. 조광증이든 멜랑콜리든 정신이상의 발병이 최근에 이루어졌고 다른 곳에서 치료를 받지만 않았다면 말이다. 우리가 항상 정신이상자들의 이전 상태에 대한 정확한 정보를 얻을 수 있었고, 긍정적인 경우와 부정적인 경우를 수적으로 구분할 수 있고, 다른 우회적인 방법에 도움을 구할 필요가 없었다면 이 비율을 확정하는 일은 더 단순하고 더 직접적이었을 수도 있었다. 나는 틀림없는 한 가지 사례를 제공했고 이를 반드시 따라야 한다. 앞으로 다른 구제원에서 정신이상에 대해 기록한 정확한 일지며 세심히 작성된 일람표를 갖게 된다면 그것이 그만큼의 비교항이 되어, 치료 방법을 수정하거나 완벽하게 만들고, 나중에 확률론을 공익을 위한 가장 중요한 대상들 중 하나에 적용해 그것의 견고한 기초로 삼을 수 있을 것이다.

X
1806년과 1807년 살페트리에르 구제원
정신이상자들 치료의 일반적인 결과

360. 정신이상자들을 위한 대규모 시설도, 인간의 모든 제도들과 마찬가지로 퇴보할 위험이 있으며, 그 위험은 아마 다른 모든 것 이상으로 클 수 있을지 모른다. 담당자들이 수행하는 근무의 모든 분야를 얼마나 능동적이고 계속적으로 감시해야 하겠는가! 의사는 자신이 수행해야 하는 엄격한 임무에 쉽게 태만해지지 않을까? 여러 해의 결과들을 비교하고, 이 기간 동

안 치료된 환자 수가 상대적으로 감소했음을 파악하지 않는다면 갖은 폐해로 빚어진 결과를 어떻게 알아차릴 수 있겠는가?

1806년

361. 이전 해들과 다름없이 넘어서야 할 가장 큰 어려움이 어김없이 닥쳤다. 치안 명령이나 입원 수속 원무과를 거쳐 이송되어온 수많은 정신이상자들의 이전 상태에 대해 불완전한 정보밖에 없다는 점이다. 더욱이 가장 지속적이고 가장 반복적인 관찰을 통해 마련된 근본 토대에서 출발하지 않는다면 치료의 성공이냐 실패냐에 대한 의견 일치를 볼 수 없다. 사실 프랑스에서처럼 영국에서도 다음과 같은 점이 잘 알려져 있다. 1. 백치 상태와 치매는 일반적으로 치료가 불가능하므로, 런던의 성 루카 구빈원[10]에서는 위의 두 가지 정신이상의 경우 치료를 위해 환자들을 수용하지 않는다. 2. 성 루카 구빈원에서는 다른 곳에서 치료에 성공하지 못한 조광증, 최근에 발병한 것이 아니고 석 달 이상 진행된 조광증, 마비 상태를 합병증으로

• •
10) 18세기 후반에 새로 설립된 모든 수용 시설 중 가장 규모가 큰 구빈원이었다. 1782년에 재건되기 시작했고 220명을 수용할 예정이었는데 5년 후에 트농이 방문했을 때, 아직 완성되지는 않았지만 이미 130명의 광인을 수용하고 있었으며, "이곳에 수용되기 위해서는 가난해야 하고, 조광증 환자로 판명되어야 하며, 발병 시기가 1년 이상 지나서는 안 될 뿐아니라, 다른 광인 구빈원에서 치료받은 적이 없어야 한다. 이곳에서는 얼간이도 경련질 환자도 성병환자도 노망한 사람도 임산부도 천연두 환자도 받아들이지 않는다.(Tenon, "Journal d'Observation sur les principaux hopitaux et prisons d'Angleterre," *Papiers sur les hopitaux*, III, fos 11-16)" 미셸 푸코에 따르면 이 시기 "설립되고 있는 새로운 구빈원은 한 세기 전의 구빈원과 구조 측면에서 거의 차이가 없다. 수용의 법적 조건은 변하지 않았고, 새로운 구빈원은 정신이상자만을 위한 특별 시설인데도 의학에 더 많은 자리를 허용하지 않는다. 성 루카는 베들레헴과 비교하여 진보된 형태가 아니고, 치료의 기간이 법령에 의해 1년으로 정해져 있는데, 이 기간이 끝나도 만족할 만한 성과가 전혀 얻어지지 않으면 환자들을 내보내야 할뿐더러, 치유라는 것도 사실은 과연 치료라고 할 수 있을지 몹시 의심스러운 것이다."(『광기의 역사』, 앞의 책, 604쪽)

갖는 조광증도 치료 불가능하다고 간주한다. 이들 관찰은 살페트리에르 구제원에서도 전적으로 적용되어야 하겠지만, 살페트리에르 구제원에서는 조광증 지속 기간의 문제를 훨씬 더 넓게 본다. 치료의 성공을 위해서는 조광증 발병 시점이 한 해 이상으로 거슬러 올라가서는 안 되고, 유전적으로 이어진 것이 아니어야 한다.

362. 1806년 한 해 동안 치료를 받은 정신이상자들의 수는 1805년 말에 남아 있던 정신이상자들의 수와 그해에 구제원에 들어온 정신이상자들의 수의 합으로, 전부 이백서른 두 명이 된다. 이 수에는 요양소로 배정된 백치 상태와 치매에 이른 환자들은 제외되어 있다. 나는 이들 중 몇 사람들에게 가장 적극적인 방법을 써서 치료를 시도해보긴 했지만 이들은 전혀 치료 수행이 불가능한 환자들이다. 그런데 이 숫자에서 치료에 성공을 거두지 못한 마흔세 명의 정신이상자들을 빼야 한다. 그들의 정신이상은 등록부 기록에 따르면 고질적이고 치료가 불가능한 것으로 간주되었다. 사실 이들 경우 중 여럿에서 조광증이나 멜랑콜리 상태는 4년, 종종 6년, 심지어 10년이나 계속되었다. 간혹 이 상태는 15년이나 20년까지 올라가기도 했다. 등록부 기록에 따르면 어떤 정신이상자들은 다른 곳에서 가장 적극적인 방법으로 치료를 받았지만 성공하지 못했고, 그 결과 그래도 시도는 해봐야겠다고 생각했던 치료도 전혀 성공을 거두지 못했다. 그 결과 이 한 해 동안 확실히 치료가 되겠다는 희망을 가지고 치료했던 사람들의 수는 백여든아홉 명으로 줄어들고, 더없이 정확한 등록부 기록에 따르면 그중 백예순 명이 사회로 돌아갔으니, 이 비율은 0.84가 된다. 더욱이 정신이상의 최초 원인에 대한 정확한 정보가 부족했기 때문에 전혀 긍정적이지 못했던 기회들이 있었음을 잊어서는 안 되겠다. 그 때문에 정신이상을 직접적으로 치료하는 방법을 선택할 때 불확실할 수밖에 없었던 경우가 자주 있었다.

363. 재발 건수로 인한 반박은 이제 더 이상 가치가 없어졌다. 재발의 책임은 회복기 환자들이 완전히 회복되기도 전에 있었던 부모들의 경솔한 결

정에서 찾아야 하기 때문이다. 구제원에서 얻은 경험으로 환자가 완전히 차분해져 지성의 기능이 원래 자연 상태로 돌아오는 시기와 사회에 돌아가도 이성의 착란의 재발 걱정이 없는 정확한 시기를 알 수 있었다. 의심스럽거나 모호한 사례가 모두 시석되었으며, 전혀 예상할 수 없었던 재발이 일어난 적이 없음을 확인하려면 내가 퇴원 시 써주고 입원국에 제출된 증명서를 검토해보기만 하면 된다.

364. 구제원에서 사망률이 가장 높은 정신이상자들은 일반적으로 노인성 치매 환자들이다. 대단히 고령인 그녀들은 다른 곳에서 피로와 곤궁이라면 안 겪어본 것이 없었던 이들로, 무기력 상태에 빠져 있는데 이들로 인해 구제원 업무가 가중된다. 1806년 한 해 동안 구제원에서 노인성 치매 환자 서른세 명이 사망했고, 여섯 명은 백치 상태에 빠졌다. 같은 해에 구제원 멜랑콜리 환자들 중에서 아홉 명이 사망했는데, 사인(死因)은 동일했다. 음식 섭취에 극복할 수 없는 혐오를 보였기 때문이다. 쓸 수 있는 다양한 방법을 다 시도해보았지만 허사였다.(212) 일반적으로 조광증은 원기와 건강 상태와 결부되어 있어서, 구제원에서 이런 종류의 정신이상자들이 질병에 걸리는 일은 대단히 드물다. 특히 그들의 상태에 따라 어느 정도의 자유를 허락해주고, 식욕을 채워주고, 건강에 좋은 공기를 호흡하도록 해주는 배려를 통한다면 말이다. 그러나 다른 곳에서도 그렇고 그들의 가정에서도 그렇고 처음에 그들을 치료하기 위해 잘못 시행된 시도들, 일반적으로 그들에게 강요한 금식, 조광증으로 잘못 보일 수 있는 격렬한 고열이 나타나는 모습 때문에 이들 정신이상자 중 몇 명은 더없이 가엾은 상태에 빠지곤 한다. 구제원에 입원하고 얼마 후에 그들 중 몇몇이 죽는 것을 보게 된다. 어떤 경우에는 조광증 상태와 급성 열병이 혼동되기도 했다. 그때 환자는 구제원에 죽으러 온 것이다. 지금 말하고 있는 한 해 동안 조광증 환자들 중 열여섯 명이 사망한 것이 이와 같다.

1807년

365. 1807년에 치료를 받았던 정신이상자들의 수는 이전 해 말에 남아 있던 정신이상자들의 수와 같은 해에 구제원에 들어왔던 정신이상자들의 수의 합으로, 전부 이백아흔아홉 명이었다. 치료된 환자 수와 입원한 환자 수 사이의 정확한 비율을 얻기 위해서 우선 전체 수에서 다음의 수를 제외해야 한다. 1. 이성을 회복한 뒤에 원래 구역으로 다시 돌아온 세 명의 간질 환자, 2. 노인성 치매 상태로 구제원에 들어온 서른두 명의 정신이상자, 3. 열여덟 명의 마비 환자. 가장 항상적인 관찰을 통해 마비 상태를 동반한 정신이상은 치료 불가능함이 알려졌기 때문이다. 4. 처음부터 타고났거나 우발적으로 백치 상태에 빠진 열네 명, 5. 최소 9년이나 그 이상의 기간 동안 유전성이거나 습관성이 된 조광증 환자 스무 명, 6. 고질적인 상태의 멜랑콜리 환자 아홉 명이 그들이다. 내가 방금 언급한 정신이상자들의 전체 수는 아흔여섯 명에 이르는데, 이들은 치료가 불가능하다고 간주해야 했다. 그 환자들 중 몇 명에게 소득 없는 시도를 해본 뒤 치료 불가능한 환자들의 구역으로 돌려보냈다. 전체 입원자 수에서 이 수를 빼면 이백세 명이 남는다.

366. 이백세 명이라는 숫자가 여러 해가 흐르는 동안 몇몇 정신이상자들에 대해 부모들이 정보를 제공함에 따라 더 줄어들었음이 분명하다. 사실 남아 있던 이백세 명 가운데 치료가 가능하다고 추정되었던 열네 명의 조광증 환자들이 7년이나 그전부터 계속 그런 상태에 있었고, 또 아홉 명의 멜랑콜리 환자들은 정말 오래전에 발병한 이들로 밝혀졌다. 치매환자는 열 명이었고, 백치 상태의 환자는 열세 명이었다. 이런 여러 수를 합하면 마흔여섯 명이 되는데 이들은 모두 치료 불가능한 환자들이다. 치료 실패를 우리가 취한 방법의 결함 탓으로 돌려서는 절대 안 된다. 이백세 명 중에 마흔여섯 명을 제외하면 정상적인 치료를 받을 수 있는 백쉰일곱 명의 정신이상자들이 남는다. 다른 한편 백스물여섯 명으로 인정된 치료자들에,

1808년 이후 사회로 돌아간 열 명의 정신이상자들을 더해야 한다. 이로부터 치료자 수와 전체 입원자 수의 비율은 백서른여섯 대 백쉰일곱, 즉 0.87 이다.

367. 공공시설에서 발생한 다양한 사망 원인은 무엇보다 의학적 비율로 제시되어야 한다. 그래야 그 비율을 확정할 수 있고, 가능하다면 사망 원인을 줄일 수 있다. 1807년에 구제원에서 실시했던 간단한 질병과 이들 질병에 동반된 상황들을 조사해보았더니 이런 점에서 의사가 정신이상의 상태와는 아주 무관한 불행한 상황에 처해 있었는지 판단할 수 있다. 고령이었던 스물두 명의 정신이상자들은 큰 비탄에 빠진 후에 노인성 치매 상태가 되었다. 열여덟 명은 예전에 약을 남용해서 이성의 착란을 동반한 마비 상태에 빠졌고, 결국 모두 죽음에 이르렀다. 여덟 명의 멜랑콜리 환자들은 그들의 의지에 따라 금식하다가 죽었는데, 그들에게 음식을 먹이기 위해 갖은 방법을 다 써보았지만 소용없었다. 세 명은 완전한 백치 상태로 죽었다. 오텔 디외에서 온 고령의 여섯 명의 환자들은 침대에 너무 오랫동안 누워 있다 보니 극단적인 무기력 상태에 이르렀다. 일곱 명의 조광증 환자들은 악성 열병이라고 부르는 것으로 죽었다. 다른 여섯 명의 정신이상자들은 괴혈병, 소모성 질환 폐결핵 혹은 졸중 발작으로 죽었다. 이 여러 수를 모두 합하면 일흔 명이 된다. 앞의 지적들을 생각하지 않는다면 이는 한심한 결과이다. 입원자 총수와 치료 가능한 환자 수를 비교했을 때 1806년의 결과가 0.84, 1807년에 얻은 결과가 0.87인 데 반해, 그 이전 해(年)들의 결과가 0.93이었음을 쉽게 알 수 있다. 이 불리한 결과의 주된 원인은 정신이상의 결정 원인과 정신이상자들이 구제원에 입원하기 전에 복용한 약에 대한 정확한 정보의 총체적 부재 때문인 듯하다. 이 때문에 대부분의 경우에 최근 몇 년간 치료의 안정성이 대단히 떨어졌다. 더욱이 이 정신이상자들은 똑같은 방법을 따라 관리되지 않았는가? 그러므로 내가 보기에는 구제원 입원 서식에 완벽을 기해야 할 것 같다. 그런데 다른 개혁의 대상이 있는지

연구해야 하는 것이 내 임무가 아닌가? 항상 엄격한 판단의 대상이 되어야 할 사람은 나 자신이 아닌가?

7부
선천적 기형이나 다른 원인들 때문에
치료 불가능한 정신이상의 경우

368. 고대 법학자들이 정신이상자들에게 예외 없이 내렸던 '한 번 광인이 었으면 계속 광인으로 추정된다.(semel furiosus semper praesumitur furiosus.)' 라는 판단의 기원이 어디인지 거슬러 올라가 보기란 어려운 일이다.*1) 그것 은 민중의 몇몇 선입견에 기초를 둔 단순한 의견인가, 아니면 치료 불가능 하다고 간주되어 사회에서 격리된 정신이상자들의 공공 수용소에서 수집된 사실의 결과인가? 자카아스2)는 그의 『법의학의 여러 문제』에서 이런 일반

∴

*1) 이들 법학자의 선입견을 반박하는 가장 훌륭한 방법은 6부에서 살페트리에르 구제원이 따 른 원칙에 따라서 정신이상자들의 치료에 확률론을 적용했던 것을 그들에게 눈앞에서 직접 보여주는 것이다. 모든 자연과학에서 그렇듯이 의학에서도 올바로 논의된 사실들의 결과를 따라야 한다.

2) 자키아스(Zacchias 1584-1659)는 로마의 의사로 그의 『법의학의 여러 문제 *Questionum medico-legaltum*』(1624-1650)에서 광기에 대한 교회법 판례를 검토했다. 그에 따르면 "정 신이상은 뇌의 병과 추론 능력의 훼손에 기인"(*Ibid.*, Lyon, 1974, l. II, p. 114)한 것으로, 한 개인이 미쳤는지, 질병으로 인해 그에게 어느 정도의 능력이 남아 있는지 판단할 수 있는

명제에 엄격한 한계를 두었고, 치료의 희망이 전혀 없다시피 한 다양한 사례 가운데에서 특히 두개골이나 두뇌의 유기적 구조에 발생한 상해의 사례를 지적했다. 이 주제에 대해 이후 해부학이 발전을 보았고, 나 자신의 연구에서 특별한 방향을 따랐기에 얻을 수 있었던 지식을 검토하는 일이 중요하다.

369. 이후에 훨씬 더 많은 관찰로 증명되었듯이 모르가니는 정신이상자들의 두뇌의 밀도와 점도(粘度)에 대해 지나치게 일반적인 결론에 이를 수 있었다. 그렇지만 그가 직접 손으로 해부해보고, 관찰된 사실을 역사적으로 제시하면서 따랐던 엄격한 방식은 언제나 통찰력과 정확성의 모델이 되겠지만 그만큼 건강한 비판의 모델도 될 것이다. 모르가니처럼 우리도 두뇌의 뇌실에서 일어난 림프액의 유출, 신경총(神經叢)이나 뇌량에서 일어난 혈관의 부종(浮腫), 갑작스러운 변화, 송과선 속의 작은 결석성 응괴 등에 주목할 기회가 있었다. 이 모든 관찰은 매일같이 유사한 연구를 통해서 확실해졌다. 그러나 다른 정신이상자들의 두뇌에서는 이런 신체적 상해의 어떤 것도, 이 부분들의 유기적 구조에서 아무런 변질도 발견할 수 없다는 데 동의해야 한다. 그리고 더욱 결정적인 것은 이런 상해들이 간혹 상이한 다른 경우에서 발견되고, 간질, 졸중, 경련, 급성 열병과 같은 정신이상과는 완전히 무관한 어떤 질병들의 결과로 발견되기도 한다는 데 있다. 더욱이 두뇌 혹은 뇌막의 물질에 갑작스럽게 일어난 모든 변화를 길게 늘어놓는 것으로 어떤 지식을 얻을 수 있을까? 정신이상의 신체적이거나 정신적인 원인, 정확한 성격, 진행 과정, 수행한 치료, 정신이상의 진행 중에 발생한 부차적인 질병, 정신이상과 특별히 구분되었던 모든 것을 누락하고서라면 말이다. 간혹 조직의 상해조차 두뇌나 그것의 피막 속에 자리를 갖기는커녕 복부의 장기(臟器)에 존재하고, 특히 간이나, 위 혹은 내장의 물질 속에

∵ 사람은 오직 의사뿐이다.

서 뚜렷한 병원성 변화에서 찾아질 때도 있다. 이 때문에 난점은 더욱 증가하게 되니, 성급한 판단을 항상 경계해야 한다. 내가 살페트리에르 구제원에서 기록한 일지는 이런 계획에서 이루어진 것으로, 내가 이미 예고했듯이 (320), 나는 나중에 내가 더 이야기할 수 있는 내력들을 더해 일지에 적었던 개별적인 내력들을 출판하겠다. 내력들이 충분히 많아진다면 그것으로부터 일반적인 파생 명제를 끌어내고, 여기에 그 명제들이 수용할 수 있는 예외와 변형들을 결부시키는 일만이 문제가 된다. 나는 여기서 어떤 정신이상의 경우에 두개골 구조에서 나올 수 있는 선천적 기형과 불규칙성으로 한정하고, 이런 경우들이 얼마나 드문지 보여줄 수 있는 몇 가지 지적을 내세우고자 한다.[3]

*

385. 형태와 작은 크기 때문에 가장 눈여겨볼 만한 머리들 중 하나는 내가 이 책에 그리도록 했던 머리(도판 1, 그림 5와 6)인 것 같다. 나는 앞에서 특이한 성격을 가졌다고 기록했던(179) 젊은 백치 여인이 죽었을 때 그 머리를 보존했다. 나는 여기에 이 머리를 조사하면서 얻었던 해부학적 고찰은 싣지 않겠다. 그 고찰을 계속한다면 두뇌의 어떤 신체적 상해와 지성의 기능에서 일어난 어떤 주목할 만한 변화 사이에 일종의 상관관계를 찾을 수 있을 것이다. 그렇지만 나는 극단적으로 작았던 이 여인의 머리 용적과 드문 지성을 타고난 일곱 살 아이의 머리 용적을 비교함으로써 그 작은 머리에 대한 생각을 제시하는 것으로 그치고자 한다.

⁙

3) 이 뒷부분부터 초판 3부의 2-14장(본 번역 pp. 163-178)이 370절부터 384절이 된다. 아래 385절부터 끝(397절)까지의 내용은 피넬이 2부 7장 마지막 부분에 추가한 것이다.

일곱 살 아이의 머리 크기	열한 살 백치소녀의 머리 크기
길이, 1데시미터 8센티미터	길이, 1데시미터 3센티미터
너비, 1데시미터 3센티미터	너비, 0데시미터 9센티미터
높이, 1데시미터 6센티미터	높이, 1데시미터 3센티미터

386. 이 머리의 불규칙한 형태와 정신이상자들의 머리 용적의 다양성에 대한 더 자세한 세부 사항들과 두개골 전체를 반(半)타원체로 간주하면서 앞의 내용을 확정하는 데 기초를 제공하게 될 비교 계산식은 프랑스 학사원 개별 회합 시 발표 예정인 논문에 실을 것이다.

III
우발적인 원인에 의한 정신이상의 치료 불가능의 경우

387. 올바른 정신을 가진 이들이 상고 시대부터 끊임없이 잊지 않게끔 하지만, 두서없이 또 구별 없이 함부로 약을 먹이는 관례 때문에 항상 잊히고 마는 의학의 단순한 진리들이 있다. 호프만이 말하기를[*4] 환자를 치료하는 가장 훌륭한 방법은 자연이 가져오는 건강에 좋은 효과들을 취하는 것이다. 이 일반 원칙이 정신이상에 얼마나 훌륭히 적용되는지! 그리고 이런 긍정적인 경향을 가로막는 장애물을 멀리할 수 있게 된다. 반대로 우리들은 치료를 수행할 때 어떤 불확실한 의견들을 근거로 삼으면서 얼마나 퇴행적인 길을 걸었던가! 흔히들 조광증은 '일반적으로 치료 불가능하므로 성공적으로 조광증을 치료하려면 그것을 열(熱)로 바꾸어야 한다.'고 말하곤 했다. 여기에 덧붙여 '이 목적을 달성하려면 다량의 사혈로써 환자의 기력을 약하게 만들고, 구빈원 공기 속의 전염성 요인들을 수용하게끔 환자

∴

*4) *La De Optima naturae morbis medendi methodo.*

를 노출시킨다.'고 했다. 다른 사람들은 조광증에서 머리를 향해 올라가는 피의 강력한 충격만을 보았으므로, 끝없이 사혈을 반복해댔고, 이에 맞서는 자연의 노력과 대놓고 싸우기 위해 머리에 얼음을 가져다 대었다. 구제원에 수용된 수많은 치료 불가능한 환자들에게 이런 아무짝에도 소용없는 이론이 실천되었을 때 얼마나 비참한 결과가 생겼는지 여러분께서 직접 와서 보실 수 있다.

388. 나는 환자들을 방문했을 때 회복이 완전히 이루어지기 전에 너무 일찍 면회를 받거나 퇴원을 하거나, 경솔한 행동 때문이거나, 내부 규칙 유지를 담당하는 간수의 권위를 흔드는 다른 권위가 개입됨으로써 치료 불가능하게 되어버린 여러 정신이상자들의 가슴 아픈 장면을 내 눈으로 종종 보곤 했다. 한 멜랑콜리 환자는 어디에서나 자기를 겨눈 적들의 간계를 본다고 믿었다. 그녀는 적들이 전기 유체처럼 눈에 보이지 않는 방법으로 원거리에서 자신을 조종할 수 있다고 확신했다. 더욱이 그녀의 판단력은 다른 점에서는 모두 건강해 보였다. 그런데 그녀는 밤의 한순간 동요를 일으키고 그보다 강렬할 수 없는 불안에 빠지는 것이다. 간수는 그녀를 찾아가 그녀의 환상을 몰아내려고 했는데 그때 그녀는 간수에게 불만을 늘어놓고, 자기는 미치지 않았으니까, 자기를 더 오랫동안 잡아두는 것은 명백히 부당한 일이라고 주장했다. 그녀는 자기와 즐겨 대화하던 구제원의 다른 담당자들에게 불만을 늘어놓았다. 그리고 그녀들도 같은 의견을 보였다. 그때부터 간수와 의사에 대한 신뢰가 전부 무너졌고, 그녀는 몇 년 이래 치료되리라는 어떤 희망 없이 질병 상태가 계속 이어지고 있다. 다른 환자는 과거에 장군이었던 남편을 잃고 과부로 살았는데 간헐적으로 가벼운 착란에 빠지곤 했다. 그녀는 특별히 보호받고 있다고 믿고, 거만해지고 자신만만해졌다. 그래서 조금이라도 자기 의사를 거스르면 상급 기관에 편지를 쓰겠다고 협박했다. 그녀는 허영심에 가득 차 자기가 어느 왕자와 결혼하도록 되어 있다고 믿었고, 그때부터 그녀는 아무 말도 듣고자 하지 않았다.

더 정확히 말하면 호의적인 방식을 취해서는*5) 그녀의 신뢰를 얻을 수 없음은 물론, 어떤 억압 수단을 취해도 그녀의 성격을 길들일 수 없게 되었다. 그래서 그녀는 치유 불가능 상태가 되었다.

389. 신앙심으로 인해 조광증 환자가 되었던 한 여인에게는 유화책이나 억압책으로 쓸 수 있는 방법은 다 써보았지만 전혀 듣지 않았다. 그런데 그녀가 더없이 격려가 되는 말을 듣고 온 젊은 회복기 환자를 만났다. 그녀는 그 회복기 환자를 착란에 빠뜨리고 계시를 받은 어조로 말하고 그녀더러 '무엇보다 영혼을 구원해야 하고, 죄다 사기꾼에 거짓말쟁이들인 남자들의 말을 들어서는 안 된다.'고 강력한 어조로 말했다. 이렇게 말한 뒤 그녀는 아첨과 거짓 꾸민 태도의 말을 덧붙였는데, 그것이 젊은 회복기 환자의 상상력을 강렬히 뒤흔들어 결국 그녀를 재발에 빠뜨렸다. 때로는 어떤 신앙 서적을 읽으면서, 다른 경우에는 그저 사제를 보거나 다른 광신도와 은밀히 대화를 나누는 것만으로도 재발이 생겼다. 그것 때문에 일종의 만성적이고 치료 불가능하다고 추정된 조광증이 생겼다. 독실한 자의 착란은 전염병처럼 전해지는 것 같다. 올바른 질서를 유지하는 구제원에서는 도대체 얼마나 감시를 해야 하는 것일까! 과거에 수녀였던 사람은 예전에 자기가 악마 들린 적이 있었다고 믿었다가, 이제 그 환시에서 벗어나서 회복기에 접어들었다. 그런데 우연하게도 계속 일어나는 양심의 가책 때문에 착란에까지 빠졌는데, 마찬가지로 이성의 회복 중에 있던 한 독신자가 그녀에게 접근했다. 두 사람은 기도를 하러 모였고, 자기들의 운명을 한탄하면서,

: :

*5) 대단히 민감한 사람에게 거친 어조로 모욕적인 말을 하게 되면 위험한 반대 결과가 날 수 있다. 구제원 담당자 한 명은 예전에 수녀였던 환자를 위해 대단히 정성을 기울였는데 환자가 회복기에 있을 때 그녀의 행실에 대한 정보를 얻게 시켰다. 그녀는 자기가 가진 가장 소중한 것을 희생해서라도 자기 인생의 한 국면을 감추고 싶었던 것인데 그것이 그에게 알려진 것이다. 그런데 그 때문에 그녀는 공개적으로 비난을 받았다. 이 경솔한 말을 듣고 너무나 당황했던 그녀는 깊은 멜랑콜리에 빠졌고, 아무 음식도 먹지 않으려고 했고, 결국 쇠약해지고 무기력해져 죽을 지경이 되었다.

새로운 불안을 서로에게 심어주었다. 두 사람 모두 그런 식으로 평온한 치매라고나 할 상태에 다시 빠졌고, 더 이상 치료의 희망을 전혀 남기지 않았다.

390. 얼마나 많은 젊은이들이 천성적으로 게으르거나 습관이 그렇게 붙어, 나날의 노동의 규칙을 따를 수 없어서 치료 불가능한 상태에 이르게 되는지! 바로 그 때문에 우리는 회복기 환자들의 기숙사에 재봉 작업실을 부속시킨 것이다.(209, 212, 213) 그렇지만 시골에서 자랐거나 도시에서 식료품 거래에 습관이 든 여인들은 이렇게 가만히 앉아서 하는 일이 도저히 적성에 맞지 않았다. 그녀들의 취향과 일상적인 삶의 방식에 더 맞는 다른 일들을 찾았어야 했다. 그래서 이 목적을 해결하기 위해 정신이상자들의 구제원에 예전에 산책장으로 썼던 울타리로 막은 3아르팡의 너른 땅을 부속시켜야 한다고 생각했다. 그 땅의 일부는 다양한 식물이나 관목을 재배하는 용도로 써왔다. 물을 퍼 올려 지하에 관을 묻고, 거대한 저수지로 물을 대기 위해 펌프를 만들게 했다. 천성이 게으른 회복기 환자들을 시켜 차례로 펌프 작업을 시키고, 물을 지게 하고, 아름다운 꽃이 핀 식물을 재배하고, 돌을 걷어내고, 울타리로 막은 땅의 일부를 개발하게 하도록 합의했다. 그런데 이 시기에 담당자들 사이에 질투며 경쟁심이 있었다. 물론 대규모 시설에서 이런 일은 넘칠 정도로 많다. 그렇지만 그 때문에 건강 회복을 도모할 수 있었을 이런 조처들이 실패로 돌아가고 말았다. 철저한 청결 감시라는 구실로 정신이상자들에게 노동을 해야 할 사람은 그들이 아니고 그런 일은 구제원의 허드렛일을 맡아 하는 '노가다'들이나 할 일이라고 말하기까지 했다. 그때 자기 계획이 좌절된 간수는 혐오감이 들었고 울타리로 막은 땅의 한 떼기를 경작하도록 시키는 것으로 만족했다. 멋진 식생이 어우러진 광경으로 눈을 즐겁게 해주는 곳이었다. 그러니까 전체 계획은 실패로 끝났던 것이다. 바로 이 시기에 정신이상에 걸려서 들어온 환자가 있었다. 그녀는 많은 연애를 즐기던 처녀였는데 그녀에게 노동의 규칙을 따르면 이성을 회복할 수 있다는 말을 해주었다. 그런데 그녀는 천성이 게으른 다른 환자

들과 한가한 관계를 맺었다. 하루하루를 이리저리 거닐면서 재미난 이야기나 연애 이야기들을 나누며 반쯤 착란에 사로잡혀 보냈다. 내가 나중에 했던 조사(1807년 2월) 결과, 그들 중 여러 명이 치료 불가능하게 되었음을 밝힐 수밖에 없었다.[6]

389. 상류 사회 사람들은 거의 언제나 이런 환시며 몽상에 빠지기 쉽고 무위가 계속 몸에 배었기 때문에 조광증 착란이나 멜랑콜리에 빠졌을 때 치료가 불가능하다. 예전에 부유했던 마흔다섯 살의 부인이 혁명의 결과로 불운에 빠지고 조광증에 걸렸다. 그녀는 결국 기이한 성격을 가진 만성 멜랑콜리에 이르고 말았다. 그녀는 자기 주위에는 자기를 고통스럽게 만드는 마법술이 부린 결과들뿐이라고 생각했다. 그녀에게는 자기 주변의 모든 사람이 이런 사기술에 열중해 있는 것처럼 보였다. 그런데 얼마 전부터 새로운 환상이 일어나 앞의 환상과 결합되었다. 그녀는 한 정령이 끊임없이 자기 뒤를 쫓는다고 생각하게 되었다. 그 정령은 그녀를 관찰하고, 제멋대로 그녀 몸속 어디나 들어오고, 그녀에게 말을 걸고, 자주 침대를 같이 쓴다고 했다. 그녀는 눕자마자 생생한 빛이 자기 몸 위에 떨어져 절대적인 영향력으로 그녀를 조종한다고 생각했다. 그녀는 동시에 뜨거운 열이 느껴지는데, 때로는 일종의 마비 상태를 경험하기도 한다고 말했다. 때때로 이 정령이 대담해져서 성적 결합 같은 것을 느끼게 해준다고도 했다. 이로부터 생기는 느낌은 십중팔구 달콤한 미풍의 숨결과 같다고 한다. 그녀는 그 정령과 자유롭게 대화하는데, 그 정령이 자기에게 '네가 아무리 애를 써도, 너

⁘

[6] 이들 젊은 처녀 중에 내가 치료 불가능하다고 추정했던 한 명이 다행스럽게도 다른 동료들로부터 격리되었다. 더 오랫동안 노동을 거부하면 생 드니 유치장으로 보내겠다고 협박했다. 이렇게 겁을 준 것이 그녀에게는 대단히 적절한 것이었다. 그녀는 다섯 달 동안 놀라운 활동력으로 뜨개질하며 재봉 일에 몰두했고, 그래서 치료되었다. 그녀는 당연히 내가 자가당착에 빠졌던 것이 아니냐고 심술궂게 지적했다. 그러나 이런 예외조차 일반 규칙을 확인해주지 않는가?

는 내 손 안에 있다.'고 말하는 것을 들었다고 주장했다. 이런 착란에 사로잡혀 있는 동안 이 멜랑콜리 환자는 때로 꼼짝없이 앉아 덜덜 떨고, 때로는 머리 위로 머리카락이 비쭉 선 것같아 보였다. 그녀는 분노에 사로잡혀 고함을 지르고, 그녀 주변의 환자들은 그녀가 자기를 자극하는 힘을 온 힘을 다해 격렬하게 외치면서 쫓는 소리를 들었다. 다른 경우에는 소심한 공포로 인해 혼란에 빠져 몸을 일으키고, 얼굴을 땅에 조아리고, 더없이 열정으로 기도에 몰두했다. 신체적인 요법이며 정신적인 요법이며 벌써 전부 써보았다. 언젠가 자기 내력을 듣고 있던 학생이 부주의하게 손을 그녀의 침대에 올려두었을 때 그녀는 그 학생이 악착스럽게 자기에게 고통을 주는 마법사로 보였다. 그녀의 불신은 극단으로 치달았고, 치료는 전혀 불가능하게 되었다.

390. 백치 상태는 머리 모양의 선천적 기형에서 올 수 있다.(375) 그때는 치료해봤자 무의미한 일이다. 그러나 조광증에 걸려서 예전에 치료를 받는 동안 과도한 사혈, 엄청난 공포, 월경의 갑작스러운 중단이나 지연 때문에 백치 상태가 될 수도 있는데, 이 경우 내적 자극제와 외적 자극제를 함께 사용하면 드물기는 하지만 치료가 가능하다. 어떤 시기에 대단히 강렬한 두려움에 사로잡혔던 젊은 백치 환자에게 이런 자극제를 써봤지만 효과가 전혀 없었다. 그녀는 여전히 의무실에 있는데, 언제나 생기라고는 없는 조각상 같았다. 반면에 이 방법은 예전에 조광증 환자가 되었다가 반복된 사혈로 백치 상태에 빠진 다른 젊은 환자에게는 뚜렷한 성공을 거두었다.

391. 노인성 치매는 자연과 의술의 모든 능력 범위를 넘어서 있다. 그리고 우발적인 원인으로 인한 치매가 졸중이나 마비의 전조까지 가졌을 경우, 이를 치료하는 일은 불가능에 가깝다. 그러나 지성의 상해는 뚜렷해질 수는 있어도 어떤 한계를 넘어서지는 않는다. 드문 장점을 가졌던 부인은 더없이 사소한 원인으로도 쉽게 화를 내는 사람이었는데 결혼 생활 18년 후에 누가 봐도 뚜렷한 치매 상태에 빠졌다. 다섯 달 동안 격리하고, 목에

발포제를 여러 번 붙여보니 그녀는 부분적으로 과거의 습관과 다정한 성격을 되찾았다. 그녀는 정성껏 치장했고, 앉아서 하는 일들을 할 수 있었다. 그러나 여전히 지성은 대단히 허약한 상태였고, 생각의 범위도 대단히 좁았다. 대상들의 너무나 단순한 관계도 그녀로서는 이해할 수 없었다. 집에서는 명령을 해야 하는 건지, 복종을 해야 하는 건지 구분도 쉽지 않았다. 계속 살았던 장소들의 이미지는 혼란스러웠다. 그녀는 자주 자기가 도시에 있는지 시골에 있는지 판단이 쉽지 않았다. 아주 작은 움직임이라도 느리고 힘들게 했고, 손을 떨었다. 예전에 자유자재로 움직이던 능력이 거의 사라졌다. 계속 이어진 유년기보다 못한 것이었지만, 이전의 가정의 미덕을 기억할 때면 다정한 흥미를 보였다.

392. 히스테리, 간질, 심기증 같은 다른 경련성 질환과 조광증 합병증의 경우 치료 시 예기치 못한 장애물이 발생하여 실패로 돌아갈 수 있으며, 질병을 오랫동안 끌거나 심지어 치료 불능으로 만들어버리기도 한다. 이 진실은 오래전부터 알려진 것이다. 그러나 내가 항상 기억하고 있는 이런 종류의 한 가지 사례를 언급함으로써 그 진리를 더욱 놀랄 만한 것으로 만들고자 한다. 더욱이 이 사례는 흥분하기 쉬운 젊은 시절에 분별 있고 신중한 것 이상으로 헌신적이고 열렬하게 어떤 학문 연구에 몰두하는 사람들에게 유용한 교훈을 제공할 수 있다. 강렬한 상상력을 타고난 스물두 살의 한 젊은이가 혁명 몇 년 전에 법학을 공부하러 파리에 왔다. 그는 자신이 운명적으로 변호사석에 서서 더없이 눈부신 역할을 하게 되리라고 믿었다. 배움의 뜨거운 열정만큼은 누구 못지않게 대단한 사람이었다. 쉬지 않고 공부하고, 집에 갇혀 살았고, 지능 향상을 위해 식사도 간소하게 했는데, 그 용어의 엄격한 의미로 피타고라스 식사법을 따랐다. 몇 달 후에 강렬한 편두통이 일어났고, 코피가 빈번히 터졌고, 가슴이 경련적으로 죄여왔고, 장(腸)에 모호한 고통이 느껴졌고, 위장에 가스가 차서 불편을 겪었고, 정신의 감수성은 불(火)과도 같았다. 간혹 그는 환한 기쁨이 빛나는 태도로 내게 다가와

서 자기 안에서 지고의 행복을 겪었지만 어떻게 표현할 수가 없다고 말했다. 그렇지만 다른 경우에 그는 망연자실하고 절망으로 벌벌 떨고 있는 모습이었다. 그는 내게 자신의 고통을 끝내달라고 간절히 청했다. 더없이 심각한 심기증의 성격을 쉽게 알아볼 수 있었다. 나는 그에게 앞으로 다가올 일에 대해서 위험성을 설명해주었다. 그리고 나는 살아가는 방식을 바꿔볼 것을 자주 간청했다. 그러나 그는 언제나 절대 고집을 굽히지 않고 자신의 계획을 따랐다. 그러자 머리, 하복부, 가슴 부위의 신경 증상이 커졌고, 극단적인 무기력에 이어 경련적인 즐거움이 교대로 반복되었고, 특히 밤에 어둠에 잠기면 심약한 공포를 느꼈고, 불안감은 말로 표현할 수 없을 정도로 컸다. 간혹 그는 눈물을 흘리며 나를 찾아와서는 죽음의 팔에서 자기를 끌어내 달라고 간청했다. 그래서 나는 그를 시골로 데려갔다. 위안이 되는 말을 해주며 몇 차례 산책을 하자 그는 새로운 삶을 얻은 것 같았다. 그러나 자기 방에 돌아오면 다시 혼란스러워졌고 심약한 공포가 다시 일어났다. 생각이 점점 혼란스러워지면서 그는 비탄에 빠지고 절망에 젖었다. 이제 공부에 몰두할 수 없게 되었고, 상상 속에서 달래던 명성과 영광의 전망이 이제 가뭇없이 사라지고 말리라는 가혹한 확신이 들었다. 더없이 완전한 정신이상이 바로 이어졌다. 하루는 기분 전환을 하러 연극을 보러 갔는데 「어쩌다 철학자」의 공연이었다. 그때부터 그는 그보다 더 불안할 수 없고 암울한 의혹에 빠져버렸다. 그는 연극에서 자기를 우스꽝스럽게 연기하고 있다고 확신했다. 그는 내가 연극의 소재를 제공했다고 비난했다. 바로 다음날 아침에 그는 나를 찾아와서 너무나 진지하고 가혹한 태도로 화를 냈다. 내가 우정의 권리를 배신했으며, 자기를 대중의 웃음거리로 만들어놨다는 것이었다. 그의 착란은 이제 한계가 없었다. 그는 공공 산책로에서 승려와 사제로 변장한 희극 배우들을 본다고 믿었다. 그들이 자기 몸짓을 연구하고, 자기 생각의 비밀을 간파하려는 것이었다. 어두운 밤에 그는 때로는 밀정의, 때로는 도둑과 암살자의 습격을 받았다고 생각했다. 한번은 그가 갑자기 십자형 유리창을 열어젖히고 온 힘을 다해 다들 자기 삶을 비난하고 있다고 소리를 지르며 쩌렁쩌렁 경고를 했다. 양친 한 분이 아들을 오텔 디외에서 조광증 치료를 받게 할 결심을 하고, 스무 날 후에 그에게 여행 동반자를 붙여 함께 떠나게 해서 피레네산맥에 이웃한 작은 도시로 보낼 생각이었다. 신체와 정신이 똑같이 쇠약해졌고, 그보다 더 광태를 보일 수 없는 착란과 암울하고 심각한 심기증 발작이 교대로 일어났다. 그래서 그는 아버지 집에 고립되고 말았다. 권태를 느끼고, 삶에 대한 끔찍한 혐오를 갖고, 음식을 거부하고, 주변 모든 사람에게 무례하게 굴었다. 결국 그는 자기를 감시하던 경호원을 따돌리고 속옷 바람으로 인근 숲으로 달아나서 방황하다가, 쇠약해지고 기아에 빠져 숨을 거두었다. 그는 이틀 뒤에 죽은 채로 발견되었는데, 그의 손에는 영혼 불멸에 대한 플라톤의 유명한 대화편이 들려 있었다.

393. 그는 보통의 조광증 환자와 얼마나 달랐는가! 보통의 환자라면 맹목적인 분노에 휩쓸리거나 자기가 우월하다는 과장된 생각으로 가득 차, 벼락같은 소리를 지르고, 위협하고, 항상 위압적인 어조로 말을 할 것이다. 누가 그의 격노를 막아 세우지 않거나, 그에게 위압적인 힘의 장치를 보여주어(191, 192) 그가 넘어설 희망을 갖지 못하게 하지 않는다면 더없이 폭력적인 행동에 나설 것이다. 꾀와 힘을 사용한 방법으로 그의 마법적인 환상과 흥분을 끊어버리지 않는다면 그것은 그만 습관이 되지 않겠는가? 그러므로 모든 기술은 적절히 정신이상자를 길들이고, 그가 아무리 저항해봤자 소용없다는 점을 설득하는 데 있다. 그다음에 문제가 되는 것은 호의적인 방법으로 그의 신뢰를 얻고, 우리 모두 그가 행복해지기를 열망하고 있음을 알고 있다는 고백을 얻어내는 것이다. 그의 신뢰를 얻었다면 예전의 그의 동요를 완전히 진정시키고 여전히 미약하고 흔들리는 이성을 강화하기 위한 일정한 시간이 필요하다. 이는 올바로 관리된 공공시설이나 개별 시설에서만 확보할 수 있다. 그러니 대단한 부자였다가 정신이상에 빠진 사

람이 자기 집에서 치료를 받고, 하인들의 시중을 받고, 종종 친지들이 주위에 모여 있는 특권을 가졌다고 부러워해야 할까? 반복된 경험으로 증명되었듯이 그때 치료가 성공을 거두지 못한다는 것에 놀라야 할까?

394. 자기 자신에 대한 높은 평가는 대단히 과장될 수 있으며, 다른 이들에게 명령하는 습관이 대단히 확고해지면, 정신이상자는 어떤 억압 수단을 쓴다고 해도 더 이상 정상으로 돌아갈 수 없게 된다. 다시 말하면 조광증은 치료 불가능해지는 것이다. 남성 구제원이든 여성 구제원이든 자기가 왕관을 쓸 사람이라고 믿는 정신이상자들의 사례는 드물지 않다. 그리고 어떻게 그토록 강력하고 그토록 소중한 환상을 무너뜨릴 수 있겠는가? 『비에르 씨 *de Praestigiis demonum*』는 자기가 가진 지고한 권력에 너무나 우쭐해서 자기가 왕중왕(Rex regum, dominus dominantium, monarcus mundi)이라고 말하곤 했던 어느 정신이상자를 언급하지 않던가? 도도하기 그지없던 젊은 처녀는 예전에 소설에 탐닉하다가 결국 대단히 강렬한 조광증에 빠지게 되었다. 그녀는 살페트리에르 구제원에서 몇 달 동안 치료를 받고 회복된 것 같았다. 그러나 자기가 이성 착란을 겪었다는 슬픈 생각이 그녀의 자존심에 큰 상처를 입혀서 자기 고향에 다시 돌아가기가 죽기보다 싫었다. 그랬으니 무엇 하나 재발의 우려를 보여주지 않는 것이 없었다.

395. 그 무엇으로도 길들지 않는 허영이 치밀하게 계산된 계획과 어디에서나 혼란과 무질서를 일으키는 격노와 결합된다면 이 장애물은 더욱 극복하기 어렵다. 다음은 살페트리에르의 여성 정신이상자들 가운데 교묘하기가 이루 말할 수 없었던 사람이 수단이란 수단을 모두 동원한 사례이다. 처음에는 감언이설로 은밀하게 꾸미고 획책한 탈출 계획에 그녀의 동료 여럿을 끌어들이더니, 다른 경우에는 간수를 비난하는 모욕으로 가득 찬 편지를 구술시켰고, 교묘하게 꾸며진 작은 폭동에 그를 휩쓸어 죽이고자 하는 잔인한 계획을 세우기까지 했다. 때로는 그보다 더 차분할 수 없는 정신이상자들을 치고받고 싸우게도 했고, 때로는 자살 성향을 가진 사람을 교활

하게 부추기고, 자살을 찬양받을 만하고 용기 있는 행동으로 자극하기도 했다. 이런 절망의 행동에 빠지기 쉬운 일부 멜랑콜리 환자들에게는 너무도 위험한 일이었다. 이런 소란스러운 격분을 결코 빠져나올 수 없이 완전히 고립시켜 막을 수 있었을까?

396. 끔찍스러운 악의 과잉, 고통을 느끼지 못하는 완전한 무감각 상태, 만취 습관, 성적 쾌락의 과도한 탐닉은 정신이상을 발생시킬 뿐 아니라 조장하는 데도 적합하다. 그렇다면 가장 개화된 의사라면 모든 정신적인 능력을 고스란히 빨아들이거나 파괴하는 것처럼 보이는 더없이 강압적인 성향을 가진 인간들을 죽일 수 있을 것인가? 나는 재봉 작업실에서 평정한 마음으로 근면하게 일하는 회복기 환자들이 한데 모여 있는 감동적인 모습과 어떤 현명한 말로도, 어떤 억압 수단으로도 일터로 끌고 갈 수 없는, 동요에 빠져 구제원 내부를 이리저리 배회하는 다른 여인들의 모습을 끊임없이 나란히 보고 있다. 후자는 습관적으로 헛소리만을 늘어놓으며 언제나 질병의 쇠퇴기에 머물러 있을 뿐 확실한 회복에는 결코 이를 수 없는 환자들이다. 우리 사회도 전체적으로 보면 똑같이 악과 덕의 대조를 끊임없이 보여주고 있지 않은가? 고질적인 습관이 되어버린 악에서 비롯한 정신이상을 그래도 희망을 가지고 치료하기를 바랄 수 있을까?

111. 한 정신이상자의 정신 치료는 그가 예전에 대단한 부자였거나 요직에 있었던 사람이었다면 정말로 어렵지 않겠는가? 생각이 뒤얽히고 혼란스러운 가운데에서도 그 환자는 과거에 누렸던 화려한 위엄을 잊을 수 있을까? 나는 이런 경우에 인간은 허영으로 누렸던 모든 향유를 모호하게나마 그리고 있다는 것을 관찰했다. 그는 자기가 수백만 명을 마음대로 쓸 수 있다고 말하고, 자기가 아끼는 사람들에게 보상을 내리겠다고 하고, 상상하면 기뻐지는 화려한 직위들에 대해 말하는 것이었다. 그의 태도는 위압적이다. 그는 항상 명령을 내리고 싶어 한다. 그가 자기보다 큰 힘에 복종한 대도, 십중팔구는 그의 타고난 오만함과 흔들리지 않는 성격을 그대로 간

직하고 있다. 더욱이 격정의 분출들 사이사이에서도 교활할 정도로 신중한 그는 본심을 숨기고 있으며, 인간을 전부 경멸하면서 이를 완전히 감추는 기술을 갖고 있다. 그럴 때 그런 자의 치료를 맡는 사람이 그의 정신에 영향력을 얻고 그의 신뢰를 구할 수 있을까? 그렇지만 단계적으로 그의 이성이 완전한 기능을 수행하도록 이끌기 위해서는 그것이 없어서는 안 된다. 우리가 열외로 해야 할 사람이란 그저 고상한 성격의 소유자로, 심오하고 이성적인 도덕으로 가득한 참으로 드문 사람뿐이다. 자기가 맡은 고위 요직에서 항상 인류의 행복에 공헌할 수 있는 장점만을 찾는 그런 사람 말이다.

397. 나는 풍자를 하는 사람이 아니다. 나는 그저 정신이상을 가장 흔히 일으키는 기원과 그것의 치료에 대한 의학적 고찰만 하는 사람이다. 그렇다고는 해도 일반적인 지적 하나는 할 수 있다. 보편적인 도덕을 실천하는 일은 우리 시대의 취향은 아니다. 그렇지만 모든 다른 학문은 엄청난 진보를 이뤘다. 고대 그리스를 빛냈던 다양한 철학 분파들이며 학파들을 되살려야 할 것인가? 아니면 젊은이를 교육시킬 때 위인들의 삶을 철저하고 진지하게 연구했던 플루타르코스의 공부를 마지막 몇 해에 할애해야 할까? 이 중요한 질문에 어떻게 대답들을 하든지, 건강한 정신을 회복시키는 데 힘차게 협력하는 것으로 얻는 이득을 의학에서 제외해서는 안 된다. 이를 위해 그 이득을 잊은 결과로서의 질병의 역사를 쓰고, 특히 『정신이상 연보』라는 제목의 논집에 일련의 개별적인 사실들을 발표할 수 있겠다. (2판 끝)

쇠사슬로부터 광인을 해방하기:
필립 피넬의 정신의학 이론

～

　본 번역은 프랑스 의학자 필립 피넬(1745-1826)의 주저『정신이상 혹은 조광증의 의학철학 논고』(l'an IX)를 완역한 것이다. 사실 피넬은 1800년에 이 책의 초판을 낸 뒤, 1809년에 상당 부분을 수정한 2판을 내놓는다. 초판에서 피넬은 자신이 1793년부터 2년 동안 근무한 비세트르 정신이상자 구제원의 경험을 주로 언급하고 있지만, 2판에서는 1795년부터 다시 2년 동안 장소를 옮겨 살페트리에르 여성 정신이상자 구제원의 수석 의사로서 근무한 경험을 대거 반영함으로써, 전체적으로 약 절반 정도 분량이 추가되었고, 또한 초판의 3분의 1 정도의 분량이 삭제되었다. 역자는 본 저작의 초판의 중요성과 가치를 최대한 살리면서, 거의 완전히 다른 저작이라고 해도 무방할 2판의 내용을 한 권의 번역에 수용해보고자 했다. 본 저작의 초판만을 판본으로 삼는 경우, 2판에 개진된 여성 정신이상자들의 다양한 사례들이 삭제될 수밖에 없고, 동시에 초판에서는 저자가 지나치게 과감한 내용이라고 생각하여 언급을 삼갔지만 2판 마지막 부분에 피넬이 비로소 수많은 사례 분석들을 근거로 내세웠던 '확률론'을 적용한 정신의학의 가능성과 유효성이 소홀히 될 것이다. 그렇다고 2판을 판본으로 삼는 경우에는, 초판과 2판의 상이한 구성의 의미가 사라지고, 초판의 중요한 언급들이 지워질 것이다. 따라서 역자는 초판을 기준 판본으로 삼고, 부록으로 초판과 달라진 2판의 내용을 순서대로 번역하되, 초판과 2판이 겹쳐지는 경우에는 초판으로 돌아가 해당 내용을 찾을 수 있도록 했다. 적어도 피넬의 본 저작이 9년 사이에 겪게 된 차이를 부각하고 이를 연구의 대상으로 삼기 위해서는 위의 방법밖에 없었다.

미셸 푸코의 『고전주의 시대의 광기의 역사』는 어떤 점에서 근대 정신의학 및 현대적 의미의 정신병원의 설립자이자, 쇠사슬과 개화되지 못한 간수들의 무자비한 학대로부터 광인을 해방시킨 공로로, 인도주의적 의사의 모범으로 간주되었던 필립 피넬을 '탈신화화'하려는 시도이기도 하다. 이에 대한 푸코의 문제의식은 의심할 여지가 없다. 그는 위의 책에서 이성과 광기가 공존했던 르네상스 시대가, (푸코에 따르면) 이 둘을 분리했던 데카르트 철학의 이념 및 1656년 루이 14세가 내린 구빈원(l'Hôpital général) 설립을 위한 칙령을 통해 '대감호' 시대로 이행했다는 점에 주목하는데 그에 따르면 이 과정은 불연속적인 것으로 이해되어야 한다. 이 시기로부터 적어도 2세기 동안 광인들이 사회로부터 엄격히 격리되는데, 이 감금과 수용은 광기가 하나의 파괴적인 전염성을 가진 위험한 질병으로 간주되어 정상인들의 공간 외부로 배제되는 일련의 과정이라는 것이다. 그러므로 피넬의 광인 '해방'을 정신의학의 역사에서 전환점이 되는 사건이 아니라, 오히려 광기를 질병으로 규정하고 이렇게 환자가 된 광인들을 지도하고 관리하기 위한 시설(정신병원)을 설치하고 그들을 계속 사회의 외부에 격리함으로써 오히려 "광기의 배제"를 특징으로 하는 고전주의 시대 이념의 연속선상에서 파악해야 한다는 것이 푸코의 입장이다. 바로 이런 이유로 푸코는 『광기의 역사』

초반에 피넬과 19세기 정신의학이 광인을 [구빈원에] 그대로 내버려 두고서 광인을 '해방시켰'답시고 으스대[1]었다고 빈정거린다. 그리고 그는 책 후반부에 피넬이 '인도주의적'으로 광인들을 격려한 보호시설을 "사회의 외부 한계에서 생겨나는 정신이상을 받아들여 소멸시키는 획일적 법제의 영역, 도덕적 통합의 장소"[2]에 불과했다고 몰아세우는 것으로 그의 비판적인 입장을 재확인한다.

푸코가 『광기의 역사』에서 부각하고자 했던 것은 어떻게 광기의 경험과 광경이 애초에 가졌던 시적이고 예술적인 의미가 고전주의 시대에 부정되었다가, 다시 19세기에 "사드, 횔덜린, 네르발, 니체"[3]를 통해 되살아나게 되는가의 문제였다. 그리고 고전주의 시대의 광기의 부정은 그것의 "실증주의적인 이해 방식"[4]에 기초한다고 보는 것이다. 이런 점에서 피넬은 광인들에 대한 그의 개인적인 연민과 그들에게 가해진 부당한 대우에 맞선 분노에도 불구하고 그들을 다시 정상 상태로 사회로 돌려보내거나, 완전한 회복 전까지는 결코 사회에 돌아가지 못하게 한다는 점에서 여전히 이성과 비이성의 분할을 따르고 있다. 더욱이 푸코는 프랑스 혁명기 피넬의 정치적 입장을 의심한다. 본서에서 피넬은 혁명기야말로 정신이상의 연구에 가장 적합한 시대이리라는 점을 여러 차례 밝히고 있지 않은가. 그는 본서에서 혁명으로 인해 조광증과 멜랑콜리에 빠지게 된 얼마나 많은 사례를 들고 있는가. 그렇지만 푸코는 피넬의 이런 입장이 "의심할 여지없이 정치적인 문제"라는 점을 간과하지 않는다. "죄인들 사이에 결백한 사람들을, 격노한 자들 사이에 이성적인 사람들을 수용하고 있음이 틀림없다는 사실은 오래전부터 혁명 신화의 일부를 이루고 있었다."[5] 이 부분에서 푸코는 직접

:.
1) Michel Foucault, *Histoire de la folie à l'âge classique*, Gallimard, 1972, p. 59.
2) *Ibid.*, p. 515.
3) *Ibid.*, p. 397.
4) *Ibid.*

피넬의 불순한 반혁명 행위를 확인하지는 않지만, 그가 비세트르에 "가난한 사람의 누더기에 몸을 숨기는 귀족, 가식의 정신이상으로 위장하고 음모를 꾸미는 외국 밀정"을 숨겼을 가능성을 의심하고 있다. 그러면서 푸코는 비세트르의 수석 의사로 근무하던 피넬 "테르미도르 반동 이후 몇 달 후, 정치적 긴장 완화의 시기인 1795년 5월 13일에 살페트리에르로 근무지를 옮긴 것은 사실이다."[6]라고 쓰면서 피넬의 '모호한' 입장에 대해 비판적인 태도를 숨기지 않는다.

분명히 피넬의 광인 해방 조치는 인도주의적인 것으로 평가할 만하다. 그리고 그가 광인들에게 보여주었던 인간적인 태도와 그들의 치료를 위해 기울인 헌신에 찬사를 보내야 하는 것도 당연하다. 그러나 푸코는『광기의 역사』내내 그런 태도와 헌신적인 노력이 피넬의 것만이 아니었으며, 광인들의 부당한 대우에 분노했던 사람과 이를 극복하기 위한 일련의 조치들이 프랑스에서 시작된 것은 피넬의 노력으로 귀결할 수 없다는 점을 수많은 역사적 사료를 들어 보여준다. 푸코가 자신의 저작에서 여러 번 언급하는 프랑수아 두블레와 장 콜롱비에가 1785년에 발표한「정신이상자들을 통제하는 방식에 대한 훈령」의 가치는 프랑스 혁명 이전인 루이 16세 치세에 구빈원과 구제원에 대한 광범위한 개혁 조치가 이미 준비되고 있었음을 강조하는 데 있다. 이는 피넬이 본서『조광증의 의학철학 논고』의 초판을 내놓게 되는 1800년보다 벌써 15년이 앞선 것이다. 보지라르 거리에 소재한 어린이 매독환자 구제원의 의사였던 두블레와 당시 재상이었던 네케르의 부인이 세운 구빈원의 의사로 일했던 콜롱비에는 정신이상자들이 감금된 수용소를 돌아보고 다음과 같이 썼다.

• •
5) *Ibid.*, p. 489.
6) *Ibid.*, p. 491.

수만 명의 광인들이 유치장에 갇혀 있는데, 그들에게 누구도 약 하나 처방해 줄 생각조차 않는다. 절반쯤 광인인 자들과 완전한 광인들을 뒤섞어놓았다. 미쳐 날뛰는 자와 평온한 미치광이가 함께 머문다. 어떤 이들은 쇠사슬에 묶여 있고, 다른 이들은 내부를 자유롭게 돌아다닌다. 자연이 그들에게 도움을 베풀어 치료를 해줌으로써 그들의 질병을 끝내게 하지 않는 한, 불행히도 그때까지 이 질병은 줄어들기는커녕 계속 증가하고 있다.[7]

콜롱비에와 두블레는 사십여 페이지에 담은 그들의 「훈령」에서 피넬은 물론 당대 수많은 의사들이 지적했던 구빈원과 구제원의 낙후된 시설, 불합리한 운영, 경험적이거나 판에 박힌 치료법의 문제들을 하나도 빼놓지 않고 언급하고 있다. 콜롱비에와 두블레의 「훈령」과 같은 시대에 가난한 환자들을 구제하기 위한 개혁안을 제시했던 뒤퐁 드 느무르와 『파리 구빈원에 대한 보고서』를 써서 시설의 열악함과 개선의 필요성을 역설했던 자크 트농 및 혁명기 박애주의자로서 구빈원에 대한 국민의회의 관심을 촉구했던 라 로슈푸코 리앙쿠르 등도 같은 내용을 주장했다. 국가에 의료 시설이랄 것이 없고, 따라서 빈민들과 품행이 나쁘다고 판단되어 강제로 수감된 이들과 뒤섞여 있던 일반 환자 및 광인들을 위한 체계적인 치료법은 물론, 그들을 위한 제대로 된 침상들도 마련되어 있지 않던 상황이었다. 푸코가 『광기의 역사』에서 이런 역사적인 내용을 세밀히 밝힌 여러 이유들 중의 하나는 두말할 것 없이 피넬을 이 모든 상황에 두 팔을 걷고 나선 유일한 인물로 부각했던 피넬의 신화를 논박하기 위한 것이었음을 지적할 필요가 있다. 더욱이 피넬은 특별히 처음부터 정신이상의 문제에 관심을 갖고 치료에 임한 전문의도 아니었다.

∴

7) Jean Colombier et François Doublet, *Instruction sur la manière de gouverner les Insensés*, Paris, L'imprimerie Royale, 1785, pp. 4-5.

푸코는 "18세기가 광기에 자리를 마련해주고, 광기의 몇몇 양상을 구별했다면 그것은 광기에 가까이 다가감으로써가 아니라 반대로 광기로부터 멀어짐으로써였다."[8]고 언급한 뒤, 각주에서 피넬의 전기를 써서 그의 신화를 구축하고자 했던 르네 세믈레뉴[9]와 피넬의 개혁이 오직 그의 것만이 아니라고 말하면서 그를 탈신화화하려는 폴 세리외와 리베르[10]의 논쟁을 지적한다. 푸코가 이 논쟁을 "정치 문제이자 가족 문제"[11]로 보았을 때 적어도 이 지적이 과장은 아니다. 광인의 해방을 강조한 피넬의 공로를 찬양하는 전기를 집필한 세믈레뉴는 그의 조카손자였다. 그리고 세믈레뉴의 전기가 나오기 이전에, 피넬의 뒤를 이어 정신과 의사가 되었던 그의 아들 시피옹 피넬과 피넬의 직계 제자 에스키롤 역시 아버지와 스승의 신화를 만들어내는 데 적지 않은 공헌을 했음을 잊어서도 안 된다.

그러나 역자는 푸코의 『광기의 역사』가 적어도 두 가지 점에서 결코 사소한 것이 아닌 오류를 범했음을 지적하지 않을 수 없다. 첫 번째로 피넬은 '정신 요법(traitement moral)'을 통해 상당히 많은 경우 정신이상이 '치료 가능'하다는 점을 확신했고, 이 방법으로 자신이 맡은 환자들을 실제로 치료했으며, 두 번째로 피넬이 푸코의 주장처럼 여전히 정신이상자들의 엄격한 격리와 수용을 치료의 기본 원리로 삼았던 것은 사실일지라도, 그가 기댄 체계를 데카르트 및 고전주의 철학 이념과 혼동하는 것은 잘못이라는 점이다. 우리는 아래에서 푸코의 저작이 어떻게 이 두 문제를 놓치고 있으며, 또 그가 소홀히 생각했던 이 두 가지 점이 저작 전체를 관통하고 있는 그의

..

8) Michel Foucault, *op. cit.*, p. 415.
9) cf. René Sémelaigne, *Philippe Pinel et son œuvre. Au point de vue de la santé mentale*, préface de Jacques Chazaud, Paris, L'Harmattan, 2001.
10) cf. Paul Sérieux et Lucien Libert, *L'Assistance et le traitement des maladies mentales au temps de Louis XVI*, Paris, Société française d'imprimerie et de librairie, 1915.
11) Michel Foucault, *op. cit.*, p. 416, n. 1.

피넬의 해석과 비판의 정당성을 어떻게 그 자체로 무너뜨리고 있는지 살펴 보도록 하겠다.

확실히 피넬은 애초부터 정신이상자들에게 큰 관심을 기울이던 의사는 아니었다. 툴루즈 대학과 몽펠리에 대학의 의학부를 차례로 거쳐, 의사로 서의 성공을 위해 파리로 상경한 피넬은 뛰어난 능력에도 불구하고 소심한 성격 탓에 안정적인 자리를 잡지 못하고 있었다. 그가 파리에 도착한 것은 장 자크 루소와 볼테르가 사망한 1778년이었다. 이때 삼십 대 중반에 접어 든 그는 오래전부터 루소의 애독자였고, 그의 공화주의 이념에 매료된 젊 은이였으나, 푸코가 앞에서 정당하게 의심한 대로 그의 정치적인 열정은 공 포 정치를 받아들일 정도까지 도를 넘은 것은 아니었다. 이 시기에 그는 수 학을 좋아했고, 또 파리의 궁핍한 생활을 수학 과외로 견뎌냈다. 본 저작 에 자주 등장하는 스코틀랜드 출신의 의사이자 질병분류학자였던 윌리엄 컬런을 만나서 우정을 쌓은 것도 이 시기였다. 몽펠리에 대학 의학부 교수 이자 의사, 식물학자인 부아시에 드 소바주(Boissier de Sauvages)의 질병분 류학(la Nosologie)을 깊이 공부한 피넬은 스승의 분류법의 오류를 정정하여 1798년에 그의 주저 『철학적 질병분류학, 혹은 의학에 적용된 분석의 방법 *Nosographie philosophique, ou la méthode de l'analyse appliquée à la médecine*』을 두 권으로 출판했다. 그리고 2년 후인 1800년에 비세트르 구 제원 수석 의사로서의 경험을 바탕으로 본서 『정신이상 혹은 조광증의 의 학철학 논고』의 초판을 출간한다. 덧붙여 다시 2년 후 출판한 『분석의 방 법을 통해 더욱 정확해지고 더욱 간명해진 임상의학: 살페트리에르에서 수 행한 급성 질환의 관찰 모음과 결과 *La médecine clinique rendue plus précise et plus exacte par l'application de l'analyse: recueil et résultat d'observations sur les maladies aigües, faites à la Salpêtrière*』는 앞의 두 저작과 함께 피넬의 3대 저작으로 높이 평가받는다.

이 세 저작의 제목에서 볼 수 있듯이 '철학적 질병분류학'과 '의학철학'

에 들어간 '철학적'이라는 표현 및 '(의학에 적용된) 분석의 방법'이라는 표현을 잠시 짚고 넘어가도록 하자. 여기서 피넬이 사용한 '철학(적)'이라는 말은 '분석의 방법(méthode analytique)'과 같은 의미로 쓴 것이다. 18세기 말에서 19세기 초에 자연과학 및 의학 서적에 유독 '철학적'이라는 수식이 지주 붙는데 이는 그 시기까지 학문의 체계를 갖추지 못하고 그저 '기예(art)'로만 여겨진 의학의 한계를 체계적이고 일관적인 '방법론'을 적용하여 넘어서고자 하는 의도에서였다. 18세기 중반까지 유럽의 의학, 해부학, 생리학 이론은 고대 히포크라테스 및 갈레노스의 방대한 저작을 무비판적으로 읽고 이를 기계적으로 적용한 것에 불과했다. 대도시의 의학부에서는 고대 저작의 이론 학습이 전부였고, 지방에서는 민간에 퍼진 경험적 요법을 적용하는 것으로 이를 대신했다. 의학은 어떤 증상과 징후가 나타났을 때 그것이 어떤 질병의 결과인지 신속, 정확하게 파악한 후, 환자에게 적합한 처치와 처방을 내리는 체계를 갖추지 못했던 것이다. 무엇이 됐든 질병은 몸 안의 어떤 요인이 지나치게 증가했거나 감소한 결과이고, 유해한 요소들이 비정상적으로 증가한 결과이므로, 치료를 위해서는 이를 체외로 강제 배출해야 한다는 단순한 논리가 진단과 치료의 기초이자 핵심이었다. 그러니 몸에서 피를 뽑아내는 사혈이나, 몸의 위아래로 나쁜 물질을 배출케 하는 구토제와 하제 요법이 질병의 종류, 성격, 단계, 정도와 무관하게 처방되었다. 심지어 환자와 건강한 자들을 구분 없이 수용하던 구빈원에는 상주 의사가 없었고, 환자들은 제대로 된 치료와 처치를 받지 못했으니, 이들의 회복을 기대하기란 요원한 일이었고, 심지어 이들과 같은 공간에서 지내는 건강하던 이들이 전염병에 감염되어 환자가 되거나 사망하는 일이 다반사였다.

그러므로 의학이 제대로 된 하나의 학문으로 기능하기 위해서는 주먹구구식 처방이 아닌 체계적이고 이성적인 '방법(une méthode)'으로 무장할 필요가 있었다. 그리고 의사는 물론 자연과학자들에게 그 방법을 제공한 것이 철학이며, 더 정확하게는 로크와 콩디야크가 제시한 철학 체계였다.

그렇다면 왜 로크와 콩디야크인가? 더 정확히 말하자면 18세기 초 로크의 이론을 비판적으로 수용한 콩디야크의 철학과 그가 제시한 분석적 방법론이 채택되었다고 해야겠다. 그런데 콩디야크의 방법론은 일견 데카르트의 그것과 유사해 보이지만(이것이 왜 푸코가 고전주의 시대의 지배적인 철학 이념을 데카르트에게서 찾았는가 하는 이유이다.), 그 이념은 아주 다르다는 점을 지적해야겠다. 데카르트는 미완성으로 남은 유고인 『정신 지도를 위한 규칙들 *Regulae ad directionem ingenii*』에서 학문에서 확실성을 추구하기 위한 규칙들을 제시했고, 포르 루아얄의 얀센주의 신학자인 아르노와 니콜은 『논리학 혹은 사유의 기술 *La Logique ou l'art de penser*』(1662)의 '방법에 대하여'라는 제목이 붙은 마지막 4부에서 데카르트의 앞의 저작을 발췌, 정리하고 있다. 성 아우구스티누스와 데카르트 이념의 대변자인 아르노와 니콜은 "진리의 판단과 진리를 가려내기 위한 규칙은 감각이 아니라 정신의 소관"[12]임을 분명히 한다. 그런데 콩디야크는 1745년에 출판한 『인간지식기원론 *Essai sur l'origine des connaissances humaines*』의 마지막 부분에 역시 '방법에 대하여'라는 제목을 붙이고, "여러 철학자들이 수많은 오류들은 감각, 상상력, 정념에서 나오는 것임을 멋지게 지적"했지만 이들의 "불완전한 이론"은 "상상력과 정념은 [⋯] 너무도 기질, 시대, 환경의 소관이므로 이들을 작동시키는 모든 동기를 고스란히 드러내기란 불가능하다."[13]는 점을 인정하지 않았다는 점을 지적한다. 그러므로 콩디야크는 우리의 허약한 정신을 교정하기 위해서는 "정신에 새로운 방식을 제시하면서 [⋯] [오류의] 기원으로 거슬러 올라가야"[14] 한다고 역설한다. 여기서 콩디야크가 거슬러 올라가야 한다고 말하는 '기원'은 데카르트주의에서처럼 '정신'이 아니

••

12) Antoine Arnaud et Pierre Nicole, *La Logique ou l'art de penser*, Gallimard, coll. Tel, 1992, p. 275.
13) Condillac, *Essai sur l'origine des connaissances humaines*, Eds. Alive, 1998, p. 272.
14) *Ibid.*, p. 273.

라, 우리의 감각 작용(les sensations)이다. 로크를 따라 콩디야크는, 우리가 갖는 지식은 모두 감각에서 온 것임을 분명히 한다. 감각 기관을 통해 외부 대상을 지각하고 이런 과정에서 획득된 지각의 변형된 형태가 바로 관념이다. 그러므로 우리의 관념은 그 관념의 대상에 대한 정확한 지시가 아니라, 각 개인이 감각 작용을 통해 얻은 관념들을 기억하고, 비교하고, 추상화하는 일련의 과정을 가리킨다.

그런데 각자가 자신의 감각 기관을 통해 외부 대상을 지각하면서 관념을 형성한다면 그 관념은 개인마다 모두 다르지 않겠는가? 콩디야크는 기질, 시대, 환경과 같은 여러 '기회 원인들'의 작용으로 개인들의 감각 작용에 차이가 생기게 된다는 점을 인정한다. 예를 들어 어떤 사람들은 그의 기질에 따라 다른 사람들이라면 큰 자극도 주지 않고 큰 주의를 기울이게 하지 않는 감각을 터무니없이 강한 강도로 받아들일 수 있고, 이것이 그들이 형성하는 '관념들의 연합'에 영향을 미친다. 그렇지만 모든 사람이 각자 갖게 되는 관념들이 항상 서로 다른 것은 아니다. 그에 따르면 관념들의 형성은 두 가지 방식을 따르게 된다. 하나는 자연적인 질서(ordre naturel)이며, 다른 하나는 그 자연적인 질서를 왜곡하는 '철학자들'의 인위적인 방법이다. 그러므로 감각 작용으로부터 관념을 형성하고, 그렇게 형성된 관념들의 연합으로 이어지는 '자연적인 질서'를 찾고, 그 질서를 따라 단순한 것에서 더욱 단순한 것으로 거슬러 올라간다면 '변형을 겪기 이전의' 최초의 감각 자극을 찾을 수 있고, 이로부터 우리의 신체와 영혼의 반응 양상을 파악할 수 있다.

콩디야크는 이를 "분석의 방법(méthode analytique)"으로 명명하는데, 이때 '분석'이란 바로 그것을 통해서만 "우리가 추상화하고 일반화할 수 있는 능력을 갖게 되어"[15] "우리가 배울 수 있"게 되는 것으로, "그것은 가장 자

: :

15) Condillac, *La Logique ou les premiers développements de l'art de penser*, Paris,

연적이기에 가장 짧은 길이며, 그것이 가장 짧은 길임을 보아야 한다."[16] 콩디야크의 분석 방법이 『정신지도의 규칙』의 데카르트와 『논리학』의 아르노와 니콜의 방법과 다른 것은 후자들이 복잡한 것을 더 이상 나눌 수 없는 단순한 것으로 '분석'한 뒤, 이를 다시 '종합(synthèse)'하면서 진리에 이르는 방법을 찾은 반면, 콩디야크는 이 '종합'의 과정을 배제하고 오직 '분석'만으로 지식의 무한한 증가가 가능하다고 생각했던 데 있다. 데카르트의 분석이 경험적 요소들의 무한한 소거를 통해 순수한 추상적 개념에 이르는 방법인 반면, 콩디야크는 데카르트의 추상적 개념이 실제로 가리키는 대상, 즉 우리의 감각 작용을 통해 얻게 되는 대상을 갖지 않으므로 이를 '단순한 것'으로 볼 수 없고, 따라서 이 추상성을 계속해서 분해(décomposer)함으로써 감각경험에서 나온 가장 오래된 관념으로 환원해야 한다고 주장한다.

피넬이 콩디야크의 "분석적 방법"을 그의 의학적 방법론에 적극적으로 수용한다면, 엄밀한 관찰자로서의 의사는 한 질병에 나타나고, 한 환자가 보이는 여러 징후와 증상들을 '분석적 방법'을 통해 그 질환의 시작점으로 거슬러 올라갈 필요가 있음을 고려했기 때문이다. 그저 환자가 보여주는 광기(folie)나 착란(délire)의 외관만 보고, 이미 규정된 치료법과 약의 처방을 내리는 것은 올바른 치료 행위라고 볼 수 없다. 세심하고 경험 많은 의사라면 환자들이 동시에(simultanément) 보여주는 여러 증상들을 분석하여 그들에게 나타난 질병의 최초 시기는 언제였고, 그 원인은 무엇이었으며, 이를 통해 그들의 질병을 어떤 범주 및 하위 범주로 '분류'하여, 환자의 상황에 따라 알맞은 치료를 제공할 수 있다.

의사가 눈으로 직접 볼 수 있는 외상에 따라 치료와 수술이 이루어지는 경우라면 이러한 방법이 굳이 필요 없을 수 있다. 그러나 피넬이 마주하고

· ·

L'Esprit & Debure, 1780, p. 110.
16) *Ibid.*, p. 25.

있는 환자들은 그들이 도대체 신체의 어느 곳에 상해를 입은 것인지 눈으로 직접 확인할 수 없는 경우이다. 더욱이 그의 시대는 여전히 우리의 신체 내부에 광기와 착란이 시작되는 자리가 어디인지에 대한 합의가 전혀 이루어지지 않던 때였다. 그것은 두뇌 구조의 결함 및 선천적 기형 때문에 비롯되는가? 어떤 급성 질환에 동반되는 일시적인 광기와 착란을 지속적이고 끈질기게 계속되는 정신이상과 같은 방식으로 치료해야 할까?

일반 의사였던 피넬은 우연히 1793년에 비세트르에서 남성 정신이상자들을, 2년 뒤인 1795년에는 살페트리에르에서 여성 정신이상자들을 직접 살펴보고 치료할 기회를 잡았다. 물론 그가 비세트르에서 만난 간수 시민 퓌생과 그의 아내의 도움이 없었다면 그의 연구는 물론 정신이상 환자들을 위한 개혁도 불가능했을 것이다. 그는 우선 구제원에 들어온 환자들의 등록부를 작성하고, 그들의 착란의 원인과 증상, 경과, 재발 여부를 꼼꼼히 기록했다. 그들이 보이는 끔찍한 착란과 동요의 광경에 놀라거나 혐오를 갖는 대신 그들이 보여주는 광기의 다양한 정도와 양상을 냉정하게 분석해야 했다. 그리고 그들을 치료 가능한 경우와 그렇지 못한 경우로 구분했다. 그는 노인성 치매나 선천적인 백치 상태의 경우라면 원천적으로 치료가 불가능하지만, 그렇지 않은 경우에는 '정신 치료'의 방법으로 충분히 완치될 수 있음을 보여주었다. 반대로 충분히 완치될 수 있는 경우라도 구제원에 들어오기 전에 다량의 사혈 등과 같은 적극적이지만 환자의 개별 상태를 전혀 고려하지 않은 무작위적인 방법으로 치료가 선행된 경우나, 회복기에 들어섰더라도 부모의 고집으로 너무 일찍 가족에게 돌아간 결과 재발에 이른 환자들의 경우는 심각한 치매나 백치 상태에 떨어져 더 이상 치료가 불가능하게 된다. 전자의 경우 피넬은 통상적이고 임의적인 치료법이었던 사혈, 목욕 요법, 샤워 요법으로도 치료가 되지 않았거나 더욱 상태가 악화된 환자들이 구제원에 들어왔을 때 이들이 극단적으로 신체적으로 쇠약해진 상태에서 더 이상 치료의 기대를 할 수 없는 상태로 귀착하곤 했음을 관찰했다. 피넬은 위의 요법을 절대로 써서는 안 된다고 말하는 것이 아니라, 환자의 상태와 질병의 종류를 고려하지 않은 어떤 신체 요법이나 약물 요법도 치료에 듣지 않을 뿐 아니라, 심지어 환자를 죽음에 몰아넣는 일도 다반사임을 지적하는 것이다. 조광증과 멜랑콜리의 '기원'을 '지성의 상해'에서 찾는 피넬은 이 정신이상의 치료 역시 무엇보다 전체적으로나 부분적으로 장애가 일어난 관념의 연합 과정을 조정하는 것이 우선되어야 한다고 주장한다. 바로 여기가 피넬이 로크와 콩디야크를 필두로 한 현대의 심리학과 관념학의 성과를 수용하는 부분이다. 그는 다소간의 신체적 자극이나 제한적인 약물 치료가 환자의 회복에 도움이 될 수 있다는 점을 그의 저작 어디에서건 단 한 번도 부정하지 않았다. 그는 다만 인간이 얻게 되는 모든 지식의 근원이 '감각 작용'에 있으며, 이 과정에서 유전적이 됐든, 우발적이 됐든 지성의 능력에 상당한 충격이나 혼란이 생겼을 때 이를 바로잡는 근본적인 방법으로 '정신 치료'를 배제한 어떤 치료도 효과가 없음을 강조하는 것이다.

그렇지만 두 번째로 피넬이 정신이상자들이 사회로부터, 특히 가족으로부터 엄격한 격리가 필요하다고 주장했을 때, 이는 비단 그의 입장만은 아니었다. 피넬은 물론 포데레와 에스키롤로 대표되는 초기 정신의학에서는 무엇보다 정신 요양원과 가정의 단절이 강조된다. 포데레는 『착란에 대한 논고 Traité du désire』에서 환자가 완전한 회복기에 이르고 이성의 기능이 정상을 되찾기까지 가족과 친구들의 면회를 엄격히 금해야 한다고 주장하고,[17] 피넬의 제자 에스키롤 역시 "정신이상자들의 격리는 환자를 그가 살던 장소로부터 멀리 떼어놓고, 가족, 친구, 하인들로부터 격리함으로써, 그의 주변을 낯선 사람들로 에워싸고 그의 생활 방식을 변화시켜 그의 모든 습관으로부터 벗어나게 해주는 것"[18]이라고 설명한다. 이 시기의 의사들이 정신

••
17) François-Emmanuel Fodéré, *Traité du délire* t. II, Paris, 1816, pp. 252-253 참조.

이상자들을 가족과 엄격히 분리할 필요성을 강조한 것은 무엇보다 그들의 주된 병인(病因)이 가족에서 비롯된 경우가 많았고, 과거에 가정 내에서 그들이 가졌던 지배적이고 폭군적인 지위가 더 이상 그들에게 유지되지 않는다는 점을 강조하기 위해 그들의 지성을 혼란에 빠뜨렸던 생활 방식을 마꿔야 한다는 점에서 그 이유를 찾을 수 있다. 그러나 동시에 정신이상자들에게 가족과의 공동생활이나 면회를 배제한다는 논리는 이 시대의 구제원에서 그들을 전혀 공통점을 갖지 않는 다른 건강한 극빈자들 및 범죄자들과 분리시키고, 정신이상의 상이한 종류와 단계에 따라 별도의 장소에 격리시키는 것을 치료의 제일 단계로 삼는 공간적 분리의 요법에서 확인할 수 있다. 요컨대 초기 정신의학을 주도한 의사들은 정신이상자들이 감금, 혹은 격리된 공간과 그들의 실제적인 거주 공간의 분리를 치료에서 가장 중시했다. 이는 정신이상자들은 그들의 지성의 장애와 이성적 기능의 약화로 인해 실제 세계와 비스듬히 비껴 살아가고 있다는 점에 대한 인정이라고 하겠다. 그러므로 그렇게 벌어진 실재계와 상상계의 거리를 인위적인 방식으로 좁히고, 완전히 새로운 방식으로 그들의 원래 자리로 되돌려 놓는 것이야말로 정신이상자들에 대한 모든 치료의 기본이 아닐 수 없다. 피넬뿐 아니라 18세기 후반에서 19세기 초반의 정신의학자들은 광기란 어떤 지성의 기능 장애로 실재와 상상 사이에 불투명한 베일이 드리워진 것으로, 이렇게 어긋난 수치로 인한 착오(aberrances)를 세심히 조정하는 일이 필요하다고 느꼈다. 그러므로 피넬이 구제원 간수 퓌생 부부와의 협력으로 구축하는 데 성공한 닫힌 공간은, 푸코의 해석처럼 여전히 자유를 빼앗기고 사회로부터 격리된 감금의 연속이 아니다. 어떤 점에서 피넬은 푸코의 지적처럼 의사로서의 권력을 행사함으로써 정신이상자들을 여전히 사회로부터 먼 곳에 격리하고 그들이 혹시라도 가져올 정상적인 사람들에 대한 전염 가능성

••

18) Esquirol, *Des Maladies mentales*, t. II, Paris, J.-B. Baillère, 1838, p. 745.

을 원천부터 차단하고자 했다기보다는 오히려, 지성에 장애를 입고 살아가는 정신이상자들과 사회에서 자유로운 지성의 능력을 누리며 살아가는 정상인들의 근본적 차이를 부정하고 있다고 볼 수 있다. 그가 본서에서 반복하듯이 "소설을 제외한다면 나는 정신이상자들이 구제원에서 이성의 능력을 누리고 차분한 상태로 지낼 때 그들보다 더 사랑받아 마땅한 남편, 더 자상한 아버지, 더 열정적인 애인, 더 순수하고 더 고결한 애국자들을 본 적이 없다."고 할 때, 그는 광기와 이성의 명확한 분할선을 긋는 것이 아니라, 이미 획정된 광기와 이성의 차이를 지우면서, 피넬과 그를 중심으로 한 정신의학 초기 시대가 푸코가 지적한 르네상스 시대는 물론 어느 때보다 광기와 이성의 명확한 구분이 갈마들면서 서로 지워진다는 점을 확신하는 것이다.

찾아보기

지은이

:: 필립 피넬 Philippe Pinel, 1745~1826

툴루즈 대학과 몽펠리에 대학의 의학부를 차례로 거쳐, 의사로서의 성공을
위해 파리로 상경했다. 이삼십대 중반에 파리에 올라온 그는 수학을 좋아했
고, 또 파리의 궁핍한 생활을 수학 과외로 견뎌냈다. 스코틀랜드 출신의 의
사이자 질병분류학자였던 윌리엄 컬런을 만나서 우정을 쌓았던 것도 이 시
기였다. 몽펠리에 대학 의학부 교수로 있었던 의사이자 식물학자 부아시에
드 소바주(Boissier de Sauvages)의 질병분류학(la Nosologie)을 깊이 공부했
던 피넬은 스승의 분류법의 오류를 정정하여 1798년에 그의 주저『철학적
질병분류학, 혹은 의학에 적용된 분석의 방법 *Nosographie philosophique, ou
la méthode de l'analyse appliquée à la médecine*』을 두 권으로 출판했다. 그
리고 2년 후인 1800년에 비세트르 구제원의 수석의사로 일했던 경험을 바탕
으로 본서『정신이상 혹은 조광증의 의학철학 논고』의 초판을 출간한다. 다
시 2년 후 출판한『분석의 방법을 통해 더욱 정확해지고 더욱 간명해진 임상
의학: 살페트리에르에서 수행한 급성질환의 관찰 모음과 결과 *La médecine
clinique rendue plus précise et plus exacte par l'application de l'analyse:
recueil et résultat d'observations sur les maladies aigües, faites à la Salpêtrière*』
는 앞의 두 저작과 함께 피넬의 3대 저작으로 높이 평가받는다.

옮긴이

:: 이충훈

서강대학교 불어불문학과를 졸업하고 같은 학교 대학원에서 불문학을 공부
했다. 프랑스 파리 제4대학에서「단순성과 구성: 루소와 디드로의 언어와 음
악론 연구」로 문학박사 학위를 받았다. 현재 한양대학교 프랑스학과 부교수
이다. 디드로의『미의 기원과 본성』,『백과사전』,『듣고 말하는 사람들을 위
한 농아에 대한 편지』,『자연의 해석에 대한 단상』, 장 스타로뱅스키의『장 자
크 루소. 투명성과 장애물』,『자유의 발명 1700~1789/1789 이성의 상징』,
사드의『규방철학』, 모페르튀의『자연의 비너스』등을 번역했고, 저서로『자
연의 위반에서 자연의 유희로』등이 있다.

한국연구재단총서 학술명저번역 서양편 **632**

정신이상 혹은 조광증의 의학철학 논고

1판 1쇄 찍음 ㅣ 2022년 3월 3일
1판 1쇄 펴냄 ㅣ 2022년 3월 31일

지은이 ㅣ 필립 피넬
옮긴이 ㅣ 이충훈
펴낸이 ㅣ 김정호

책임편집 ㅣ 박수용
디자인 ㅣ 이대응

펴낸곳 ㅣ 아카넷
출판등록 ㅣ 2000년 1월 24일(제406-2000-000012호)
주소 ㅣ 10881 경기도 파주시 회동길 445-3
전화 ㅣ 031-955-9510(편집) · 031-955-9514(주문)
팩시밀리 ㅣ 031-955-9519
www.acanet.co.kr

Printed in Paju, Korea.

ISBN 978-89-5733-784-4 94510
ISBN 978-89-5733-214-6 (세트)

＊ 이 번역서는 2019년 대한민국 교육부와 한국연구재단의 지원을 받아 수행된 연구임.
(NRF-2019S1A5A7068828)

This work was supported by the Ministry of Education of the Republic of Korea
and the National Research Foundation of Korea (NRF-2019S1A5A7068828)